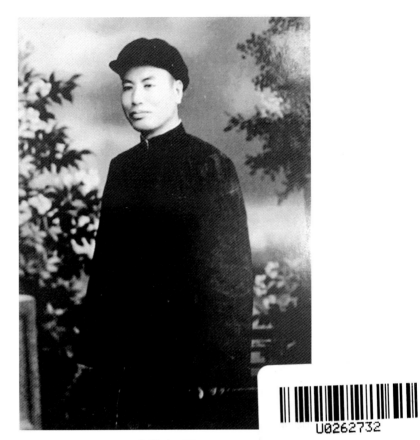

高学圣旧照

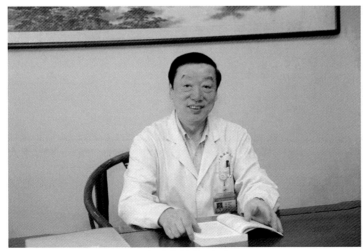

高继宁教授近照

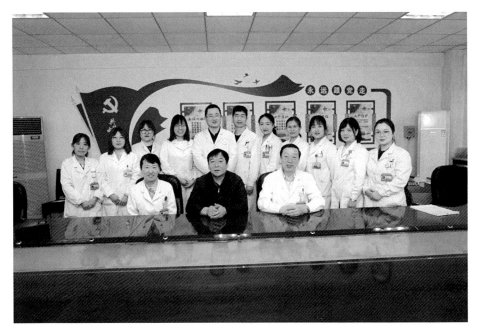

本书部分编写人员合影

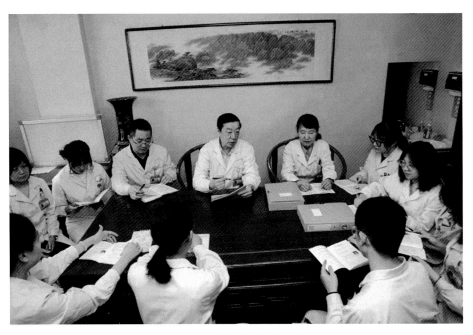

高氏肾病学术流派团队跟师学习

高氏肾病学术流派经验集

李　红　高继宁　赵建平　主编

科学出版社

北　京

内 容 简 介

高氏肾病学术流派是第五批老中医药专家学术经验继承工作指导老师、山西省名中医高继宁教授秉承先父"三晋名医"高学圣老先生家传，沿袭山西肾病名家于家菊、孙郁芝教授治肾经验及结合高继宁教授 40 余年的技术专长所创立的具有中医特色的地域性学术流派。在李红教授的主持下，本书由高继宁教授携亲传弟子们，整理、总结高氏肾病学术流派近百年来的临证经验，详细介绍了高氏肾病的学术思想及理论体系，其内容包括高氏肾病学术流派概述、名家经验、理法方药、医案荟萃及中医肾病学科建设等，是一部集学术思想、临证经验、方药特色、养生调摄及科学治肾于一体的医学著作。

本书适于中医药临床、教学、科研工作者学习参考。

图书在版编目（CIP）数据

高氏肾病学术流派经验集 / 李红，高继宁，赵建平主编. —北京：科学出版社，
2023.1
　　ISBN　978-7-03-072541-7

　　Ⅰ.①高…　Ⅱ.①李…　②高…　③赵　Ⅲ.①肾病（中医）-中医流派-经验
Ⅳ.①R256.5

中国版本图书馆 CIP 数据核字（2022）第 102295 号

责任编辑：郭海燕　孙　曼 / 责任校对：杨　赛
责任印制：徐晓晨 / 封面设计：蓝正设计

科学出版社 出版
北京东黄城根北街 16 号
邮政编码：100717
http://www.sciencep.com

北京中科印刷有限公司 印刷
科学出版社发行　各地新华书店经销
*
2023 年 1 月第 一 版　　开本：787×1092　1/16
2023 年 1 月第一次印刷　　印张：19　插页：1
字数：462 000
定价：118.00 元
（如有印装质量问题，我社负责调换）

《高氏肾病学术流派经验集》编委名单

主　编　李　红　高继宁　赵建平

副主编　李康康　赵晓燕

编　委　（按姓氏汉语拼音排序）

白　琳　边晨晖　陈　阳　高继宁

郭文慧　韩　康　贺　娟　焦　扬

孔旭萍　李　红　李　慧　李　靖

李康康　连惠芬　刘丽霞　鲁瀚明

马凯玲　任　玲　王　惠　王智深

吴喜宏　行延霞　杨　旸　张　璐

张海娟　赵　彤　赵建平　赵晓燕

序

"一株小草改变世界，一枚银针联通中西，一缕药香穿越古今，……"，古老的中医学是浩瀚之学，上承内经易理，下到诸子百家，旁通儒、释、道三教，"仰以观天，俯以察地"，比类取象，审证求因，中医药以其独特价值越来越得到国际社会的高度评价和认可。"高氏肾病学术流派"博极医源，精勤不倦，集体智慧，弘扬国粹，以其行医治学之境界在三晋大地独树一帜。值此《高氏肾病学术流派经验集》出版在即，受高继宁教授、李红教授之诚邀，欣然为之序，诚谓之"培厚朴以彰医德，继远志以修岐黄"！

"高氏肾病学术流派"起源于民国年间，是全国名老中医药专家、山西省名中医高继宁教授秉承先父"三晋名医"高学圣老先生家传，沿袭山西肾病名家于家菊、孙郁芝教授治肾经验，携亲传弟子们整理、总结近百年来的临证经验，逐渐描绘出清晰的高氏肾病学术思想脉络，建立健全完善的高氏肾病学术理论体系，在山西医疗卫生服务和教研领域做出了杰出贡献，培养了一大批优秀继承人才，形成了具有中医特色的地域性学术流派。

昔人云："不为良相，即为良医；诚以济人为急。相之良则安天下，医之良则自乡而国，罔不获济。"高继宁教授家学渊源、博闻强识；是"高氏肾病学术流派"承前启后的关键人物；他勤求博采，学贯古今中西；厚德济生，道拯黎民四方；他诊视之际，不论贫富贵贱，咸细心处治，审症必详，用药必当。他继承先辈们的优秀诊疗经验及医学家风，传承优良医德，弘扬医学风气，培养出一大批优秀医学人才，"人心向学，循五行之生克，御中和之阴阳；继承创新，饮科学之朝露，汲人文之营养"；名老中医工作室，传承大师薪火不灭；国家临床重点学科，彰显国医团队力量。他是悬壶济世的医生，是孜孜求知的学者，是诲人不倦的教师，是岐黄之道的传播者，是当代中医人道德、学识、责任心的典型凝聚。

中医讲"非其人勿教，非其真勿授"，高继宁教授毕生致力于传道授业解惑，"人才培养，唯强唯壮"，李红教授是其中得意门人弟子之一；她自幼酷爱医学，懵懂时期便立下"进则救世，退则救民"的志向，1987年考入山西医学院（现山西医科大学），后"跟名师、学经典"，系统掌握了高教授的治肾理念，传承了高教授的学术思想，走上中西医结合诊治肾脏疾病的发展道路。现已成为高氏肾病学术流派的中坚力量。

中医药是中华民族的瑰宝，中医学术流派是中国传统医学特有的智能资源，名家经验是流派实践与智慧的结晶，将流派集大成者的临床经验系统化、规范化、体系化，是继承和发扬学术流派经验的重要特点。2021年山西中医药大学开展了山西中医学术流派传承工作室的建设项目，高氏肾病学术流派传承工作室，深入挖掘整理肾病学术流派资料，传承总结高氏学术思想及理念，培育年轻一代新生力量，为中医药治疗肾脏疾病打开新的思路与方法；并将流派学术思想进行传播，开展了《高氏肾病学术流派经验集》的编写工作。在各方编写人员的努力下，行将付梓，值此，愿诸位同仁争做"传承精华、守正创新"的中医药文化践行者，是为序。

2022 年 5 月

目　录

第一辑　高氏肾病学术流派概述

第二辑　高氏肾病学术流派名家经验

第三辑　高氏肾病学术流派的方药、特色疗法及调摄

第一辑　高氏肾病学术流派概述

第一章 高氏肾病学术流派的形成与发展

"高氏肾病学术流派"是全国老中医药专家、山西省名中医高继宁教授秉承其父高学圣老先生家传，沿袭山西肾病名家于家菊、孙郁芝教授治肾经验，在李红教授的主持下，携亲传弟子们总结、整理近百年来的临证经验，逐渐描绘出清晰的高氏肾病学术思想脉络，建立健全完善的高氏肾病学术理论体系，形成了具有中医特色的地域性学术流派。

"高氏肾病学术流派"对慢性肾脏病的研究始于 20 世纪中叶，高继宁教授是国家中医药管理局首批名老中医孙郁芝教授学术经验继承人，在秉承其父高学圣（山西中医内科泰斗）家传的基础上，系统继承和发扬孙郁芝教授的学术思想，成为高氏肾病学术流派承前启后的关键人物。山西省第一代肾病专家于家菊、孙郁芝教授首次提出"瘀血致病"的重要理念，其创立的以活血化瘀为主的益肾汤系列方剂，已为肾脏病界公认。"高氏肾病学术流派"在学术上继承了名老中医于家菊、孙郁芝教授提出的"活血化瘀、清热解毒"治疗肾病的思想，并于 21 世纪初开始了高氏肾病学术思想的整理、研究、创新。高继宁教授提倡"以肾为主，五脏同调"的诊疗思路，提出"守方、圆机、活法"的中医治肾理念；根据"阴虚湿热"的理论，开创了"滋阴通淋法"治疗慢性尿路感染之先河；提出了"对法治肾，内外并施"的扶正祛邪理论，运用内外同治法治疗慢性肾衰竭。李红教授勤求典籍，继承创新，确立了以"补肾益气，化瘀通络"为主治疗糖尿病肾病的新观点，并在临证中使用益肾活血方治疗糖尿病肾病，疗效显著。本流派着力于系统研究和传承孙郁芝教授、高继宁教授的学术思想、临床经验、技术专长，并将其推广应用于临床，对研究资料进行信息化管理，培养高层次的中医药人才，形成稳定的学术研究方向及特色诊疗技术。本流派学术研究方向如下：①中医药内外同治延缓慢性肾衰竭进展的研究；②中医药防治糖尿病肾病的研究；③中医药防治原发性肾小球疾病的研究。本流派对各类肾脏病，特别是对早中期慢性肾衰竭、肾病综合征、糖尿病肾病、慢性尿路感染、过敏性紫癜性肾炎的治疗有独到疗效，得到了患者的好评，在山西省有很高的影响力，在全国肾病领域享有一定的声誉。

中医药是中华民族的瑰宝，中医学术流派是中国传统医学特有的智能资源，名家经验是流派实践与智慧的结晶，将流派集大成者的临床经验系统化、规范化、体系化，是继承和发扬学术流派经验的重要特点。一直以来，党和国家高度重视中医药事业的发展，制定出台了一系列支持、保护政策。三晋大地，历史文化底蕴悠久，贤杰人才辈出，高氏肾病学术流派在党和国家的政策支持下形成、发展，并不断走向壮大。有鉴于此，高氏肾病学术流派的传承人，勇攀医学高峰，多年来深入发掘中医药以及本流派的精华，致力于中医药防治重大疾病方法、方案、规律及作用原理的研究，充分发挥中医药治疗肾脏病的独特优势，推进流派思想现代化，切实把前辈留给我们的宝贵财富继承好、发展好、利用好，为打造"健康中国"贡献力量。

第一节　高氏肾病学术流派的学术地位

凡能创造学派者，必有领军人物和若干代表人物，还要有一定的理论论著和丰富的临床经验，缺一不可，这是流派形成的要素。

——高继宁教授

一、高氏肾病学术流派形成的过程

20 世纪中叶，三晋名医高学圣老先生在内、外、妇、儿等杂病的治疗方面享誉乡里，尤擅长肾病的治疗。在临证过程中高老先生形成了自己独特的诊疗风格，提倡中西医结合治疗肾脏病，使"山西高氏肾病学术流派"初具雏形。后继肾病名家于家菊、孙郁芝教授提出的"活血化瘀、清热解毒"治疗肾病的思想，奠定了高氏肾病学术流派的学术基础。高继宁教授是高氏肾病学术流派承前启后的关键人物，他秉承先父高学圣家传、传承名老中医孙郁芝教授学术思想，于 21 世纪初在他的带领下，拉开了高氏肾病学术思想的整理、研究、创新的序幕；高继宁教授创立了"以肾为主，五脏同调"的诊疗思路，提出"守方、圆机、活法"的中医治肾理念；经过 40 余年的临床实践，高继宁教授的学术思想、临床经验、技术专长已广泛服务于患者。

随着"国家级中医肾病重点学科"、"全国名老中医药专家高继宁传承工作室"、"山西省肾病研究室"的先后成立，高继宁教授带领科室医生及研究生在收治肾病患者过程中，逐渐总结经验，形成以中西并重、中医治疗为主的现代学术流派；治疗各类肾病，特别是对早中期慢性肾衰竭、肾病综合征、糖尿病肾病、慢性尿路感染、过敏性紫癜性肾炎的治疗有独特疗效，得到了患者的好评，在山西省有很高的辐射影响力，同时在全国肾病领域享有一定的声誉。传承高氏肾病学术流派文化，进一步满足大众对优质中医药服务的迫切需求。

2021 年，山西中医药大学在深入贯彻《中共中央　国务院关于促进中医药传承创新发展的意见》的基础上，按照山西省委、省政府《关于建设中医药强省的实施方案》安排部署，开展了山西中医学术流派传承工作室建设项目，并给予了一定额度的资金支持。高氏肾病学术流派以此为契机，展现出了蓬勃的发展伟力。

二、高氏肾病学术流派形成的条件

1. 源流方面

流派源远流长，拥有影响力的创始人。

高氏肾病学术流派于 20 世纪 60～70 年代开始组建、后逐渐发展而成。山西省第一代肾病专家于家菊、孙郁芝教授有感于当时中医肾病学界对肾脏病从虚论治为主的局限性，运用中医传统理论对肾脏病的病因、病机进行了再认识，首次大胆提出"瘀血致病"的重要理念；创立的以活血化瘀为主的益肾汤为全国多个版本的肾病学专著和教科书所转载。目前，活血化瘀法已为肾脏病界公认。高继宁教授是卫生部国家中医药管理局首批名老中医孙郁芝教授学术经验继承人之一；又是第五批老中医药专家学术经验继承工作指导老师、国家中医药管理局全国名老中医药专家高继宁传承工作室指导老师，在继承孙老学术思想的基础上，结合中医整体观念理论，辨证地提出了"以肾为主，五脏同调"治疗慢性肾脏病的学术思想，确立了"守方、圆机、活法"的中医治肾理念。"守方"所守者乃肾之病机;"圆机"即治肾之机要通权达变,而不拘泥于肾;"活法"在于灵活施辨,随证而治。

2. 学术思想

完整的学术体系是流派形成的土壤。

高继宁教授开创了以"滋阴通淋法"治疗慢性复发性尿路感染之先河。慢性复发性尿路感染,常见于绝经后更年期妇女,患者雌激素水平降低,免疫力功能减退,尿道微生态紊乱。中医学认为,女子七七,天癸渐竭,肾气虚衰,阴液亏虚,水不涵木;患者正气不足,若遇劳累、紧张等因素则极易招致湿热蕴结下焦,发为淋证。湿热更伤阴津,故而反复发作。在此基础上,高氏肾病学术流派传承人根据"阴常不足"、"阴虚湿热"的理论,确立了以滋阴疏肝、利湿通淋为主的"滋阴通淋法",以一贯煎加减治疗慢性复发性尿路感染,临床应用疗效显著。

高继宁教授提出了"对法治肾"的学术思想,"对法"即内治法与外治法两法并用。内治法以口服中药健脾补肾、益气活血为主;外治法以中药机器法高位结肠透析通腑泄浊、清肠排毒为主;在治疗慢性肾衰竭时强调对法应用,内外同治,共奏"扶正祛邪"之功,以期提高临床疗效。经过长期的临证观察,他认为脾肾气虚、湿浊瘀阻是慢性肾衰竭早中期常见证型,应用"对法治肾",内外皆治,疗效显著。

高继宁教授在治疗多种肾脏病的过程中,逐渐形成了"以肾为主,五脏同调"的诊疗思路。他认为肾在五脏中居于中心主导地位,倡导"以肾为主"治疗慢性肾脏病,肾为先天之本,诱发肾病的根本在于肾的气化功能失常。慢性肾脏病发病总不外乎内、外因两端。内因主要是指人的肾气,外因是指外感诸邪与毒。他认为肾气在某种程度上可以理解为人的体质,泛指肾的气化功能,也包括免疫调节等功能;若肾气充足,则表现为肾之精气阴阳充盛、气化功能正常;发生肾病与否,决定因素在于肾气的强弱,治肾求本关键在于补益肾气。慢性肾脏病病位在肾,病机根于肾,但与五脏相关,与咽肺、心肝、脾胃、三焦、卫气营血等关系密切,如临床中常见到链球菌感染导致蛋白尿,复杂性尿路感染进一步发展可导致肾盂肾炎、类风湿性疾病肾损害等,起病均不在肾,而是随着病情的发展而累及肾,论治当"以肾为主,五脏同调",确立了"守方、圆机、活法"的中医治肾理念。

三、高氏肾病学术流派的传承脉络

"高氏肾病学术流派"对慢性肾脏病的研究始于 20 世纪 50 年代,高继宁教授回溯从医经历,在秉承其父高学圣家传的基础上,系统继承和发扬了孙郁芝老师的学术思想,成为高氏肾病学术流派承前启后的关键人物。

高学圣为山西省著名中医内科专家、三晋名医,高氏肾病学术流派的引路者,高老自幼学习医学,勤奋不辍,精于义理、学贯中西,内、外、妇、儿皆通而尤擅中医内科,注重肾病,其学术思想主张中西并举,融会贯通。其遣方用药主张以法统方,宜少而精。其学术经验大多以口传心授的形式为其子高继宁教授所继承。

于家菊,女,1934 年 11 月生,辽宁沈阳市人。1959 年于老毕业于沈阳医学院医疗系,同年被分配到山西医学院第一附属医院(现山西医科大学第一医院)内科工作。1961 年,于老参加了山西省中医研究所(现山西省中医药研究院)西医学习中医班,虚心向老中医们学习辨证论治的经验,提高治疗疾病的水平。1964 年学习结束后,留在山西省中医研究所从事中西医结合临床医疗及科研工作，历任内科副主任，肾病科副主任、主任，山西省中医药研究院肾病研究所所长。

20世纪60年代中期，于老在李翰卿所长、许玉山、高学圣、李克让、张子琳等老师的指导下工作。其对他们运用活血化瘀、清热解毒法治病的经验受到很大的启发，她率先将这些治疗经验运用到免疫性疾病（如肾小球肾炎）中，提出了活血化瘀、清热解毒法治疗慢性肾炎，不仅丰富和发展了中医治疗肾病的理论，而且开创了肾炎治疗的先河。设计了益肾汤加减治疗肾小球肾炎，并进行了严密的临床试验，达到了国内领先水平。研究相关论文发表后，在全国内科领域引起了很大震动，国内外多家杂志全文转载，其中的重点部分被收录进《实用内科学》、《中华医学百科全书·肾脏病学卷》及各种版本的"肾脏病学"中。目前活血化瘀、清热解毒法作为治疗肾小球肾炎的重要方法被全国同道广泛用于临床。

于家菊、孙郁芝教授为山西省第一代中医肾病大家，孙郁芝教授为全国首批老中医药专家学术经验继承工作指导老师，"十五"国家科技攻关计划"名老中医学术思想、经验传承研究"的重要名老中医，为国内活血化瘀、清热解毒法治疗肾病学术思想的开创者之一，在全国中医肾病领域享有极高的声誉，其学术思想弥足珍贵。高继宁教授作为孙郁芝全国老中医药专家学术经验继承人，继承和发扬其学术思想，并领衔整理编著出版《孙郁芝肾病临证经验集》。

高继宁教授是卫生部国家中医药管理局首批名老中医孙郁芝教授学术经验继承人之一；其又是第五批老中医药专家学术经验继承工作指导老师，国家中医药管理局全国名老中医药专家高继宁传承工作室指导老师，在继承孙老学术思想的基础上，结合中医整体观念理论，辨证地提出了"以肾为主，五脏同调"治疗慢性肾脏病的学术思想；开创了以"滋阴通淋法"治疗慢性复发性尿路感染之先河；提出了"对法治肾"的学术思想。

李红教授为国家中医药管理局"中医肾病学"重点学科后备学科带头人，第五批老中医药专家学术经验继承人，系统研究和传承孙郁芝教授、高继宁教授的学术思想，结合自身临床实践，勤求典籍、临证总结，提出以"补肾益气，化瘀通络"为主治疗糖尿病肾病的新观点。她认为糖尿病久病及肾，长期肾精亏虚、气阴不足导致瘀血阻络；肾虚瘀血是糖尿病肾病的基本病机，肾间质纤维化贯穿于糖尿病肾病发展的始终；基于此，确立了补肾益气、化瘀通络为主治疗糖尿病肾病的大法，临床收效甚著。

四、高氏肾病学术流派的诊疗特色

通过高继宁教授及其学术经验继承人的努力，在理论创新方面，结合自身40余年的临床经验，进一步将治疗肾脏病的方法总结、创新，提出"以肾为本，五脏同调"，"守方、圆机、活法"的肾病治疗方案，高继宁教授秉承其父高学圣家学，勇于创新，担纲省内外科研、教学、临床工作，培养出一大批优秀医学人才，为科研、教学、临床做出了卓越贡献。

1. 慢性肾衰竭

采用"内外同治"法益气活血、通腑泄浊，改善肾纤维化，延缓肾衰竭进展。

（1）内治法：采用健脾补肾、化瘀泻浊治则的高氏肾衰方（黄芪、当归、丹参、桃仁、红花、川芎、积雪草、何首乌、杜仲、枳壳、半夏、猪苓、茯苓、车前子、鳖甲、大黄、陈皮、甘草、砂仁）随症加减治疗。此方由当归补血汤、桃红四物汤、二陈汤等基本方加益气补肾药物加减化裁而成，可改善患者贫血状态，缓解消化道反应。方中君药黄芪、当归补气养血，臣药制首乌补肾生血，佐药丹参、桃仁、红花、川芎活血化瘀，枳壳、半夏、猪苓、茯苓、车前子、陈皮行气利湿化浊，使药砂仁、甘草化湿温中调和诸药，积雪草、鳖甲软坚散结，改善肾纤维化，制大黄通腑泄浊，诸药共奏健脾补肾、化瘀泄浊之功效。

（2）外治法

1）中药高位结肠透析：用于治疗早中期慢性肾衰竭。慢性肾衰竭患者以脾肾气虚、湿瘀互阻型最为多见，将中药透析液的立法原则确立为温清并用、攻补兼施，自拟高氏结透方（黄芪、生大黄、煅牡蛎、蒲公英、藕节炭、制附子、桃仁、红花、青黛、甘草）灌注进结肠腔内，利用结肠自身的吸收和排泄功能，达到温阳益肾、解毒活血、通腑泻浊之功效，从而建立其有效的中药透析治疗系统。

2）穴位贴敷治疗：是传统针灸疗法和药物疗法的有机结合，其实质是一种融经络、穴位、药物为一体的复合性治疗方法，其通过药物直接刺激穴位，并通过透皮吸收，使局部药物浓度明显高于其他部位，作用较为直接，且不经肠胃给药，无损伤脾胃之弊。主要穴位有双肾俞、双脾俞、腰阳关、命门、双三阴交、双足三里、双阳陵泉、阿是穴等，功效为温阳益肾、活血止痛，对于慢性肾衰竭患者腰酸痛、乏力等症状有明显改善作用，且具有价廉、无创、方便等优点。

3）督灸：督脉为诸阳之会、阳脉之海，督灸疗法是基于中医内病外治理论精髓，吸纳了传统灸法的特点，集药灸、热疗、渗透为一体。取督脉大椎至腰俞的脊柱部位，涂抹温肾助阳之中药，之后在其上铺生姜片，姜片上面放置锥形艾炷点燃，以热力透药的方式对人体督脉实现靶向治疗，充分发挥药物对经络、腧穴的施治作用。通过督灸的热感应作用激发协调诸经、平衡阴阳，以达益肾通督、温阳散寒之功效。

2. 糖尿病肾病

水肿和蛋白尿是糖尿病肾病临床治疗难点，且经常为患者住院治疗的主要原因。

（1）针对蛋白尿，在临床实践中高继宁教授总结出糖尿病肾病主要以脾肾两虚、湿瘀互阻为主要病机，故以补肾益气活血、祛风利湿化浊为主要治疗原则，自拟高氏蛋白尿方。药物组成：黄芪、丹参、全蝎、地龙、山芋、金樱子、薏苡仁、石韦、白茅根、虎杖、六月雪、青风藤、半枝莲、鬼箭羽、玉米须、白花蛇舌草、砂仁。

（2）针对水肿，采用"内外同治"法治疗糖尿病肾病水肿。

1）内治法：高继宁教授在临床实践中总结出糖尿病肾病水肿主要以脾肾气虚、水湿壅盛兼瘀血为主要病机，故以健脾益肾、利水化湿兼活血为主要治疗原则，自拟高氏通利方。药物组成：黄芪、白术、防己、猪苓、茯苓、陈皮、大腹皮、冬瓜皮、车前子、石韦、白茅根、桃仁、红花、丹参、川牛膝、泽泻、砂仁。

2）外治法：主要采用中药熏洗疗法。根据中药从皮肤吸收的原理和内病外治法，选择能经皮肤吸收的活血、通络、祛风、除湿、止痒、解毒等药物组方，患者以药液热浴，以达到标本兼治，整体施治的目的。中药药浴能收利水消肿之效，同时还能改善糖尿病足的局部循环及周围神经，适用于糖尿病肾病合并水肿、糖尿病足以及其他肾脏病引起的下肢麻木、温度觉异常者。

3）温针疗法：是在毫针针刺后，在针尾加置艾炷或艾绒，点燃后使其热力通过针身传至体内，根据不同证型，选取对应腧穴，以达到温补肾阳、散寒利湿、通络止痛等疗效的一种方法。

3. 复杂尿路感染

高继宁教授确立了"滋肾疏肝、清热利湿"治疗劳淋的立法原则。

（1）内治法：针对劳淋的病因病机，高继宁教授认为治疗当以滋阴扶正以固根本，清热利湿祛邪为辅，制订了"滋阴通淋方"，主要由沙参、枸杞子、麦冬、当归、生地黄、柴胡、黄柏、苦参、蒲公英、白茅根等组成，在一贯煎基础上酌减苦寒之川楝子，而加入疏肝解郁之柴胡，清热解毒之黄柏、苦参、蒲公英、白茅根等；方中重用生地黄为君，滋阴养血以补肝肾；再入麦冬、沙参、枸杞子、当归为臣，枸杞子、当归补肝血、养肝体以和肝用，麦冬、沙参补养肝胃之阴。全方补、清、疏并用，寓疏于补清之中，使补而不腻，疏而不散，以柔克刚，为肝肾阴虚、肝气横逆、血燥气滞之良剂，具有调节机体免疫和抗炎的双重作用，防止疾病复发。

（2）外治法：穴位电刺激是根据中医经络学原理通过特殊频率的电波刺激人体的有效穴位，使之与人体生物电相互作用，从而全面调节人体免疫、内分泌、神经系统，提高肾功能，可改善劳淋患者小便淋漓涩痛、倦怠乏力、腰膝酸软等症状，是目前非药物治疗劳淋的有效手段。

五、高氏肾病学术流派形成的意义

1. 历史意义

在祖国医学数千年漫长的历史发展过程中，涌现出了扁鹊、张仲景、孙思邈等一大批著名医家，他们在学术上各领风骚，形成了不同的学术流派。各流派之间相互争鸣、交流，促进了中医的学术发展，使中医理论不断完善、临床疗效不断提高，最终形成了中医学一源多流、百花齐放的学术及文化特色。医学流派（如传统医学流派"扁鹊学派"、"温补学派"、"伤寒学派"、"温病学派"等）的形成除深受古时经典影响之外，地域因素也深刻影响着医学流派的形成与发展，如"兴安医学流派"、"浙江永嘉医派"、"广东岭南医派"、"江苏孟河医派"等，这些医派以其特殊的地理气候环境以及历史文化特点为基础，形成了独特的中医治法、治则和用药特点，并不断地传承与发展。三晋大地，钟灵毓秀、历史文化底蕴悠久，贤杰人才辈出；自20世纪50年代开始，逐渐有医学流派形成，其中"门氏杂病流派"、"平遥道虎壁王氏妇科流派"等，名闻全国，在祖国公共卫生服务和教研领域做出了巨大贡献，培养了一大批优秀继承人才。

高氏肾病学术流派继承高继宁教授及肾病界先辈们的优秀诊疗经验及医学家风，传承优良医德，弘扬医学风气，不仅在实践中培养出一大批优秀医学人才，而且通过不断的经验总结，形成了独特的理论体系，创立了"四位一体"、"以肾为主，五脏同调"治疗慢性肾衰竭的特色疗法，建立了完善的具有体现流派诊疗特色的优势病种诊疗方案，出版了医学专著，为祖国肾病医学事业添砖加瓦。

2. 医学意义

随着医疗水平的不断发展和诊疗意识的提高，慢性肾脏病已成为困扰人民身心健康的难题，据统计，我国现有慢性肾脏病患者1.2亿，山西诸多地区地薄人稀，医疗条件相对较差，加之"肾脏有病不呻吟，是沉默的疾病、隐形的杀手"的特征，许多患慢性肾脏病的百姓求医无门，失治误治延误病情比比皆是，轻者尚有诊疗时机，或最终以血液透析治疗代替肾脏功能，重者耽误病情，危及生命。

高氏肾病学术流派立足于三晋大地，扎根于太行之巅，依托山西省中西医结合医院肾病科，切实为患者着想，服务于父老乡亲。高继宁教授常年在山西省太原市铁路中心医院（现山西省中西医结合医院）、榆次高校园区医院、介休人民医院、万荣中医院等多地出诊，解决了广大肾病患者看病难、看病贵的问题，广泛宣传了肾病防治的相关知识，切实扩大了本流派的影响力。到目前为止，前来就诊的患者遍布山西各地、辐射周边省市。由于慢性肾脏病病程长，难治愈，许多患者都是慕名而来，反复住院治疗，直到病症好转或痊愈，高继宁教授切实为患者带来了良好的医疗效果。

第二节　高氏肾病学术流派的发展机遇和挑战

"高氏肾病学术流派"起源于民国年间，形成于新中国成立初期，发展于 20 世纪末，经过对前辈们近百年经验的总结，并不断进行科研上的进一步论证、临证上的进一步实践，高氏肾病学术思想脉络更加清晰，理论体系更趋完善，诊疗体系更加规范。

战乱动荡年间，三晋名医高学圣在食不果腹的艰难环境下，仍不忘其父病危临终时的嘱咐，勤奋学习。硝烟弥漫，国无宁日，百姓涂炭，疾病流行，高老决心除人民之疾苦，救百姓之困厄，求健康之完美，发奋学医，孜孜不倦，博览群书，深研岐黄，从学徒入手，先药后医，于 1938 年考取医师执照，正式走上悬壶济世之路。从太原市河西区南堰乡联合诊所所长至山西省中医研究所内科主任，高老不忘救世济民的初心，亲临一线，为民诊病、开方，能想患者之所想，急患者之所急，对于家境贫困的患者，高老从不究其诊费，很多时候还会赠药予之。行医六十春秋，高老勤求古训，学贯中西，提出"西医辨病、中医辨证、中西汇通、病证同治"的原则，对于冠心病、胃溃疡、泌尿系疾病、妇科杂症等的治疗思路，无不被后世医家所称颂，迄今仍对后辈的临证起着重要的指导作用。

1954 年毕业于大连医学院的孙郁芝教授，积极响应党与国家的号召，参加了武汉首届西学中研究班，通过 3 年的理论学习，后又到江西等地进行实习，得到张海峰等名老中医的指导，为其医学路上的中西医结合事业奠定了扎实的基础。20 世纪 60 年代起，开始从事于肾脏病的研究，创造性地提出"活血化瘀，清热解毒法"治疗慢性肾小球肾炎，打破传统治肾理念，为肾脏病的治疗打开了新思路。此外，还先后研制了治疗血尿的"血尿停胶囊"以及主治慢性肾炎的"益肾汤"，主治肾病综合征的"益肾合剂系列方"，分别获得国家级、省级科技进步奖。

高继宁教授，祖传中医，其父为三晋已故名医高学圣先生，他自幼随父为患者诊疾，耳濡目染，熟读汤头，后立志学医，秉承家学。1971 年进入山西省中医研究所，从基层做起，先后担任卫生员、护士等职务，在工作期间，勤奋好学，刻苦努力，兢兢业业，表现优秀。1976 年被选拔至北京中医学院（现北京中医药大学）深造学习，受到刘渡舟、任应秋、王绵之、郝万山等中医名家的指点。毕业后于山西省中医研究所工作，又师从肾病大家于家菊、孙郁芝教授，开始专攻肾病。系统学习了肾脏疾病的理论知识，并掌握了孙老诊病的思想体系与学术经验。学无止境，高继宁教授工作后，又先后到北京大学第一医院、复旦大学附属华山医院、中山大学附属第一医院、上海交通大学医学院附属仁济医院等地进修，积累了许多肾脏病的西医诊疗经验。后经过自己多年的临床应用与反复探索，逐渐形成自己的肾病诊疗体系及临证思路。2001 年，上海浦东新区中医院人才引进，高继宁教授远赴浦东，创建肾病科并任科主任一职，他不仅医疗技术过硬，而且科研能力也受到一致认可。2009 年，山西省中西医结合医院转型之际，高继宁教授受邀回晋，担任医院副院长、肾内科主任职务，他提出"要以管理求效益，以质量谋生存，以服务谋发展"的管理与发展理念。数十年如一日，他不忘当初立志学医的初心，牢记救世济民的使命，虽已年过六旬，仍亲临一线，为患者治病。高继宁教授在其父高学圣老先生与孙郁芝教授学术思想的基础上，结合自身 40 余年的临证经验，形成了自己独特的诊疗方法，辨证地提出"以肾为主，五脏同调"的治肾理念，为吾辈运用中医药手段治疗肾脏病打开了新思路。高继宁教授不仅具有丰富的临证经验，在科研创新方面也硕果累累，先后主持科研项目 8 项，其中骨质疏松胶囊治疗老年性骨质疏松症的再评价研究获山西省科技进步奖二等奖，以"血尿停"为主治疗血尿的临床研究获山西省科技进步奖三等奖；出版专著 4 部，即《高学圣临证经验辑要》《孙郁芝肾病临证经验集》《高继宁肾病临证经验集》《社区医师中西医诊疗规范丛书——肾脏及血液疾病》；发表医学论文百余篇，其中 SCI 论文 3 篇。

李红教授，生于山西，年幼时目睹医务人员为民诊疾，为患除病的经过，深受感触，懵懂时期便立志学医。功夫不负有心人，1988 年，她以优异的成绩考入山西医科大学，上学期间勤奋好学，刻苦钻研，理论功底扎实。毕业后于山西省太原市铁路中心医院工作，工作期间，认真负责，任劳任怨，深得患者与同事的认可。她牢记"健康所系，性命相托"的誓言，深知自身不足，时刻不敢松懈自己，工作期间，仍认真钻研，积极参加相关培训与专业研讨，不断拓宽自身视野，提高自身能力。后"读经典、做临床、跟名师"，师从高继宁教授，系统学习中医理论体系，传承高教授的治肾学术思想，走上中西医结合诊治肾脏病的发展道路。经过近 30 年在临床上的摸爬滚打，她不仅练就了过硬的医疗技术，而且在科研方面的能力也很是突出，曾主持科研项目 5 项，发表论文 30 余篇，通过不断研究与实践逐渐形成了自己的学术体系，提出以"补肾益气，化瘀通络"为主治疗糖尿病肾病的新观点。

高氏肾病学术流派从民国年间发展至今，并不断壮大，不是一朝一夕、一己之力的结果，离不开国家、社会、学校的扶持、帮助和百姓的爱戴。

1. 时代的要求

中医药是中华民族的瑰宝，是中华民族在几千年的社会实践中不断形成发展的医学科学，尽管它曾经历过数次的存废之争，面临着西方医学和文化的冲击，却依旧在党和国家的支持下逐渐发展向好。一直以来，党和国家高度重视中医药事业的发展，制定出台了一系列支持保护政策，《国务院关于扶持和促进中医药事业发展的若干意见》的提出，《中医药创新发展规划纲要（2006—2020 年）》的发布，《中华人民共和国中医药法》的颁布与实施以及中共中央、国务院发布的有关中医药文件《中共中央 国务院关于促进中医药传承创新发展的意见》等，均有力保障和促进了中医药事业的发展。

高氏肾病学术流派在党和国家的支持下形成、发展，并不断走向壮大。作为高氏肾病学术流派的传承人，我们将认真贯彻执行党和国家坚定支持中医药发展、支持中西医并重的理念，不断增强民族自信与文化自信，勇敢攀登医学的高峰，深入发掘中医药以及本流派中的精华，充分发挥中医药治疗肾脏病的独特优势，进一步推进流派思想现代化，切实把前辈留给我们的宝贵财富继承好、发展好、利用好，趁着大好时机开启传承创新发展的新征程。

2. 传承的需求

山西中医药大学积极响应党的号召，在深入贯彻《中共中央　国务院关于促进中医药传承创新发展的意见》的基础上，按照山西省委、省政府《关于建设中医药强省的实施方案》安排部署，开展了山西中医学术流派传承工作室建设项目，鼓励并支持各中医名家传承中医文化、学术思想与治病理念，并在此基础上加以创新，培养青年一代的学术流派传承人，加强中医文化自信，打造健康山西，推动中医药在山西的进一步发展。

高氏肾病学术流派起源于民国年间，后不断发展、壮大，学术体系逐渐清晰，学术指导思想逐步完善。恰逢学术流派工作室项目的开展之际，吾等后辈欲进一步传承前人留下的宝贵财富，并将之发扬，特申请建立了高氏肾病学术流派传承工作室，进一步总结前人的思想理念，培育年轻一代新生力量，并将本流派学术思想进行传播，为中医药治疗肾脏病打开新的思路与方法。

3. 人民的渴望

现代医学模式的转变、疾病谱的变化和预防保健需求的增长，国际社会对传统天然药物需求日益扩大，经济的全球化和文化的多元化，为中医药提供了广阔的发展空间。加之生活节奏加快，压力增加，越来越多的人开始透支健康，亚健康人群日益增多。医学服务理念也因此从以疾病为中心向以健康为中心转变，而中医学强调以人为本，形神统一，注重未病先防和个体化治疗，在临床实践中具有"简、便、验、廉"的特点，能适应社会发展需求，满足人民追求健康的要求。

肾脏病是沉默的疾病、隐形的杀手，随着人们经济条件及健康意识的提升，多数人往往是通过健康体检发现肾脏病。在慢性肾脏病前期，现代医学往往通过控制血压、血糖等原发病的手段进行干预，无特异性的治疗方法，手段局限，疗效不确切。进入肾脏病的后期，则需采用血液透析、肾移植等替代疗法进行治疗，治疗费用较高，给患者造成巨大的精神压力，同时也给患者家庭及社会带来沉重的经济负担，严重影响患者的生活质量。而在慢性肾脏病的早期运用中医、中药手段进行干预，往往可以明显减轻患者症状，改善实验室检查指标，起到延缓病情进展的作用，甚至部分患者的肾损害情况可以得到逆转，可弥补现代医学的空缺。到肾脏病后期，使用中医药手段进行干预，可以起到调节患者精神状态、减轻不适症状、改善免疫功能、提高生活质量的重要作用。

4. 疗效得到认可

西方现代医学自传入我国以后，便迅速发展并占据了国家诊疗体系的主体。中医药作为传统医学，其医学地位受到极大冲击，长期处于现代医学的辅助地位，其医疗优势和重要性逐渐被人们忽视，认同度降低。钱学森从复杂性科学出发曾经谈到："中医理论又恰恰与系统科学完全融合在一起……中医的看法又跟现代科学中最先进、最尖端的系统科学的看法是一致的。"中医药学在长期的历史发展进程中，形成了完整的理论体系，创造了独特的诊疗方法，积累了丰富的实践经验，显示了确切的临床疗效。疗效是检验真理的唯一标准，20世纪60年代，"一根针、一把草"的预防保健运动，最大程度保障了我国亿万人民的生命健康，被世界卫生组织誉为"以最少投入获得最大健康效益"的中国经验。在一些重点疫情的"抗疫"战斗中，中医药充分发挥其辨证论治和扶正祛邪的理念，在注重祛邪的同时，更注重扶正，使正气得复，邪有出路，积极快速应对病因未明、来势凶猛的急性传染病，做出了显著的成绩，充分体现了中医药的特色和优势，越来越让国际社会深切认识到中医药的价值。

在传承前辈治病理念、借鉴现代医学优势方法的基础之上，并进一步创新，与时俱进，做到中医与西医相结合，高氏肾病学术流派逐渐形成了治疗肾脏相关疾病的诊疗体系。经过在临证中的摸索实践与观察总结，在治疗慢性肾炎、肾病综合征、糖尿病肾病、高血压肾损害、尿路感染及慢性肾衰竭等方面均收到较好的疗效，也得到了来自广大患者的认同。

5. 思想体系的完善

"高氏肾病学术流派"对慢性肾脏病的研究开始于20世纪50年代，高继宁教授在传承其父高学圣教授、其师孙郁芝教授经验的基础上，进行了进一步的创新与实践，在肾脏病的诊治方面具有独到的思路与丰富的经验，成为高氏肾病学术流派的领军人物。

（1）中西汇通，病证同治：高学圣老先生，医德高尚，潜心医药，学验俱丰；将理、法、方、药融会贯通。他不仅善于融汇伤寒、温病之学，而且对西医诊疗体系也得心应手，认为西医重视疾病的诊断，并根据其病理变化，指导疾病的治疗与预后；而中医则重视疾病的证候表现，以证测病，了解疾病发展过程中的正邪消长、虚实变化与病位深浅，从而提出治则、治法以及疾病的演变规律。所以他主张"西医辨病，中医辨证，中西汇通，病证同治"，在水肿、淋证等肾脏疾病以及胃痛、痞满、臌胀等消化道疾病的治疗方面均总结出了相应的中医治疗原则和方药，并广泛应用于临床。高老先生生前的大量医案、医论手稿，虽有部分遗失，但大多数均有留存，其学术思想大多以口传心授的形式为其子高继宁教授所传承，并编撰为《高学圣临证经验辑要》一书，惠赠后学。

（2）活血化瘀，清热解毒：20世纪60～70年代，大多数中医名家普遍认为肾脏病多为虚证，表现为气、血、阴、阳等方面的不足，在治疗上应以益气养血、阴阳双补等法为要；而于家菊、孙郁芝教授却已认识到有些肾病多有湿热蕴结之象，以致血瘀气滞，甚至伤及心、肝、脾等其他脏器，在治疗方面，创造性地提出了中医应以清热利湿通三焦、活血化瘀疏肾络、益气养血扶正气为主，西医方面应注意消除炎症，改善肾脏微循环，调节患者免疫功能，在当时的肾病界引起了较大轰动。实践是检验真理的唯一标准，经过不断的临床实践证明，肾脏病的治疗不应单纯运用补法，更应精准辨证，以证定法，以法统方，攻补兼施，多角度入手，才能提高临床疗效。高继宁教授师从孙郁芝教授，传承和发扬孙老的学术思想，并领衔整理编著出版《孙郁芝肾病临证经验集》。

（3）以肾为主，五脏同调：高继宁教授，为高学圣之子，孙郁芝之徒，在传承前辈学术经验与思想的基础之上，不断加以创新，并付诸实践。高教授在中医基础理论的指导下，结合自身40余年的临证经验，辨证地提出"以肾为主，五脏同调"的治肾理念。人体本身就是一个有机的整体，脏与脏、腑与腑、脏与腑之间存在着密不可分的联系。高继宁教授认为，各脏腑在生理上相互依存，相互协调；在病理上则相互影响。肾为先天之本，在五脏中居于中心主导地位，肾精气不足，鼓动气血无力，必将导致他脏病变；"五脏之伤，穷必及肾"，心、肝、脾、肺病变日久，必然累及肾，以致两脏或多脏病变。因此，在治疗肾脏病时，必须以肾为主，兼顾他脏，才能达到审证求因、治病求本的目的。除此之外，高继宁教授还确立了"守方、圆机、活法"的中医治肾理念："守方"所守者乃肾之病机；"圆机"即治肾之机要通权达变，而不拘泥于肾；"活法"在于灵活施辨，随证而治。高继宁教授开创了以"滋阴通淋法"治疗慢性复发性尿路感染之先河，提出了"对法治肾"的学术思想。"对法"即内治法与外治法两法并用，内治法以口服中药健脾补肾、益气活血为主；外治法以机器法中药高位结肠透析通腑泄浊、清肠排毒为主；在治疗慢性肾衰竭时强调对法应用、内外同治，共奏"扶正祛邪"之功。

（4）补肾益气，化瘀通络：李红教授，毕业于山西医科大学，后师从高继宁教授，为国家中医药管理局"中医肾病学"重点学科后备学科带头人，第五批老中医药专家学术经验继承人。李红教授坚持中西医结合并用，结合自身多年的科研与临床实践，系统总结诊治肾脏病的经验，认识到糖尿病肾病患者因代谢紊乱，抗氧化物质丢失，机体长期处于炎症状态；肾间质纤维化对糖尿病肾病的进展产生极大影响。糖尿病肾病的基本病机以肾精亏虚、气阴不足、瘀血阻络为主，肾虚瘀血贯穿于肾纤维化疾病的始终。基于此，李红教授提出以"补肾益气，化瘀通络"为主治疗糖尿病肾病的新观点。

高氏肾病学术流派着力于系统研究和传承高学圣老先生、孙郁芝教授和高继宁教授的学术思想、临证经验以及技术专长，并在临床上加以推广应用。我们将对所研究资料（包括医案、医话、论文、科研等）进行系统化、信息化的管理，完成数据的整理与挖掘，在总结前辈经验的基础上，进行进一步的创新，并培养出高层次的中医药人才，形成稳定的学术研究方向及特色诊疗技术。

6. 充足的准备

"高氏肾病学术流派"依托"国家级中医肾病学重点学科建设"、"全国名老中医药专家高继宁传承工作室"、"山西省肾病研究室"，系统研究和传承孙郁芝教授、高继宁教授的学术思想、临床经验、技术专长并推广应用于临床，对研究资料进行信息化管理；形成以中西并重、中医治疗为主的基础雄厚、实力强劲的现代学术流派；在治疗各类肾脏病，特别是对早中期慢性肾衰竭、肾病综合征、糖尿病肾病、尿路感染、过敏性紫癜性肾炎的治疗有独特疗效。本流派承担并完成科研课题20余项，出版专著5部，发表学术论文百余篇，为建立"高氏肾病学术流派"奠定了基础。

7. 面临的挑战

高氏肾病学术流派在党和国家的支持下，一步步形成、发展，并不断走向强大，面对未来，我们的发展仍然面临着巨大的挑战。

（1）发展模式的挑战：高氏肾病学术流派自形成以来，多采用师带徒的方式进行传承，形式单一，受众人数较少，且多集中在山西省内一带，思想传播受到很大的局限。在今后的发展中，我们考虑进一步改善发展模式，除师带徒以外，还进一步培养硕士研究生建立学术理念，搭建学术交流平台，举办大型的学术交流会议，吸取其他流派的先进思想，不断发展自我、完善自我。

（2）学术理论的挑战：从高氏肾病学术流派形成以来，我们对现存医案进行了相应的分类与整理，但仍存在许多不足之处，如大多为纸质材料，未形成电子档案；只对现存资料进行了分类、整理，未进行进一步的挖掘与探索。在今后的工作中，我们将对现有资料以及后续积累的医案进行信息化、系统化的整理、存档，进一步完成数据的挖掘与探索，传承前辈的学术思想、治病理念，并不断创新，探索治疗肾脏病的新思路、新方法。

（3）诊疗技术的挑战：在高氏肾病学术流派思想理论的指导下，对于慢性肾衰竭、肾病综合征、糖尿病肾病、尿路感染等肾脏相关疾病，我们已初步形成了相应的诊疗体系，但仍停留于传统的常规诊疗，缺乏理念与技术的创新。在今后的发展过程中，我们要不断通过研究前辈们的临床特色病例，总结、提炼本流派的特色诊疗技术，优化优势病种的诊疗方案、技术操作规程，并结合临床实践，创新治疗理念。

（4）人才培养的挑战：21 世纪的竞争，其实就是人才的竞争。我们不仅需要培养中医理论功底深厚的人才，更应该培养一批中西医结合、理论与临证经验俱丰、科研思路缜密的现代化、多元化人才。在培养过程中，要注重基础理论与临证技能并重，科研思路与科研技能并举，培养一批符合社会发展、传承需要的中医药新青年。

（5）科研工作的挑战：自高氏肾病学术流派形成以来，我们更侧重于学术经验的传承，没能把科研工作放到重要的位置。目前，本流派重新审时度势，不断加强科研与创新工作，提出研究方向，设计实验方法，通过科学实验，得出结论，为思想传承提供充足的理论依据与科学验证。

第二章　高氏肾病学术流派的学术特点

第一节　衷中参西，创新中医理论

中西医结合是我国政府长期实行的方针，是将传统的中医中药知识和方法与西医西药的知识和方法结合起来，在提高临床疗效的基础上，阐明机制进而获得新的医学认识。中西医结合是中、西医学的交叉领域，也是中国医疗卫生事业的一项工作方针。中西医结合发轫于临床实践，以后逐渐演进为有明确发展目标和独特方法论的学术体系。高水平的中西医汇通不仅不会阻碍中医临床的发展，而且对于临床有很高的指导价值，评价中西医理论汇通价值的标准在于该汇通能否应用于临床实际，而且对临床的指导意义是否优于原先单纯的中医或西医。

中医药是传统医学，而西医学是在西方传统医学与生物科学发展的基础上建立起来的近现代医学，很多人认为中西医难以结合，尤其在面对肾脏病时，很多患者习惯于寻求西医，进行检查化验开药后，又立即去看另一个中医，混合地治，以为这就是中西医结合。高氏肾病学术流派历来在诊疗过程中提倡中西医结合，它的精髓是在坚实地掌握国际先进的诊断和治疗方法的基础上，应用扎实的西医临床技术及对疾病的明确诊断，再"西医辨病，中医辨证，审证施药，病证同治"。高氏肾病学术流派源远流长，其历代传承人对中西汇通方面的见解是高屋建瓴式的融会贯通，而不只是拘泥于局部的枝节。

一、关于病因与发病的中西医汇通思想

高氏肾病学术流派首位代表性人物高学圣老先生对于疾病的发生具有独到的认识，认为中医所讲的"六淫"为疾病发生的诱因，而非致病之源。对此，高老认为："鱼水相得，鱼之生机旺盛，然而，产鱼的是鱼卵非水也。"究竟"六淫"是怎样诱发疾病的呢？高老早就为后辈们解开了这个谜团。所谓六淫之气是作用于人体，扰乱人体的调节功能而使疾病发生，究其根本，六淫充其量算是疾病发生的诱因，真正导致疾病表现出各类症状反应的"罪魁祸首"乃"病原微生物"是也！这种认识使中西医结合思想融会贯通，既符合现代医学对疾病的客观认识，又提升了中医学的原有理论，符合西医学对疾病的客观认识，又升华了中医学原有的理论。举个例子：中医学认为将机体对疾病的阳气反应误认为邪热，而将恶寒误认为感受寒邪，机体对疾病的阳气反应为邪热，见到恶寒类反应易理解为感受寒邪，实际上，从西医的认识来讲，这是因为感受的各类病原体特性不一，作用于不同部位且形成的毒素不同，因此表现出寒、热不同的症状。高老就中医对疾病认识做了犀利的剖析，他指出：疾病是病原体与身体作用的共同产物，治病既要针对特异的病原体，也要调整身体对病原体的适应过度和适应不力。正如他本人所说："病原乃发病之源，症状乃疾病之苗，疾病的发生，不能离人体而独立；症状之显露，乃身体反应之表现，是故疾病不是一种物体，乃物体与身体之

共同产物也。"

二、疾病症状与病机的中西医汇通思想

高老将中西医知识融会贯通，创新认识到中医所重视的恶寒、发热等症状是机体对于感受疾病的保护性反应。在治疗疾病的过程中，对于这类症状的分析正确与否，将直接影响治疗的策略与方法。著名医家祝味菊曾说："夫异物入喉，激而所咳；浊气刺鼻，郁而为嚏，胃有所恶，逆而为吐；肠有所愤，迫而为泄，反射之用也。"两者在认识病机的思想上可谓一致，推而论之，进一步认识到发热是许多外感病的应激反应……诸如此类。中医言阳气激发，西医言产热增加，中医言发热寒战，西医言应激反应，中医言气郁化火，西医言炎症反应。在疾病发展过程中，致病原使机体处于应激状态，从而变性出发热、身疼等症状，实际上有利于产生抗体、加速循环，从而有助于杀灭病原体。高老认为由于机体对病原体的反应状态不同，因此会出现不同情况；就痰饮来说，饮停胸胁，则导致气喘、咳嗽，看似为外感表证，但实际则为内伤产物伤及脏腑，痰饮留于经络则形成瘰疬，这一认识充分体现了中西医汇通的理论基础相结合对于认识及诊疗疾病的优势。

三、中医辨证与西医辨病相结合

一般来讲，西医重视病的诊断，并以考虑其病理变化，指导治疗和预防。而中医则重视证候、证型，以证去测知病体的正邪消长、虚实变化、病位深浅，确立治则方药及判断预后。西医对疾病的局部认识比较深刻，而中医对机体全身的状况，特别是机体出现的病状尤为重视。若想提高辨证论治水平，就需中西医结合相辅相成。例如，对肝硬化严重腹水的治疗，高学圣老先生指出，在西医提高低血浆白蛋白患者的胶体渗透压促进腹水消退对因治疗及限钠、限水、利尿对症治疗的基础上，同时结合中医扶正利水标本兼治，往往比单纯中医或西医效果要好。中医通过辨证论治彰显临床疗效，若见情志不遂，肝气郁结，气滞日久致血瘀者，可疏肝理气、活血化瘀利水，选用香附、柴胡、赤芍、白芍、玫瑰花，同时加用茯苓皮、大腹皮、生姜皮、猪苓、泽泻等；若在肝郁的基础上出现倦怠面黄，胃腹痞满，消化不快，肠鸣便稀，喜热畏冷，皮肤松弛，形体瘦削、脉沉小或缓弱，舌质淡苔薄白等脾虚症状，应选用疏肝理气、健脾化湿之品，如柴胡、枳实、藿香、蔻仁、薏苡仁、木香、甘草随证加减等；只有充分发挥中西医各自的优势才能使疗效巩固，不易复发。

又如，对于子宫出血急性期的治疗，高老亦有其独到的临床经验：除西医的氨甲苯酸、氨甲环酸、生长抑素等对症止血治疗外，他还自创止血方，组成为黄芪 60g，党参 15g，当归 15g，炒白芍 12g，熟地炭 15g，白术 15g，续断 12g，黑地榆 15g，仙鹤草 12g，血见愁 12g，参三七 6g，炙甘草 6g。其中黄芪、白术大补元气以摄血，气复则血有所归，而血海得宁，冲脉安固；当归、炒白芍、续断养血和血；熟地炭、参三七、黑地榆、仙鹤草、血见愁收敛固涩止血。全方共奏健脾益气、固摄止血之效。

再如，对前列腺炎的治疗，单用西药有时效果并不理想，高老常常在补肾清利的基础上通过中医的辨证论治取得良效。若热象明显者，常用滑石、石韦、通草、白茅根、黄柏、苦参、蒲公英等治疗；寒象明显者加用乌药、肉桂等散寒之品；其淋而兼滑脱者，常用生龙骨、生牡蛎等收涩固脱；若小便浑浊者，加用生山药、芡实、白术、连须、龙骨、牡蛎、沙苑子、蒺藜、益智等分清化浊；若兼有腰痛，加杜仲、牛膝等，随淋证之所宜而各加以相配之药，

从其选药组方看，其方药构思严谨，用药精练灵活。

高老本人曾罹患恶性淋巴瘤，许多医生（包括著名的专家）皆认为预后极恶，生存期不超过半年，可是经过其大胆探索，一方面采用西药化疗，另一方面配合中医辨证论治，最终打破了医生的预言，延长了生存期，并拓宽了中西医结合的视野。

四、治病与治人的辨证思想

基于疾病乃病因与人体相互作用的产物，治疗可以分为针对病原体的特定治疗、消除症状的对症治疗和调节人体抗病状态的免疫治疗。中医讲求"天人相应"，所以中医的治疗优势在于治人，原因在于任何药物均无法替代人体经过亿万年进化所具有的自我抗病和调节能力。例如，外感病初起，体温调节中枢发出指令使机体产热增加，提高代谢能力，有利于人体产生抗体抵抗疾病，但如果患者恰遇肌表散热障碍，反而不利于抗病，遂自古以来医家一致同意使用麻黄、桂枝发汗透表之物以开通腠理，宣通肺气，以利于机体散热，故有麻黄汤、桂枝汤、小青龙之类汤剂，均属散寒解表之精锐。反观西医治病，一旦遇到发热，首选抗炎、抗病毒，非中枢性抑制性麻醉药抑制体温；若患者阳虚产热乏力，则加用温阳之品调节机体抗病系统；若机体产热过亢，耗伤津液，则予以养阴清热之法恢复机体抗病能力。他总结：汗、粪、尿是机体排毒散热的媒介物，调节此类物质的排泄有助于调整机体的自我抗病系统，诱导机体进入良性抗病程序，以期正胜邪退。高老对寒热温凉亦有独特的认识，他指出寒凉药可以调整抗病太过，有抑制作用；温药可补充抗病不足，热药多具有激发作用，他将中医、西医、寒热中药四气理论巧妙熔于一炉，可见其对中医治疗的洞察力。

高氏肾病学术流派在对于肾病患者治疗上也有类似见解，临床上不乏多处求医最后辗转于高继宁教授之处求治的患者，这类患者往往有一个特点，便是对自己病情、诊断甚至治疗方法非常熟知，但就是不肯接受，原因在于曾使用西药诸如激素、免疫抑制剂等，深受其产生的副作用危害，谈及治疗方案时"望而却步、甚至闻风丧胆"，更有甚者往往因此认为自己身患绝症，任由疾病发展。高继宁教授非常注重对患者的心理疏导，他常告诫门下弟子，医生有义务及责任及时向患者告知病情，但要设身处地为患者着想，例如对于初次就诊而诊断为"尿毒症"的患者，要让患者认识到这种疾病的治疗方法及预后，解除患者的盲区及家属的顾虑，在透析的过程中也要积极治疗，尽可能保护肾功能，提高患者生活质量；对于治疗蛋白尿需要使用激素的患者，要明确告知用药可能会产生的副作用，但也要疏导患者认识事物的两面性，对于药物的副作用，有我们的中药、膏方、中医治疗为患者保驾护航，同时住院期间会为患者密切监测病情，这是患者在高继宁教授处治病所亲自体会到的关照，所谓"兵来将挡、水来土掩"，尽最大可能帮助患者解除对疾病的恐惧，提高对疾病的认识，帮助患者树立信心，也是提高治疗效果的有效方法，正因如此，每来高继宁教授之处求医的患者络绎不绝。

五、细辨脉证，灵活施治

高老认为中西医各有所长，临床上就要各取所长，并且中西医结合应不断地开拓新的领域，丰富新的内涵。在临证实践中要能做到舍病从证和舍证从病，即依据"脉象"和"症状"所体现的病理本质是否一致来取舍。例如，有的患者没有明显的症状，而查尿时却蛋白阳性，此时就应舍证从病，从治疗蛋白尿入手。又如，对于焦虑症的患者各种理化检查均正常，而临床症状却尤为突出，此时应舍病从证，发挥中医的优势，以治愈患者的疾病。

1. 病情复杂，脉症皆不可舍

若病情复杂，脉症分别体现病理本质的不同方面，脉症皆不可舍。若脉症出现不相应的情况，切不可随意取舍，因为两者多体现病理本质的不同方面，此时，尤当重视不相符的症状进一步审查。

例如，症见恶寒重发热轻、鼻塞流清涕、头身疼痛、无汗等系列体现风寒本质的症状，不见同样体现风寒本质的"浮紧脉"，而见"沉细脉"，此时不可将沉细脉作为假象随意舍去，尤当仔细审查，如患者平时体质的寒热、虚实情况，临床实践表明阳虚之人感受风寒之邪，由于正气无力抗邪，脉多不见浮紧而见沉细。此沉细脉不是假象，反映的是阳虚的病理本质，提示治疗当助阳与解表共用。

再如，症见胸腹灼热、渴喜冷饮、心烦尿黄、舌红苔黄、脉滑数一派里热炽盛之象，而又见"四肢逆冷"主寒的症状，此时是否可将其作为假象舍去？仔细审查会发现，这种冷的特点多为"不过肘膝"，而同时见"胸腹灼热"，可以分析认为这种冷并不体现真正的寒，而是体现了周身寒热分布的不均匀，即"热郁于中，不得布散"，因此，在此处不能将"四肢厥冷"的症状作为假象舍去，该症状在其他脉症提示热邪炽盛的基础上，进一步提示"热郁于中"，即当清热与通阳并用。

2. 病情危重应舍假从真

在病情危重的情况下，也会见脉症不相应的情况，要细分真假，舍假从真。

例如，久病卧床，症见四肢厥冷、下利清谷、小便清长等一派虚寒之象，又见身热、面红、口渴、脉大等实热象，这时应细细审查，若见身虽热但欲盖衣被，口虽渴但喜热饮，面红却仅现两颧，脉虽大却无力，属于热象为假，虚寒为真，治当从虚寒真象入手，当温阳救逆。

再如，突发外伤重症，见疼痛拒按、舌质苍老、舌苔厚腻等一派实象，而又见神情默默、倦怠懒言、身体羸瘦、脉沉细等虚象，这时仔细审查若见虽懒言而语时声高气粗、虽懒动而动则倦消，脉虽沉细但有力，属于虚象为假，实象为真，治从实象入手，当以祛瘀止痛为主。

3. 注重经验的积累

高老指出，在面对脉症不相应的情况时，则需要大量的临床经验作指导，诊病如断案，不放过任何一个症状细节，既要通过患者及家属口述耳闻，也要亲自去考证，例如，门诊常有病人说自己血压不高，作为医生，一定要有怀疑的精神，亲自为患者测量血压，反复询问患者血压平时情况，一天测量几次，最高和最低分别是多少，由此才可对患者的血压下结论，更有要求患者用纸笔记录下血压监测情况、几点测量，数值多少，诊病过程中的细枝末节繁多，每一个细节都是对疾病认识的去伪存真，更是对患者的责任。高氏肾病学术流派经验的积累不是一蹴而就的，需要临床医生多磨炼，勤观察，做总结、善思考，最基本的经验获得方法有两个途径：①从医案论著中获得；②从实践中反复摸索，详查病史与病情的发展过程。

高老对中医和西医从不存门户之见，认为真理只有一个，是非不能并立，临床疗效好才是硬道理。

总之，高老依据西医理论将人体作为一个复杂性适应系统，同时审视中医治法的精髓，治疗上重视以人为本的主题思想，在中西医汇通史上做出了不可磨灭的贡献。

第二节　杂病治验，肾病为先

高学圣老先生在内、外、妇、儿等杂病的治疗中都有自己独特的见解，尤擅长肾病的中西医结合治疗。高老认为，中西医既然各有所长，临床上就要各取所长，在临证实践中融会贯通。高老指出，肾脏病表现不一，但总的来说属于本虚标实证。病之初往往以"虚劳"为主证，症状多见易疲劳，抵抗力下降，或先天发育迟缓等，随着病情的进展，肾脏代谢能力减弱，疾病往往因虚致实，俗称"小马拉大车"，湿浊、水饮、瘀血、毒邪等实邪积聚，随之产生，遂逐渐出现"劳淋"、"水肿"、"癃闭"、"溺毒"等证。高老对上述诸证的病机、治疗有独特的见解。高老认为，虚劳是所有肾脏病的本证病机，肾脏病的本质就是气血阴阳亏虚。高老言水肿的病位主要在肺、脾、肾及三焦，而关键在肾。正如《景岳全书》所载"凡水肿等证，乃肺、脾、肾三脏相干之病，盖水为至阴，故其本在肾"。若肾阳亏虚，肾之气化失常，肾关阖而不开，以致聚水而发为水肿；或肾阴亏虚，肾关之机窍失润，关门不利，亦可致水聚，泛溢肌肤，引起眼睑、头面、四肢、腹背甚至全身浮肿，严重者还可伴有胸腔积液、腹水等。癃闭是以小便量少，点滴而出，排尿困难，甚至小便闭塞不出为主要表现的病证。《素问·标本病传论》中言"膀胱病小便闭"，可见癃闭病位在膀胱，与肾密切相关。肾者水脏，对水液有分清降浊的作用。膀胱与肾相表里，肾阳不足，水液不能下输膀胱，或膀胱气化不利，或温煦不能，导致水不及则火有余，下焦有热，灼伤津液，小便难出，以上均可发为癃闭。肾脏衰败，二便失司而致湿浊毒邪滞留于体内可归为"溺毒"。清代何廉臣《重订广温热论》谓："溺毒……头痛而晕，视力蒙眬，耳鸣耳聋，恶心呕吐，呼吸带有溺臭，间或猝发癫痫状……舌苔起腐，间有黑点。"由此可见，溺毒表现多变而复杂，高老认为溺毒的发生主要是肾精亏虚、浊毒内蕴所致。若肾气不足，气的推动之力减弱，症见倦怠乏力，气短懒言，腰酸膝软，夜尿清长；若肾阳不足，温煦兴奋功能失职，症见面色委顿，神疲肢倦，腹胀纳呆，大便秘结，口中黏腻无味，呼吸带有溺臭；若肾阴不足，形体失于滋润，症见腰膝酸软，耳鸣眩晕，口咽干燥，五心烦热，骨蒸潮热，失眠，颧红盗汗。"劳淋"其病机为本虚标实，虚实夹杂，本虚为肾气虚损，邪实为湿热蕴结下焦。高老临床中抓住肾脏本虚这一关键点，治疗上以肾为主，临床中善用经方，选用桂枝龙骨牡蛎汤、加味肾气汤治疗，同时根据本证、表证的不同，加减化裁，分证论之，且谨遵"异病同治"思想，灵活应用，体现了其"圆机活法"的治疗理念。

第三节　"活血化瘀、清热解毒"，开治肾先河

20世纪60年代起，孙郁芝教授开始从事肾脏病的研究工作，创造性地提出"活血化瘀，清热解毒"治疗慢性肾小球肾炎，打破传统治肾理念，为肾脏病的治疗打开了新思路，同时对肾性血尿、紫癜性肾炎的治疗也有着独到的见解与经验。

现代病理学认为，肾小球疾病机制中有两大主要因素，即自身免疫反应和血凝障碍，特别是血液高凝状态及脂质代谢紊乱，几乎见于所有类型的肾脏病，特别在尿毒症和肾病综合征中表现尤为突出。血液流变学的改变和凝血机制紊乱，如红细胞变形能力下降、血细胞比容上升、血小板聚集等都对肾脏病的发生、发展及预后有重要影响。多数肾炎尤其是肾病综

合征患者，由于红细胞和血小板聚集能力增强，脂质代谢紊乱和血浆纤维蛋白原等大分子物质含量增高，血液流变学常呈"四高"（即高度浓稠性、高度黏滞性、高度聚集性和高度凝固性），使循环动力异常和血脂增高，促使凝血、血栓形成和炎症反应。肾脏的血液供应相当丰富，在安静状态下，每分钟有1000～1200ml血液流经肾脏，相当于心排血量的1/4。当血液呈现"四高"特征时，肾小球内压力增大，肾脏血液减少，进一步加重肾小球损害和硬化。这种血液高黏滞状态是血瘀证的重要病理基础之一，其程度与病变的严重程度及活动性相一致，为西医使用抗凝和纤溶药物以及中医活血化瘀治法提供了理论依据和临床客观指标。

一、瘀血与水肿

水肿病机关键多为气化功能障碍，津液运行不畅，溢于肌肤。若瘀血内停，阻滞气机，津液不能畅行，则可以阻滞血液的运行而导致瘀血，瘀血内停也可以影响津液的运行而引起水肿。唐容川《血证论·阴阳水火气血》所述"瘀血化水，亦发水肿"，阐明瘀血也可导致水肿。肾病之初，因三焦气化功能失常，即有肾络痹阻瘀血内生，加之湿邪内停，阻滞气机，而使瘀血加重。"血不利则为水"，血病及水又能进一步加重病情，且可使水湿泛溢肌肤。孙郁芝教授认为，肾病水肿的治疗要重视活血利水。

二、瘀血与血尿

血尿属于中医"血证"范畴，凡能引起出血的病因都可以导致血尿。中医学认为，"离经之血为瘀血"，血尿应为离经之血。孙郁芝教授在治疗紫癜性肾炎中，特别强调湿热和瘀血对本病所起的重要作用。应在整体观指导下，根据不同病机疾病所处的不同阶段，选择恰当的治疗方法。孙老常言：瘀血不祛，血尿难止。对紫癜性肾炎的治疗，强调中西医双重诊断，中西医有机结合，则肾关得安。

三、瘀血与糖尿病肾病

孙郁芝教授认为，糖尿病肾病发病多夹瘀血，瘀血不仅是糖尿病肾病的主要病理基础，而且贯穿糖尿病肾病的始终。糖尿病肾病病程冗长，久病入络，气滞血瘀，久病多瘀。瘀阻肾络，精气不能畅流，故而外溢，常使蛋白尿顽固难消。临床上不同阶段的糖尿病肾病患者都有血液流变学的异常及微循环的障碍，其轻重程度常随病情的加重而表现得更加明显。因此，孙老认为血瘀一直贯穿糖尿病肾病发生、发展的全过程，治疗要重视活血化瘀。

四、瘀血与终末期肾病

由于细胞免疫功能的紊乱，在肾小球和肾小管间质内产生大量炎症因子、细胞因子和多肽生长因子，导致细胞外基质成分产生过多，降解减少，最终导致肾小球硬化和间质纤维化，这是形成终末期肾病的病理基础。研究已经证实，活血化瘀治法可以抑制炎症因子等的产生，并进一步阻抑细胞外基质的产生和沉积，能够有效地延缓肾脏病的进展。

肾功能损害的病机为气化功能受损，导致浊邪化热生毒，生风动血，或化寒成痰，蒙神闭窍，或浊邪互结，残害五脏，变证迭起，产生尿毒症的种种表现，其中瘀血阻滞是导致人体气化功能失常的原因之一，而浊邪又可以加重瘀血，病至晚期，浊瘀互结是肾功能持续损害和不可逆转的重要因素。在这一时期孙老力倡活血化瘀，往往能收到意想不到的效果。

第四节 "以肾为主，五脏同调"思想

高继宁教授认为的肾病是指中医五脏系统中肾系统的病理状态。所谓肾系统，并不单纯指现代医学所谓的"泌尿系统"，它是中医人体脏象系统这一层次中关于肾功能状态的一个系统概念，在《黄帝内经》中已有明确的阐述。如《素问·六节藏象论》曰："肾者，主蛰，封藏之本，精之处也，其华在发，其充在骨。"《素问·灵兰秘典论》曰："肾者，作强之官，伎巧出焉。"《素问·五脏生成》曰："肾之合骨也，其荣发也。"《素问·阴阳应象大论》曰："肾生骨髓……肾主耳。"从中医文献看，肾有藏精，主骨生髓，蒸化水液的功能，与膀胱互为表里而用，又开窍于耳，藏志。所以，凡肾功能出现异常状态时，就构成了肾病。中医历代文献中所载的腰痛、耳鸣、尿血、水气、癃闭、淋证、肾劳等病，均属不同性质的中医肾系统疾病范畴。现代医学所谓的急慢性肾小球肾炎、泌尿系统炎症等在不少状况下也是肾病状态，故也可纳入中医肾病研究范围。总之，中医肾病是人体功能的系统研究。

高继宁教授认为，肾病发病的原因，总不越内、外因两端。内因主要是指人的肾气，外因是指外感诸邪、疮毒、药毒。肾气乃人先天之本，若肾气充足，则肾气之阴阳平调，功能正常，亦不会受到外感邪气、疮毒之侵犯，就不会发生疾病。发生肾病与否，决定因素在于肾气的强弱。他强调，肾气可理解为人的体质，体质的好坏亦由先天基因与后天脾胃调摄双方面因素所决定，肾气功能泛指肾的气化功能、免疫调节等功能。维护肾气，加强肾的气化功能，是高继宁教授治疗肾系疾病的根本原则。高继宁教授提出了"以肾为主，五脏同调"治疗慢性肾脏病的学术思想，高继宁教授认为，肾在五脏中居于中心主导地位，倡导"以肾为主"治疗慢性肾脏病，肾为先天之本，诱发肾脏病的根本在于肾气的气化功能失常，治肾求本关键在于补益肾气。慢性肾脏病病位在肾，病机根于肾，但与五脏相关，与咽肺、心肝、脾胃、三焦、卫气营血等关系密切，论治当"以肾为主，五脏同调"。

以肾治肾：肾主骨生髓，主水，主纳气，主生殖，为"先天之本"，内藏元阴元阳，又称为"五脏阴阳之本"。《灵枢·经脉》云："人始生，先成精，精成而脑髓生。"《素问·六节藏象论》有云："肾者，主蛰，封藏之本，精之处也"，"夫精者，身之本也"。肾失封藏，精关不固，可致精微下泄，出现蛋白尿。若蛋白尿迁延不愈，进一步耗及肾气，损及肾阳，阳损及阴，还可导致阴血不足，出现头晕耳鸣、口干、腰膝酸软等。肾主水，肾的气化功能失常，可引起尿少、尿闭、水肿等津液排泄障碍的病变。水肿，肾阳虚者，用济生肾气丸合真武汤加减；肾阴虚者，可用左归丸加减。腰膝酸软甚者，多加用川续断、杜仲、桑寄生、牛膝、狗脊、巴戟天、淫羊藿等。

从肝治肾：肝属木，肾属水，木为水之子，子病及母。《素问·五运行大论》曰："肾生骨髓，髓生肝。"肝藏血，肾藏精，精血互生；肝阴和肾阴相互滋养，肝肾同源，即"乙癸同源"。肾精依赖肝血滋养，肝血不足，可致肾精亏损，而出现头晕目眩、耳鸣耳聋、腰膝酸软等。高教授治疗上选用滋肾清肝饮合逍遥散加天麻、钩藤等补肾阴以滋养肝阴，滋水涵木，平肝潜阳。

从脾胃治肾：脾胃属土，肾属水，土能克水。若脾胃虚弱，土气不足，不能克水，导致肾水泛滥，形成水肿之证；若脾胃虚弱，不能滋养先天之肾，可导致肾脏亏虚，出现腰膝酸软、畏寒肢冷、尿少浮肿等。《素问·经脉别论》曰："饮入于胃，游溢精气，上输于脾，脾气散精，上归于肺，通调水道，下输膀胱，水精四布，五经并行"，"肾者，胃之关也，关门不利，故聚水而从其类也。"脾为后天之本，肾为先天之本，先后天相互资生。常言道，"保得一份胃气，便存得一份肾气，有胃气则生，无胃气则死"。高教授遣方时酌加固护脾胃之品，如砂仁、焦三仙等和胃健脾，固护中州，中州源泉不绝则正气刚正，御病能力增强。

从肺治肾：肺主行水，为水之上源，肾主水液代谢，为主水之脏。肺属金，肾属水，金水相生。《身经通考》云："肾病必先求之于肺"。《景岳全书·肿胀》所言："凡水肿等证……盖水为至阴，故其本在肾；水化于气，故其标在肺"，"肺为气之主，肾为气之根"。若肺脏有病，母病及子，累及肾脏，常表现为水肿、气短喘促等。朱丹溪说："肺为上焦，膀胱为下焦，上焦闭而下焦塞，譬如滴水之器，必上窍通而下窍之水出焉。"高教授常用宣肺利水之法，选用苏子降气汤，加入莱菔子、枳壳、杏仁等，亦称作"提壶揭盖"法。

从心治肾：心属火，肾属水，水克火，朱丹溪所著的《格致余论》曰："心为火居上，肾为水居下，水能升而火能降，一升一降，无有穷已。"心火下降于肾，温煦肾阳，使肾水不寒，肾水上济于心，滋助心阴，使心阳不亢。若心火不足，肾水失于温煦，水乘火，则肾水泛溢，凌心射肺，反之，若心火过旺，火反侮水，心火可以耗伤肾水，导致肾阴亏虚。高教授常选用交泰丸合柴胡疏肝散加生龙牡、龟甲等滋肾阴以潜心阳，交通心肾。

从咽治肾：《灵枢·经脉》云"肾足少阴之脉……从肾上贯肝膈，入肺中，循喉咙"。咽喉受邪，可循经下穿于肾，临床上呼吸道感染尤其扁桃体炎是肾病常见的诱因，风热邪毒等搏结于喉咙，循经入侵肾脏导致蛋白尿、血尿，高教授常选用银翘散、普济消毒饮或增液汤疏风散邪、清热利咽、截断病邪犯肾之路径，咽喉得清则肾自安。

从三焦治肾：《难经》所云："三焦，水谷之通道，气之所始终也。"三焦帮助水谷精微气化运行，是联系各个脏腑的通路，是气血精液正常代谢的生理基础。《灵枢·本输》云："肾合三焦、膀胱，膀胱者，津液之腑也。三焦者，中渎之府也，水道出焉……"三焦失调，不仅自身水液运行不畅，也影响到有关脏腑对水液的输布和排泄功能，三焦壅滞、水道不通，发为水肿；气化失职，精微生成乏源或失其通路，水谷精微不循常道而外泄于糟粕，则成蛋白尿。吴鞠通云："中焦病不治，即传下焦，肝与肾也，始上焦，终下焦"，"治上焦如羽，非轻不举；治中焦如衡，非平不安；治下焦如权，非重不沉"。高教授在临证中常用桑白皮治上焦以宣肺利水，用白术、砂仁治中焦以健脾护胃，用杜仲、续断、巴戟天治下焦以补肾固本。

从活血化瘀治肾：慢性肾衰久病入络，久病必瘀，瘀血既是病理产物，又是致病因素。王清任指出"百病皆有瘀"，叶天士在《临证指南医案》中提到："久病气血推行不利，血络中必有瘀凝。"《血证论》云："瘀血者，未尝不病水；病水者，未尝不病血。"肾络瘀阻，血不行常道，精气外溢尿中，可见血尿及蛋白尿，为精微下泄的表现。肾络瘀痹日久难消，临证可见面晦唇紫、肌肤甲错、舌暗等。高教授以桃红四物汤为主，常加水蛭、地龙、蜈蚣、僵蚕等。现代药理研究表明，这些虫类药物具有抗凝、促纤溶、抗血栓形成的作用，并可降低血黏度，改善肾脏血流量，防止肾小球硬化和肾间质纤维化，以减少蛋白尿并改善肾功能。

从以泄为补治肾：湿为阴邪，热为阳邪，湿与热合，如油入面，难分难解。湿热下注，扰动精关，精微下泄而成蛋白尿，故有"湿热不除，蛋白难消"之说；湿热胶着于肾，热盛损伤肾络，迫血妄行，则发为血尿。湿热搏结，阻痹肾络，弥漫三焦，可致腑气不通，大便不畅。《医方考》中说："下焦之病，责于湿热。"《黄帝素问宣明论方》有"湿气先伤人之阳气，阳气伤不能通调水道，如水道下沉瘀塞，上流泛溢必为水灾"。高教授常用大黄及大黄炭通腑泄浊。大黄有下瘀血、破癥瘕积聚、荡涤肠腑的作用。大黄炭有吸附作用，能促进毒素排出。

高继宁教授强调，在慢性肾脏病发生与发展的过程中，多见湿、瘀、毒等致病因素，可促进或加重病情，表现出肾之证候内涵的相对稳定基础上的差异性。因此单纯的"守方"之法难以奏效，遂高教授在"守方务本"的基础上完善了"圆机活法"治疗体系，以期保护残余肾功能，延缓病程进展。

肾脏本身含真阴真阳，其精气本身有互含互抱的闭藏作用，即肾藏精之力来源于所藏之精本身。但肾精以"藏"为体，其用则是"泄"，肾精若不泄，则无法发挥其对全身组织的作用，甚至包括其本身的气化作用，那么肾精要泄，就需要一个通道和动力。肾精"泄"的通道，或者说肾精通往全身脏腑百骸发挥温煦滋养作用的通道，即如前所述的少阳和三焦；若发挥其生殖作用，男子的排精，女子的排卵和月经，则其通道当为奇经八脉，尤其以冲、任二脉为主。无论是女子的"月事以时下"还是男子的"精气溢泄，故能有子"，其通道均与冲、任关系最为密切。

肾精疏泄的通道明确了，那么疏泄的动力是什么呢？其来源于肝的作用。"木曰曲直"，一曲一直之间，就含有一种动能，故肝气具有生长、舒展、条达之性。肝气曲直条达之力，首先汲肾水而为自身之阴以化肝血，阴血藏于肝而为肝脏之体，即所谓"肝肾同源"或称"精血同源"，并上滋骨髓、脑髓，化津液滋养全身而为一身之阴。同时肝气亦载肾阳，即相火，循三焦而运达周身，以为一身之阳。肝气载肾之阴阳上升，入脾而为脾阴脾阳，则脾动磨胃，始能消谷而化生精微。肝气载肾阴肾阳继续上升，透膈而上至于心肺，则为心肺之阴阳。升已而降，肺接受脾升清而来的水谷精微，宣发到周身；肃降水液，循肾经而下，复滋肾精而化肾阳，完成阳气的补充。肺水则通过相火气化的作用，经肝之疏泄而从三焦渗入膀胱而为尿液。此津液气血之循环，概括起来就是"肝脾主升，胆胃主降，而中气为之主"。中气足，则水谷之海充盛，血海满盈，也就是冲脉充实。冲脉充实则肝气不能循经上逆而只能通过少阳三焦通路徐徐输达全身，即阳和布护。同时，其本身也能规律性地接受肝的疏泄，而月事以时下。此实脾即所以平肝、安肾、调经之要妙也。冲脉与肝肾经并行，若中气不足，脾胃虚，则冲脉失去气血的灌溉必然空虚，冲脉空虚则不耐肝气之冲逆，上发为惊悸、吐脓、奔豚，下发为崩漏、带下、遗精、滑泄。若冲脉更虚，肝脾之气陷而不升，则又可为便脓血、男子疝瘕，女子阴挺之类。

传统中医肾病的主要诊治对象是以肾虚为主要病机引起的一系列疾病，围绕肾藏精、主纳气、主水、主生殖、主骨生髓、开窍于耳、其华在发等基本理念，所有在肾虚的前提下表现为阳痿、早泄、月经失调、不孕不育、带下、崩漏、肾虚喘逆、水肿、五迟五软、骨痹、痿证、呆证、颤证、耳聋耳鸣、须发早白等病症，均属传统中医"肾病"的范畴。其内涵以肾虚为基本病机，外延为以肾虚为主引起的任何疾病。

随着现代中医学分科体系的发展，上述疾病逐渐被分入中医男科、妇科、儿科、老年科等学科，但同时一类新的疾病进入中医肾病医家的视野，即现代医学的肾脏病。现代医学的肾脏病以解剖意义上的肾脏本身产生病变为主，主要有原发性肾小球疾病和继发性肾小球疾病，肾小管、肾间质及肾血管疾病等。这类疾病既不同于传统医学上的肾虚，也与生长、发育、生殖、齿、骨、发等没有太大的联系。但根据前面所分析的，中西医对肾脏这一器官在解剖学上的认识基本是一致的，现代中医肾脏病学者，自然应该当仁不让地挑起这个重担，去研究它，认识它，进而攻克它。

这就是现代中医肾脏病的真正内涵，而其外延，第一，可以考虑引起继发性肾脏病的原发疾病；第二，从中医整体观念和辨证论治的角度讲，也应包括传统意义上的中医肾病。

第五节　调理脾胃，先天后天并重

慢性肾脏病大多属本虚标实，治疗总以扶正祛邪为要。脾为后天之源，肾为先天之本，故扶正固本，尤以健脾补肾为要。从临床来看，肾脏病的水肿、蛋白尿、血尿与脾肾虚损有着不可分割的联系。健脾补肾法是高继宁教授治疗肾脏病最重要的基本法则之一，即在清除湿热、瘀血等病理产物的同时，更需健脾补肾。高氏肾病学术流派对慢性肾脏病患者，通常采用以健脾补肾为主的治疗方案，养后天以补先天，通过增强患者体质，提高抗病能力，恢复受损的机体气化功能，促进病理性产物排出。

健脾补肾法的应用是高继宁教授治疗肾脏病鲜明的学术特色。健脾补肾法适用于多种慢性肾脏病，尤其适用于以蛋白尿为主的慢性肾炎、肾病综合征、糖尿病肾病、慢性肾功能不全。药物组成：黄芪、白术、茯苓、党参、砂仁、山药、山茱萸、川续断、杜仲、巴戟天、狗脊、生地黄、熟地黄、女贞子、当归、桃仁、红花。浮肿明显，加冬瓜皮、大腹皮；偏脾肾阳虚，加制附子、仙茅、淫羊藿；蛋白尿为主，加青风藤、石韦、金樱子；血尿为主，加水牛角、白茅根、小蓟；肾功能不全患者，加何首乌。中医治疗肾脏病，应随证加减，不必拘泥。

中医治病，极重胃气。胃气在临床实践中有多种含义，一指脾胃的消化吸收功能，二指胃的受纳和通降功能，三指脉搏的从容和缓。在治疗实践中，前两者尤为重要。患者无论病情轻重，如果食欲正常，消化吸收功能良好，无胃脘不适，二便调和，则表明胃气健旺，疾病易愈。反之，若患者出现不思饮食，纳呆腹胀，大便秘结或完谷不化，则说明脾胃之升降功能失常。由于脾胃为全身气机升降之枢，脾胃气机失常则全身气机相应地会发生异常，从而导致病情加重。此外，胃气受损，脾胃运化无力，气血化生乏源，则形体消瘦，正气日损而邪气日盛，预后不良。故有"有胃气则生，无胃气则死"的说法。

高继宁教授在临床实践中极为重视对胃气的顾护，认为胃气的存亡是整个治疗能否成功的关键，肾脏病大多病程较长，邪正相争日久，对正气的耗伤尤其明显。在这种情况下，若能顾护好胃气，令食欲正常，腑气通畅，则全身气机升降出入正常，气血化源充足，自然就有利于整个治疗过程取得成功。

此外，要重视药物对胃气的损伤和治疗药物的吸收对胃气的依赖，高教授常说："慢性肾脏病的治疗，不是一朝一夕的事情，是需要长期治疗和长期调养的，若是三五剂药先把患者的胃口吃坏了，不但见了药就想吐，而且连饭也不想吃了，还腹胀、恶心、腹泻，这病如何能好，你又如何让患者继续在你这里治疗。"一针见血地指出了顾护胃气在肾病治疗中的重要性。

第六节 百病生于气，重视调理气机

人体的气是一种活动力很强的精微物质，它不断地流动，运行全身，无处不到，"升降出入，无器不有"，就说明人体各个脏器都在进行着升降出入活动，气的升降出入是人体生命活动的一种表现。气的升降出入一旦停止，也就意味着生命活动的停止。《素问·六微旨大论》说："非出入则无以生长壮老已，非升降则无以生长化收藏"，"出入废则神机化灭，升降息则气立孤危"。故气机失调则能变生出多种疾病。

《素问·举痛论》曰："余知百病生于气也，怒则气上，喜则气缓，悲则气消，恐则气下，寒则气收，炅则气泄，惊则气乱，劳则气耗，思则气结。"高继宁教授认为这段话从情志过激、外感邪气、过劳所伤三个方面论述了"百病皆生于气"的发病学观点，气机失调是疾病发生的基本病机。

一、情志过激

七情是人体正常精神状态，一般不会致病，但七情超过一定的限度，就会导致疾病的发生，即"怒则气上，喜则气缓，悲则气消，恐则气下，惊则气乱，思则气结"。

怒则气上 《素问·生气通天论》说："大怒则形气绝，而血菀于上，使人薄厥。"《素问·举痛论》说："怒则气逆，甚则呕血及飧泄，故气上矣。"这是指过于愤怒可使肝气失去条达，疏泄功能失常，导致肝气上逆，气机逆乱，表现为面目红赤，呕血，甚则昏厥。

喜则气缓 《素问·举痛论》说："喜则气和志达，荣卫通利，故气缓矣。"过喜可使心气涣散，精神不集中，情绪激动，甚至心神散越不敛，出现如痴、狂、嬉笑不休等症。故《灵枢·本神》说："喜乐者，神惮散而不藏。"

悲则气消 《素问·举痛论》说："悲则心系急，肺布叶举，而上焦不通荣卫不散，热气在中，故气消矣。"这是指过悲可使肺气抑郁，意志消沉，肺气耗伤而导致疾病。故《灵枢·本神》说："悲哀动中者，竭绝而失生。"

恐则气下 《素问·举痛论》说："恐则精却，久则上焦闭，闭则气还，还由下焦胀，故气下矣。"这是指恐惧伤肾，肾气不固，气泄于下，表现为二便失禁、遗精等症。

惊则气乱 《素问·举痛论》说："惊则心无所依，神无所归，虑无定所，故气乱矣。"这是指由于突然受惊使气乱，导致疾病发生，表现为惊慌失措，惶惶不可终日。

思则气结 《素问·举痛论》说："思则心有所存，神有所归，正气留而不行，故气结矣。"这是指忧思过度，致脾胃运化失职，气血生化不足，营养无源，正气不足，邪气易于侵犯机体而致病，表现为腹胀、纳呆、便溏等症。

二、外感邪气

自然界的正常气候是人体生长发育的必要条件，但是当气候变化超过人体的承受能力时，就会导致疾病的发生。

寒则气收 《素问·举痛论》说："寒则腠理闭，气不行，故气收矣。"这是指寒邪侵犯人体，可使气机收敛，腠理闭塞，经脉挛急，表现为恶寒发热、无汗、头身疼痛、肢节屈伸不利、肢端冷麻等。

三、过劳所伤

劳则气耗。"劳"是指过劳，包括劳力过度、劳神过度、房劳过度三类。《素问·举痛论》说："劳则喘息汗出，外内皆越，故气耗矣。"这是指长时间过度劳累则伤气，气不足则不能抵御外邪，从而导致疾病的发生。劳力过度表现为乏力、神疲消瘦等；劳神过度表现为心悸、失眠、健忘、腹胀、纳呆、便溏等；房劳过度表现为腰膝酸软、眩晕耳鸣、阳痿、遗精等。

高继宁教授认为气滞血瘀是慢性肾脏病的常见证候，故在诊治过程中，重视调畅气机，气机运行通畅则气血条达，自创理气消胀法，应用在肾脏病治疗中，起着运转枢机的作用。理气消胀法用于补虚之品中可促进补药流通而防瘀滞，入于化湿药中可增加化湿之功，入于活血药中可收行气活血之效，入于消食药中可获理气消滞之功。

1. 理气醒脾防药物腻膈

在肾脏病治疗过程中，经常需用到滋阴、清热、凉血等具有一定滋腻或寒凉特性的药物，有可能影响脾胃的运化功能，从而出现腹胀、纳呆等临床表现。轻则导致患者依从性下降，甚至中断治疗，重则可能产生恶心、呕吐、泄泻等较为严重的胃肠症状，从而导致病情进一步加重。这种情况下适时地使用理气消胀类药物，如陈皮、木香、香附等，就可以缓解上述不适，保护胃气，促进药物吸收以获得更好的疗效。

2. 理气消胀化湿浊

肾脏病日久脾气受损，脾运化水湿功能失司而湿浊内生，滞留体内，泛滥为患；湿浊在上，致头晕昏蒙，口黏不爽；湿浊在中则脘腹胀满，不思饮食，湿浊在下则带多便溏，并可见蛋白尿日久不消。此时使用利湿、化湿药的同时，加用理气消胀药物可加强祛湿的疗效，并可缓解湿浊引起的症状，甚至部分行气药本身就有祛湿的作用，如陈皮、木香、藿香等。在具体治疗过程中，尚需根据临床表现的不同，使用不同的药物，兼脾虚者加用健脾药，兼肾虚者加用补肾药，若属肺气失宣则宣畅肺气，方可与病机切合。

3. 宣畅气机利三焦

三焦之说，始于《黄帝内经》，为六腑之一，它的功能与其他脏腑有着广泛密切的联系。古今历代医家对其看法不一，经多次探讨，在解剖学认识方面趋向一致。三焦的生理功能概括起来，包括呼吸、循环、排泄及调节体液平衡，近代也有人认为三焦大体上与现代医学中淋巴系统功能相似。在中医理论中，三焦的功能概括起来具有通行气血津液、腐熟水谷、通调水道等多方面生理功能。《医学真传·三焦》谓："三焦者，上中下少阳之气所主也。"三焦功能包括五脏六腑升降气机、水液代谢的各项功能，因此高教授常用通畅调理气机之法治疗慢性肾炎。三焦又以脾胃为枢纽，脾胃气机不畅则三焦不通，准确运用理气之品，可有效消除三焦气滞，通利三焦。

4. 行气消胀疏肝郁

肾脏病大多病程较长，日久不愈，患者每因情志不畅而导致肝气郁结，肝主疏泄，全身气机疏畅条达，均依赖肝的正常生理功能。患者常有忧思恼怒、情志抑郁，可使全身多部位发生憋胀、疼痛及功能障碍等病症。若肝气犯胃，胃失和降，则可导致胃脘胀满不适，肝气乘脾则不能消磨水谷，导致食积不消而腹胀、纳呆、肝脉不畅，气机阻滞，尚可发生胁痛。肝气瘀滞，日久有化火、伤阴、血瘀之变，对于肝气郁结所致的胀痛，治宜疏肝理气，如柴胡疏肝散、逍遥散等均可选用。常用的药物有柴胡、白芍、陈皮、佛手、香橼等。

5. 行气消滞化瘀血

瘀血是体内血液停滞所形成的病理变化及病理性产物，并为继发病因之一。瘀血包括离经之血停积于体内的病理产物，以及血运不畅而阻滞于脏腑经络的病理变化。在肾脏病发生、发展过程中，常常可因气滞而导致血瘀。血瘀的形成，一方面导致肾脏病病情更为复杂，另一方面可以产生一些并发症。瘀血影响肾病的发生、发展可以表现在肾病发展的各个阶段，可使肾病反复不愈，甚至加重。故高教授临床善用行气活血法，可加强活血药（如加用川芎、延胡索、枳壳、牛膝、檀香等）的疗效。

第七节　细辨风湿热瘀虚，治疗蛋白尿血尿

血尿、蛋白尿的主要病理变化为脾肾亏虚，难以运化水湿，致水湿留滞。病变过程中，由于内蕴之湿积久，渐以热化；或感受外邪无形之邪热和有形之湿相合，湿热逗留三焦，损伤脾肾，升降开阖失常，当藏不藏，当升不升，当降不降，当泄不泄。湿热致瘀，湿热之邪主要因其黏滞、重着，易阻气机，气机不畅，血行迟滞而致瘀；湿热内蕴，易伤津液，使血液黏稠，运行缓慢，凝涩滞留亦致血瘀；再者热为阳邪，易耗血动血，离经之血亦为血瘀。"湿热瘀虚"是其病情反复难愈的主要病理因素，其主要临床表现为面色黧黑或晦暗，皮肤紫癜；腰痛部位固定，时作时止；尿有泡沫，蛋白尿反复发作；溺血有块，或镜下血尿持续；舌质暗红或红紫，有瘀点或瘀斑，或全舌瘀紫，舌下脉络瘀阻；舌苔黄腻或干黄；脉细数、沉涩或沉实等。

一、风邪

风性开泄，善行数变，无处不到。风为百病之长，六淫之首，寒、热、燥、湿、火多依附于风而侵袭人体致病。《素问·水热穴论》云："勇而劳甚，则肾汗出，肾汗出逢于风，内不得入于脏腑，外不得越于皮肤，客于玄府，行于皮里，传为胕肿。"此句明确提出"肾风"的概念。由于风邪具有无孔不入之属性，故有贼风之称，风邪伤肾，且风邪易兼夹他邪合而为患。

（1）风寒：劳累汗出或遇气候异常变化之际，风邪夹寒而成风寒之邪，先伤于皮腠，进而内束于肺，渐致寒引邪降，下移于肾，此即"肺移寒于肾"。寒为阴邪，寒邪伤阳，以致阳虚者更虚，阴邪盛者更盛。

（2）风热：易发于春令，风热蕴肺，肺失清肃，肺气输布无能，水之上源首当其冲，继之水邪内停，交蒸互郁，壅塞不通，浊蕴生热。风热袭肾，首当犯肺并伤及肺和肺系，风热毒邪蕴结于肺系可导致咽喉干疼，甚至红肿焮痛，腐溃成脓；蕴结于肺，则咳嗽胸痛，痰黄黏稠。邪伤肺络则咯血或痰中带血。由于肺肾相关，肺金为肾水之母，肾之经脉上行"入肺中，沿着喉咙，挟于舌根两侧"。故风热毒邪蕴于肺和肺系，最易下行伤肾并深伏肾络。风滞肾络，"风主开泄"，可导致肾关的开阖启闭失常，精微物质不能内藏而外泄，就会出现蛋白尿，热蕴肾络，灼伤络体或逼血妄行，可导致血尿；风热之邪久滞肾络，则蛋白尿、血尿持续难消。高继宁教授认为，反复外感风邪，由表入里，或入里化热，内攻于肾，深伏络脉，损害肾络，形成血尿、蛋白尿，治宜以祛风散邪为主。

二、湿邪

湿有内湿、外湿之分，或因阴雨连绵，久居雾露潮湿之地而外侵，或因脾虚而内生。湿邪黏腻而滞，难以速去，常易化热，而成湿热互结之势。湿热之邪既可困阻中焦，又可趋于下焦。湿热中阻，脾胃不能升清降浊，使精微物质之吸收、输布异常，清浊俱下，而出现蛋白尿；湿热之邪困遏中焦，滞脾碍胃，中气不足，统摄无力，血不循经，流于膀胱，发为尿血。"下焦之病，责于湿热"（《医方考》）。湿性重浊，湿易伤下。《黄帝素问宣明论方》有"湿气先伤人之阳气，阳气伤不能通调水道，如水道下沉瘀塞，上流泛溢必为水灾"之说。湿热下注，扰动精关，使其封藏失职，精微下泄而生蛋白尿；湿热之邪深蕴胶着于肾脏，热盛损伤肾络，迫血妄行，则发为尿血。此外，临床上大量激素、免疫抑制剂、抗生素的应用，易损伤脾胃，助湿生热，进一步会加重肾络损伤，影响肾之封藏。湿热久而不去，必耗气伤阴，进一步加重病情。水谷不化，聚而为湿，湿邪内侵，易于伤脾，影响脾主运化水谷和水湿，造成两者的恶性循环。湿邪为病，缠绵难愈，这是导致血尿、蛋白尿久治不愈的重要因素之一；反过来说，血尿、蛋白尿具有反复发作、缠绵难愈的特性，也符合湿邪致病的特点。治疗大法以清热利湿为主。"治湿不利小便非其治也"，通过通利小便给湿邪以出路。

三、热邪

热邪为六淫之一，人体遭受热邪后可出现热象、伤阴、动风、动血，并引起发热、口渴喜冷饮、大便干、小便黄、烦躁、苔黄、舌质红、脉数。热甚时可出现抽搐、痉挛一类风动或出血等证。《素问·气厥论》谓："胞移热于膀胱，则癃溺血。"吴崑在《医方考》中说："下焦之病，责于湿热。"湿热下注于膀胱，热毒循经伤及肾络，迫血妄行而发为尿血。情志失调或起居不慎，伤及于人，机体失逼邪外出之力，郁而生热，灼伤脉络，亦可迫血下行而发为尿血。正气虚弱，极易招致外感湿热邪毒，成为病情复发或加重的重要因素。因此邪热伤络是血尿发生、发展及久治不愈的重要因素，往往贯穿病程的始终。

徐灵胎曰"……有湿则有热"（《续名医类案》），虽未必尽然，但蛋白尿病程绵长，湿邪郁久则易化热。不仅如此，寒湿亦可转化为湿热。如清代龙之章《蠢子医》曰："湿热原从寒上得。"久食、过食肥甘厚味，脾胃受伤，造成湿浊中阻，郁而化热；药物尤其是温阳药物，可使病情转化，慢性肾炎者脾肾阳虚，过服温阳之药，阳复太过，可使残留水湿化热；水肿期大量用利水之品，耗伤阴液，可滋生内热；激素是现代治疗肾炎蛋白尿的常用药之一，但它对人体有两重作用，长期使用，每易损真阴、抑真阳，使机体阴阳失调，水火失济，气化之机怫郁，水湿无以宣行，于是形成湿与热合；体质因素，"外邪伤人，必随人身之气而变"（《温热经纬》）。如阴虚阳亢之人，体内水湿易从热化，而成湿热。或本身即为湿热素盛之体，均可形成湿热之证。湿热相兼，病程绵长。王旭高《薛生白湿热论歌诀》曰："湿得热而湿愈蒸，热得湿而热愈炽。"湿为阴邪，热为阳邪，湿与热合，如油入面，热蕴湿中，湿遏热伏，难分难解。湿热相合，就形成病机比较复杂、症状比较特殊的局面，易致蛋白尿迁延日久，缠绵不愈，且往往贯穿于病程的始终。

四、瘀血

王清任指出"百病皆有瘀"，肾病血尿、蛋白尿也与"瘀血"密切相关，病机也属"本虚标实"。本虚多为脾、肺、肾之气血不足，无以化生血液，脉道不充，血亏则气少，气少则不能推动血行以致气血运行不畅，血流迂缓，涩滞瘀阻，形成瘀血。正如周学海所云："气虚不足以推血，则血必有瘀。"《血证论》云："瘀血者，未尝不病水；病水者，未尝不病血。"水湿内扰，阻滞气机，气机不畅则血行不畅，瘀血乃生；湿热内扰，熏蒸则稠，黏滞则瘀。瘀血可由多种因素造成，病位则在"肾络"，肾络瘀痹则成"积"，与当代医学"肾小球毛细血管的病变"及"免疫复合物沉积"的观念相仿。瘀血既是病理产物，又是致病因素。肾络瘀阻，血不循常道，精气外溢尿中，可见不同程度的血尿及蛋白尿，为精微下泄的表现。加之肾络瘀痹日久难消，血尿、蛋白尿等表现常反复难愈，临证可见面晦唇紫，肌肤甲错，舌暗红或有瘀斑瘀点等典型的瘀血征象，或仅有反复难消的血尿、蛋白尿等，表现轻重不一，不尽典型。

五、脾肾亏虚

脾主统血，《难经·四十二难》说"脾裹血，温五脏"，沈目南《沈注金匮要略》曰"五脏六腑之血，全赖脾气统摄"。李东垣在《脾胃论·脾胃胜衰论》中说："百病皆由脾胃衰而生也。"脾虚则运化功能失常，水液失于布散而生湿酿痰，或迫血妄行而发生失血等症。脾为后天之本，气血生化之源，主统血，脾虚则摄血功能不利，血溢脉外则出血，因此与血尿有着密切的关系。《素问·六节藏象论》曰："肾者，主蛰，封藏之本，精之处也。"《素问·上古天真论》记载："肾者主水，受五脏六腑之精而藏之。"肾为先天之本，为水之下源，主水，与肺、脾、三焦、膀胱等脏腑共同调节水液代谢，是水液代谢的重要脏器。肾脏本身就司二便，与血尿的关系密不可分，耗伤肾精，以致肾气虚封藏失职，或肾阴亏虚，阴虚火旺，灼伤肾络，迫血妄行，从而导致血尿。从以上两个方面可以看出脾肾亏虚为血尿的基本病因。

肾病蛋白尿的形成基础为脾肾之虚。一方面，脾运化水谷精微，肾藏一身之精，化生精气，固摄于内；另一方面，脾的健运和输布须借肾的温煦。而脾胃之功能又与肾密不可分，章虚谷《医门棒喝》指出："脾胃之能生化者，实由肾中元阳之鼓舞。而元阳以固密为贵，其所以能固密者，又赖脾胃生化阴精以涵育耳。"肾虚精微不固，脾不升清，精微下注，脏腑失养则病程迁延，经久不愈。可见，肾病蛋白尿以脾肾之虚为本，其中以肾虚为首要病机，病势绵延，则精微丢失愈甚，脏腑失养，正气渐损，病久难愈，变证由生。

第八节 "补肾益气，化瘀通络"，再创治肾新观念

李红教授毕业于山西医科大学，后就职于山西省中西医结合医院，从事肾内科工作。工作期间师从国家中医药管理局中医肾病学科带头人、第五批名老中医药专家学术经验继承工作指导老师高继宁教授，系统学习中医理论体系，掌握了高继宁教授的治肾理念，传承并发展高继宁教授的学术思想，开启中西医结合诊治肾脏病的新征程。经过近30年的临证实践，逐渐形成了自己的学术体系，提出以"补肾益气，化瘀通络"为主治疗糖尿病肾病的新观点。

糖尿病肾病是糖尿病的慢性并发症之一，其发生与遗传因素、代谢机制紊乱、血流动力学改变、炎症反应、氧化应激等诸多因素有关。查阅古籍，并无糖尿病肾病之名，根据其疾病发展中各阶段的临床表现，可归属于"水肿"、"尿浊"、"虚劳"、"关格"等范畴。随着祖

国医学的不断发展，近现代医家对糖尿病肾病的认识不断深入，关于此病的论述逐渐增多，根据由吕仁和教授所著的《糖尿病及其并发症中西医诊治学》一书，将糖尿病日久逐渐出现的水肿、小便泡沫增加、恶心呕吐、皮肤瘙痒、少尿无尿等症状统一归纳为"消渴病肾病"，且一直沿用至今。

　　消渴病早期肺热津伤，以口干、多饮、多尿等津液代谢障碍为主要表现。津液属阴，津液丢失过多则致热，热而耗津，反复循环，若疾病控制不佳迁延日久，则伤及脾胃。脾胃损伤，脾气亏虚，津液化生受限，化生无源，周而复始，而致气阴两虚。血液周行全身离不开气的推动作用。《血证论·阴阳水火气血论》说："运血者，即是气。"因此，血液的正常运行有赖于气的充盛，气机调畅，则血液运行顺畅，反之，气不足或气机郁滞均可致推动无力，产生瘀血。消渴病肾病由消渴病日久不愈，迁延而致，气阴已伤，瘀血已生。李红教授结合自身多年的临证经验认识到消渴病以阴虚燥热为主要表现，病程日久，累及肾脏，阴虚燥热往往可发展为气阴两虚之证，久病入络，脉络瘀阻而致血瘀。因此提出消渴病肾病的治疗应以"补肾益气，化瘀通络"为主。

　　关于消渴病肾病的治疗，李红教授总结出以补肾益气、化瘀通络为治法的"益肾活血方"。益肾活血方由六味地黄丸和补阳还五汤合方化裁而来。六味地黄汤出自《小儿药证直诀》，最早应用于儿科，比如小儿肾怯失音、囟门过长时间不闭合等肾元亏虚证。随着时间的推移，经过历代医家的推广与发展，六味地黄汤的应用范围越来越广泛，远远超过了儿科的范围，就如朱震亨（朱丹溪）及其门人所著《丹溪心法》一书中所说，六味地黄汤已经被应用于许多内科疾病，如淋证、消渴、咳嗽等，现代医学研究也证实六味地黄丸具有降低尿蛋白水平、改善和减轻肾血管损伤程度的作用。补阳还五汤出自清代王清任的《医林改错》，常被用于治疗中风后遗症之气虚血瘀证，现代药理学研究表明，补阳还五汤具有降血糖、改善胰岛素抵抗的作用，除此以外，补阳还五汤还可改善微血管病变，减少肾小球系膜区基膜、肾小管基膜及间质等部位细胞外基质聚集的作用，这有利于降低尿蛋白，保护肾脏，延缓疾病的发展。两方合用对控制原发病、保护肾脏、降低尿蛋白具有良好疗效。

　　方中重用黄芪为君，既可益气固表，又可利水消肿，黄芪大补元气，使气旺血行，瘀去络通，现代药理学研究还证实黄芪具有减少尿蛋白的作用。以山药、山茱萸、熟地黄、当归为臣药，熟地黄滋肾填精，山药、山茱萸补脾固精，先后天同补，以先天养后天，后天滋先天，使气血生化有源；当归既能活血又能养血，使本方活血化瘀的同时而不伤血。以赤芍、川芎、桃仁、红花、泽泻、茯苓、牡丹皮、地龙为佐药，赤芍、川芎、桃仁、红花均具有活血祛瘀之效，助黄芪行气活血之功。泽泻清泻肾火，并防熟地黄之滋腻；茯苓淡渗脾湿，可以帮助山药发挥健运脾胃以滋养先天的作用；牡丹皮清泻肝火，并制山茱萸之温；地龙通经活络，周行全身，以加强全方补气活血作用。

　　肾为先天之本，内藏真阴而育元阳，主司开阖，为全身气化之根，如《素问·金匮真言论》所言："夫精者，身之本也。"肾为先天之本，是人生长发育维持生命的根本，肾气的盛衰决定着人的生命活动正常与否，肾气旺，生命活动正常存在，机体康健；肾气虚衰，不能化气行水，固摄无权，精微流失，则生命活动异常，机体则出现各种病理表现。因此，李红教授在施治过程中，常加用续断、杜仲、桑寄生等以补肾元之本，同时配伍川牛膝、生地黄、何首乌等滋补肾阴，以"阴中求阳"，助生肾气。

　　脾为后天之本，主运化，主升清降浊。水液运化失常，水湿困脾，则脾失健运，胃失和降；肾气不足，不能化生精血，则气血亏虚，可见本病与脾胃密切相关。李红教授在施治过程中，常加用党参、白术、生薏苡仁等以健脾祛湿。

在临证中观察，运用益肾活血方治疗消渴病肾病既可有效缓解患者口干、多饮、水肿、腰酸等症状，又可减少尿蛋白，延缓病情进展，临床总有效率达85%，值得进一步推广与应用。

第九节　高氏治肾网络体系与中医辨证论治大法

高继宁教授继承高学圣、孙郁芝学术思想，结合中医整体观念理论，辨证地提出"以肾为主，五脏同调"治疗慢性肾脏病的观点。在肾脏病的不同发展阶段，"五脏之伤，穷必及肾"，治疗应当注重整体观，"以肾为本，五脏同调"，构建和谐的治肾网络体系。

一、易感体质阶段

温病学中有"冬不藏精，春必病温"的论述，藏精，就是贮藏阴精，以达到养精蓄锐、敛阴护阳的目的。这一论述提示，肾精失藏，是外邪引动内风、内火的前提。就肾脏病而言，易感体质阶段的本质也是肾精失藏，而肾精失藏的原因则是肾精本身亏虚。肾精失藏，又会发生肝木失涵、脾土失健、冲脉空虚、三阴虚弱等证。

1. 肾精失藏证

（1）病因：肾精失藏首先当责之于先天，父母禀赋素弱，有自身免疫性疾病病史，则子女所受先天之精，具有不足于藏，有余于泄的趋势。在先天禀赋素弱的前提下，或自幼卫生习惯过于严格，则在免疫系统成熟前必然接触抗原较少，机体接触不能耐受的外界抗原的机会增加，免疫系统成熟后则易于对此类物质过敏。或娇生惯养，不受寒暑，少于锻炼，则腠理不固，肌肉疏松，遇外邪则易入而引动内风。或饮食不节，贪食生冷、肥甘厚腻，则寒湿、湿热内生，脾胃受伤，先天之精则无法得到后天的充养。或冬日过暖，阳气发泄，真精失藏。或思虑过度，熬夜不寐，则更伤真精。或房劳过度，真精过泄。或久病及肾，耗伤津液。

（2）病机：先天肾精易泄而难藏，加上各种耗伤肾精的因素，则肾精更虚。肾精虚则肝木失养，肝木失养则横逆难制，已有摇摇欲动而化风之象，若加任何外感、药物、情志、劳逸等诱因，肝风必动，上入心君化风火，下入肾脏扰动真精，而自身免疫性疾病及肾脏病作矣。

（3）表现：父母兄妹多有自身免疫性疾病史或过敏体质，体质较弱，面白虚胖，多动难静，不耐劳累，月经来潮晚，经期不准，痛经或多崩漏带下，男子遗精早泄，腰痛或腰膝酸软，五心烦热，多有青春痘，纳呆腹胀，或畏寒肢冷，小腹下坠，便溏或便秘，小便多黄。舌瘦小，或有裂纹，质红少苔，或舌淡而有剥脱，或胖大苔厚腻，尺脉沉细或虚大。

2. 肝木失涵证

（1）病因：禀赋父母先天之精具有不足于藏，有余于泄的趋势。加之前述种种耗伤肾精的因素，致肾精所化肝血衰少，肝体失养，则肝用失制，有摇摇自动之势。

（2）病机：肝木失肾精涵养，摇摇自动而欲化风，若加任何外感、药物、情志、劳逸等诱因，肝风必动。

（3）表现：父母兄妹多有自身免疫性疾病史或过敏体质，多动难静，胃气常易上逆，而纳差呕逆。肝气易犯肺则常易干咳难愈。肝风自摇易动，则常发头晕、心悸、荨麻疹、湿疹、哮喘等过敏性疾病。肝木疏泄过度，则易发腹痛、崩漏、带下、泄泻、梦遗、滑精等。肝气化火伤阴则舌红，苔少而干，脉弦细数。肝克脾土伤中阳则舌胖苔腻，脉关弦或濡，尺弱。

3. 脾土失健证

（1）病因：禀赋父母先天之精具有不足于藏，有余于泄的趋势。脾土禀命门之火温煦之力素弱。或饮食不节，嗜食生冷、膏粱厚味，嗜酒啖肉，则寒湿、湿热内生，脾胃受伤。

（2）病机：先天脾土得肾精滋养少，后天重伤脾胃，湿热或寒湿内生困脾。

（3）表现：脾胃虚弱，纳呆腹胀，腹痛腹泻，呃逆喜呕，或多食易饥，但仍身重乏力。常有上热下寒之表现，如易于口舌生疮，皮肤荨麻疹、湿疹、痤疮等。或有冲脉空虚的表现，如月经量少、经期推迟、崩漏等。舌淡胖，苔厚腻，湿热则黄厚，寒湿则白厚，脉滑或软，也可见弦。

4. 冲脉空虚证

（1）病因：冲脉空虚多由脾土失健发展而来，冲脉能调节十二经气血，当脏腑气血有余时，冲脉能加以含蓄和贮存；经络脏腑气血不足时，冲脉能给予灌注和补充，以维持人体各组织、器官正常生理活动的需要。故有"十二经脉之海"、"五脏六腑之海"和"血海"之称。《灵枢·海论》曰："胃者，水谷之海。"冲脉之气血，主要依赖脾胃化生并充养，脾胃健，化生气血充足则冲脉必然充盈，相反脾胃若失健，则不但不能化生水谷精微充实冲脉，反而要由冲脉提供气血供机体生命的维持，日久则冲脉空虚，冲气上逆。

（2）病机：脾胃化生气血不足，日久冲脉空虚。冲脉空虚被肝气冲击，则上为逆气里急，下为崩中带下。

（3）表现：《素问·骨空论》有"冲脉为病，逆气里急"的论述。冲脉气逆可表现为气从小腹上冲，或呕吐、恶心、咳唾、吐血，或腹内拘急疼痛、胸脘攻痛，或妊娠恶阻。冲脉虚衰可表现为月经量少色淡，甚或经闭，不孕，或初潮经迟，或冲脉绝经过早，小腹疼痛，头晕目眩，心悸失眠，男子阴器伤损或发育不良，胡须、阴毛稀少，不能生育，舌淡，脉细弱。冲脉气结可表现为经行不畅，量少或愆期，或乳房胀痛，乳汁量少，或小腹积块，游走不定。

5. 三阴虚弱证

（1）病因：三阴者，太阴、少阴、厥阴也。太阴含脾阴，多为饮食失调，食辛辣炙煿之品所伤。少阴含肾阴，多因先天禀赋不足，真阴亏虚。厥阴藏肝阴，多因肾水失涵，或情志动火所致。三阴经脉皆过咽喉，三阴藏阴不足，经脉亏虚，则最易伤咽喉。

（2）病机：三阴亏虚，咽失所养，卫外失固，易反复咽痛，扁桃体发炎。

（3）表现：反复发作的扁桃体炎，甚者一月一发，而又脾肾虚弱，清之则腹胀溏泄，滋阴则纳少脘痞。舌淡偏瘦小，苔薄，脉细弱。

以上五证，并非彼此独立，而是往往合并存在，唯主次轻重不同耳。肾经失藏为其本，肝木因此失于涵养而易冲逆为患，此在所必然也。次生其余三证，在先天不足的基础上，后天失养则脾土失健，脾土失健则冲脉空虚。三阴不足则经脉亦虚，则咽炎易发。

故此五证本一以贯之，有其内在的先后主次逻辑关系，之所以分列而出，不过是为了临证辨识时有所侧重，治疗时用药主次更加分明而已。此五证，为脏真亏虚，易发自身免疫性疾病。根据中医体质特点，若能未病先防，提前调理，或可防肾病于未然。

此阶段，肝木无风而欲摇，处于一种极不稳定的状态，虽有极强的发生自身免疫疾病的趋势，但尚未形成严重病变，其他证候上的表现已经出现，处于一种一触即发、摇摇欲动的状态。

二、自身免疫性疾病触发阶段

此阶段可隐可显，显者有外感、劳累、忧思、房劳、疾病等诱因，出现诸如皮肤紫癜、风团湿疹、关节疼痛、头面浮肿、哮喘等表现，微观变化可能有嗜酸性粒细胞增高，抗核抗体、抗双链 DNA 抗体阳性，血沉、超敏 C 反应蛋白增高，组织淋巴细胞浸润，尿蛋白，尿隐血等。隐者无明显诱因和临床表现，唯独微观指标异常。无论隐显，发生这种情况均说明肝风已夹相火而动。此时是救治的关键阶段，若能清散已成之热，潜肝阳，涵肾精，平冲逆，则病可复常。否则肝风下扰于肾，则发展到血尿、蛋白尿阶段。

1. 六淫动风证

这里的六淫，是指外感风、寒、暑、湿、燥、火之邪，所谓的动风，是指内在肝风被六淫之邪所引动。按照传统中医理论，作为六淫之一的外风和内生五邪之一的内风是有区别的，属于两种不同的情况。但在自身免疫性疾病的发病机制中，外风引动内风的情况却最为常见，因自身免疫性疾病的病机核心是内风发动，而引动内风的因素中，外感六淫占主要原因。具有变态反应易感体质的人，机体常处于上条所说的肾精失藏、肝木失涵、脾土失健、冲脉空虚、三阴虚弱的状态，六淫之邪容易入侵，入侵后外邪引动内风，而导致自身免疫性疾病的发生。

（1）病因：禀赋素弱，肾精失藏，后天不足，脾胃亏虚。肾精失藏则虚，虚则肝失所养而肝阳亢逆，脾虚不能制其抗逆则易摇。若骤加外感之邪，卫气必奋然趋表，受此外出之势鼓舞，肝风必夹君相之火肆虐而无制，则自身免疫性疾病成矣。

（2）病机：外邪引动内风，以后外邪虽去而内风不息，肆虐三焦，为祸甚广，故多发为"系统性"自身免疫性疾病。

（3）表现：因体质有前述五种，六淫之邪则有六种，故引发之过程不同，结果也有所不同，现略分述之。

1）风热袭咽：咽喉为三阴经脉通行之地，患者具前述三阴虚弱体质则咽喉阴虚阳弱，既失于防御又失于滋养。感受风热之邪，必先袭此肺卫之门户，而咽炎之症发矣。既发则心肝之火聚于上，肝肾之精亏于下，脾胃中气弱于中。肝风上扰心君，心精溃散则为风湿性心脏病。肝风下扰肾精，肾精失藏则为血尿、蛋白尿。肝风扰动，三焦失常，上焦不能如雾，中焦不能如沤，下焦不能如渎，则风水成矣，即所谓急性肾小球肾炎，若内风相火流溢关节，则为风湿性关节炎。狼疮肾炎也会发生这种发病情况。

2）湿侵关节：此证多发于妇女经、产之时，若居处潮湿，或冒雨涉水，或凉水洗涤，当此脉络空虚之时，则湿易侵入。湿邪留注关节，正邪相搏，则肝风易动挟相火附于关节之处，关节不利日损而肾精亏耗，精亏则不耐肝火内扰，则血尿、蛋白尿成矣。此型多见于狼疮性关节炎、类风湿关节炎肾损害。此两证均女性多于男性。

3）燥伤营阴：三阴虚弱体质，营阴本亏，而滋润不足。此时，外界冲和之气，于此等体质而言，已经偏燥，若值秋冬燥令，则阴液更显不足而伤也。燥邪伤于鼻、口诸有腺体之处，营阴更伤而虚阳偏亢，阳气变动引动肝风，复伤于黏膜腺体之处，则燥者不独燥而且发炎，病理可见腺体炎症、淋巴细胞浸润。日久腺体受伤，不能分泌濡润之液而干燥综合征作也。

4）火灼皮表：肾精失藏，肝风摇摇欲动之体，若复感于热，如日光照射等，则风为火动，火助风威，自相激动，伤及皮表，而为蝶形、盘状红斑。若风火大动，弥漫三焦，肾精亏涸，则五脏六腑无不受累，即成所谓系统性红斑狼疮。此证最烈，需急治之。

2. 七情动风证

七情者，喜、怒、忧、思、悲、恐、惊，喜则气缓，除非过度，多不致病。其余怒则气上，肝气逆也；悲忧则气消，肺气消则清肃无力而肝风尤易动也；思则脾气结，中焦虚而冲脉虚致上气冲逆，下气不固也；恐则气下，肾精泄也；惊则气乱，三焦失常也。此七情所伤，共同的特点是导致肾精不藏、冲脉空虚，脾胃虚弱的程度更加严重而从量变到质变，引发肝风内动，而为自身免疫性肾脏病。至于其临床表现，则据证识之即可。

3. 积损及肾证

传统的积损虚证，指"五劳"、"六极"、"七伤"。五劳就是五种劳损，包括肝劳、心劳、脾劳、肺劳、肾劳。《素问·宣明五气》曰："久视伤血，久卧伤气，久坐伤肉，久立伤骨，久行伤筋。"过度用眼会引起视疲劳；过分懒散会使精神不振；坐的时间太长或是保持静态的时间太长而不运动，肌肉就会松软而不坚实；持续站立、行走而得不到休息，就会引起筋骨肌肉疲乏、酸软。六极指疲劳引起的六种极度虚损的病症，包括筋极、脉极、肉极、气极、骨极、精极。严用和《济生方》称："盖劳力谋虑成肝劳，应乎筋极；曲运神机成心劳，应乎脉极；意外过思成脾劳，应乎肉极；预事而忧成肺劳，应乎气极；持志节成肾劳，应乎骨极。"《诸病源候论》曰："六极者，一曰气极，令人内虚，五脏不足，邪气多，正气少，不欲言。二曰血极，令人无颜色，眉毛堕落，忽忽喜忘。三曰筋极，令人数转筋，十指爪甲皆痛，苦倦不能久立。四曰骨极，令人酸削，齿苦痛，手足烦疼，不可以立，不欲行动。五曰肌极，令人羸瘦无润泽，饮食不生肌肤。六曰精极，令人少气嗡嗡然内虚，五脏气不足，发毛落，悲伤喜忘。"七伤指七种伤害身心的因素，包括大饱伤脾、大怒伤肝、强力受湿伤肾、形寒伤肺、忧思伤心、风雨寒暑伤形、大恐伤志。可见，五劳、七伤主要指劳损的病因而言，六极则主要指劳损的程度而言。现代医学的大病久病，如糖尿病肾病、高血压肾损害、心肾综合征、肝肾综合征、血液系统疾病所致肾损害（如肾淀粉样变性、骨髓瘤肾损害、肿瘤相关肾病等），均属于久病积损致虚，伤及于肾。

4. 肝风自摇证

自摇，主要指无明显诱因而出现的肝风内动证。大部分自身免疫性疾病和原发性肾小球疾病，发病时多隐匿起病，无明显诱因，也无明显不适，仅仅表现为肾脏病理改变及体检发现血尿、蛋白尿等。这类疾病，均是在第一阶段易感体质阶段脏气不平衡状态的进一步发展，当肾精失藏、脾胃虚弱的程度进一步发展到肝风由易摇到自摇，并足以扰动肾精致其妄泄时，就形成本证。

三、血尿、蛋白尿阶段

肾脏疾病出现血尿、蛋白尿时，就标志着疾病进入了临床肾脏病阶段，这个阶段总的病机为肾精失藏、脾胃虚弱，冲脉空虚，肝风妄动扰肾。但根据临床侧重的不同，可分为内外合邪证、肾失封藏证、肝风扰肾证、中气下陷证、风火妄动证、水壅三焦证。

1. 内外合邪证

内外合邪证多见于素体肾精失藏，又复感外邪的情况。由于感邪性质和部位的不同，分为肺卫风热证、风水泛滥证、胃肠湿热证、风湿痹阻证。

（1）肺卫风热证：肾精失藏，脏阴不足，尤其以肝、脾、肾三脏阴精不足为主，三阴经脉失养，风热袭肺，与上亢之相火相合，风火内盛，上扰于咽，下扰于肾，多见咽炎伴发血尿。

表现：发热微恶风寒，头痛咳嗽，咽喉肿痛，尿红赤或镜下血尿，舌边尖红、苔薄白或薄黄，脉浮数或弦数。

（2）风水泛滥证：肾精失藏，脾胃虚弱，土不生金而肺卫不足。感于外邪则引动内风，内风扰乱于三焦，三焦功能失常，上焦不能如雾，中焦不能如沤，下焦不能如渎，则风水成矣。

表现：浮肿起于眼睑，继则四肢及全身皆肿，甚者眼睑浮肿，眼合不能开，来势迅速，多有恶寒发热、肢节酸痛、小便短少等症。

（3）胃肠湿热证：肾精失藏，复因饮食不节，湿热内犯肠胃，肝气不升，郁于下焦，扰动肾精，而为血尿、蛋白尿。见于部分 IgA 肾病、紫癜性肾炎。

表现：腹痛即泻，泻下秽臭，心烦口渴，或腹痛，里急后重，下痢赤白，尿红赤或镜下血尿，舌红、苔黄腻，脉滑数。

（4）风湿痹阻：素体肾精失藏，脾胃虚弱，脉络空虚，卫外失司，若居处潮湿，或冒雨涉水，或凉水洗涤，当此脉络空虚之时，则湿易侵入。湿留关节，与正气相搏，正气不能胜邪，则易动之肝风夹相火附之，久久肾精耗于关节之处，关节日损而肾精日亏，肾精亏虚不耐肝火扰动，则血尿、蛋白尿成矣。

表现：肢体关节及肌肉酸痛、麻木、重着、屈伸不利，或局部有红斑，或有结节，或有红肿，或关节变形。或热，或肿，或冷，或重，总以风寒湿热之邪轻重主次而有异。

2. 肾失封藏证

素体所禀肾精易泄而少藏，肝失涵养，动风而下扰于肾，肾精下泄，而为血尿、蛋白尿。根据肾阴肾阳损失轻重的不同，分为阳不摄阴和阴不恋阳两证。前者以阳虚为主，蛋白尿多于血尿。后者以阴虚为主，血尿多于蛋白尿。但因阴阳互根，阴中含阳，阳中含阴，临证当以脉证为凭。但治疗总以大封大固，填补肾精，助其封藏为重。

（1）阳不摄阴：真火不足，则真水失其所固，一遇肝风扰动则外泄，而为血尿、蛋白尿。

表现：血尿、蛋白尿，多以蛋白尿为主，伴面白神疲，听力减退，腰膝酸软，小便频数而清，或尿后余沥不尽，或遗尿，或小便失禁，或夜尿频多。男子滑精早泄，女子带下清稀，或胎动易滑，舌淡苔白，脉沉弱。

（2）阴不敛阳：真水不足，则真火不得其平，亢而无制，扰动肾络，肾精随血尿、蛋白尿外泄。

表现：血尿、蛋白尿，多以血尿为主。腰膝酸痛，眩晕耳鸣，失眠多梦，男子阳强易举、遗精，妇女经少经闭，或见崩漏，形体消瘦，潮热盗汗，五心烦热，咽干颧红，溲黄便干，舌红少津，脉细数。

3. 肝风扰肾证

前证因肾精失藏为主，不耐肝之疏泄而作血尿、蛋白尿。此证则因肝之郁甚，肝气扰动肾脏而为精微外泄。

表现：血尿蛋白尿短期内加重，微观指标示病情活动，春夏重，秋冬轻，面青赤，性急躁，多外感，病情易活动，疗效波动性大，血压偏高，或有胸闷胁胀，或多忧愁叹息，舌红，苔厚，脉弦硬或弦细，尺脉弱。

4. 中气下陷证

先天肾精失藏，复因饮食劳倦，重伤中气，中气下陷，肝气不得升发，郁于下焦，逼迫肾精外泄，而为血尿、蛋白尿。

表现：大量蛋白尿，脘腹坠胀，食入益甚；或便意频数，肛门坠重；或泄泻久痢不止，甚至脱肛；或子宫下垂；或小便浑浊如米泔；伴有头晕目眩，肢体困重倦怠，声低懒言，舌淡苔白，脉弱或大而虚。

5. 风火妄动证

肾精失藏，肝木失涵，夹君相之火妄动，一派气血两燔之象，实则命门真火失藏也。

表现：起病急骤，身热不退，全身紫癜，或两颧红斑或手部红斑，斑色紫红，咽痛咽肿，烦躁口渴，腹痛、呕吐、腹泻，关节疼痛，尿短赤，舌红绛，苔黄，脉洪数或弦数。多见于狼疮性肾炎、过敏性紫癜性肾炎、急性肾炎、IgA肾病活动期等。

6. 水壅三焦证

此证本虚而标实，先有肾精失藏，中气虚而下陷，再加内外诸因，引动肝风，下扰肾精随蛋白尿大量丧失，营阴空虚，风阳独窜，挥霍缭乱于三焦，三焦水液不行，弥漫全身，而为尿少，全身严重浮肿。常见于原发性肾病综合征。

表现：遍身水肿，口苦口腻，胸腹痞闷，面色萎黄，食欲不振，恶心欲吐，倦怠乏力，大便溏薄，小便短少，舌质淡胖，边有齿痕，苔薄白或白腻，脉滑或沉细无力。

四、肾功能损伤阶段

血尿、蛋白尿是肾脏病的主要表现，但肾功能的损伤，则是从肾小球滤过率下降开始的，肾小球滤过率下降，其病理基础则是肾单位的荒废或称损失。每一个肾小球及其肾小管系统共同构成一个肾单位，完成对血液的滤过、重吸收功能。肾功能的下降实际上就是肾单位的荒废。但由于肾脏的代偿能力很强，只有当肾小球滤过率小于60ml/min时，血清肌酐值才会升高，称为失代偿期。在肾小球滤过率大于等于60ml/min时血清尿素氮、肌酐值是正常的，称为肾功能不全代偿期。在临床上，一般血清肌酐值一旦明显升高，则肾衰竭进展得很快，所以，治疗的重点应当放在肾小球滤过率正常或肾功能不全代偿期。

肾功能损伤阶段，肾脏的主要改变是肾小球的硬化和肾间质的纤维化。其临床表现如血尿、蛋白尿、高血压，与血尿、蛋白尿期类似，但随着肾功能的下降，特别是进入失代偿期后，会出现明显的血清肌酐升高、贫血、水肿、高血压、虚弱、钙磷代谢紊乱等表现。

在治疗目标上，在肾功能代偿期，针对的仍然是肾小球硬化和纤维化，以及血尿、蛋白尿的治疗。在失代偿期，则需要标本并重，既要力争延缓肾衰竭的进展，又要积极救治贫血、水肿、钙磷代谢紊乱，以及对代谢毒素本身的清除和对毒素沉积于各系统引起的并发症的治疗。

在病机上，如前所述，肾小球硬化、肾间质纤维化并非真正的实证，而是肾脏本身的虚证。根据《黄帝内经》"邪气盛则实，精气夺则虚"，肾纤维化的形成，是在肾脏精气本虚的基础上，肝风内动，疏泄肾精太过，肾精以血尿、蛋白尿的形式外泄，日久肾脏无精自养，肾组织中真气丧失，徒留无生命力的阴质则形成纤维化。可见，纤维化形成的本质是虚，其核心即肾脏无精自养，阴质独存。此时的血尿、蛋白尿，仍然是肾精失于涵养肝木，反为肝木所扰之象。真气日损，纤维化面积日大，到整个肾脏均无阳气，则肾脏为纤维组织充满而固缩，无尿排泄，尿毒弥漫全身，谓之尿毒症。

根据侧重，此期一般有精伤肾损证、肾损风动证、肾损血亏证、肾不主骨证、肾损浊壅五证。

1. 精伤肾损证

慢性肾脏疾病日久，肾精随血尿、蛋白尿的损失而日渐耗伤，久之肾精不能自养，肾单位日渐荒废，而肾功能逐渐下降。此证往往在肾衰竭代偿期或失代偿的极早期，故肾衰竭变证不明显。

表现：肾小球滤过率下降而血清肌酐正常或轻度升高，肾功能尚可代偿，多见面色无华，少气乏力，腰膝酸软，夜尿频多，舌淡苔白，脉沉细。

2. 肾损风动证

肾精日耗，肾体日伤，阳气失于潜藏，血与气并走于上，故出现血压高而难以控制，甚至脑血管意外，发为中风，或心阳暴脱，发为急性心力衰竭或心绞痛、心肌梗死。

表现：肾性高血压，眩晕，耳鸣，头胀痛，失眠多梦，腰膝酸软，心悸乏力，每因情志刺激或精神紧张而头痛头晕发作或加重，重则突然昏仆，半身不遂，舌红苔白厚或黄厚，脉弦大。

3. 肾损血亏证

肾体日伤，肾精日耗，水不涵木，精不化血，因肾损而血亏。

表现：肾性贫血，倦怠乏力，头晕脱发，记忆力减退，纳少，腰膝酸软，舌苔淡白，脉虚或芤。

4. 肾不主骨证

肾体日伤，肾精不能化生，骨失所养，骨中精微流失，而为骨病。

表现：以骨痛、骨折、骨变形为主要表现。

5. 肾损浊壅证

肾精日耗，肾体日损，肾不主水，亦不气化，浊毒弥漫三焦，五脏皆受其害。病状多端，不可胜数。

表现：多见于肾衰竭失代偿期，见全身水肿尿少，胸腔积液、腹水，心悸气短，恶心呕吐，头晕嗜睡，口中尿臭，面色晦暗，唇色发紫，肌肤甲错，舌暗或有瘀斑瘀点，苔腻，脉滑。

第二辑　高氏肾病学术流派名家经验

第三章 三晋名医——高学圣

一、医家传略

高学圣（1913—1977），男，汉族，山西太原人，著名中医内科医家。早年在太原德济堂药店任司药，从学徒入手，先药后医，潜心医药，于1938年（25岁）考取医师执照正式悬壶济世，新中国成立前曾用纯中药抢救烈性传染病疗效卓著，声誉极高。新中国成立后，高老首先创办了太原河西区南堰乡联合诊所，出任所长。1957年山西省中医研究所成立，高老响应党的号召，调入研究所并积极参与医院的筹建及科研、临床工作，先后任内科副主任、主任，一面研医临床，一面传习中医学徒，为山西省中医研究所早期奠基者之一。

高老一生行医生涯中，上下求索，勇探未知，不断创新，善于总结，积极开展中西医结合研究。在研究过程中，高老没有门户之见，与西医同志平等相处，互相学习，并探索性地提出了"西医辨病、中医辨证、中医治疗，中西医结合抢救"的原则，对高血压、冠心病等临床常见病、多发病均总结出了相应的中医治疗原则和方药，并广泛应用于临床。高老晚年从事慢性肝炎、肝硬化的中医治疗，形成了完整的中医理、法、方、药体系。高老一生在中医理论上有创新，在临床上医术精湛，颇有特色，独树一帜，对治疗肠胃病、妇科疾病和多种疑难杂症疗效显著，医名远播。

（一）立志中医，厚积薄发

高老自幼天资聪颖，自述"十四岁入南堰镇高小学校，吾父目的恒因其智诚未深，使吾最低中学卒业，是其心志。病危临终时告诫：'儿可好好学习，勿浪荡成性……柜中放银币十五元，即尔学校夏季饭费……'"自此高老恒记父言，博览群书，奋发图强，学经史了集，不违其愿，加之他自幼喜欢医学，决心除人类之病痛。父亲病故后，家境每况愈下，生活十分艰辛，以致无力继续读书，他念及范仲淹名言"不为良相，便为良医，良相者能治天下，良医者能救一方"，在这种艰难困苦的环境下，弃文从医，立志行医济世。

16岁时经邻村赵顺和介绍到太原德济堂药店从事司药工作。谚云：不受苦中苦，难得人上人。高老安心在药店每日洒扫捧饭，碾药提茶壶倒足盆，温床被担水做饭，负责师傅生活起居及药店一切杂事。他在余暇时间认真批阅历代本草著作，注重锻炼自己的识别药物能力，并通过用鼻子嗅气味及品尝中药积累经验，通过手感与质地的结合加以鉴别，逐渐形成了自己对中药药性的独特认识。高老在侍诊中特别认真地观察患者的面色、言语、体态、表情等及对患者进行各项检查，完整记录病历，在抄方取药中熟记老师处方遣药。他在空余时间对疑难病例还要亲自到患者家里了解治疗情况，不断总结临证经验。在学徒期间，他没虚度过一天，虽只上过南堰镇高小学校，但他不忘父亲教诲，午夜一灯，晓窗千字，是习以为常的。遇到一些深奥的医理让高老很费解时，他便虚心请教当地的名老中医，必心得其解而后已。高老无论走到哪里，都要去拜访当地的药工师傅，向他们虚心学习传统经验。由于其勤奋好学加之尊师有礼，得到数名老中医的真传，使之如鱼得水，开阔了视野与思路。每位医家均有自己的"绝活儿"，高老虚心向他们求教，学到他们很多独特的治病经验，使自己学问大增。高老这种博采众长，精益求精的精神十分令人钦佩。

（二）熟读经典，汇通诸家

凡在临诊时遇到疑难问题，高老常从书本上寻求解答，先后学习了《黄帝内经》、《伤寒杂病论》、《金匮要略》、《难经》、《景岳全书》等著作。这些经典著作，构建起了中医的生理、病理、药理、诊断及治疗方面的理论体系。高老认为书宜读活，切忌拘泥呆滞。例如，《黄帝内经》为中医基础理论典籍，集古代医学、哲学理论之大成，吸收了当时天文、地理、气象、物候、历法、农家、兵家等大量自然科学和社会科学成就，其中阴阳、五行、六气对后世影响深远。但高老认为，其中还记述了大量疾病学的知识，对疾病从病因病机上做了分析，提出了诊断和鉴别诊断的方法和治疗原则，为后世临床医学的发展奠定了基础。以消渴为例，《黄帝内经》中有"消瘅"、"膈消"、"肺消"、"消中"等不同名称，并强调五脏虚弱是消渴病的主要病因，故《灵枢·五变》说："五脏皆柔弱者，善病消瘅。"又如《伤寒论》，其以六经为纵轴，从证为横贯，发微而见隐曲。对于六经辨证，历代医家立论精详。《伤寒论》中诸方组成严谨，配伍精当，不仅适宜于外感疾病，而且广泛适用于内伤杂病。高老曾经同西医主任在省内一起会诊治疗时，认同西医诊治，且西医大夫征求高老治疗意见时，高老总是实事求是，从不夸张中医治疗效果，而受到西医学者尊敬。高老认为西医是辨病治疗，中医是辨证治疗，西医诊断治疗急危重症、手术抢救是优势，中医治疗慢性疾病、功能性疾病、调理气血阴阳平衡、病后巩固疗效防止复发是优势，两者结合取长补短、优势互补，从而达到提高疗效、防治疾病的效果。

（三）发皇古义，融会新知

高老1938年在太原天和堂药店坐店行医，对每位患者从望、闻、问、切到处方用药都一一体察，对理法方药深刻领悟，并在诊疗中总结得失，不断探索。新中国成立初期，先生深喜日月重新，对医学竭力主张发皇古义，融会新知，并积极响应党的号召，创办了太原河西区南堰乡联合诊所，亲自出任所长。

高老认为，传统的中医学拥有数千年的历史底蕴，历代名医先贤曾留下无数宝贵的经验和研究精华。然而，要让古老的中医在新时代重新焕发出生命活力，不仅要继承先人留下的学术精髓，还应积极与时俱进，学习并应用现代科学技术，将先进的科技整合进中医的诊断和治疗过程当中，实现共同创新与发展。

古代中医对病象的诊察，主要依赖"四诊"来搜集人体生命异常现象的各种证据，而现代科学技术的迅猛发展，又为我们观察生命现象提供了多项诊察手段，这也为传统中医的"望闻问切"四诊提供了诊治疾病的新式武器。

在这种理念下，高老在实践中成功地把识病—辨证—治病的临证思维方法，运用于诊治疾病的临床，并发展为"识病—辨证—治病/证"。这种临床思维方法，整合了中医治证和西医治病两者的特色和优势，不仅病证结合，相互参考，取长补短，而且在现代医学疾病病程研究中，证明了"证候"的发生、演变的规律性与病机的关系，使得更利于采取有效手段以稳定、阻抑、截断，甚至逆转病情的进展，从而使"治未病"在熟悉证候演变规律的基础上有的放矢地进行。对于那些疾病治后虽已"痊愈",但患者仍有不适症状者,或虽经各项先进的现代科学技术检查,一时仍难以明确诊断其疾病者,则辨证论治,以证候缓解作为治疗的目标。例如,有的患者没有明显的症状,而查尿时却蛋白阳性,此时就应舍证从病,从治疗蛋白尿入手。焦虑症的患者,西医的各项检查均正常,而临床症状表现却较重较多,此时则应舍病从证,发挥中医的优势治愈患者的疾病。同时,高老指出各脏腑的寒热虚实情况,要全面掌握,同时要注意到各脏之间是密切相关的,在发病的时候,常又是一脏有病亦涉及他脏。例如,肾阴不足,水不滋木,易引起肝阳上越,脾土不健,易引起肝木克土。或两脏互相影响,如水不上承,或火不下降,水火不能互济,则形成心肾不交,那么治疗的时候,也就不一定治疗本脏,根据虚则补其母、实则泻其子的理论,可以应用培土生金、滋阴降火等法则。

(四)抗击瘟疫,中医尤效

在几千年的临床实践中,医者对瘟疫的治疗积累了很多宝贵经验。高老在继承传统中医治疗瘟疫的基础上,推陈出新。1941 年,太原河东河西一带瘟疫流行,强烈的社会责任感,使他决心探索温病,高老亲自运用中医中药治疗,推崇叶天士的卫气营血辨证理论,与三焦理论及六经辨证有机结合起来,确立相应的治则、治法及遣方用药,并取得了非常好的效果,病除康复者居多数。自述"在行医三载后,颇有声誉,疗病者日增,适有瘟疫,恒在新南门外及邻村一带,以及河西本村邻村。午前河东及城内关外诊,午后及应往河西本村邻村诊,日行数十里,午饭恒在晚间,在外诊病不食饭,那年南屯疫甚,沿门合户全村仅死三人,吾救者甚伙"。

高老指出:"经方派之所以崇古非今,其因不外由于《伤寒论》已创立了中医辨证论治的法则和理、法、方、药的运用规律,钻研《伤寒论》而掌握了这些方法和规律,也能治好各种热性疾病,如温邪传入中焦气分,运用白虎承气之类的经方,效果亦是好的。因而仍然有人站在伤寒的角度上维持经方一派,这都是对伤寒与温病不够全面的认识。"

但对具体方法的应用上,高老似乎是集伤寒、温病两者所长,高老对温病的治疗在极期也主张使用伤寒阳明病阶段的理论和方药,而在卫气分阶段高老则既采用了伤寒论阳明经证和少阳腑证的治法,如普遍采用柴胡、葛根通用,又吸收了温病学派银翘、桑菊饮辛凉解表的长处,这显然就不是单纯的温病派或伤寒派。在营血分阶段,高老似乎是各取所长,对以肝肾阴虚为主者,高老多采用温病学派的治法,而对血热互结、瘀热在里的证候,高老则又善于采用伤寒论的方法,如桃核承气汤等。

(五)立足临床,执教有方

1957 年山西省中医研究所成立,高老响应党的号召,调入研究所并积极参与了其筹建及科研、临床工作,先后担任业务领导职务。立足临床时,高老坚守不渝,上午门诊经常持续到下午一点多钟,还要参加院内外会诊,有时要赴省内外远道出诊。

高老长期担任内科主任,言传身教,在临床实践中,他要求学生上午跟师出诊,对患者进行诊断,提出初步的诊断辨证及处方用药,然后认真学习他的诊断思路,确实做到深入理解和掌握,并将病历详细记载,对学生不理解的地方他立即进行讲解,从而使学生拓宽了诊疗思路。

高老在临床执教的过程中，也常提问道：同样开几味中药，为什么经常出现同样的患者在不同的医生处就诊，治疗效果却大相径庭？高老指出首先要"精准辨证"，通过全面的辨证主症收集患者信息，使得主症信息精准，由于疾病总是不断变化和发展，辨证过程就是紧跟疾病的主症变化，因人、因时、因地制宜，进行个体化辨证，透过现象（症状、体征）看本质（证候），而不拘泥于舌苔、脉象、主症是否相符，司外揣内，审病辨性，抓住疾病的本质，并针对本质进行治疗，做到未病先知、知病传变、防患于未然，这样才能使辨证过程精准；其次是另辟蹊径，中医深刻认识到生命现象错综复杂，牵一发而动全身，若直接针对某一脏腑的病症，其实未必是达成疗效的最佳方案，迂回可胜直入，婉转可以通幽，所以才有中医从阴引阳、从阳引阴的治疗法则；才有佐金制木，金水相生，培土生金，水火既济诸多丰富的治疗思路，不能单一地头痛医头，脚痛医脚。

高老不仅治学严谨，还将积累的大量临床实践经验传授给学生。他在"自叙"中曰："今后务将诊过、切实效验、毫无空论之方剂记载，不求其多但祈其精，不与普通所谓'验方新编'甚甚医案等等，名目甚佳，然不多济世。"其学术思想对后学者具有巨大的启迪作用。

（六）大医精诚，学泽后世

高老不仅继承了前贤精湛的医术，同时也秉承了传统中医优秀的医德医风，他以"大医精诚"之训，铸成"救死扶伤"之心。他崇拜张仲景论证之精辟，更佩服仲景"下以求贫贱之厄"之至诚。多年来，他精勤不倦地工作，耐心接待每一位患者，为人和蔼，平易近人。

凡大医治病，必当安神定志，无欲无求，先发大慈恻隐之心，誓言普救含灵之苦。若有疾厄来求救者，不得问其贵贱贫富……普同一等，皆如至亲之想。高老在行医过程中践行大医风范，视患者如亲人，行医中给穷苦百姓看病无钱者不收诊疗费，有时还资助患者买药。自述"由是行医数年，抱定意旨……有时尚赠药，从不坐车，骑自己足踏车。即迄今行医十余年矣，年岁已老，精神已衰，亦不改当初意志，尽精力贯彻到底"。又曰："华北事变后，吾诊金从未与人为难，多少不论，恒从不使一人而使其不满怨恨，济人恻隐之心，天赋善意，亦为医十余年养成之性也，吾民处此生活日逼，病者恒系劳力平民，有钱阶级，生活衣食住行俱能得到相当程度，身体不害，病实寥寥，即病之亦不过微感冒胃口不和小恙也，故吾临床诊治，恒恨天不为人，造化不齐，火上加油少米无水，病诚促之死亡，莫如天不生彼，吾难以医为生，宁愿改业，亦不欲使无衣食平民为病。"可见，高老在诊病过程中，从来不攀附权贵，精心救治，从未让患者感到不满与怨恨，并深怀恻隐之心，生怕百姓患病。

他常说对待患者要做到上下一致，朝野一致，认识不认识一致。他的高尚医德，在患者中也是有口皆碑。曾经有临汾的一位患者家属，在给他的致谢信中说道："在我家属五年求医的困难日子里，得到你的精心治疗和热情关怀、帮助……愿人世间的同志情万古长存。"这由衷的肺腑之言，表达了众多患者的心声。他这种悉心为民的高贵品质受到了大家的爱戴和敬重，因此，求诊者甚众，颇得群众信任，正如一面锦旗上写道："一生清正不染尘，妙手回春百万人。"

高老行医 40 余年，积累医札、内外妇儿各科病志，经验札记几万言，医案上百例，留下诸多自创验方，如加减柴胡桂枝龙骨牡蛎汤、胃脘痛通用方、溃疡散Ⅰ方、溃疡散Ⅱ方、痹证丸方、加减完带汤、下奶方、退翳方等。在高老的遗稿中有《临证实录》（又名《诊病实录》）之"自叙"一篇，由高继宁教授珍藏。虽未见其书稿内容，然存此叙亦可见其为医风范。发表的论文《中西医结合战胜癌症》均颇具影响。高老1976年根据自己的亲身经历写了一篇名为《中西医结合战胜癌症》的文章发表于该年5月出版的山西省中医研究所内部刊物《中西医结合研究资料》的50～53页。其子高继宁教授在总结高老治疗肝硬化腹水、胆囊下垂经验时分别在1985年、1986年的《山西中医》杂志发表了《 高学圣（肝硬化腹水）一例治验》、《 胆囊下垂一例治验》，给后世学者以启迪。

二、医话医论

医话乃纪实之作，话中必有医，三句不离本行。它在中医理论探讨上，虽片言只语，或钩深致远，或另立说，或融会新知，或拾遗补阙，但都是其生前的经典医案及随笔。

高老是山西著名的中医内科学专家，其学验俱丰，教研相长。行医40余年，用心研究，简便廉验，选方精确，统方全面，药证合一，在他长期的医疗生涯中特别是有关肾病的诊治方面积累了较为丰富的经验。高老在学术见解上颇有建树，能够高屋建瓴、统观全局。高老探究中西医思维有其独到之处，他认为中医的发展必须沿袭其自身的整体观念，同时也要与现代科学相结合。所以高老在临床医学上，特别是对疑难杂症的诊治，无论是明确疾病的诊断，还是辨证施治，又或者是遣方用药，都汲取了中西医各自所长，宏观辨证与微观检查相结合，最终形成了自己独到的临证思路与遣方用药特点。

（一）肾病综合征的中西医优势互补

肾病综合征是由多种病因引起的，通常由感染、遗传、免疫等因素造成。西医根据其病因分为原发性肾病综合征、继发性肾病综合征。肾病综合征一般以水肿为主要临床表现，因此一般多按中医的"水肿"病进行研究、治疗。关于肾病综合征水肿的病机，主要与肺、脾、肾三脏及三焦对水液代谢功能的失调有关。如《景岳全书》曰："凡水肿等证，乃肺脾肾三脏相干之病，盖水为至阴，故其本在肾；水化于气，故其标在肺；水惟畏土，故其制在脾。"三焦为水液运行之通路，三焦气化的正常与否，直接与肺、脾、肾三脏的功能能否正常发挥有关。另外，肝主疏泄，肝气失于条达，亦可使三焦气机壅塞，决渎无权，而致水湿内停，因此水肿间接地也与肝的功能有关。由于外邪侵袭，肺之治节、肃降失司，可以出现面部水肿，或加重原来脾、肾两虚所引起的水肿；脾虚不能运化则水湿潴留也可致水肿；肾虚不能化气，亦可水湿潴留而肿。故在水肿发生的过程中，临床上还要注意水、气、血三者的关系，气行则水行，气滞则水停；《金匮要略》有"血不利则为水"的说法。《脉经》有"经水前断后病水，名曰血分"、"先病水后经水断，名曰水分"之说，说明血能病水，水能病血，实际上水与气血的关系，反映了肝与水液代谢的关系。肝气条达，则无气滞，亦不会产生瘀血；肝失疏泄，气机不畅，气滞血瘀，则可产生水肿。

高老明确指出，辨证论治是中医认识疾病和治疗疾病的基本原则，是中医学对疾病的一种特殊研究和处理方法，其过程就是认识疾病和解决疾病的过程；西医则重视疾病的诊断，并根据其病理变化和临床表现及理化数据，按照既定的治疗方案，稍加修改来指导治疗和预防。而中医则重视疾病在不同的发展阶段所出现的不同证型，而不同的疾病在其发展过程中又可能出现同样的证型。为提高辨证论治水平，就要中西医结合，两者相辅相成。取中西医各自所长，在临证实践中采用不同的治法。肾病综合征低蛋白血症严重、浮肿明显的患者，采用中西医结合治疗，如果西药用了各种利尿剂，中医就应该根据病情从本治疗，即以西药治标行水，消除水肿，以中药活血化瘀、改善循环。只有这样才能使疗效倍增，使疾病不易复发。如脾肾阳虚证，常规需温补脾肾，通阳利水，常用真武汤合五皮饮，为增加利水消肿之功，高老提出可加牛膝、车前子、防己，一则活血利水，二则引水湿从下而去。若水肿重者，还可合用己椒苈黄丸，辛宣苦泄，导水从小便而去，攻坚决壅，逐水从大便而去，前后分消，以除水湿。肝肾阴虚证，用知柏地黄汤，起滋补肝肾、育阴利水之功效。若湿热盛者，可合用五味消毒饮以清热解毒，夹瘀者合当归芍药散加减。风热犯肺证，主方为越婢汤、越婢加术汤合五皮饮加减。若表热重者，可加菊花、连翘、荆芥等以清热解表。湿热壅滞证，治法为清热解毒，祛湿利水，若兼有阴虚者，可合用滋肾汤。

此外，他强调要圆机活法，关键在于治疗疾病时要十分注意患者体质之差异。

（二）糖尿病肾病的中西医融会贯通

糖尿病肾病是由糖尿病引起的肾脏病，属于糖尿病最常见的微血管并发症，已成为世界终末期肾病的第二位原因，仅次于肾小球肾炎，且易合并大血管事件。目前认为与多种因素有关，在一定的遗传背景、危险因素共同作用下发病，可导致蛋白尿、水肿、高血压等，严重者可引起肾衰竭，危及生命。

对于糖尿病肾病，西医除积极控制血糖外，尚无更好的治疗办法。而中医辨证论治则是中医优势。高老指出，糖尿病肾病中瘀血贯穿疾病的整个过程。糖尿病的辨证分型分为气阴两虚夹瘀证、肝肾阴虚夹瘀证、阴阳两虚夹瘀证。这三种证型常见，对于治疗也应采取不同的方法。若为气阴两虚夹瘀证，则辨证使用益气养阴加活血化瘀的药治疗糖尿病肾病。若变为肝肾阴虚夹瘀证，则补肝肾、治肝肾以活血化瘀。若为阴阳两虚夹瘀证，则用滋阴补阳、调整阴阳、活血化瘀法来辨证治疗。

他指出，中医和西医是在不同的时代、不同的环境、不同的土壤中形成和发展起来的，所以在对疾病的认识上，侧重点也不相同。因此，不能以西医的病名统领中医的证候。

（三）高血压肾损害的中医灵活辨证

高血压肾损害系原发性高血压引起的肾脏结构和功能损害，分为良性肾小动脉硬化症和恶性肾小动脉硬化症。良性肾小动脉硬化症由高血压长期作用于肾脏所致，恶性肾小动脉硬化症指在原发性高血压基础上，发展为恶性高血压后引起的肾损害。高血压和肾损害同时存在会互为因果、互相加重，需积极控制患者血压水平，避免持续高血压对于人体，包括肾脏在内的靶器官的损伤，以缓解患者病情。

高血压肾病的发生与高血压严重程度和持续时间呈正相关，西医的治疗是注意限制钠的摄入量，严格控制血压水平，预防并发症；按照中医理论，是没有固定的、一成不变的治疗方法的。临床上根据每个高血压患者所表现的证候不同，而采用不同的治疗方法。从中医学角度出发，本病主要由情志不遂、年老体虚、饮食不节、久病劳倦、跌打损伤以及感受外邪引起，会出现内生风、痰、虚、瘀，导致肝风内动、清窍不宁或清阳不升、脑窍失养，进而出现头晕，其基本发展过程由实到虚，由肝阳上亢到痰湿中阻、瘀血阻窍，乃至气血亏虚、肾精不足。实证、热证，又属阳证，治之以实则泻之、清泻肝火的原则。而阴阳俱虚，治之以虚则补之、阴阳双补的原则。另外，因高血压引起的脑血管意外等疾病，病位责之于肝、心、脾、肾、肺五脏之二或三等，治疗过程则更为复杂。

以上将高血压肾损害的发展过程，依据中医理论对最常见的症状进行了简要概括、描写与分析。实际临床更是错综复杂，充分说明中医治病有其完整的理论作为指导思想，其辨证是非常灵活的。

高老还明确指出，中西医结合要各取其长，融会贯通，如珠联璧合才能创造奇迹。从治法上，高老也有独到的建议和临证经验，现介绍如下。

1. 整体观念，四诊八纲

关于四诊：望、闻、问、切，《难经》云"望而知之谓之神，闻而知之谓之圣，问而知之谓之工，切脉而知之谓之巧"。如冠心病，似中医之胸痹、真心痛所表现之症状。高老认为，治疗本病尤应辨清所属心、肝、脾、肾中的哪脏。若出现胸闷心慌，心痛彻背，四肢厥冷，大汗淋漓，脉无力，为心阳虚证，因心阳气虚，推动与温煦无力，致血行障碍，心脉瘀阻，为不通则痛。若出现胸闷心悸，短气乏力，舌边有齿痕，为心脾两虚证，由脾气虚不能化生血液进而不能濡养心神所致。若情绪易激动，耳聋耳鸣者为肝阳偏亢，阳亢则津伤，络脉失养，运行失畅，出现血脉瘀滞，为肝肾阴虚。若见胸痛心悸，乏力，腰膝酸软，小便频数，苔白腻，脉沉细，为心肾阳虚证，因胸阳不振，气机痹阻，加之肾阳不足，水气凌心，心阳受损，阻滞心脉所致。

高老曾指出，"中医之诊病，依望闻问切，当四诊合参。切切不可马虎从事，人云亦云"。如西医的炎症，常表现为局部的红肿热痛，如若与中医所讲的"火"强行对应，就会谬之千里。高老善用成方，在成方的基础上随证加减。例如四物汤一方，通过高老的加减辨证，更显其方药应用之广泛，虚寒者加用黄芪，血热者则常加用生地黄，止血多用生地炭。产后正气亏虚，气血不足或月经量多伴头晕、脉沉弱者加黄芪、党参；正气亏虚而外感风寒导致关节痛者，常加桂枝、木瓜、川续断、桑枝、川牛膝、丝瓜络；头晕、妊娠内热，腰酸痛、乏力者，加陈皮、白术、黄芩；月经提前、阴虚内热者，症见五心烦热，口干不欲饮、舌质红，少苔或裂纹，或苔微黄润，常用玄参、五味子、黑芥穗、泽兰叶、麦冬、龟甲、炒栀子、女贞子。对于血虚、月经量少伴腹痛、失眠、腰膝酸软无力、皮肤斑疹、风湿关节疼痛、痔疮出血等不同症状，也有其独特的临证加减变化。

2. 病因病机，辨证施治

高老主张根据病程，分期论治。例如"腰痛"对应西医的肾脏病、风湿病、腰肌劳损、脊椎及脊髓疾病等。从病因来看，中医主要分为外邪侵袭、体虚年老、跌仆闪挫三大病因，高老通过中西医融会贯通的思想，将中医的"腰痛"病因之外感对应其外邪侵袭，内伤对应其体虚年老，最后一点的病因自然不谋而合。

在治法上，高老主张治疗当分标本虚实。感受外邪属实，治宜祛邪通络，根据寒湿、湿热的不同，分别予以温散、清利之法。外伤腰痛属实，治宜以通络止痛、活血祛瘀为主；内伤致病多属虚，治宜以补肾固本为主，兼顾肝脾，虚实兼见者，宜辨主次轻重，标本兼顾。

而外感风寒湿热诸邪，湿性黏滞，湿邪下注，最易痹着腰部，所以外感总离不开湿邪为患。外邪侵袭根据寒湿、湿热、暑热等六淫邪毒乘劳作之虚来辨证分型。若寒邪为病，寒伤阳，主收引，腰府阳气既虚，络脉又壅遏拘急，故生腰痛。腰部冷痛重着，转侧不利，逐渐加重，静卧病痛不减，寒冷和阴雨天则加重，舌质淡，苔白腻，脉沉而迟缓。治宜散寒行湿，温经通络。用甘姜苓术汤加减。常用药物为干姜、桂枝、甘草、牛膝、茯苓、白术、杜仲、桑寄生、续断。

若感受湿热之邪，热伤阴，湿伤阳，且湿热黏滞，壅遏经脉，气血郁而不行而为腰痛。腰部疼痛，重着而热，暑湿阴雨天症状加重，活动后或可减轻，身体困重，小便短赤，苔黄腻，脉濡数或弦数。治宜清热利湿，舒筋止痛。用四妙丸加减。常用药物为苍术、黄柏、薏苡仁、木瓜、络石藤、川牛膝。

若辨证为气滞血瘀型，或长期体位不正、劳累过度，或腰部用力不当，跌仆外伤，腰府劳损，筋脉气血失养，或久病入络，气血运行不畅，均可使腰部气机壅滞，血络瘀阻而生腰痛。腰痛如刺，痛有定处，痛处拒按，日轻夜重，轻者俯仰不便，重则不能转侧。舌质暗紫，或有瘀斑，脉涩。治宜活血化瘀，通络止痛。用身痛逐瘀汤加减。常用药物为当归、川芎、桃仁、红花、香附、没药、五灵脂、地龙、牛膝。

肾亏体虚，先天禀赋不足，加之劳累太过，或久病体虚，或年老体衰，或房事不节，以致肾精亏损，无以濡养腰府筋脉而发生腰痛。历代医家都重视肾亏体虚是腰痛的重要病机。如《灵枢·五癃津液别》说："虚故腰背痛而胫酸。"《景岳全书·腰痛》也认为"腰痛之虚证十居八九"。

腰为肾之府，乃肾之精气所溉之域。肾与膀胱相表里，为足太阳经所过之处。此外，任、督、冲、带诸脉，亦布其间，故内伤则不外乎肾虚。说明肾虚是发病关键所在，风寒湿热的痹阻不行，常因肾虚而客，否则虽感外邪，亦不致出现腰痛。对于肾阴虚，主要表现为腰部隐隐作痛，酸软无力，缠绵不愈，心烦少寐，口燥咽干，面色潮红，手足心热，舌红少苔，脉弦细数，高老在治疗上多采用滋补肾阴、濡养筋脉之法。用左归丸加减。常用药物为熟地黄、枸杞子、山茱萸、山药、龟甲胶、菟丝子、鹿角胶、牛膝。而肾阳虚主要表现为腰部隐隐作痛，酸软无力，缠绵不愈，局部发凉，喜温喜按，遇劳更甚，卧则减轻，常反复发作，少腹拘急，面色白，肢冷畏寒，舌质淡，脉沉细无力。治宜补肾壮阳，温煦经脉。用右归丸加减。常用药物为肉桂、附子、鹿角胶、杜仲、菟丝子、熟地黄、山药、山茱萸、枸杞子。

3. 中西医结合，融会贯通

一般来讲，西医重视疾病的诊断，包括病因诊断、病理解剖诊断、病理生理诊断等，通过几个方面的结合做出完整的诊断。西医重视局部改变，强调实验室指标变化。问诊的内容除主诉外还与中医差异很大，其体格检查中的内容大多是中医没有的，西医把症状视为"诊断疾病的向导"。而中医则重视以患者自身症状和临床体征为依据的综合判断与分类。依据所见病象，与体质、心理、社会、自然等方面一起综合考查，从而区分出不同的疾病与证候。中医常以证测知病体的正邪消长、虚实变化、病位深浅，确立治则、方药及预后。西医对疾病的局部认识比较深刻，而中医注重机体全身的状况。为提高辨证论治水平，就需要中西医结合治疗，两者相辅相成。

中西医结合之路任重而道远；很多人认为以现代医学对人体生理、病理的认识水平，很难在理论的高度上将中西医融会贯通。高老则认为，高水平的中西医汇通不仅不会阻碍中医临床的发展，而且其对于临床的指导价值是普适性的。中西医汇通是整体性高屋建瓴式的融会贯通，而不只是胶执于局部枝节。高老认为，在疾病的发生、发展过程中，六淫、情志异常导致人体的生理功能失常而不能有效适度地调节，属诱因；病原微生物侵袭与机体正气交争，从而机体发生发热恶寒的病理反应，故六淫、情志异常并非致病之源。高老的认识在今天看来，不仅符合现代医学对疾病的客观认识，还提升了中医学的原有理论。数千年来，中医将机体对疾病的阳气反应误认为邪热，而将恶寒误认为感受寒邪，加之个体体质的差异，最终使显现的证各不相同。

高老汇通中西医知识，认识到中医所重视的症状（如恶寒、发热等）是机体的保护性反应。中医重视整体观念，在表现上有很多现象似是而非、真假难辨。举例来说：当归补血汤和白虎汤所治症状极为类似，但一个治疗气血大虚，一个治疗气分热盛，在临床处方上稍一疏忽，就易于犯错。对于这类症状的分析正确与否，将直接影响治疗策略与方法的制订。

一般学者都知道大脑与人体关系密切，中医因为始终以人体为研究对象，对于大脑虽不知它的作用，但在经验上有很多宝贵的心得。举例来说：失笑散症状，血气冲心，心腹绞痛，面红神昏，攻痛难忍，造成这个表象的原因何在？因为大量失血，大脑发生了急性贫血现象，为了自救，促使全身大部分血液奔向大脑而出现颜面红赤充血，结果其他各处缺血缺氧，筋肉缺血、缺氧而不能润筋以致剧痛，腹腔缺氧而闷痛，所以用蒲黄、五灵脂以活血运血，引血下行。高老对症状与病机的认识做到了中西汇通，结合科学研究，使得中西医各自发挥所长。

中医的优点是"未病先治疗、有病调理"，高老认为这种中医理念，每一个医者都需要掌握，利用中医思想对身体进行养护；而西医是由科技进步产生的，它的采用方式就是仇杀清除，所以说西医治疗基于病菌的清除或手术切除，在一些急性病、器官坏死方面，它是有效的。高老认为中西医结合并重发展，其根本目的是把中西医的优势都能发挥出来，用于维护人体健康。病证结合作为中西医结合的重要模式之一，不仅能够解决西医"病"的问题，还能解决中医"证"的问题，可以各取所长，取长补短，并且中西医结合应不断地开拓新的领域，丰富新的内涵。例如，难治性高血压的治疗，常需联合使用多种降压药，患者吃到两三种甚至四五种降压药，但如果加用中药，在保证疗效的同时，服用一种或者半量降压药就可以缓解临床的很多症状。再比如心力衰竭患者的治疗，药物中毒的状况很常见，但如果加上中药治疗，中毒症状就可以减轻或消失。

总之，高老将中西医理论融会贯通，审视中医治法精髓的同时，尊崇以人为本的主题思想。

三、肾病治验

高老纵观古今医家言论，采张仲景、李东垣、朱丹溪、薛立斋等大家之说，结合自身临床实践，学古而不泥古，自成一家。在辨证施治的过程中不仅因病证不同而用药不同，而且还因人而异，灵活处方，根据不同的患者、不同的病程阶段，施以不同的治法。下面从病机、医方、治法三个方面加以说明。

（一）病机

高老指出，肾脏病总属于本虚标实证。病之初以"虚劳"为主证，随着病情的进展，因虚致实，湿浊、水饮、瘀血、毒邪等实邪积聚，逐渐出现"劳淋"、"水肿"、"癃闭"、"溺毒"等证。高老对上述诸证的病机、治疗有独特的见解。

肾主水，为先天之本，受五脏六腑之精而藏之，任何脏腑的功能异常都有可能引起肾脏的异常。或因外感六淫，或因禀赋不足，或因后天情志不遂、忧思过度、饮食不当，伤及脏腑，耗伤气血，机体出现脏腑气血津液阴阳虚损状态，导致慢性虚弱性肾脏病。而虚劳是以脏腑气血阴阳虚衰、久虚不复成劳为病机特点的多种慢性虚弱性疾病的总称。

（二）医方

高老临床中抓住慢性肾脏病本虚这一关键点，治疗上以肾为主，临床中常借鉴《金匮要略》中方剂的应用，使用桂枝龙骨牡蛎汤、加味肾气汤等进行治疗，同时根据本证、表证的不同，加减化裁，分证论之，且谨遵"异病同治"思想，灵活应用，体现了"圆机活法"的治疗理念。

1. 金匮肾气丸证

肾气丸始载于《金匮要略》，又名崔氏八味丸、八味肾气丸，后世医家称为金匮肾气丸。金匮肾气丸方中主要以干地黄甘苦而寒滋补肾阴，山茱萸补肝肾之阴，山药甘温滋补脾阴，辅以茯苓甘淡而平，既可健脾补气、养后天以资先天，又可利水渗湿，泽泻甘寒利水通淋，牡丹皮活血以利水，桂枝、附片辛甘温热，温补肾阳，为本方之主药。从用量上看，在大量滋阴之品中，配以少许附、桂，取"意不在补火，而在微生火，即生肾气也，故不曰温肾，而名肾气"之意。全方旨在通过平补肾阴肾阳，辅以行气活血利水，以恢复受损之肾气，肾气复，则气化功能正常，水液代谢亦可纠正。

自张仲景以来，肾气丸就一直受到历代医家的普遍重视，有的从理论方面探索其方证本意，有的从临床心得体悟其治疗应用，有的从辨证论治钻研其功效主治，有的从药物配伍阐述其组方奥妙，从而发展衍化出一系列有效方剂及相关理论，如济生肾气丸、桂附八味丸、六味地黄丸、杞菊地黄丸、知柏地黄丸、归芍地黄丸、麦味地黄丸、左归丸、右归丸等。高老研究经典数年，受肾气丸衍化过程启发，曾言小便利与不利与肾能不能气化津液有着密切关系，在临床中遇到有小便异常的患者，或小便不利，或尿量频多，或小便浑浊，或小便疼痛、短赤等，辨证为肾气虚证，均可使用肾气汤治疗，如现代医学中的急慢性肾小球肾炎、肾病综合征、糖尿病肾病、复杂性尿路感染、慢性肾衰竭合并充血性心力衰竭等，也可使用肾气汤治疗。

急慢性肾小球肾炎、肾病综合征根据临床表现属中医学"水肿"、"腰痛"、"虚劳"等范畴，患者先天禀赋不足，加之饮食不节、劳倦过甚伤及于脾，房劳过度伤及于肾，导致脾肾阳虚。脾为后天之本，主运化水谷，脾虚清阳不升，精微下注；肾为先天之本，受五脏六腑之精而藏之，肾虚封藏失司，精微下泄，故而出现蛋白尿。脾主运化水湿，脾阳虚无力温运水湿；肾主水、主蒸腾气化、司开阖，肾阳虚开阖失司，小便不利，故而尿少。水液失于脾的运化和肾的蒸腾气化，水液代谢失常，泛溢肌肤，故发为水肿。"虚劳腰痛，少腹拘急，小便不利者，八味肾气丸主之"。不论临证时以哪种证型为主证，均可以金匮肾气丸为主方施治。

《金匮要略·消渴小便不利淋病脉证并治》曰："男子消渴，小便反多，以饮一斗，小便一斗，肾气丸主之。"糖尿病肾病属"下消"范畴，其特点是饮一溲一，饮水多而小便反多者，水消于下，故名下消。高老认为，该病的发生机制为阴虚日久及阳，阴阳俱损，清阳不升，浊阴不降。肾阳虚不能蒸腾津液或肾阴虚有热消烁津液，津不上承，消渴饮水；饮入于胃，肾气虚，不能摄纳制约，小便频数无制。高老治疗下消证，使用八味肾气丸施治，补阴之虚，可以生气，助阳之弱，可以化水，乃补下助下之良剂也。除上述主证外，还有形寒肢冷、大便泄泻、面色苍白、面目浮肿、腰酸、耳鸣等症状，施治加大桂、附剂量，改生地黄为熟地黄，从阴中温养其阳，使肾阳摄水则不致驱下源，肾气上蒸则能化生津液，以恢复蒸腾津液气化之功，如水肿明显，则在以上药物基础上加川牛膝、车前子，以温补肾阳，利水消肿，加强利尿祛湿的功能。

高老临证中遇慢性肾衰竭合并轻度心力衰竭的患者，可见胸闷、气促、兼风寒、四肢逆冷、少腹拘急等任一肾阳虚症状，常以金匮肾气丸治疗。《金匮要略》言"夫短气有微饮，当从小便去之，苓桂术甘汤主之，肾气丸亦主之"。短气，乃因饮邪阻滞，气机不利所致。饮为阴邪，得温始开，得阳始运，阳运水停，小便通利，阴邪可出，短气自愈。

对于反复发作的尿路感染，伴有浮肿、腰痛的患者，高老认为，该病本证为肾阴虚，且贯穿疾病发展过程的始终。对于阴虚水肿的病机，张锡纯言："此证因阴分虚损，肾脏为虚热所伤而生炎，是以不能漉水以利小便。且其左脉弦细，则肝之疏泄力减，可致小便不利，右脉弦硬，胃之蕴热下溜，亦可使小便不利，是以积成水肿也。宜治以大滋真阴之品，俾其阴足自能退热，则肾炎可愈，胃热可清。肝木得肾水之涵濡，而其疏泄之力亦自充足，再辅以利小便之品作向导，其小便必然通利，所积之水肿亦不难徐消矣。"可见，阴虚火旺的水肿，系阴虚所生之热结，导致膀胱气化不利，从而水积而成水肿。高老临床中常去肉桂、白附片等温阳药物，以二地黄补肾填精，滋阴清热；山茱萸补益肝肾，收涩固脱；山药补脾养胃，生津益肺，补肾涩精；瞿麦、萹蓄利尿通淋；车前子清热利尿通淋；泽泻利水渗湿泻热；怀牛膝活血化瘀，通淋利尿，且有引血下行之功。高老往往在方中加用白芍，白芍虽为收敛之品，却有利尿之功效，且利尿而不伤阴。《神农本草经》载芍药"主邪气腹痛，除血痹，破坚积，治寒热疝瘕，止痛，利小便，益气"，明言其利小便。白芍在利小便的同时柔肝敛阴，欲养阴同时利小便者，本药乃无二之妙品。全方标本兼顾，共奏补肾健脾、益气养阴、清热化湿、利尿通淋之功。

2. 桂枝加龙骨牡蛎汤证

桂枝加龙骨牡蛎汤出自《金匮要略·血痹虚劳病脉证并治》，其曰："夫失精家，少腹弦急，阴头寒，目眩发落，脉极虚芤迟，为清谷，亡血，失精。脉得诸芤动微紧，男子失精，女子梦交，桂枝加龙骨牡蛎汤主之。"桂枝汤外证得之可调和营卫以固表，内证得之则交通阴阳而守中，加用龙骨、牡蛎后，使该方除具有调和阴阳之功能外，还有潜阳固涩之效，使阳能固涩，阴能内守，达到阴阳双补、气血双补之目的。高老在临床中常应用桂枝加龙骨牡蛎汤治疗虚劳气血阴阳俱虚之证。虚劳作为肾脏病的基本病机，尤其是同时存在失眠、心悸、汗证等证时，本方常作为基础方使用。

失眠是肾脏病患者常见的、多发的合并症，以正常睡眠长期不能获得为特征。心悸是一种自觉心脏跳动的不适感或心慌感的病证。它的主要病机为荣卫失调、心肾不交、心神浮越。汗证是指由于阴阳失调、腠理不固而致汗液外泄异常的病证。不论是阳不入阴、阴阳失交引起的汗证，还是荣卫失调、心肾不交、心神浮越引起的心悸，抑或是阴阳失衡、营卫不调、腠理失固导致的汗证，上述疾病病机总属阴阳失衡。故在临床中高老治疗肾脏病，如慢性肾炎、肾病综合征、狼疮性肾病等慢性肾脏病（长期使用激素后出现这三种疾病），均使用桂枝加龙骨牡蛎汤辨证施治。阴虚者加生地黄、熟地黄、枸杞子、五味子、菟丝子之类滋肾阴，阳虚者加川续断、生杜仲、巴戟天、狗脊之类温肾阳，气虚者加用四君子类药物，血虚则加用四物汤，增强了阴阳气血补充之力。

此外，临床中具有肾失固摄，阴阳失调，阳气浮越，膀胱气化不利，以尿急为主要特征，伴有尿频、尿失禁、夜尿多等症状的淋证，亦使用桂枝加龙骨牡蛎汤辨证治疗。

3. 桃核承气汤证

高老认为，慢性肾衰竭、慢性肾小球肾炎、糖尿病肾病、慢性肾盂肾炎等各类慢性肾脏病，瘀血均贯穿整个病程的始终，即"久病入络，久病必瘀"，故每每遇到上述疾病，而见舌质暗、有瘀斑，甚则舌下脉络迂曲时，往往采用桃核承气汤，每获奇效。

桃核承气汤的病机主要为瘀浊蕴结。核桃承气汤首见于《伤寒论》，其曰："太阳病不解，热结膀胱，其人如狂，血自下，下者愈。其外不解者，尚未可攻，当先解其外；外解已，但少腹急结者，乃可攻之，宜桃核承气汤。"桃核承气汤的主治病证是太阳表证已解，热已传经入腑，与血搏结于下焦瘀血证。方由桃仁 12g，大黄 12g，桂枝 6g，炙甘草 6g，芒硝 6g 组成，其中桃核辛润以活血祛瘀，大黄苦寒以泻热逐瘀，芒硝咸寒以清热润燥、软坚散结，桂枝辛温以通阳行气、活血散结，并可监制硝、黄寒凉之药性，防其凝滞气机、反助血结，炙甘草甘平以补中缓急，具有泻热逐瘀、调形治神之功，凡临床辨证为下焦蓄血实证者，皆可加减用之。

历代医家及现代教材将小腹拘急或硬满、如狂或发狂、小便自利、脉沉结作为蓄血证的主要症状，并将小便自利与小便异常作为蓄血证与蓄水证的主要鉴别点。金代医家成无己学习张仲景对于蓄血证与蓄水证的辨证思路，在其所著《注解伤寒论》中，有言"其热不蓄津液而蓄血不行，小便自利者，乃为蓄血，当与桃核承气汤、抵当汤下之"。成氏指出：热结于血分而未影响津液的正常运行，小便当自利，可用桃核承气汤治之。高老使用桃核承气汤，首要辨证要点在于小便有无异常，或癃闭，或血淋，或尿血，或石淋，临床见小便异常，大便秘结，小腹满痛，舌质红或暗红，舌苔黄，脉弦数或沉涩，多用桃核承气汤，且多与凉血清热、活血化瘀、利尿通淋之品配伍。

（三）治法

1. 辨清阴阳，统于脾肾，甘温扶之

辨证论治是中医学治疗疾病的基础。八纲中阴阳两纲是对其他六纲的概括，如表、热、实属阳，里、虚、寒属阴，有时则被作为气和血的代表（阳主气，阴主血）。肾为水火之脏，育有真阴真阳，故高老提出治疗肾病更应辨明阴阳，辨明是阴虚为主，还是阳虚为主，抑或是阴阳俱虚，或是阴阳失调。

肾为先天之本，脾为后天之本，两者相辅相成，两者共同铸成了个体存在的根本。如《医宗必读》曰："夫脾具土德，脾安则土为金母，金实水源，且土不凌水，水安其位，故脾安则肾愈安也。肾兼水火，肾安则水不挟肝上泛而凌土湿，火能益土运行而化精微，故肾安则脾愈安也。"李东垣在《脾胃论》中说："善治病者，惟在调理脾胃。"

高老注重顾护脾胃，常谆谆告诫学生，脾胃乃后天之本，肾精肝血均有赖于水谷精微的不断充养，胃不受纳，脾不散精，莫说食谷难化，就是汤药亦难发挥其治疗作用。"土得木则达"，临床上，患者因病情反复难愈，或心烦气躁，焦虑不安，肝旺则横克脾土；或情绪低落，郁郁寡欢，肝气郁结，则木郁土壅。再加之有些医者大剂量使用清热利湿药，此乃苦寒之品，更易戕伤脾胃，使中焦运化失常，后天之本失养。因此患者就诊时伴有纳差、消瘦、乏力等症状，高老常选用党参、白术、半夏、陈皮之品，取六君子汤之意，使胃有所资，脾得转输，从而改善患者的全身情况，增强体质，减少感染次数。即使在急性期，用药以清利为主，亦酌加党参、白术等顾护中州。《黄帝内经》言："劳者温之"、"损者温之"、"形不足者，温之以气"。高老指出，对于以气血阴阳俱损的肾脏病而言，"甘温扶之"为基本治法。临床中治疗虚劳病用药突出甘温，每每加用甘温之品。扶阳一般用甘平和缓之品，其一般以阴阳两调为目的，其用温者，乃取其阳生阴长，"少火生气"之意。正如《灵枢•始终》所述"阴阳俱不足，补阳则阴竭，泻阴则阳脱，如是者可将以甘药，不可饮以至剂"。所以他提倡甘温益气之法，临证组方多用人参、黄芪、白术、茯苓、山药、甘草等甘温益气、补脾健中之药。

素体禀赋不足是发病之根源，正所谓"邪之所凑，其气必虚"。正虚，一则卫外不固易致外邪入侵；二则感邪后，难以彻底驱邪外出。尽管治疗后有时临床症状已不显著，但实乃余邪蕴伏，暂不发作而已。一旦遇劳或感外邪引动则会伺机而发，久而久之形成恶性循环。故临证遣方用药总以调理肾中阴阳、扶正固本为主法。肾虚为本，分证不同，用药各异。高老根据病程的久暂、体质的不同，又将其分为气虚、阳虚和阴虚。脾肾气虚症见神疲乏力，倦怠少气，纳食减少，腰酸隐隐，小便时有赤涩，尿液不尽，点滴而出，舌质淡，苔薄白或腻，脉细。常用药物有生黄芪、生白术、法半夏、炒陈皮、桑寄生、厚杜仲、怀牛膝等。肾阳亏虚症见精神萎靡，畏寒，腰部冷痛，四肢不温，尿意频频，夜尿增多，便溏，舌质淡胖，边有齿痕，苔薄，脉沉细。常用药物有淫羊藿、菟丝子、淡干姜、肉桂、益智、怀牛膝等。肾阴不足症见五心烦热，乏力盗汗，口干，入夜尤甚，腰膝酸软，小便赤涩，大便秘结，舌质红，苔少，脉细数。常用药物有旱莲草、生地黄、熟地黄、女贞子等；若腰痛加桑寄生、金狗脊、川续断；大便秘结者酌加制大黄，老年人加肉苁蓉；小便清长，夜尿频多加覆盆子、桑螵蛸；带下过多，色黄质稠者，加椿根皮、苦参；尿中有红细胞者加茜草、仙鹤草、白茅根、大小蓟等。

2. 气血阴阳为主，五脏同治，以平为期

高老在长期的临床实践中认识到本病多由于七情所伤，正气亏损，脏腑阴阳失调而发病，证候复杂多变，但总是不离气血、阴阳不足。高老指出，治疗虚劳病需首辨气、血、阴、阳。肾主水，受五脏六腑之精而藏之，为先天之本，五精皆统于肾。故治疗中除要重视肾阴阳外，还应注重其余脏腑的虚衰，补其不足，损其有余。

在临床中注重"阴中求阳"、"阳中求阴"阴阳平衡之道，对于补益脾肾之剂，强调用药切忌温燥峻烈，以恐助阳生热，耗气伤阴，选药当以平和为贵。对于心悸不安，失眠，神疲健忘，遗精，腰酸腿软，头晕乏力，舌红，苔少，脉细虚，以阴虚证为主的疾病，可使用较多滋阴药物，少佐温阳药，阳中求阴；对于畏寒肢冷，喜热饮，小便清长，大便稀薄，面色苍白，舌淡，苔白，脉沉迟或无力，以阳虚证为主的疾病，则使用较多温阳药物，少佐滋阴药，阳中求阴，以求阴阳平衡。以上体现了《黄帝内经》"谨察阴阳所在而调之，以平为期"的思想。

若湿热之象不著，一派阳虚之状，干姜、附片则但用无妨，唯用量不可过重，时间不可过长，中病即止，要讲究一个"度"。肾阴不足，又夹湿热者，其治颇为棘手，若滋补不当，常致湿热留恋，有闭门留寇之弊，若清利太过，则阴伤更甚。宜左右权衡，滋清并用。清利之品高老青睐轻灵气浮之药，如淡竹叶、连翘、通草等。

3. 祛除外感为先，补虚泻实兼顾

高老认为，肾脏病发病的初始原因及病情复发的最常见原因多为外感风寒，对于存在外感患者，首先要祛风解表，尤其在诊治出现水肿的肾脏病，应先注重祛除外邪，并注重恢复肺之宣肃功能。开启上窍以导水下行，提壶揭盖，宣畅肺气，即可通过汗出消散水肿，上窍开而下窍亦通之理。高老临证常选用越婢加术汤加减治疗，药物常选用防风、羌活、紫苏叶、麻黄等质轻上浮归肺经之品。除治疗表证外，还重视预防表证，对于因免疫力低下，反复发生外感，引起肾脏病复发的患者，高老每每取玉屏风散，方意祛风固表，预防外感。

临床上正虚与邪实常交杂存在，正虚可形成病理产物，又易感外邪，外邪又进一步耗伤正气，正虚邪实相互为病。以水肿为例，高老在治疗本病时，补虚泻实、扶正祛邪兼顾，临证常用防己黄芪汤加减。方中防己苦泄辛散，祛风除湿，利水消肿；黄芪补气健脾补肺，尤能固表行水；白术健脾燥湿利水。三药虚实兼顾，宣肺健脾补肾，而使水肿消退。

高老在临床中重视疏理肝经之郁结，素肾虚肝郁，加之情志不遂，或外感之邪入于少阳，少阳枢机不利，易导致膀胱气滞，与湿邪合，郁结于下焦膀胱，湿热内蕴，气化不利，而小便异常，或小便不利，或小便淋漓涩痛，排尿有不尽感，可伴有小腹灼热感及腰痛，兼有头晕、胸闷胁胀、默默不欲饮食、舌质淡、苔白腻、脉弦涩等。治疗当加疏肝解郁之剂，将"男子多肾虚，女子多肝郁"的理论体现于临床用药。这种综合患者体质和病情的辨证用药思路，常可起到药到病除之效。常用疏肝药物有当归、白芍、柴胡、枳壳、郁金、川楝子等，肝郁气滞一解，湿、热、瘀之邪便有了外出的路径，疾病方有向愈之机。

高老认为，湿、热、瘀往往存在于肾脏中，由于素体肾虚，加之劳累过度，房事不洁，外感湿热之邪，或多食辛热肥甘、嗜酒太过，或下阴不洁，秽浊之邪从下侵入机体，上犯膀胱致膀胱湿热而发病。急性期或慢性期急性发作，均应以清利湿热通淋为主，滋阴清热补肾为辅。湿偏重者着重利湿通淋，宜选用萹蓄、瞿麦、滑石、车前子、石韦、泽泻、猪苓等甘寒利水而不伤阴之品；热偏重者重在清热，宜选用柴胡、黄芩、黄连、黄柏、穿心莲、半边莲、紫花地丁等清热解毒之品。如瘀象明显或病程过长，依据"久病致虚、因虚致瘀"的理论，在补肾清利的同时加用活血行气之品，如丹参、当归、川芎、益母草等，往往能收到良好的效果。

第四章　首批全国名老中医——孙郁芝

一、医家传略

孙郁芝，女，生于 1930 年 5 月，辽宁省沈阳市人。山西省中医药研究院主任医师，肾病研究所名誉所长。1954 年毕业于大连医学院，1956 年参加卫生部在武汉举办的全国首届西学中研究班学习 3 年，毕业后到山西医学院西学中班任教并从事中西医结合内科临床工作，1963 年调入山西省中医研究所工作，1973 年到北京大学第一医院进修肾病专业一年半。曾任山西省中医研究所内科主任、肾病科主任、山西省中西医结合学会理事、山西省中西医结合学会肾病专业委员会主任委员、山西省医学会内科专业委员会委员、山西省老年学会骨质疏松委员会常务委员，是全国第一批及第二批老中医药专家学术经验继承工作指导老师。从事肾病研究工作 40 余年，对肾病研究颇有建树。研制的 "益肾汤" 于 1978 年获全国医药卫生科技大会成果奖，"益肾合剂系列方" 于 1994 年获山西省科技进步奖二等奖，"血尿停胶囊" 于 1995 年获山西省科技进步奖三等奖。在省及国家级杂志上发表学术论文 20 余篇。

（一）中西医结合，前途广阔

孙郁芝教授 1954 年毕业于大连医学院，从事西医工作。1956 年卫生部在武汉举办了首届西学中研究班。当时有些从事西医工作的同志不愿学中医，一是对中医缺乏了解，二是怕中医学不好又在西医业务上落到别人后面。然而孙教授则对学习中医很有兴趣，认为从事西医临床若能掌握中医，就能 "两条腿走路"，看病就能更多 "一手"。孙教授在武汉首届西学中研究班系统地学习了 3 年，并到江西等地实习，得到了张海峰等名老中医的精心指导，这为孙老一生从事中西医结合事业打下了坚实的基础。

西医发展迅速，诊断技术先进；祖国医学在几千年的发展中形成了系统而独特的理论体系，积累了丰富的医疗经验；中西医结合为疾病的治疗铺就了一条广阔的大道。实践表明，不少疑难病症，用中西医结合的方法治疗效果更好，对于许多的顽固性病症，西医束手无策，中医药却显示了很好的治疗效果。在养生保健上，祖国医学更有独到之处。孙老在四十多年研究肾病的过程中，深深体会到中西医结合之妙，真可谓珠联璧合，相得益彰。

（二）潜心搞科研，研究肾病

孙老从 20 世纪 60 年代起，开始从事肾病的研究工作。在研究过程中，应用现代医学手段，审清病因，根据各项检查数据，明确诊断，这对中医辨证用药很有参考价值。经过不断探索，她对各类型肾小球疾病的诊治积累了一定经验。肾病后期，西医治疗费用很高，疗效并不一定理想，一般家庭承受不了，而中医治疗疗效颇佳，患者负担也较轻。孙教授认为在肾病的施治中，要谨守病机，祛邪扶正，祛邪注重活血解毒，扶正须调整机体平衡，久病应顾护脾胃。有些肾病多有湿热蕴结之象，以致血瘀气滞，甚至伤及肝、脾诸脏。在治则上，孙教授指出应掌握 3 个环节，即清热化湿通三焦、活血化瘀通肾络、益气养血扶脾肾。西医治则也应从三个方面入手，即消除炎症、改善微循环、调节免疫功能。

经过多年探索，孙老对血尿及紫癜性肾炎的治疗有了自己的体会和经验。对于过敏性紫癜性肾炎，孙老认为，毒（感受风热湿毒，或热毒内蕴）、瘀（络阻血瘀）、虚（素体正虚或久病正衰）为其主要病机所在，本虚标实是病机特点。根据临床经验，孙老总结出本病常见的 8 个证型和常用的 11 种治法，治疗从正邪两个方面辨证而论，活血、祛邪、扶正有机结合，而以活血化瘀贯穿治疗全过程中，辨病与辨证相结合。根据临床统计，孙教授治疗本病的总有效率达到 94%。孙老以实验研究方法探讨了辨证治疗本病的有效机制，在此基础上，先后制成了治疗血尿的"血尿停胶囊"，以及主治慢性肾炎的"益肾汤"、主治肾病综合征（Ⅱ型）的"益肾合剂系列方"。以上 3 项科研成果均获得国家或省级科技进步奖。

中西医结合，把辨病与辨证结合起来，能更全面地反映出疾病的本质，使治疗的针对性更强，从而取得更好的治疗效果。

（三）练好基本功，终身学习

不论西医，还是中医，都以临床为基础，实践性极强。医学关系到人的健康与生命。因此，作为一名医生，必须练好基本功。首先理论上要精通医理，书本知识绝不可少，因为它是经验的总结、知识的精华；更要注重临床，要通过实践来领会理论，做到真正会应用。只有把基本功练扎实，才有后劲，才有可能在医学上做出成绩。时代在发展，医学在进步，要想跟上前进的步伐，在练好基本功的基础上，还要不断学习新技术，吸收新经验，掌握新知识，提高自己的理论水平，更好地为患者服务。

1954 年，孙老从大连医学院毕业，学习 5 年西医；1956～1959 年，孙老又在武汉全国首届西学中研究班学习中医 3 年；在确定了研究肾病的科研课题后，孙老感到自己的西医理论与实践经验需要进一步加强，于是在 1973 年又到北京大学第一医院跟随我国著名肾病专家王叔咸教授进修肾病专业一年半。

多年来，孙老一直订阅着多种医学期刊，离休后仍坚持看书学习，并争取参加与专业有关的学术会议，收集最新学术资料。只有不断学习，经常接受新信息，才能不断创新。

鲁迅先生说过"我倘能生存，我当然仍要学习"，这句话深得孙老信奉。

（四）甘做铺路石，培育人才

医学的长河在流淌，永远向前而不会停息，而每个人的生命又是短暂的，时间、精力有限。"一花开放不是春，百花齐放春满园"。作为一位学验俱丰的医务工作者培养后继人才责无旁贷。孙老从首届武汉西学中研究班毕业后，先在山西医学院西学中班，一面担任教学工作，一面从事临床工作；1963 年调入山西省中医研究所工作后，仍兼任西学中班的教学工作，又于 1982 年在全省主办了为期 3 个月的肾病学习班，孙老培养了一批肾病专业人才。1991年孙老被国家中医药管理局遴选为老中医药专家学术经验继承工作指导老师以后连续培养了两批学术继承人。

孙老体会到，培养学生，使自己几十年的经验、体会能够有人继承、发展，此乃其人生一件乐事。培养学生，对自己也是又一次学习的机会，和年轻人在一起学习、工作，在业务上会有新的感受，精神上也会受到鼓舞，自己也显得年轻了许多。

（五）一心为患者，医德为先

患者敬重医生，一方面是看重他的医技，另一方面更看重的是医生的医德。医生关心患者，一切为患者着想，对患者来说这本身就是一剂良药的"好药引"。医生治病要认真负责，所谓认真，就是认真诊治疾病，一丝不苟；所谓负责，就是时时处处为患者考虑，首先要尽可能尽快地对病情做出正确诊断，及时处治，其次要尽量减轻患者的负担，价格便宜的药能解决问题，就不要开贵重药，不应随意开与病情无关的各项检查。孙老一再告诫学生，在今天这种市场经济环境中，作为一名医生尤其要注重医德修养，决不能把眼睛只盯在金钱上。孙老离休后，仍不断有外地患者来信咨询疾病的相关信息，孙老深知患者的痛苦与困难，都尽力一一予以答复。

孙老常道，从医是非常辛苦的，而且一生都要艰难跋涉，不能只把它当作一种职业，而应该作为一项崇高事业去对待，那就会感到其中无穷的乐趣。

二、医话医论

孙郁芝老师在 60 余年的临床工作中，形成了独特的以中医为主、衷中参西为特点的中医肾脏病诊疗思想，总结出了治肾九法，取得了良好的治疗效果。

（一）健脾益气法

健脾益气法是孙老肾脏病治疗中使用最广泛的一种重要治法，往往与平补肝肾法合用，作为临床扶正祛邪治法体系中"扶正"治疗的基本要素。健脾益气法是针对脾气虚损而提出的治法。脾为后天之本，具有运化水谷精微、输布水液、统摄血液的作用，肾之元气有赖于脾胃所化生的水谷精微的不断滋养。脾胃之气又称中气，具有推动、温煦、防御、气化、固摄作用。脾气虚损多由饮食失调，劳逸失度，或久病体虚引起，脾胃气虚就会出现气的各个功能异常的病理过程。脾虚运化失常，可致营养障碍，水液失于布散而生湿酿痰，亦可发生失血等症。在肾脏病中健脾益气法可以治疗脾胃气虚、中气下陷、脾不统血等多种以脾气虚损为主引起的血尿、蛋白尿、肾性贫血、机体免疫功能异常、反复感染等。《脾胃论》云："脾胃之气无所伤，而后能滋养元气……脾胃之气既伤，而元气亦不能充，而诸病之所由生也。"故扶正应以益气健脾为基础。

重视益气健脾法的应用是孙老治疗肾脏病特色，治疗慢性肾炎、肾病综合征、慢性肾功能不全、慢性肾盂肾炎，均用益气健脾法且使用频率最高，多与平补肝肾法联合使用而组成健脾益肾法。

核心药组：黄芪 15～30g，白术 10g，茯苓 15g，砂仁 6g。

配合药组：湿重加强燥湿健脾效果，加苍术 10g。气虚甚，或老年体虚，或肾功能不全，或肾性贫血者，加党参 15g，当归 12g。浮肿明显者，加冬瓜皮 30g，大腹皮 12g。

慢性肾脏病患者，采用以健脾益气为主的治疗方案，可增强患者体质，提高抗病能力，恢复受损的机体气化功能，促进病理性产物排出。黄芪益气摄血，升阳举陷，可治疗因脾虚下陷、气失固摄所致的蛋白尿、血尿。其具有补气利水消肿之功，可有效治疗气虚水肿，气虚甚则加党参以益气之源，并有补血之功。而治疗慢性肾功能不全及肾性贫血，则苓、术合用，一渗湿以健脾，一健脾以燥湿，正合脾喜燥而善运化津液之功意。砂仁芳香醒脾，可开胃进食，用于方中尤可防久服中药碍胃之弊。本药组为治疗大多数肾病的基础药组，可与凉血、散瘀、清解、消导、渗利、敛涩等多种治法配合，为孙老治疗肾病第一大法。

（二）平补肝肾法

肾脏病大多属本虚标实，治疗总以扶正祛邪为要。脾为后天之源，肾为先天之本，故扶正固本尤以补益脾肾为要。乙癸同源即肝肾同源，肾藏精，肝藏血，肝肾同源亦即精血同源；同时肝肾同藏相火，故在人体之阳气上也有互根互用的作用。在阳气不足方面，从中医脏象学说来看，肾比肝更为重要。《黄帝内经》云"少火生气"，孙老认为，肾病多湿热内蕴、血分伏热或热毒为患，调补肝肾之品，当以平和为贵，慎用温燥，从而形成平补肝肾的学术特色。

对肾脏病的治疗，并不仅仅是补肾，而是一个涉及众多脏腑，既有扶正固本，又有祛邪治标的复杂过程。虽然如此，补肾法也不能偏废，孙老的经验是，选择补肾药物时一定要注意：一防温燥，温燥则有伤阴耗血之弊，不利于血尿的治疗，甚至可能诱发或加重疾病，温燥药物易致患者"上火"后还引发感染；二防滋腻，滋腻药物有腻膈碍胃的弊端，容易影响患者食欲，甚至造成胃脘不适。

核心药组：杜仲 15g，狗脊 15g，川续断 15g。

配合药组：伴肾阴虚可用生地黄 12g，熟地黄 12g，山茱萸 12g，枸杞子 15g，女贞子 15g。若肝肾亏虚，双目干涩、迎风流泪可加枸杞子 15g，菊花 15g。

若作为调补脾肾的基础方使用，一般在前述补脾益气药组中加用杜仲。若患者有明显腰酸症状，加用狗脊，若兼膝软无力，加川续断。若有血尿者，可用肾阴虚药组中的女贞子配伍旱莲草。若以肾阴虚为主，则可不用核心药组而直接使用肾阴虚药组。上述药物可灵活配合使用，事实上，各药之间，疗效多有共通之处，若配伍则多有相须为用之妙，故临床使用亦不可拘泥。

（三）清热利湿法

湿热证与肾脏病密切相关，这在肾病学界已经成为共识。湿热贯穿肾脏病的全过程，从产生至进展恶化无不有湿热之邪的参与。清热利湿法为孙老治疗肾脏病的又一大法，在临床中应用广泛。

湿浊、湿热是多种慢性肾脏病贯穿始终的病理机制，尤其是以蛋白尿为主要表现的慢性肾脏病，故孙老有"湿热不除，蛋白尿难消"的论断。

核心药组：石韦 30g，薏苡仁 30g，白茅根 30g。

配合药组：活血化瘀，治疗蛋白尿、血尿，加赤芍 12g，丹参 30g。清下焦湿热及利尿通淋，加黄柏 10g，土茯苓 30g，蒲公英 30g，萹蓄 12g，车前子 15g。中焦湿重苔腻，加藿香 10g，热重苔黄，湿热致痞加黄连 6g。

清热利湿法为孙老治疗肾脏病的又一大法，核心药组和配合药组中的三组药物可灵活配合使用。一般来说，蛋白尿而无排尿不适者，用核心药组和配合药组中的活血化瘀药组，并佐以利尿通淋药组中的一两味药物。若伴排尿不适者，需加用利尿通淋药组。纵然患者无排尿不适，配合部分利尿通淋药也可加强清热利湿之效。而清热之功较强的黄连、黄柏，使用时要有明确的中、下焦湿热的指征，且需中病即止，若使用时间过长，有苦寒伤阳、败胃之弊。

（四）凉血活血止血法

凉血活血止血法是以清热凉血和活血散血之品，清散血分瘀热，凉解血分热毒的一种治疗方法。主治邪热深入血分，热毒炽盛，络伤动血的证候。本证病理变化主要表现为血分热盛，迫血妄行，热瘀交结。药性寒凉，能清血分之热而有止血功效的药物，称为凉血止血药。

孙老认为，在肾脏病的治疗中，运用本法的关键是血分郁热，脉络不畅，故凡是临床见有病变深入血络，郁热内扰，脉络失和之证，均可使用本法治疗。

核心药组：生地黄 10g，牡丹皮 10g，小蓟 30g，藕节 15g，白茅根 30g，女贞子 15g，旱莲草 15g。

配合药组：血尿久不愈，加乌梅炭 15g。蛋白尿久不愈，肾气不固者，加生龙骨 30g，生牡蛎 30g。下焦湿热，排尿不适者，可适当加用清热利湿药组。兼风热外感者，可加疏风清肺药组。

上述凉血活血止血法为治疗肾性血尿，如 IgA 肾病、紫癜性肾炎肾阴虚血热型的典型配伍。具体使用中，若急性期，伴风热犯肺表现者，需加疏风清肺药组。若日久未愈，表邪入里，深入下焦，损及肝肾，而形成气阴两虚，血热血瘀，迫血妄行，则需凉血活血药组与健脾益气药组及平补肝肾药组合用。

（五）活血化瘀法

活血化瘀是中医治疗疾病的一种重要方法，其适应证是机体有瘀血停积，即血瘀证。血瘀的形成原因很复杂，临床上好多疾病都可有血瘀的病理变化，肾脏病也不例外。在整个肾脏病的过程中始终存在着血瘀的病理变化，反之瘀血的产生将进一步损伤肾脏，使其迁延难愈，因而活血化瘀应贯穿其治疗的始终。

"血瘀"和湿浊一样，也是贯穿肾脏病始终的病理产物，同时也是肾病日久难愈甚至进一步加重的病因，故活血化瘀法贯穿肾脏病治疗始终。

核心药组：当归 12g，川芎 12g，赤芍 30g，丹参 15g。

配合药组：若要加强化瘀作用，用于消除肾脏免疫复合物沉积，或兼取软坚散结以抗肾纤维化，以延缓或治疗肾衰竭，可加炮甲珠（代）15g。若气虚血瘀，可加黄芪 15～30g 以益气活血。若气滞血瘀，可加香附 12g，乌药 9g 以行气活血。

本药组由两组对药组成，当归、川芎为一组补血活血的对药，合用具有养血活血行气之功。赤芍、丹参为一组治疗慢性肾炎血瘀证的常用对药，有调节免疫、清除免疫复合物、减少尿蛋白的作用。加黄芪则与益气活血的传统名方补阳还五汤接近，故有良好的益气活血效果。加用行气药则能更好地调节机体功能，调节免疫，消除炎症因子，故疗效可进一步增强。行气药的使用指征为机体局部胀坠不适，可随情志变化加重。血瘀无明显的寒热征象，用桃红四物汤，瘀甚加血竭粉、琥珀粉、三七粉；血瘀偏热者用桃红四物汤，将熟地黄改为生地黄，白芍改为赤芍，加玄参；血瘀偏寒者用桃红四物汤加桂枝或肉桂、细辛；气虚血瘀用补阳还五汤，或黄芪桂枝五物汤加桃仁、红花，或桃红四物汤加黄芪；阴虚血瘀用六味地黄汤加丹参、桃仁、红花；气滞血瘀用血府逐瘀汤；痰瘀互结用二陈汤合桃红四物汤加瓜蒌、枳实、姜汁、山楂、丹参、僵蚕等。根据血瘀的部位，在头面者选用通窍活血汤，在少腹选用少腹逐瘀汤等，血瘀而下焦有热、大便干结者选用桃核承气汤。血瘀血虚者用大黄䗪虫丸缓中补虚。

（六）理气消胀法

理气消胀法在肾脏病的治疗中，起着运转枢机的作用，其作用之广不可胜数：理气药入于补药中可以促进补药流通而防壅滞，入于化湿药中可增加化湿之功，入于活血药中可收行气活血之效，入于消食药中可获理气消滞之功。总之，行气之法若用之得当，其功不可胜数，盖百病皆生于气也。

核心药组：乌药9g，香附12g，柴胡10g，陈皮12g，木香9g。

配合药组：若食积者，可配合炒三仙（炒山楂、炒麦芽、炒神曲）使用。行气活血，可配伍活血化瘀药组。腹胀加厚朴10g。

慢性肾盂肾炎，膀胱拘急明显，辨证属劳淋、气淋者，加健脾益气药组及平补肝肾药组，并合用清热利湿药组。本组药物用法较为特殊，并非针对任何一疾病全部使用，而是根据病情病位的不同，进行选择。一般情况，劳淋，孙老一般选乌药9g，香附12g，柴胡10g，并与清热利湿法、健脾益肾法同用。陈皮、木香一般用于调理脾胃之气滞，或用于补气健脾药中令补而不滞。胃肠湿热泄痢，木香与黄连合用。

（七）安神定志法

心在五行中属火，位居于上而属阳；肾在五行中属水，位居于下而属阴。从阴阳、水火的升降理论来说，位于下者以上升为顺，位于上者以下降为和。所以，在理论上认为心火必须下降于肾，肾水必须上济于心，这样心肾之间的生理功能才能协调，称为"心肾相交"，即"水火既济"。反之，若心火不能下降于肾而独亢，肾水不能上济于心而凝聚，心肾之间的生理功能就会失去协调，即称为"心肾不交"，从而出现一系列的病理表现和临床症状，其中尤以心烦、失眠最为典型。运用安神定志法，可使患者在获得良好睡眠的同时，精力充沛，心情舒畅，机体的损伤可逐渐得到修复。

核心药组：炒酸枣仁15g，生龙齿30g。

该法通常作为随证加减法使用，若患者睡眠欠佳，则可加用上述药物。一般用生龙齿时，不再同时使用生龙骨、生牡蛎。

（八）收敛固涩法

收敛固涩法，是指运用具有收敛固涩作用的方药以止汗敛肺、涩肠缩尿、固摄精津的治法，用于气血精津外泄的证候。收敛固涩法始见于《素问·阴阳应象大论》，该篇阐发了精气散脱失敛诸变，务从"收之"立法，是收敛固涩法的基本理论。

东汉著名医家张仲景在《伤寒论》中载录的赤石脂禹余粮汤、桃花汤等，开拓了运用收敛固涩之法治疗肠腑气虚、滑脱不禁的先河，为后世运用本法做出了重要贡献。而《金匮要略》中的"肾气丸"，治"男子消渴，饮一斗，小便一斗"，从其使用山茱萸等药物来看，除阴中求阳，助肾之气化外，也不难看出有收敛固涩以止滑脱的作用。

因精、气、津、血过度耗散滑脱引起的病证范围甚广，且病理机制随证演化。因此，具体运用本法时仍当从整体观念出发，根据辨证论治精神，在收敛固涩的基础上适当配合其他法则以切合病情，提高疗效。其常用配合法有以下几种。

1. 配合益肺补气

此为肺气耗散，宣发无力，致藩篱疏泄，卫气不固，营阴外泄而设。治疗时务当敛气益肺，补涩兼施，药选乌梅、浮小麦、五味子及党参、黄芪等。

2. 配合温肾培元

本法适用于真阳虚衰，温煦失职，导致下元不约，封藏失职的病理变化，故立法施治应于覆盆子、桑螵蛸、龙骨等温收固涩药中，酌佐巴戟天、鹿角胶诸温阳补肾之品，以固涩下元、秘涩精气。

（九）疏风清肺法

疏风清肺法，适用于肾脏病因风邪侵袭人体而诱发或加重，如急性肾小球肾炎、慢性肾炎急性发作等因呼吸道或皮肤感染所诱发者。疾病之初，邪在肺卫，疏风宣肺，驱邪外出，御邪于外，可防止肾病进一步进展恶化。慢性肾炎病程长，缠绵难愈，往往迁延、反复，趋向慢性，而致脏腑损伤，正气虚耗，气不摄精，出现蛋白尿、血尿，且常因感受外邪而复发或加重。而肺气亏虚，卫外不固，是患者易于感受外邪的主要原因，临床上在扶正的同时多通过疏风清肺"清上治下"达到肺肾同治。

疏风宣肺法，适用于风邪侵袭人体而诱发的急、慢性肾病，如急性肾小球肾炎、过敏性紫癜性肾炎、肾病综合征、慢性肾炎等因呼吸道或皮肤感染而诱发或加重。肺为水之上源，主一身之表，与皮毛相合，今风邪或湿毒侵犯肺卫肌表，肺失宣发肃降，不能通调水道，下输膀胱，故可见眼睑浮肿，甚则延及全身，小便不利，恶寒发热，肢节酸楚，此为风水证。偏风热者，常伴咽喉肿痛，发热咳嗽，舌质红苔薄黄，脉浮滑数，治宜疏风清热、宣肺利水，方用越婢加术汤加板蓝根、杏仁、连翘、桔梗、浮萍；偏风寒者，常伴恶寒无汗，咳喘，舌苔薄白，脉浮滑或浮紧，治宜疏风散寒、宣肺利水，方用麻黄汤加五皮饮、桑白皮、荆芥、防风、白芷；偏湿毒者，伴皮肤痘疹、疮痍甚至溃烂，小便黄少，舌质红，苔黄腻，脉浮滑或浮数，治宜宣肺解毒、利湿消肿，方用麻黄连翘赤小豆汤合五味消毒饮加苦参、土茯苓、蝉蜕。祛风药具有祛风除湿、通经活络之功，部分祛风药还有利水、活血、清热、解毒等多种作用。药理研究证明，疏风清肺药具有抗炎、镇痛、解热、降压作用，不仅对免疫功能紊乱具有很好的调整作用，还可能有抑制抗体或清除抗原等其他的免疫调控作用，这对急慢性肾病的治疗无疑是完全适合的。

外感是肾脏病诱发和加重的重要原因，呼吸道感染可诱发急性肾炎，可使慢性肾炎急性发作，也可使慢性肾功能不全、糖尿病肾病迅速进展。临床上还可见到的情况就是，慢性肾脏病患者经很长一段时间的中医治疗，病情本来已经很好地控制了，但一旦感冒，病情就立即出现反复，使治疗前功尽弃。故防治呼吸道感染，即中医讲的肺系外感疾病，在肾脏病的治疗中，起着举足轻重的作用，往往能决定着疾病治疗的成败。

核心药组：金银花 30g，麦冬 12g，鱼腥草 30g，浙贝母 10g，枇杷叶 9g。

配合药组：肺热重加黄芩 10g；咽痛加桔梗 9g、板蓝根 30g；有表证加荆芥 9g。

一般来说，感冒有风寒和风热之分，而且表邪未解应当解表。但在这个药组里，为何是以清肺药为主呢？首先，诱发肾脏病加重的呼吸系统疾病中，以急性扁桃体炎最为多见，其病机多以实热或虚热多见，虽有肢体疼痛等症，但往往随咽痛的减轻而减轻，治疗总以养阴清热为主。其次，由于孙老一号难求，患者挂号非常困难，开药时常要求一次开足两周至 1 个月的药量，这种情况下，连续长期使用解表药显然是不合理的，而此类轻清疏透类药物，无论有无表证均可使用，也符合慢性肾脏病湿热、热毒病机，故可长期使用。当然，如果表证较重，则必须加用解表药，如荆芥、防风等，但这时就需及时复诊，表解则需换方。

上述核心药组和配合药组，既可交叉使用，也可配合使用，当根据患者临证需要，总药味的多少，灵活选用。

三、肾病治验

孙老师作为一名有着 60 余年临床经验的名老中医，在长期的临床工作中，形成了独特的以中医为主、衷中参西为特点的中医肾病诊疗思想。孙老师 20 世纪 50 年代毕业于大连医学院，具有科班出身的西医功底，毕业后随即进行了为期 3 年的"西医学习中医班"系统学习中医经典理论，从中医传统的四大经典《黄帝内经》《伤寒论》《金匮要略》和《温病学》学起，掌握了系统完整的中医学理论知识。此后，孙老在长达 4 年的时间里，在医学院校从事中医课程教学同时承担临床工作。从 1963 年起调入山西省中医研究所从事中医临床工作至今，经历了从主持中医大内科临床工作到从事中医肾病专科临床、教学和科研转变的过程。这一独特的工作经历，既不同于传统的"纯中医"，又不同于一般意义上的西学中医师，也不同于近年来短学制培养的"中西医结合"医学生，她无论在中医方面还是西医方面，其认识都是深入全面的，这决定了她在思考理论和临床问题时，中西医两门独立的学科可以在互不影响的前提下相互借鉴，相得益彰，并能在深层次上进行中西医会通思考。在对中西医都精通的基础上，经过长期临床实践和深入思考，她选择了以中医为主，以衷中参西为切入点的治学之路，并形成了她独特的衷中参西中医肾脏病理、法、方、药体系。

（一）结合现代医学，衷中参西

从传统医学来看，肾脏病更多地体现在以五脏为中心的脏腑辨证体系中，肾脏更多情况下是脏腑辨证体系中的一个范畴，而不是一个或一组具体的病。中医的肾虚、水肿、肾风、尿血、下消、淋证、关格、遗精等，虽在辨证论治时与肾虚有一定关系，但显然不能完全以肾功能失调的病机来解释，而是涉及肺、脾、心、肝等多个脏腑。现代医学的肾脏病学，其内涵相对明确，包括了以肾小球、肾间质及尿路功能障碍或器质性病变，主要表现为尿检异常和（或）肾功能减退的一组疾病。孙老在多年肾脏病的诊治中，借鉴了现代肾脏病学的辨病体系。在此基础上，依据中医同病异治和异病同治的原则，对不同或相同的现代肾脏病病种，根据其临床表现，纳入中医不同病种中，再以每一病种各自独特的病因、病机、证候演变特点进行辨证论治。对于仅实验室检查异常，无临床表现或临床表现很少者，则结合某异常实验室检查结果的一般病机、证候特点，参以体质和舌脉进行辨证论治，形成了孙老独特的衷中参西肾脏病范畴和辨证论治体系。如肾病综合征，患者多有浮肿、倦怠乏力、腹胀纳呆、腰膝酸软等临床表现，辨证当属水肿、阴水、脾肾两虚，治当温补脾肾、利水消肿，可选的方剂有实脾饮、真武汤等。但是结合现代医学则发现，水肿的主要原因是大量尿蛋白造成的低蛋白血症，减少尿蛋白，增加血白蛋白则可缓解临床症状。而黄芪正好具有上述功能，方剂选用治疗气虚水肿的防己黄芪汤，疗效自然可以提高。肾病综合征患者存在高凝状态，提示我们诊察患者时多注意患者有无气虚血瘀的表现，并随时加以处理。

孙老在对肾脏病病因、病机、证候方面以中医为主，结合现代医学进行深入研究之后，对肾脏病的衷中参西治疗提出了自己独特的看法，分述如下。

1. 衷中参西，针对肾脏病完整病机的全病程治疗

孙老根据其衷中参西肾脏病病机学的观点，提出了针对肾脏病全病程治疗理念，即对每一肾脏病的本质和核心进行认识，确立该疾病整个过程的完整病机。既不能局限于因临床症状的缓解就认为病情缓解而停止治疗，也不能因西医辅助检查正常而症状尚未缓解就认为患者不必再继续治疗，而是以疾病的完整病程完全结束、对人体的危害完全停止为终止治疗的标准。这种全程治疗观，可解决目前单纯中医或西医治疗的弊端。

纯中医的肾脏病治疗，往往采用中医辨病辨证的方法进行治疗，当患者临床症状消失时，就会由于无病可辨，无证可辨而无法继续进行治疗，只能宣布病情已经治愈。如治疗水肿以肿消为目的，治疗腰痛以腰痛缓解为目的，治疗虚劳以患者精神改善为目的。这种做法，在慢性肾脏病的治疗中，其内在的病理改变远远不会因为症状的缓解而恢复正常，甚至尿检也远未正常，这时停止治疗，就会错失最佳治疗机会，导致病情反复并进一步加重。而衷中参西的病机观，是结合中西医两个方面的优势和诊察手段，对疾病全过程做出的认识，其治疗也是针对全过程的，故不会有此疾病未愈而误以为已愈的过失。

现代医学的治疗，则过多地强调了理化指标检查的异常，当患者实验室检查正常时，即认为疾病已经治愈。若患者此时仍有明显症状，则治疗上除了调节自主神经功能之外无从下手。如慢性尿路感染患者的尿路刺激症状，好多患者多次尿培养细菌阴性后，依然有很强的尿路刺激症状，甚至令患者坐立不安，严重影响其生活质量。这时，显然没有使用抗生素的指征，但不能据此认为患者已经痊愈，根据衷中参西的肾脏病病机观中关于劳淋、气淋的病机学说，认为此时患者存在虚实夹杂、气阴两虚、湿热内蕴、气机郁滞的病理改变，谨守病机进行适当的调理，患者症状就会缓解。若能坚持治疗，则症状可长期缓解。相反，若不积极治疗，患者生活质量就会大幅下降，也容易再次招致感染，若数年不愈，也能造成慢性肾功能不全。

有部分单纯以实验室检查异常为主要表现的疾病，若不结合中西医深入诊察，就会失治或滥治。如薄基底膜肾小球病，该病为一种家族遗传性疾病，患者可有长期的镜下血尿，部分患者可有蛋白尿。此类患者，可长期有镜下血尿但无临床症状，这时，若未能进一步确诊而仅根据中医诊断以"尿血"进行治疗，则无论治疗多长时间，也很难获得疗效，同时还会给患者带来巨大的经济负担和潜在的医源性损害。若能采取现代肾脏病理学技术对患者组织进行活检诊断，则可明确诊断而避免滥治。但同样是薄基底膜肾小球病，若患者有明显临床不适症状，则可根据中医辨病辨证的原则，进行治疗，以改善症状，提高患者生活质量。此时，若固守薄基底膜肾小球病无须治疗的观点也是错误的。

2. 采取"王道"，以调为主，调治结合的分阶段治疗

慢性肾脏病的全疗程治疗，往往是一个长期的过程。患者的临床表现，有时候是显性的，既有明显的临床症状，可根据症状表现辨为中医的某种病或证，又有辅助检查结果的异常。而大多数患者起病则是隐性的，常无明显的临床症状，中医往往无证可辨，辅助检查也仅轻度异常甚至正常。显性症状期，可根据中医辨病辨证进行治疗，我们可称之为"治"。而疾病的隐性阶段，如慢性肾炎缓解期，激素依赖性肾病经激素治疗尿检正常后，要使患者获得较良好的预后，这两个阶段均需进行适当的治疗。对这种情况，我们则进行以"王道"治法为主的"调"，以辅助增强患者正气，清除病理产物，调节免疫功能，使疾病逐步走向痊愈。

"王道"的说法来自儒家学说，即为君王之道。儒家主张仁政、德政，讲以仁治天下，是指通过君王自己以身作则，通过改善百姓的生活水平、道德水平，进行推己及人的仁、义、礼、智、信的教化，而达到使国家不治而治的目的，即古人说的"域民不以封疆之界，固国不以山溪之险，威天下不以兵革之利"，是"得道多助"。而相对于"王道"的是"霸道"，"霸道"是指通过武力来压制百姓反抗，统治国家，其结果则是"失道寡助"。"王道"与"霸道"的说法被引入医学中来，一般把采用平和纯正的药物以扶助人体正气，恢复脏腑经络功能为主，来调动机体自身功能来驱除邪气，治愈疾病的方法称为"王道"，而把使用峻猛攻邪药物，来驱除邪气以治疗疾病，或临时缓解症状的，称为"霸道"。前者适用于病程较长，正气不足，或虚实夹杂，需长期治疗的疾病。后者一般用于患者正气充足，可速战速决的疾病。

由于慢性肾脏病大多需要长期治疗，临床隐性表现期更是无明显的攻邪指征，故孙老选择了"王道"治法。具体治疗中，孙老强调如下。

（1）选药以平和为主：避免大寒、大热、大攻、大补、强汗、峻泻。孙老在采取"调"法治病时，为避免耗伤患者正气，在选药上尽量采用轻灵平和之品，并避免运用易使患者产生恶心、呕吐、腹泻、腹胀等对胃肠有刺激性的药物和滋腻之品。

（2）治疗以调补脾肾为主，并以除湿热、化瘀血、畅气机贯穿始终：在隐性症状期，患者多无显著的临床表现，但由于长期患病，患者多有脾肾不足的虚弱性表现，如腰酸、倦怠、腹胀、纳呆、间断轻度浮肿、舌淡胖、脉弱等，即使患者上述表现轻微，对大病久病患者，其先后天之本——肾脾也必然存在潜在的损伤，故调补脾肾为治本之大法。但在具体选药中，则必须贯彻"王道"原则，选药要尽量平和。如补气则多选黄芪、太子参、党参，而不选用红参，健脾则选用白术、茯苓，补肾阴则选用女贞子、旱莲草、枸杞子、山茱萸，补肾阳则选用杜仲、狗脊、川续断，而尽量不选用附子、肉桂、仙茅、淫羊藿、鹿茸等，并随时佐以芳化、行气、和胃、消食之品，以使药物流通，不助壅而反为人体所用。

慢性肾脏病病情稳定期，患者虽无明显临床症状，但由于患者多有余毒未清或余热未清，热邪深伏阴分或湿浊阻滞三焦，现代医学发现的多种炎症因子，亦多属湿热之邪，故慢性肾脏病往往湿浊、湿热贯穿疾病始终。患者可有或轻或重的身体困重，口黏不爽，身体下部潮湿，小便不利或妇女白带增多等，舌可见胖大厚腻。这些表现都说明了湿热之邪的存在。而运用利湿化浊法，随着体内湿浊的减轻，患者血尿、蛋白尿可显著改善。使用利湿化浊法时，要注意采用利湿而不伤阴，利湿而兼有健脾开胃之功的药物，薏苡仁、石韦、白茅根、蒲公英、土茯苓、萹蓄等均为孙老临床常用之品。

此外，随时保持气机的调畅，也是肾脏病治疗中始终需要注意的问题。慢性肾脏病患者，可由于情志抑郁，或湿浊瘀血阻滞，或脏腑功能减退运化无力，均易导致气机郁滞，而气机郁滞反过来又会加重脏腑功能失常，而进一步形成病理产物。采用行气化滞法，可使患者气机条达，心情舒畅，脾胃功能健旺，膀胱气化正常，自然有利于疾病的康复，常用的调畅气机药物有柴胡、木香、香附、乌药、陈皮等。

3."守方治疗"为体，"随证加减"为用

在对慢性肾脏病缓解期的治疗中，必须强调"守方"。所谓守方，就是在衷中参西原则指导下，针对疾病基本病机进行的相对长期、稳定、一致的治疗方法，即有一个相对稳定的治疗方案，只要疾病的基本矛盾没有改变，这个治疗方案就要一直贯彻下去。如前述的调补脾肾、利湿化浊、调畅气机、活血化瘀，都是针对慢性肾脏病基本病机的，所以坚持衷中参西治疗原则基础上制订的基本方不动摇，就称为"守方"。守方则药物可以针对机体的病理变化发挥持之以恒的作用，以期达到由量变到质变，由纠正功能异常到治疗器质性病灶的效果。但"守方"的同时，也要随时进行随证加减，具体做法就是在复诊时根据中医"十问歌"进行问诊，对患者出现的各种伴随症状进行加减药物调理，运用微调法动态调整患者气血阴阳的平衡，从而获得更好的治疗效果。处理好"守方治疗"与"随证加减"的关系，是治疗慢性疑难疾病，尤其是器质性病变能否获得最终疗效的关键。

4. 融会新知，贯穿始终的活血化瘀治疗

肾病血瘀论是孙老对中医肾脏病学创造性的贡献，是国内运用活血化瘀法治疗肾脏病的先驱。活血化瘀法需贯穿肾脏病治疗始终，即使患者无明显血瘀证，也可根据患者实验室检查血黏度增高或炎症因子、免疫复合物含量增高而辨为血瘀证，采用活血化瘀法治疗。临床实践证明，活血化瘀法具有调节肾脏病患者免疫功能、清除免疫复合物、改善血液流变学指标、调节血脂、抗肾间质纤维化的作用，有显著减少血尿、蛋白尿的作用。

5. 倡导"察胃气、神气，以决死生"

反对疗效唯化验论，倡导"察胃气、神气，以决死生"的中医传统诊察与客观指标相结合的疗效评价体系。在中医肾脏病的治疗中，有一种错误的观点就是"疗效评价唯化验论"，在治疗过程中，尿潜血阴性、尿蛋白减少了就认为有效，血肌酐、尿素氮一有下降就认为肾功能改善，甚至把这些作为评价疗效的唯一标准，事实上这是片面的，不正确的。

首先，疗效的积累需要一个过程。中医是立足于调整全身整体功能而治疗疾病的，疗效由量变到质变要经过一定的时间，在此过程中，实验室检查结果有所波动是正常的。若因短期内实验室检查结果没有明显改善或略有加重就心中恐慌，随便改变治疗方案，那就只能说明医者心无定见，自然也就不能取得较好的疗效。更有甚者，通过过度减少患者蛋白摄入量来减少尿蛋白，或降低尿素氮、肌酐水平而不顾给患者造成的营养不良，则更是得不偿失。还有部分医生，为了急于求成，大量堆砌现代药理学证明有减少尿蛋白、尿潜血或能保护肾功能的药物以期短期内获得实验室检查指标改善，或通过大量大黄造成患者腹泻来减少血尿素氮含量，虽然短期内可能实验室检查指标改善，但若不能改善长期预后，又如何能给患者带来益处呢？

而中医历来就有"察胃气、神气，以决死生"的疗效判定方法。中西医对疾病的诊断和疗效判定，各自有其独有的标准且自成体系，两者的相互借鉴是有必要的，但是完全由一方代替另一方则是不可取的。判断疗效的标准，除临床证候的缓解外，患者胃气的恢复与改善也可反映于食纳、脘腹的感觉及大便的变化。而气血和调的程度，则可反映于对汗液排出的调节，二便的正常与否，抵御外感的能力等。而神的功能则反映于睡眠的质量和日常功能活动的状况。若上述状态好转，则提示精充、气足、神旺，自然疾病日渐好转。反之，纵然西医实验室检查指标改善，也多为局部或暂时现象，不能代表疾病的好转。故在继承和发展中医的过程中，如何探索一套融会中西医双方优势且独立的疗效判定标准，有其非常重要的现实意义。而在这套标准中，除了实验室检查指标的改善外，胃气的盛衰、存亡，精、气、神的消长，脏腑功能的状况，也应当是其主要的内容。

（二）防治外感，消除诱因

在慢性肾脏病的发展过程中，感染是一个重要的诱发或加重病情的因素。如何有效地预防和治疗感染，以最大限度地消除肾脏病加重的诱因，一直是困扰肾脏病临床医生的一个重要问题。孙老在长期临床实践中，非常重视对肾脏病患者外感疾病的防治，并积累了丰富的经验，具体如下。

1. 外感在肾脏病发病和演变中的影响

孙老经过长期观察发现，许多肾脏病均因外感疾病而诱发。如过敏性紫癜性肾炎，其发病初期，多有发热、咽痛等"感冒"病史，随后可出现全身紫癜和血尿、蛋白尿。急性肾小球肾炎和急进性肾小球肾炎，发病之前，也往往有上呼吸道感染或扁桃体炎病史。而许多慢性肾脏病，患者本无临床表现，往往因天气变化、劳累后出现感冒样症状，同时血尿、蛋白尿大量增加，乃至肾功能急剧下降，甚至出现水肿、心力衰竭而必须住院抢救。也有的肾脏病患者，经过一段时间的治疗本来获得了很好的疗效，患者症状好转，实验室检查指标改善，但一旦复感外邪，伴发外感疾病，则往往前功尽弃而病情再度复发。种种情况表明，要有效地治疗肾脏病，必须有效地防治外感疾病，否则无法真正控制病情乃至治愈。

2. 肾脏病常见外感疾病的形式和特殊表现

作为肾脏病发病和加重诱因的外感疾病，其常见表现有上呼吸道感染、尿路感染、消化道感染和皮肤感染。上呼吸道感染可见于多种肾脏病，如急性肾炎、急进性肾小球肾炎、肾病综合征等疾病，上呼吸道感染往往作为起病的诱因。在慢性肾炎、隐匿性肾炎、紫癜性肾炎中，上呼吸道感染往往作为疾病加重和复发的因素存在。尿路感染多发生于女性、肾病综合征、糖尿病肾病、慢性肾功能不全等免疫能力低下的患者，为疾病加重的重要诱因。消化道感染多因患者饮食不洁而发病，或由于脏器水肿引起患者消化功能障碍，抗病能力低下而易于发生。皮肤感染则糖尿病患者和肾功能不全及伴有水肿者较为多见。

慢性肾脏病患者，其外感疾病具有特殊的表现。一是症状不典型性，由于患者素体虚弱，脾肾阳气不足，正邪交争不剧烈，故临床症状往往较轻或不典型、不明显，但缠绵难愈。故不能以症状的轻重来判断外感疾病的轻重。二是低于常人强度的六淫之邪即可诱发外感，在有劳累、紧张等因素存在的前提下，往往感受轻微风寒即可发病。说明肾脏病患者外感，其主要原因是正气虚弱，卫外无力，若遇劳倦伤气则正气更虚，故只要感染轻微外邪即可发病。三是病程的缠绵性，普通人外感，若能对证用药，往往易于治愈，而肾脏病患者外感，由于正气抗邪无力，并经常引动肾病宿疾加重，故即使给予正常的治疗，也难以很快治愈。四是外感的频发性：肾脏病患者由于正气亏虚，湿热内蕴，极易感受外邪，故其发生频率较正常人高，需引起注意。

3. 肾脏病外感的防治手段

对慢性肾脏病患者外感，需防治结合，清补共用，具体措施如下。

（1）益卫固表法：是外感反复发作的一个重要原因，患者多表现为乏力、自汗、畏风、易感冒等。针对该类患者，当采用益卫固表法，可用黄芪、白术等，如玉屏风散。需要注意的是，肺属金，脾属土，故脾为肺之母，表卫不固伴脾虚者，采取健脾益肺的培土生金法往往可获得更好的疗效。可在益卫固表的基础上，加用党参补益脾气，白术、茯苓健脾，苍术、陈皮、半夏、薏苡仁等行气化湿健脾，则疗效更佳。

（2）清热利湿法：慢性肾脏病患者多素体湿热偏重，湿热蕴于肺则易感热邪，纵然感受他邪也易从热化，而成为痰热郁肺之咽痛、咳、喘等。湿热蕴于脾则感邪易致肠胃湿热而为泄痢或皮肤疮疡，湿热蕴于下焦膀胱则易致淋浊诸患，对于这种情况，清热利湿、正本清源不单有利于防治外感，也有助于肾脏病本身的治疗。清肺热者，可用金银花、浙贝母、鱼腥草、黄芩、连翘、枇杷叶、蒲公英等，清中焦湿热可用黄连、栀子、蒲公英等，清下焦膀胱之湿热则可用石韦、蒲公英、萹蓄、土茯苓、黄柏等。

清热利湿法尚可用于外感的预防，其使用原则如下：①适用于湿热体质患者，若虚寒体质者慎用；②根据患者平常热邪易侵的部位选择用药，如易发上呼吸道感染者选择金银花、鱼腥草，易发尿路感染者选择土茯苓、蒲公英等。③预防用药要比治疗用药少而精，一般一两味即可，药物选择上，要尽量选择药性平和，可常服久服而无苦寒败胃之弊的药物，最好是药食两用之品，若清热解毒药能同时加强患者免疫力则更好。一般鱼腥草为药食两用之品，清热解毒的同时尚有健胃消食之功，可用于预防呼吸道、尿道、妇科系统的感染。蒲公英清热解毒利湿，上、中、下三焦湿热皆可清，且久服无苦寒败胃之弊，可供选用。薏苡仁亦可药食两用，利湿排脓，适于脾虚湿热者。土茯苓解毒除湿，久服不败胃，主要用于下焦湿热。

（3）养阴清热法：适用于素体阴虚，易感燥热之邪者。肺阴虚者可选用生地黄、沙参、麦冬、枇杷叶、川贝等。肝肾阴虚者，可选用生地黄、熟地黄、女贞子、旱莲草、山茱萸、枸杞子等。通过养阴清热法，患者阴分足，虚火清，则燥热之邪易愈。

（4）药食宜忌法：防治外感，注重药食宜忌是一个重要方面。用药方面，以平和为上，尽量避免使用药性过于峻烈的药物。

通常应注意的药物如下。

1）辛温燥热药：若无明确适应证，应尽量避免使用过于辛温燥热的药物，如红参、肉桂、附子、硫黄、鹿茸等。该类药物极易助热化火伤阴，而致咽喉肿痛，口舌生疮，或为淋涩、赤热等。

2）寒凉败胃药：过于寒凉的药物，如石膏、知母、黄连、龙胆、黄柏等，临床使用应强调中病即止，切勿过用。若过用寒凉，则脾胃伤败，胃脘不适，恶心呕吐。脾胃一伤则正气必衰，卫外更加无力，必然易招致外感。此外，过于滋腻的药物，如熟地黄、黄精、各种胶类药物，多不易消化，使用时需注意与芳香醒脾药同用，否则同样有碍胃腻膈之弊。

3）气味恶劣药：部分药物气味较为恶劣，部分患者使用中会产生不耐受而出现种种不适，也是耗伤正气、易致外感的一个重要因素。通常公认的此类药物有乳香、没药、五灵脂等。但不同患者耐受性不同，临床中若出现患者对某些药物气味不能适应，要随时调整。

通常要注意的食物如下。

勿过食辛辣炙煿之品、膏粱厚味、发物：此类均属辛温燥烈之品，过多使用和服用辛温燥烈药物一样会助热伤阴，助火生痰，并可诱发变态反应而加重病情。故应尽量避免。

勿过食生冷瓜果、冷饮及不洁食物：生冷瓜果、不洁食物均易损伤胃肠功能，使脾胃升降失常，而易作吐泻诸疾。

此外，保持心情舒畅，缓解紧张情绪，避免劳累，随时根据气候变化增减衣物，也是预防外感的重要手段。

（5）手术治疗法：对于反复扁桃体炎发作，经内科治疗，仍频繁发作者，可采取手术治疗，摘除扁桃体。术后患者自身免疫反应可减轻，同时肾病减轻。对于因尿道畸形、处女膜伞、结石等导致尿路感染反复发作者，应采取手术治疗。保持尿路通畅，是减少尿路感染复发的有效措施。

（三）扶正祛邪，攻补有术

1. 肾病病性，虚实夹杂

传统观点认为，肾病多属虚证，临床用药多以补肾为主，或着重于肾阴，或着重于肾阳，或肾阴、肾阳并重，兼有辨证为本虚标实的，以扶正补虚为其主要治法。而孙老师则认为，这是将中医理论的肾同现代医学中的肾等同起来，混淆了肾虚与肾病两个不同的概念。中医学认为，肾主藏精，受五脏六腑之精而藏之，是五脏六腑之根；肾主生殖和生长发育，是先天之本，生命之源，单就这个意义而言，肾主虚是完全正确的。但是肾脏病并不是生殖方面的疾病，而是泌尿排泄器官的病变，其病位在解剖学上的肾实质，其病理是一种免疫和炎性改变，并伴随着显著的微循环障碍，因此，不能用传统肾主虚的理论来指导肾脏病的辨证，亦不能用单纯补肾的方法来进行治疗。

从临床表现来看，肾脏病患者常出现一些虚弱性症状，如面色萎黄、神疲乏力、腰膝酸软、夜尿多、舌淡滑润等，这也是人们把肾脏病当作肾虚看待的根本原因，但是如果从病史演变及舌、脉、症等方面全面分析就会发现，患者虽面色萎黄却晦暗滞浊，虽舌淡胖大却苔腻根厚。加之患者常有夜寐梦多，心烦急躁，便干尿黄，舌下脉络青紫等表现，病情常因感冒而复发或加重，孙老师谓其正是"大实若羸状"的结果。

孙老师认为，肾脏病多虚、瘀、湿，病机错综复杂，且往往病程日久，缠绵不愈，正虚易留邪，邪留易伤正，故呈现虚实交互并见之势。有以邪实为甚，有以正虚为主，有的正虚邪实并重，但总以本虚标实者多见，如慢性肾衰竭，初期以正虚为矛盾的主要方面，随着病情的进展，邪实方面显得越来越突出，湿浊、瘀血渐积渐聚，固结不散，化热成毒，复损正气，形成恶性循环，从疾病发展的全过程看，始终存在着本虚标实的病机，本虚为脾肾衰败五脏气血阴阳不足，标实为湿浊、瘀血等实邪内蕴。

肾脏病因虚致实、由实而虚、虚实互见的特性，决定了肾病具有证候复杂多变、病势缠绵难愈的特点，故治疗应明辨虚实和标本缓急，扶正祛邪相结合。

2. 扶正祛邪，攻补有术

《黄帝内经》中有"阴平阳秘，精神乃治"、"邪之所凑，其气必虚"、"正气存内，邪不可干"等论述，均强调病邪之所以能使人体发病，皆由人体自身元气不足所致。若人体自身元气充盛，自卫能力很强，病邪就不可能使人体发病；疾病的发生和发展，实际上是邪正交争的过程，而疾病的预后和转归，则取决于邪正双方力量的消长进退。我们为患者治病，无论是祛邪还是扶正，其目的都是恢复和充盈元气，平复阴阳气血和脏腑功能的偏盛偏衰。孙老师在长期的临床实践中，对此体会颇深，她认为，肾脏病多虚、瘀、湿，"虚"指素体正气亏虚或久病正气衰弱；"瘀"指络阻血瘀；"湿"指湿邪内蕴、湿浊中阻或湿热蕴结。病机特点是本虚标实，所以在治疗上应谨守病机，从正邪两个方面辨证而论，扶正、祛邪（活血、利湿、解毒）有机结合，治则上掌握3个环节，即清热化湿通三焦、活血化瘀通肾络、益气养血扶脾肾，这样才能全面把握病情。

孙老师再三强调，在扶正祛邪的治疗中，一定要注意以下三个方面的问题。

（1）认清标本缓急，掌握好扶正祛邪的轻重主次。孙老师认为，肾病的治疗也离不开急则治其标、缓则治其本的原则，但肾脏病往往因实致虚，因虚而实，虚实夹杂，复杂多变，故在临证时要区分邪正双方的消长盛衰，根据具体情况，决定扶正与祛邪的主次轻重及先后顺序，或主补兼以祛邪，或主攻兼以扶正，或虽标本兼顾，但要有所侧重。如慢性肾功不全患者恶心呕吐明显，不能进食，乏力腰酸，面色萎黄，心悸眠差，便溏尿少，舌暗淡，苔黄厚腻，口气秽浊，脉沉细，为脾肾衰败、湿浊瘀血壅滞之候，此时虽有虚象，但决不可一味进补，而应先和胃降逆、利湿泄浊，兼予补虚之法以恢复脾胃之气，然后再予补益脾肾、化瘀泄浊等法标本同治。

（2）扶正可以祛邪，祛邪亦可以扶正。孙老师认为正气旺一分，邪气便退一分，只有正气强健，才能遏制邪气，在人、病、药三者关系上，当以人为首位，选方用药总的精神在于扶助人体自身的正气，增强抵抗病邪的能力，临床上常在辨证的基础上，以扶正培本为主，或于祛邪方中兼用扶正之品，其意义均在于扶正以祛邪。现代药理学研究证实，党参、黄芪、白术、茯苓等药物都有增强免疫功能的作用，对此，中西医学的观点是完全一致的。在这里，孙老师还特别指出，治疗肾病重视扶正的同时，切不可忽视祛邪的重要性。以肾性贫血为例，以往认为肾病属虚，其贫血为单纯的阴血亏虚表现，故治疗多用大量的补血填精之品，结果贫血未及时有效纠正，血肌酐和尿素氮却有所上升，孙老师结合现代医学观点认为，肾性贫血，其贫血的严重程度与肾功能恶化的程度呈正相关，实验室检查指标也证实肾功能越差，贫血也越严重，血肌酐和尿素氮等毒素亦不能排出体外而蓄积于血液中，中医学认为是邪毒壅盛的象征，可见，肾性贫血与邪气有关，而且是邪气越盛，其贫血也就越严重，所以，在治疗肾性贫血时，方中一定要加入适量的泻浊、祛瘀之品，如大黄、丹参等。实践证明，随着肾功能的逐渐恢复，患者的贫血状况也会逐渐改善，此谓祛邪以扶正。孙老师主张，只有从多方面全面考虑，才能真正找出疾病的本质，从而予以精当的治疗，对于这一点，每一位临床医生都不可不知。

（3）祛邪不伤正，扶正不留邪。孙老师常教导我们，临证治病，应以调节脏腑功能、调动机体内在因素为要，不能用药过猛，克伐无度，使邪气未去而正气被伤，亦不能盲目进补，碍胃防脾，影响一身气机的调畅。因肾脏病多属疑难顽疾，邪气日馁，正气渐衰，虚实互见，病情复杂，故治疗不能急于求成，立法应照顾到患者的整体，用药宜轻灵缓图，不能纯补，更不能峻泻，祛邪而不伤正，补虚而不留邪。

第五章　第五批全国名老中医——高继宁

一、医家传略

高继宁，男，硕士生导师，教授，主任医师，肾病科主任，毕业于北京中医学院（现北京中医药大学），祖传中医，山西省名中医，上海浦东新区名中医，曾任山西省中医药研究院肾病研究所所长兼肾病科主任、山西省中西医结合医院副院长、山西中医学院中医内科学学科负责人，山西中医学院创新团队首席专家，上海中医药大学临床教学基地兼职教授，是国家中医药管理局中医肾病重点学科带头人，国家中医药管理局首批名老中医孙郁芝教授学术经验继承人之一，第五批老中医药专家学术经验继承工作指导老师，国家中医药管理局全国名中医药专家高继宁传承工作室指导老师。为《中国中西医结合肾病杂志》第一届编辑委员会编委，世界中医药联合会肾病专业委员会常务理事，中华中医药学会肾病分会委员，中国中西医结合学会肾脏疾病专业委员会委员，中国民族医药学会肾病分会常务理事，山西省医师协会中西医结合分会肾脏病专业委员会荣誉主任委员，山西省医师协会中西医结合分会副主任委员，山西省医师协会中医医师分会副会长，山西省中医药学会第五届理事会理事，山西省专家学者协会医学分会常务理事，山西省中西医结合学会肾病专业委员会委员兼秘书，山西省血液透析质量管理委员会委员，上海市中医药学会肾病专业委员会委员，上海市中西医结合学会肾病专业委员会委员。

参与的"骨质疏松胶囊治疗老年性骨质疏松症的再评价研究"、"血尿停为主治疗血尿的临床研究"分别荣获山西省科技进步奖二、三等奖，负责多项科研课题，其中"肾毒灵胶囊防治慢性肾功能衰竭的临床和实验研究"，经省科技厅组织专家鉴定为"国内领先"水平，"高位结肠透析治疗早中期慢性肾衰竭的临床研究"，经过专家鉴定达"国际先进"水平。"滋阴通淋方对慢性尿路感染患者 IL-8、IL-13 的影响"，经过专家鉴定达"国际先进"水平。历年来在省级以上杂志发表医学论文 110 余篇，其中 SCI 论文 3 篇，并撰写《医苑英华》之名医高学圣篇，主编《孙郁芝肾病临证经验集》、《社区医师中西医诊疗规范丛书——肾脏及血液疾病》、《高学圣临证经验辑要》、《高继宁肾病临证经验集》专著四部。曾荣获山西省卫生厅"先进中医工作者"、山西省医师学会"先进个人"、山西省科学技术协会"优秀科技工作者"、山西中医学院"医护工作党员标兵"等多项荣誉称号。

（一）家学熏陶，奠定根基

其父高学圣，著名中医内科医家，自幼潜心医药，从事司药工作，于 1938 年正式考取行医执照，开始悬壶生涯，学贯中西、博采众长、贯通古今，内、外、妇、儿皆通而尤擅中医内科。其主张中西并举，融会贯通。在诊断上按四诊八纲综合分析，辨证精确而灵活；治疗上重视六经、脏腑辨证相结合；用药主张以法统方，宜少而精；配伍注重标本兼顾，寒热并用，攻补兼施。1957 年山西省研究所成立，应聘调入山西省中医研究所工作，先后任内科副主任、主任，其医术之精湛，医德之高尚，曾享誉三晋大地。高继宁教授自幼受家学熏陶，喜好医学，为今后从医之路奠定了基础。

（二）秉承父学，薪火相传

高继宁教授 1955 年出生于中医世家，自幼随父耳濡目染，上小学四年级时，正好文化大革命开始，学校停课，但父亲丝毫没有放松对他的教育，起初先让其熟背《汤头歌诀》、《药性赋》、《濒湖脉学》，继而背诵《黄帝内经》、《伤寒论》、《金匮要略》等重要经典条文，星期天随父临诊抄方、看病诊治患者，深受父亲言传身教。每遇晦涩难懂医论，父亲总能耐心、细心讲解，并结合具体疾病以加深理解。渐渐长大，跟着父亲临证抄方，白天每逢父亲临诊，高继宁教授就侍诊一侧，一面看父亲怎样看病，父亲让开什么方，就能很快写出方药来；一面帮父亲抄方子，聆听父亲教诲。如此攻读数年有余，为今后学习打下良好基础。

1971 年 9 月高继宁教授有幸招工至山西省中医研究所工作，从基层做起，先后担任过卫生员、护士工作。工作期间，不怕脏，不怕累，勤奋好学，受到领导、同事们的好评，连续 3 年工作考核为"优秀"。

（三）勤奋精进，学贵有德

高教授 1976 年被选拔至北京中医学院带薪进一步学习深造。求学期间，系统学习了《中医基础理论》、《中医诊断学》、《中医内科学》、《方剂学》、《中药学》、《病理学》、《药理学》、《人体解剖学》、《生理学》、《中医各家学说》等中医、西医课程，接触了刘渡舟、任应秋、王绵之等中医名家，他们学识渊博，品德高尚，为了弘扬中医，他们呕心沥血地忘我工作，每逢专题讲座，他们便将自己多年宝贵的临床经验、学术思想毫无保留地介绍给中医学子们。这种精神深深感染着高教授，他如饥似渴地汲取知识的营养。一些中医书籍晦涩难懂，高教授就将他们记在本子上，第二天找老师问明白。他认为："不要太多相信自己的记忆，只有摘录下来的东西才可靠。"能有机会跟随全国知名的中医专家、学者深入地学习，高教授感到从未有过的自豪和荣幸，惜时如金地在这座知识的宝库中寻求中医的真谛。各个门类，皆有其术。只有术精，才能兴业，医亦不例外。高教授不仅重视医术的精益求精，更看重医德的修养，孙思邈《备急千金要方》的"大医精诚"和张仲景《伤寒论》的"自序"，这两篇有关医德修养的论述到现在还深深影响着他。高教授认为，做医生首先要有"仁德、仁心"，要全心全意为患者服务，自己有多大能力就要付出多大力量，要认真、仔细、一丝不苟地尽自己的最大努力为患者解除痛苦。

（四）师承名医，专攻肾病

1979 年 12 月，高继宁教授从北京中医学院毕业，翌年，分配到山西省中医研究所大内科工作，跟随黄文传、李国章主任及孙云丽老师学习。后山西省中医研究所成立肾病科，先后跟随著名中西医结合肾病专家于家菊、孙郁芝学习肾病。

为了不断提升自己在肾病领域的技术业务能力，高继宁教授于 1986 年参加中山医科大学附属医院（现中山大学附属第一医院）举办的"肾脏病专业医师培训班"，1990 年在北京医科大学附属第一医院（现北京大学第一医院）举行的"全国肾脏病专业骨干研修班"学习，1992 年率先在山西省中医研究所开展了碳酸氢盐血液透析，填补了当时山西在碳酸氢盐血液透析领域的空白，极大提高了透析患者的生存时间和生存质量，造福了三晋百姓。同年，协助孙郁芝主任组织成立了山西省中西医结合学会肾病专业委员会，并兼任委员、秘书。1993年至上海日机装医疗器械有限公司进行了"人工肾培训"。苦尽甘来，高继宁教授在山西肾脏病领域独树一帜，声名鹊起，1997年被任命为山西省中医药研究院肾病研究所所长兼肾病科主任，1998年即被山西肾脏病学专业委员会任命为副主任委员，1999年参加第9期"全国肾活检新技术暨肾穿组织邮寄盒培训班"，并带领和培养高艳霞等科室人员积极开展肾活检穿刺工作。

学无止境，1997~2000年师从国家中医药管理局首批老中医药专家经验传承指导老师孙郁芝主任医师学习，跟师学习期间，系统掌握了孙老急慢性肾小球肾炎、急慢性肾盂肾炎、慢性间质性肾炎、肾病综合征、急慢性肾衰竭、糖尿病肾病等多种疑难杂症的学术特色和临证经验，以后经过多次反复摸索和临床应用，逐渐形成了自己的肾病诊疗体系和临证思路。

（五）置身事业，迎难而上

2001年5月，上海浦东新区中医医院人才引进，高继宁教授举家迁往上海，就任上海浦东新区中医医院肾病科主任。吾生也有涯，而知也无涯，高继宁教授认为医学在不断进步，诊疗技术也是日新月异，如果凭自己仅有的一点医学知识，是跟不上时代的，也会被社会所淘汰，学无止境，每个人都要有活到老、学到老的思想，我们只有不断地学习新技术，掌握新技术，才是对病人最大的负责。因此到上海后先后参加了复旦大学附属华山医院、复旦大学附属中山医院、上海交通大学医学院附属仁济医院、上海交通大学医学院附属瑞金医院、上海中医药大学附属曙光医院、岳阳医院等举办的继续教育学习班，坚持每年参加全国肾病学会学术交流掌握肾脏病学的新进展、新成果。但国际大都市的繁华、生活环境的优越并没有让这位土生土长的山西人"乐不思蜀"，相反地，一缕乡情始终萦绕在其心间。每次回山西探亲，闻到山西的气息就全身舒坦。2009年，山西省中西医结合医院（原太原铁路中心医院）是山西中医药大学附属医院，时值医院改革，人才引进，学院领导考虑到高继宁教授在山西学术界有一定影响，在肾病领域全国知名度较高，成为医院引进的最佳人选。由此学院领导和医院领导及浦东中医医院领导协商，同意返聘高继宁教授回山西省中西医结合医院支持工作，这与其愿意为家乡父老服务的意愿一拍即合。在山西省中西医结合医院转型之初迎难而上，初任医院副院长、肾内科主任。到任以来，立即全身心投入医院的管理和医疗工作中，将上海新的服务理念贯穿到医疗管理的实践和细节中，让同事们感到振奋。

"以管理求效益，以质量求生存，以服务谋发展"。临床实践中，发挥中医中药特色，并针对慢性肾衰竭早中期的患者开展中药高位结肠透析治疗。由于疗效独特，慕名求医者络绎不绝，接诊来自全国的肾病患者，挂在肾病科室的各种锦旗、牌匾，便是其疗效显著的另一佐证。目前肾病科已发展壮大成三个科室，并扩大了血液透析室规模，透析患者由原来的3000余人次/年增加到现在的16 000余人次/年，重新开展了肾穿刺、腹膜透析、床旁血滤、血浆置换等技术。并带领本科室人员成功申报国家中医药管理局中医肾病学重点学科建设单位及山西中医学院创新团队。

（六）治学严谨，培育桃李

高继宁教授严谨并且追求完美的治学态度，对于每一位学生都是印象极为深刻的。无论在治病救人还是科研学习中，都容不得一点马虎。高教授常教导我们，一旦选择了医生这个职业，就选择了奉献，工作期间，要时刻保持头脑清醒，因为我们手中握着的是患者生命的安危，责任重于泰山。

高教授不仅是临床工作的实践者、科研领域的探索者，更是"传道授业、教书育人"的教育者。不仅具有高度的责任感和使命感，更以扎实的理论功底、娴熟的临床技能，在自身发展的同时带动身边人的发展，言传身教，培养出了更多优秀的医务人员及学生，培养的第五批老中医药专家学术经验继承人2人，现已各担任肾病一科、二科主任，培养硕士研究生30余名，工作辐射全国各地。

（七）以人为本，仁爱生命

高继宁教授在40余年的行医生涯中，不管工作多忙，都对患者一视同仁。患者们都愿意将病痛、疑惑讲给他听，对患者病情了解多了，自能抓住要害，有效治疗，被患者亲切地称为集"仁心仁术"和"诙谐幽默"于一身的肾病医师。

他常教育我们医护人员要从思想根源上转变服务理念，树立"收一个患者，交一个朋友"的思想，一封封表扬信，一面面锦旗，一幅幅先进个人、先进集体的牌匾……这些都是作为医者在平凡的工作岗位上勤勤恳恳、任劳任怨，以精湛的技艺、良好的医德、优质的服务、构建和谐良好的医患关系，切实为患者解决疾苦的印证。"金杯、银杯不如患者的口碑"。对事业的执着追求，对患者的关爱又时时激励着他忘我地工作，去热心地为患者服务，为他们解除病痛，去拯救他们危急的生命。一个个屡弱的生命恢复健康，听到患者家属的肺腑感谢之言，觉得一切都是值得的。没有豪言壮语，高教授更多的是踏踏实实工作，默默无闻地奉献，以先辈为榜样，时刻牢记职业赋予的神圣使命，恪守医德，保持良好的学习习惯，持之以恒地钻研专业知识，坚持以患者为中心，为患者提供全面的支持和帮助，为造福百姓做出自己的贡献。

二、医话医论

曹孟德曾经作过这样的名句："老骥伏枥，志在千里，烈士暮年，壮心不已。"高继宁教授作为在杏林苑耕耘了数十个春秋的人，系统总结自己的学术理论和临床经验，是他的心愿，也是他的责任。对肾脏病机进行了新的探讨，在提炼、发扬"活血化瘀"重要理论的基础上，根据多年体会，提出了独特的"内风扰肾"致病学说及相应的证治思路，在防治上着重强调了肾脏病早防早治和对患者身心关怀的重要性。

高继宁教授在其40余年的临床工作中，谨守病机，精准辨证，准确施治，注重整体观念，提出"以肾为本，五脏同调"的治肾要义，"守方、圆机、活法"的治肾辨证思路，同时提出了如"活血化瘀法贯穿始终"、"祛湿化浊通腑为顺，扶正以祛邪"、"善用虫类药、风类药通肾络"等诸多理念，主要体现在用药思路上。

（一）高教授单味药用药经验

高教授在研究传统医学理论的基础上，参考现代药理学研究，形成了他独特的用药特色。其中的每一味中药，高教授在使用中都有独特的体会，成为临床经验中弥足珍贵的部分。如他运用当归极其灵活广泛，与不同药物配伍产生不同的疗效。如配伍养血药（如熟地黄、白芍等）治疗血虚证；与党参、黄芪等补气药配伍，可产生气血双补之效；与丹参、川芎、赤芍、牡丹皮等活血药配伍以治疗瘀血阻络证，缓解高凝血症状；与生地黄、牡丹皮、女贞子、旱莲草、小蓟、藕节炭、白茅根等合用可清热凉血止血等。

1. 黄芪

黄芪为补气之要药。高教授运用其补气升阳，益卫固表、托毒生肌、利水退肿之功效，同时结合多年药理学研究，进行肾脏病的治疗。黄芪含有多种有效成分，主要有多糖、黄酮、皂苷、氨基酸等。在肾脏病的治疗中，高教授常用在以下方面：①益气生血，用于慢性肾炎、肾功能不全等血虚者。②补气摄血，对于气虚，气不摄血而出现的血尿、紫癜等，高教授常用益气摄血之黄芪为君药，夹血热者可加生地黄、牡丹皮，血瘀者则加赤芍、丹参等。③益气活血，当慢性肾功能不全、过敏性紫癜性肾炎、肾病综合征出现气虚血瘀时，高教授常以黄芪为主，加当归、丹参、赤芍等活血行血药物。④益气升阳固脱，慢性肾炎、肾病综合征、糖尿病肾病的蛋白尿的发生，与清气不升、下元不固有很大关系，使用黄芪益气升阳，恢复脾气的升清功能，从而减少尿蛋白，且通过黄芪的益气生血作用，升高血浆白蛋白，从而纠正低蛋白血症。对于气虚不固而导致尿蛋白者，黄芪可发挥益气固脱之功效。

2. 丹参

丹参味甘、辛，性温，具有补血、和血、调经止血、润肠之功效。高教授认为：其补血之功，可治疗肾脏病的血虚证，配伍黄芪、党参以益气生血，配伍当归、白芍、熟地黄以增强疗效；其活血之功，可治疗肾脏病的血瘀证，《金匮要略》认为"血痹、虚劳"互为因果，两者常相互促进而形成恶性循环，故治疗虚劳的方剂如大黄䗪虫丸中多用活血破瘀药，肾气丸亦使用了逐血痹的生地黄和活血药牡丹皮。清代叶天士有久病入络之说，因此高教授在治疗肾脏之癥瘕时，常伍用赤芍、牡丹皮、川芎等以增强活血化瘀之效，亦伍用生龙骨、生牡蛎等软坚散结之品以消癥。

3. 大黄

大黄味苦，性寒，归脾、胃、大肠、肝、心包经。《神农本草经》载："下瘀血，血闭，寒热，破癥瘕积聚，留饮宿食，荡涤肠胃，推陈致新，通利水谷，调中化食，安和五脏。"《药品化义》述："大黄气味重浊，直降下行，走而不守，有斩关夺门之力，故号将军。"《本草正》又云："大黄欲速者生用，泡汤便吞；欲缓者熟用，和药煎服。"大黄具有泻下攻积、清热泻火、凉血解毒、逐瘀通经之功效。高教授在对慢性肾衰竭的不同阶段进行辨证论治时，大黄在服用方法上以内服为主，并小量后下，不仅取其延缓慢性肾衰竭进展的泻下作用，还在临床中为了克服其副作用，更好地发挥其功用，在炮制上采用酒炒、酒蒸、炒炭等多种方法。大黄主要成分是大黄鞣质，常用来抑制肾脏代偿性肥大，降低高代谢水平。高教授非常注重大黄的药理作用，常采用内用与外用相结合的方法，合理应用大黄，收到了良好的疗效。

4. 石韦

石韦味苦、甘，性凉，入肺、膀胱经，主利水通淋，清肺泻热。其主治热淋、石淋、血淋及水肿，用于肺热咳嗽气喘。《神农本草经》云："主治劳热邪气，五癃闭不通，利小便水道。"高教授在长期临床实践中发现，蛋白尿多与湿浊有关，运用石韦降湿浊，治疗蛋白尿，常与白茅根相伍，并酌加益气健脾之品，如黄芪、白术等，若日久肾气不固者，则加用山茱萸、生龙骨、生牡蛎等以补益肝肾，收敛固摄。临证中石韦还常用于治疗各种淋证。《别录》认为，石韦具有"止烦下气，通膀胱满，补五劳，安五脏，去恶风，益精气"之功。故石韦并非石淋专药,与小蓟、白茅根等凉血止血药相伍可治疗血淋实证,与女贞子、旱莲草、山茱萸等合用则可治疗血淋虚证;与柴胡、乌药、香附合用,可治疗气淋实证,与党参、黄芪、苍术、白术等合用则可治疗气淋虚证;与车前子、萹蓄、黄柏、土茯苓、蒲公英等合用,则可治疗热淋。治疗血热尿血则取其善清膀胱热之效。临床石韦还多与白茅根、生地黄、牡丹皮、女贞子、旱莲草、小蓟、藕节等同用,亦可加用乌梅炭等酸敛之品以加强止血之功。

5. 白茅根

白茅根味甘,性寒,归肺、胃、小肠经,具有清热、利尿、凉血、止血之功,用于血热妄行所致吐衄、尿血等症。本品尚有利尿作用,可用于水肿、热淋、黄疸等症。高教授临床应用治疗尿血、热淋、血淋。《神农本草经》称白茅根"味甘寒。主治劳伤虚羸,补中益气,除瘀血血闭,寒热,利小便。"《本经逢原》则进一步解释说:"《本经》主治劳伤虚羸者,以甘寒能滋虚热,而无伤犯胃气之虞也。言补中益气,胃热去而中气复,是指客邪入伤中州,渐成虚羸而言,非劳伤本病所宜。"从以上论述可以看出,白茅根虽清热凉血,但气味甘寒,非苦寒败胃之品,相反却有令胃热清而中气复之功,言其"除瘀血血闭"者,则说明其虽凉血止血而有活血之功,非止血留瘀之品可比。《本草正义》曰:"白茅根,寒凉而味甚甘,能清血分之热而不伤于燥,又不黏腻,故凉血而不虑其积瘀,以主吐衄呕血。泄降火逆,其效甚捷。"正因其既善于清热凉血止血,又具有不伤脾胃、止血不留瘀的优点,故孙老将其作为治疗热淋、血尿的要药。临床尿血者常配伍石韦、小蓟、藕节炭等以加强止血之效。血淋则配伍土茯苓、黄柏、蒲公英、萹蓄等以利尿通淋。《医学衷中参西录》曰:"中空有节,最善透发脏腑郁热,托痘疹之毒外出;又善利小便淋涩作疼,因热小便短少,腹胀身肿……"白茅根用于利水消肿,常与健脾利湿、利水消肿药(黄芪、苍白术、茯苓、冬瓜皮等)相伍。

6. 水蛭

《本草从新》载水蛭"治水肿、败毒",而张锡纯谓水蛭"破瘀血而不伤新血,专入血分而不伤气分"。近年来的研究证明,水蛭在多种因瘀血所致的疾病中疗效确切,适应证涉及血液流变学异常,外伤疼痛,呼吸、神经系统疾病和癌症等。药理研究表明,水蛭主要活性成分为水蛭素,其在肾脏病中的应用日益广泛,如能够降低蛋白尿,改善肾功能,降低血脂,具有抗凝、抗血栓形成、改善血液流变性、抗炎、抗增殖和抗纤维化等多种药理活性。高继宁教授认为,瘀血是肾小球疾病过程中最常见的病理因素,活血化瘀法治疗肾脏病取得了较显著的疗效,而水蛭恰恰是一味药性平和、祛瘀力强而不伤正的活血祛瘀药,在临床中广为应用。

7. 地龙

地龙味咸,性寒;具有通络、利尿、清热息风等功效。现代药理研究表明,地龙有增强免疫、抗凝、降压、利尿等作用。高教授认为,慢性肾脏病在长期的脾肾亏虚和湿、瘀、浊等体内蓄积的作用下,导致气机逆乱、脉络瘀阻,即"久病入络";而"久病入络"学说与肾小球和肾间质纤维化有着密切的联系,是肾功能进行性减退的关键。因此,活血化瘀是治疗中最重要的环节之一,正如高教授所强调"活血化瘀贯穿始终",除了常规活血药物外,在治疗顽固性蛋白尿时,高教授喜用地龙等虫类药搜风通络,常有较好的疗效。

8. 穿山龙

穿山龙为薯蓣科多年生草本植物穿龙薯蓣的根茎,性苦,微寒,主要具有舒筋活血、祛风止痛、止咳平喘、祛痰、消食、利水等功能。高教授在治疗中将其用于过敏性紫癜性肾炎、慢性肾炎等肾脏病。穿山龙配伍黄芪、当归、川芎等药物一方面可益气活血化瘀，另一方面可加强其本身清热利水消肿之功效；而穿山龙的活血舒筋、消食利水之功，更可使血瘀通利，水行通畅，肾功能恢复，这一点对肾病综合征蛋白尿尤为有效。该药和鬼箭羽、白花蛇舌草等药物相配，有清热解毒、活血利水、祛瘀生新等作用，既可增强机体的免疫功能，又可解除肾脏病患者血液的高凝状态，改善肾小球的滤过功能，从而达到清除蛋白尿、改善肾功能的目的。

（二）高教授常用对药经验

高教授认为，肾病发病的原因，总不越内、外因两端。内因主要是指人的肾气，外因是指外感诸邪、疮毒、药毒。若肾气充足，肾之精气阴阳充盛，肾阴肾阳的功能正常，即使外感六淫、疮毒，一般都不会发生疾病。发生肾病与否，决定于肾气的强弱。维护肾气，加强肾的气化功能，是高教授治疗肾系疾病的根本原则。他维护肾气的措施有三：一是在辨证论治中，根据脏腑亏损佐以益肾之品，如续断、杜仲、桑寄生、生地黄、山茱萸。二是据"阴阳互根"之理，于温肾之剂中佐入制何首乌、牛膝之属，以达"阴中求阳"之效；在滋肾方中伍以肉桂、淫羊藿等，以期"阳中求阴"之功。三是禁用苦寒、辛凉之品以免损伤、克伐肾气，因此需要特别注意药物间配合。正如高教授所言：治病如作战，药之配伍如将兵之调配；医者必须熟悉药性，精研配伍亦是同理也；治病必须明辨证候，才能灵活用药，故精确的用药要建立在精确的辨证基础上，不得有误。以下就高教授常用对药经验分享。

1. 黄芪与当归

气血双补之药对，即气血双补名方"当归补血汤"，古人云"气能生血"、"血为气之母"，黄芪功专补气，当归功专补血，两药合用，补血养血之力倍增。高教授认为，慢性肾病病势缠绵，多有肺脾气虚之证，不仅脾失健运，水湿泛滥之水肿与脾气虚有关，且患者常因肺气虚弱而容易感受外邪造成病情的反复和加重。两药配对，肺脾得补，中土健旺，气血生化有源，既可培旺正气，又可使水患得制，有助于消除肾病中常见的水肿。高教授将黄芪与当归合理配伍成对药治疗肾脏病，取其益气活血之功效，可增加肾血流量，获得了较好的临床疗效。常用量：黄芪 45g，当归 15g。另外，黄芪配伍当归亦为益气活血之药对，能起到去宛陈莝、化瘀不伤正之功效。

2. 何首乌和红景天

何首乌补肝肾、益精血、乌须发、强筋骨。李时珍谓："肾主闭藏，肝主疏泄。此物气温味苦涩。苦补肾，温补肝，能收敛精气。"红景天则具有扶正固本、理气养血、健脑益智、滋补强身之功效。近代科学研究表明，红景天可扶正固本、破坚、止血、和血、养血，且能较好地抑制肾间质损伤及肌成纤维细胞的表达，对肾间质纤维化有保护作用。同时有研究提示高原低压缺氧对肾脏确有影响，用红景天对缺氧相关肾病治疗有确切疗效。高教授常两药合用，对慢性肾炎、肾病综合征、肾功能不全进行治疗，均能改善高凝状态、降低血脂、降低血液黏稠度、改善肾血流量、防止肾间质纤维化、降低尿蛋白、改善肾性贫血、延缓肾功能不全的进展。常用量：何首乌15g，红景天15g。

3. 积雪草和鳖甲

《中药大辞典》载："落得打（积雪草），药性苦、寒，入脾经，功效活血、消肿、止痛，并有清热解毒、利水等功效。"鳖甲，味咸，性寒，归肝、胃经。具有滋阴潜阳，软坚散结，退热除蒸的功效。中医常以其软坚之性无所不至，用于宣通脏腑，疏通经络，透达关窍，开血凝，散血聚，消肿排脓。现代药理作用：降低血液黏度，抗炎，抗缺氧等。高教授临证应用常将两药配伍，取其软坚散结之效。经多年临床观察，两药配伍在降低尿蛋白、降低血肌酐、延缓肾功能不全方面常喜获良效。常用量：积雪草 30g，鳖甲 20g。

4. 灵芝和白花蛇舌草

灵芝常用其子实体，是一种珍贵的药用真菌。现存最早的本草专著《神农本草经》谓："味苦平，主治胸中结，益心气，补中，增智慧，不忘，久服轻身不老。"研究表明，灵芝具有增强小鼠免疫功能作用及抗缺氧作用。白花蛇舌草味微苦、甘，性寒，具有清热解毒、利尿消肿、活血止痛的功能，主治恶性肿瘤、阑尾炎、尿路感染等；白花蛇舌草具有调节机体免疫功能的作用，可减少免疫复合物的形成。高教授常应用灵芝、白花蛇舌草药对治疗肾病综合征、慢性肾小球肾炎，对于缩短患者疗程，减少复发疗效确切，并能提高机体免疫力，增强抗病能力。常用量：灵芝 15g，白花蛇舌草 30g。

5. 川续断和桑寄生

高教授认为，肾虚是肾脏病的主要病理学基础，补肾是肾脏病的基本和必要治法。肾病多呈慢性，故补肾既不可过于温燥，又要防止滋腻碍胃，川续断味苦，性微温，可补肝肾、强筋骨，为"疏利气血筋骨第一要药"，"补而不滞，行而不泄"。桑寄生味苦、甘，气平和，既能补肝肾、强筋骨，又可祛风湿、调血脉。两者均归肝、肾两经，相须配对使用，有较强的补肾作用。常用量：川续断 15g，桑寄生 15g。

6. 生地黄和金蝉花

生地黄味甘，性寒，有清热凉血、养阴生津之功，始见于《神农本草经》。《神农本草经》将其列为上品，云"味甘，寒。主治折跌，绝筋，伤中，逐血痹，填骨髓，长肌肉"。现代药理学表明生地黄对免疫系统、神经系统及心脑血管系统均有显著作用（能够增强机体免疫、清除氧自由基、改善脏器缺血导致的再灌注损伤、保护肝肾功能、抗骨质疏松、抗焦虑、抗炎、降血糖及促进机体造血功能等多重药理功效），临床观察发现，其可通过调控肾上腺受体治疗慢性肾衰竭。金蝉花具有补益肺肾、补气益血、养颜润肤的功效。现代药理学研究表明，金蝉花具有保护肾功能、延缓肾衰竭的作用，还具有免疫调节、抗肿瘤的生物活性，从金蝉花中提取得到蝉花总多糖（CCP），可通过细胞增殖和抗体生成水平等反应增强细胞免疫和体液免疫活性。金蝉花水提物可能通过降低 TGF-β_1、α-SMA 和 FN 蛋白的表达，从而缓解甚至逆转肾小球的硬化与肾间质细胞纤维化。两者的应用体现了高教授以肾为主，从肺论治的思想，起到补肾益肺、金水互调之功。常用量：生地黄 15g，金蝉花 15g。

7. 大黄和积雪草

积雪草味苦、辛，性寒，具有清热利湿、解毒消肿等功效。积雪草有明显的抗肾纤维化的作用，积雪草苷能够降低腺嘌呤造成的肾纤维化大鼠血清肌酐、尿素氮，能明显减少细胞外基质（ECM）的堆积，抑制细胞的增殖，减轻肾组织的损伤，调节肾脏的局部免疫反应，从而减轻肾组织的损伤，延缓肾衰竭的进展。慢性肾衰竭以"肾毒素"在体内蓄积为特点，归属于中医学的湿、毒。大黄具有活血、逐瘀、通经的作用，大黄素能够减轻细胞的炎症反应，活血化瘀降浊；《本草纲目》曰：大黄"直达下焦，深入血分，无坚不摧，荡涤积垢"，使瘀血从阳明谷道排出，同时还能使湿毒从下而去，有利于肾功能的改善。因此两者常相须为用，常用量：大黄 10g，积雪草 30g。

8. 丹参和川芎

糖尿病患者大多具有血流缓慢、血液黏度增高的特点，这就是中医学所谓的瘀血改变。瘀血是糖尿病肾病的病机，贯穿于疾病的始终。因此，活血化瘀法也是高教授治疗糖尿病肾病的基本方法之一，临证常用丹参、川芎。《神农本草经》中记载丹参"破癥除瘕"，近年有学者提出糖尿病肾病可按"癥瘕"辨证，其依据是疾病发展过程中可表现为糖尿病性肾小球病、双肾缩小。丹参具有很好的活血化瘀作用，可以促进肾动脉灌流量，改善微循环，缓解血液高凝状态，减轻或延缓肾损害。《本草纲目》认为川芎是"血中气药"，具有通达气血的功效。而川芎嗪能抑制血小板的激活与聚集，改善血液流变学指标和微循环障碍，减轻肾小球过氧化损伤，抗纤维化，延缓肾小球硬化的进程，保护肾功能。丹参、川芎相须配伍，可使活血化瘀之功倍增。"久病入络"为清代名医叶天士首倡，"络"指血络，"久病入络"指慢性疾病迁延日久，病邪深入，血络受损，正如《临证指南医案》中提到的"久病气血推行不利，血络中必有瘀凝"。瘀血是肾脏病的病机之一，是慢性肾脏病常见的证候之一。高教授强调治疗瘀血肾脏病，活血化瘀要贯穿始终。

9. 石韦和白茅根

高教授在长期临床实践中发现，蛋白尿多与湿浊有关，运用利湿法可治疗蛋白尿。石韦主利水通淋、清肺泄热，主治淋证及水肿；现代药理显示其有抗炎、镇咳等作用。白茅根具有清热、利尿、凉血止血功效；现代研究推测，其可能缓解肾小球血管痉挛，从而减少肾素分泌，使血压恢复正常，减少尿蛋白。在临床上，高教授常将二药相须而用，清脾肾湿热、消除蛋白尿。

10. 砂仁和甘草

砂仁气味芳香，辛温通散，善于化湿行气，为醒脾和胃之良药，正如《本草汇言》所述：温中和气之药也。若上焦之气梗逆而不下，下焦之气抑遏而不上，中焦之气凝聚而不舒，用砂仁治之，奏效最捷。甘草味甘，性平，善入中焦，具有补益脾气、祛痰止咳之力，因其作用缓和，故宜作为辅助药用；生品药性微寒，可清解热毒。《本草汇言》言其"和中益气，补虚解毒之药也"。高教授言"肾脏病乃沉默的疾病，隐性的杀手"，肾病患者在隐性期，多无显著的临床表现，但由于长期患病，患者多有脾肾不足的虚弱性表现，而大病久病患者，其后天先天之本——脾肾也必然存在潜在的损伤，故调补脾肾为治本之大法。砂仁芳香醒脾，可开胃进食，用于方中尤可防久服中药碍胃之弊。对于病虽属虚，但却虚不受补者，当以平补为宜。或见其证似虚非虚、似实非实，可择甘润之品甘草，用平补之法较为妥当，使之恢复"阴平阳秘"的协调状态，达到治疗目的。对于常见无明显症状的、无证可辨者，除了在舌脉上下功夫并结合实验室检查外，多从脾胃论治。高教授常调补脾肾，运用砂仁、甘草配伍，共奏健脾补肾、缓和药性之功。常用量：砂仁 6g，甘草 6g。

同时高教授在临床治疗肾脏病的过程中，认为肾脏病病位虽在肾，但五脏相关，论治需五脏兼顾。高教授认为，人体是一个有机的整体，各脏腑在生理上相互依存，相互协调，病理上则相互影响。"五脏之伤，穷必及肾"，而肾脏有病，必然累及他脏，以致两脏或多脏同病。因此在治疗肾病时，高教授指出当以治肾为主，兼调五脏，如此才能达到审证求因、治病求本的目的。

高教授主张现代中医临床诊治要与西医学的疾病诊断、实验室检查指标、疗效评价相结合，注重"辨病与辨证相结合"的中医肾病诊治思路，即"结合现代医学手段明确诊断-以脏腑辨证为基础确定病位-以八纲辨证为总纲了解病性，抓住主症-分清标本先后-依据主症拟出基础方-根据兼证随证加减"。他指出，现代中医治疗对象是诊断明确的疾病，疗效判定不能仅仅依靠症状的改善，还要根据理化检查来证明。病之初以正虚为主，正虚日久，因虚致实，湿浊、水饮、瘀毒等病理产物在体内蓄积，实邪久羁，致气机逆乱、络脉阻滞，而更伤正气，形成恶性循环，病程日久，形成癥积，导致肾脏损伤，甚则肾气衰败。慢性肾脏病临床分为五型：脾肾气虚、脾肾阳虚、肝肾阴虚、气阴两虚、阴阳两虚，而 CKD2～3 期以脾肾气虚、肝肾阴虚、气阴两虚为主。强调治则应为"补脾益肾、扶正祛邪"，提倡以扶正气为主，这与"正气存内，邪不可干"有异曲同工之妙。治疗应按正虚、邪实分型治之，临证时常常运用益气活血软坚泻浊法治疗慢性肾脏病。

高教授治则特点是：①平补优于峻补，缓泻优于峻泻。高教授通过多年临床观察发现，对于糖尿病肾病，若给予峻补之品，有"闭门留寇"之害，治疗应该遵循慢性病的治疗原则，以平为度，药用平和之何首乌、菟丝子等。糖尿病肾病晚期，多有腑气不通、浊邪壅塞之证，通腑泄浊为其正治，但峻猛之品久泻，则恐徒伤正气，故主张缓泻为要，或峻药缓用，如大黄与牡蛎同用，或用制大黄缓其峻性，或将泻药保留灌肠。②活血化瘀贯穿治疗始终。由于瘀毒是慢性肾脏病的诱发及加重因素，治疗上坚持使用活血化瘀法，同时瘀血有寒热虚实之别。热证则用牡丹皮、赤芍、紫草、茜草、丹参等；寒证则用川芎、桃仁、红花、当归等；气郁则用郁金、延胡索、木香等；气虚则用三七、王不留行等。③重用活血不忘健脾。久病致瘀，治宜活血化瘀。慢性肾脏病长期迁延不愈，穷必及脾肾。高教授强调补脾，因脾为湿土，土湿才能滋生万物，补脾气以固下脱之阴津，养脾阴可化涸竭之津液。他注重用党参、黄芪、白术、砂仁、山药，斡旋中州，益气养阴。临床上高继宁教授常把"保胃气"作为判断和治疗疾病的重要原则，每逢遣方用药均酌加顾护脾胃之药，特别是慢性疾病需久服中药者。

综上可见，辨证论治精准、组方用药严谨，正虚、邪盛分论而合治，立法处方有机组合。临床应用时，要知权达变，既要把握肾病规律的共性，又要充分注意每一位患者的自身疾病特点，只有这样才能取得最好的疗效。

三、肾病治验

肾病起病原因十分复杂，且病机多变，牵连的病位广泛。高继宁教授为祖传中医，且有多年的肾病专业的学习经历及临床经验。他认为肾病病机总属本虚标实证。患者先天不全，后天失养，脾肾不足，迁延日久，化湿生瘀，湿瘀阻于周身经络，以肾脏为主，却不拘泥于肾脏，病位广泛。故而高教授提出"以肾为主，五脏同调，兼治湿瘀毒"的学术观点。

（一）治病思路

1. "以肾为主"的"守方务本"思想

《素问·阴阳应象大论》曰"治病必求于本"。高教授尊崇古训，善于在临证中探求疾病本因，极力倡导"以肾为主"在治疗慢性肾脏病中的重要性。肾为先天之本，肾病本质在于肾气的功能活动失常，治病关键在于补益肾气。肾气乃肾之元气，泛指肾的气化功能及人体正气、免疫调节功能；守住肾之元气则抓住了肾脏病的核心病机。

高教授认为，慢性肾脏病的核心病机为"脾肾亏虚，湿毒瘀滞"，在不同的病理阶段各因素在病机组成和权重上的表现各不同，但万变不离其宗，恪守"肾为先天之本"这一主线，确定全程治疗所守之方，根本在于补益肾气。针对这一核心病机，高教授用药特色有三：一是根据脏腑亏损程度酌予益气扶肾之品，如黄芪、山药、生地黄、川续断、杜仲、巴戟天之类；二是常据"阴阳互根"之理，于温肾之剂中佐入制何首乌、牛膝之属，以达"阴中求阳"；在滋肾方中佐以肉桂、淫羊藿等，以期"阳中求阴"；三是禁用苦寒、辛凉之品以免损伤、克伐肾气。据此，创立了具有健脾益肾、化瘀泻浊功效的高氏肾衰方（由黄芪、当归、丹参、桃仁、红花、川芎、积雪草、何首乌、杜仲、枳壳、半夏、猪苓、茯苓、车前子、鳖甲、大黄、陈皮、甘草、砂仁组成），高氏肾衰方是高继宁教授治疗慢性肾衰竭"守方务本"学术思想的精髓所在。

2."五脏同调"的"辨证论治"体系

高继宁教授强调，慢性肾脏病的病机根于肾，病位在肾并与五脏相关，与咽肺、心肝、脾胃关系密切，论治当"以肾为主，五脏同调"；在慢性肾脏病发生与发展的过程中，湿、瘀、毒等促进或加重因素呈现集聚的特点，表现出肾之证候内涵相对稳定基础上的差异性，可见单纯的"守方"难以奏效，遂高教授在"守方务本"的基础上完善了"圆机活法"治疗体系，以期保护残余肾功能，延缓肾衰竭的进展。

（1）从咽、从肺治肾。《灵枢·经脉》云："肾足少阴之脉……从肾上贯肝膈，入肺中，循喉咙。"可见，肾与咽喉、肺关系密切。咽喉乃肺之门户，咽喉受邪，可循经下传于肾，临床上呼吸道感染是导致慢性肾脏病的常见诱因，故高教授非常重视从咽治肾；风热邪毒等搏结于咽喉，循经入侵肾脏引起血尿、蛋白尿，治疗常选用荆芥、防风、金银花、连翘、蝉蜕、僵蚕等轻灵之品以疏风散邪、清热利咽，可截断病邪犯肾之路径，咽喉得清则肾自安，疾病向愈。

肺与肾具有金水相生、母子相依的关系；肺为水之上源，先天不足，易感热毒之邪，致肺阴不足，不能滋生肾水，阴津不足，可见咳嗽、气急、口干、潮热、盗汗、遗精、腰膝酸软等症，此时高教授主张以"养阴清热利咽"为法从肺治肾，常选用普济消毒饮合增液汤化裁，养阴清肺兼宣泄肾经实热，通过下病上治达到治肾之目的。

（2）从心肝治肾。《千金方》载"夫心者火也，肾者水也，水火相济"。心火下降于肾，温煦肾阳，使肾水不寒；肾水上济于心，滋助心阴，使心火不亢。肝主藏血，肾主藏精，精血同源，肝肾同源。心、肝、肾关系密切，慢性肾脏病病情迁延，日久导致肾阴虚损，肾水内耗，一则不能上承心火，使心阳独亢则出现五心烦热、失眠多梦，重者水饮凌心可见胸闷、喘憋之症，二则水不涵木，阴不制阳，肝阳化风，上扰清窍则见眩晕、头痛、耳鸣等症。

高教授治肾善从心、从肝论治。一则滋肾阴以潜心阳、交通心肾，用交泰丸合柴胡疏肝散加生龙骨、生牡蛎等；二则补肾阴以滋养肝阴、滋水涵木、平肝潜阳，选用滋肾清肝汤合逍遥散加天麻、钩藤等。其认为天麻为治风之要药，可入厥阴之经而治诸病，钩藤入络通心包，生龙骨、生牡蛎为镇降之品，具有翕收之力。心肾相交则水火既济，肝木得肾水之涵则不妄动，故为治肾要义也。

（3）从脾胃治肾。《脾胃论》云："脾胃之气无所伤，而后能滋养元气……脾胃之气既伤，而元气亦不能充，而诸病之所由生也。"脾为后天之本，有运化水谷、输布水液及统摄血液等作用，肾之元气有赖于脾胃所化生水谷精微的不断滋养。

高教授强调，对于慢性肾脏病患者，常表现为脾肾衰败、湿浊壅滞之候，如呕恶明显、不思进食、神疲乏力等。应先给予健脾和胃降逆之法，以图恢复脾胃之气，使生化有源，中州源泉不绝则正气刚正；再投补益脾肾、化瘀泄浊之品。善养后天之本是高教授临床治病的一条重要原则，《景岳全书》亦强调："凡欲察病者，必须先察胃气；凡欲治病者，必须常顾胃气。胃气无损，诸可无虑。"在治疗慢性肾脏病中高教授常将"保胃气"作为判断和治疗疾病的重要原则，每逢遣方用药均酌加顾护脾胃之品（如砂仁、莱菔子、焦山楂、焦麦芽、焦神曲、陈皮等）以和胃健脾、顾护中州。

3. "兼治湿、瘀、热、毒"的逆治思路

慢性肾脏病缠绵难愈、反复发作、迁延难治，湿、瘀、毒既是病理产物，亦是致病因素。高教授认为，湿、瘀、毒在慢性肾脏病的不同病理阶段扮演着不同角色，若能在临证时仔细辨证，精准施治，遵循"圆机、活法"之理，则可使治疗效果大幅提高。

高教授强调，治疗慢性肾脏病应化湿清热兼顾，若湿重于热，选用三仁汤化裁；若热重于湿则用石韦、白茅根、金樱子、青风藤等具有清热利湿、利尿通淋功效的药物。血瘀是慢性肾脏病的病理产物和致病因素，与现代医学肾脏微循环的高凝状态导致的肾小球硬化及纤维化相一致，因此高教授倡导从瘀论治，以桃红四物汤为主，选用水蛭、地龙、全蝎等虫类药，以活血化瘀通络、改善肾脏微循环。湿、浊、毒等相互搏结，阻闭肾络，弥漫三焦，往往导致腑气不通、大便不畅。临证中高教授善用大黄炭，运用其泻下功能借阳明谷道清除体内的毒素，同时运用炭类的吸附作用吸附肠内毒素并将其排出体外。

（二）分病论治

1. 高氏紫癜方治疗热毒血瘀型过敏性紫癜性肾炎

高教授认为，过敏性紫癜性肾炎多由外邪入侵，郁而化热，蕴久成毒，热毒血瘀，迫血妄行，损伤脉络，血溢脉外而致。在治疗过程中注重运用清热解毒之剂，治以凉血止血，并根据"瘀血不去，新血不生"的理论，酌加和血散血药物。

（1）注重清热解毒。过敏性紫癜性肾炎发生、发展过程中一个显著的临床特点是热毒炽盛。热毒既有风寒或风热为先导，侵犯肺卫，日久侵入营血，亦有饮食不节，滋生湿热或外感湿邪，郁而化热，蕴久成毒。热毒炽盛，热伤血络，迫血妄行，故致皮肤紫癜、血尿等症状。治疗中高教授十分注重清热解毒药的运用，临证常选用金银花、连翘、板蓝根、蒲公英、薄荷、蝉蜕等以疏风清热；若湿热化毒，则选用黄芩、黄柏、土茯苓、白花蛇舌草等。与此同时，辨证时加用生地炭、牡丹皮、水牛角、丹参、紫草、赤芍等以清营凉血、活血散瘀。本病初始之时热毒较重，发病较急，应当以清热解毒为首务，随着病情的发展渐有邪实伤及正气，出现了虚实夹杂，故治疗应辅以扶正之品，务必做到清热解毒不伤正。病久热毒易耗伤气阴，治疗应转为以滋阴清热为主，但清热解毒亦不能废，以防灰火重燃。

（2）重视虚实兼顾。本病初期大多以邪实为主，后期则以正虚为主，但往往虚实夹杂，临证对虚实兼顾甚为重视。以邪实为主者，在祛邪的同时应注意风、湿、热、毒等邪气耗气伤阴的特点，在疏风清热、解毒化湿的同时辅以益气养阴。而以正虚为主者，常常同时存在瘀毒壅滞，故扶正不忘祛邪，应配以清热祛湿、化瘀解毒，力争做到扶正不助邪，祛邪不伤正，虚实兼顾。

（3）活血化瘀贯穿始终。过敏性紫癜性肾炎患者在外表现为斑疹，在内则同样会出现血渗久成瘀的现象，所谓"瘀血不去，新血不生"。因此，高教授提出了"活血化瘀贯穿始终"的治疗思路。在临证时多选用牡丹皮、赤芍、丹参、三七等药物，即所谓"瘀血去，新血生，百脉通，血归经，紫癜除"。根据现代药理学研究发现，丹参能减低血黏度，扩张肾小球血管，改善肾内微循环，起到保护肾功能的作用；牡丹皮、赤芍、三七凉血止血，亦能行血中之瘀，同样也有改善微循环的作用。

（4）创立了以扶正固本、清热解毒、凉血止血为治则的"高氏紫癜方"。药物组成：黄芪、当归、赤芍、生地炭、牡丹皮、三七粉、旱莲草、女贞子、连翘、金银花、板蓝根、茜草、小蓟、水牛角、白茅根、甘草、砂仁。对过敏性紫癜性肾炎热毒炽盛期有良好的效果。

2. 高氏糖肾方治疗气阴两虚、湿瘀互阻型糖尿病肾病

糖尿病肾病是糖尿病最严重的慢性并发症之一，由糖尿病微血管病变引起，以肾小球硬化为主要病理特征。流行病学调查表明，约 47.66%的糖尿病患者最终进展为糖尿病肾病（DN）。

中医将糖尿病肾病命名为"消渴病肾病"，高教授强调，消渴病肾病既与"五脏皆柔弱"体质因素有关，又与"膏粱厚味"等饮食习惯有关，临床主要表现为多饮、多食、多尿，疲乏少力或消瘦，尿中有泡沫，双下肢浮肿等。通过多年的临床观察，高教授发现该病早期多属气阴两虚、湿瘀互阻型。高教授在临证中的特色主要体现在以下四个方面。

（1）平补优于峻补，缓泄优于峻泄。通过多年临证观察及经验积累，发现对于糖尿病肾病，若予峻补之品，有"闭门留寇"之害，治疗应遵循慢病慢治的治疗原则，以平为期，药用平和之川续断、杜仲、巴戟天等。糖尿病肾病后期多有腑气不通之症，通腑泄浊为其正治，但峻猛之品易引起久泻，恐伤及正气，故主张以缓泄为主，或峻药缓用，如大黄与牡蛎同用，或用制大黄缓其峻猛之药性。

（2）活血化瘀贯穿始末。在本病发生、发展的过程中，"瘀"占有十分重要的地位。湿热蕴结，热郁血滞，水停血阻；或阴阳不足，气血耗伤，气虚血行无力；或气机阻滞，血液停留；或离经之血积聚不散；或病久缠绵，深入血络。上述均可形成瘀血，瘀血又能影响整个病程的转归，使疾病迁延不愈。糖尿病最主要的并发症以各脏器微小血管病变为主，其中肾脏极易早期受累。脉络瘀阻是糖尿病肾病的主要诱因及加重因素，故治疗上要重视活血化瘀的应用。导致血瘀的原因有寒热虚实之别，临证用药要有所侧重，寒凝致瘀则选用桃仁、红花、丹参等；气滞血瘀则选用延胡索、川芎等；气虚血瘀则选用黄芪、党参等。

（3）久病重视健脾补肾。糖尿病肾病长期迁延不愈，穷必及脾、肾两脏。脾属土，主运化，能滋养万物，补脾气以固下脱之阴津，养脾阴可化涸竭之津液。他重用党参、黄芪、白术、砂仁、山药，顾护中州，益气养阴。临床上把"保胃气"作为判断和治疗疾病的重要原则，遣方用药均酌情加入顾护脾胃的药物（如砂仁），特别是慢性疾病需久服中药者。

（4）创立了以益气养阴、利湿清热、活血化瘀为治则的高氏糖肾方。高教授在参照《医学衷中参西录》中的"玉液汤"和《温病条辨》中的"增液汤"的基础上，加用清热利湿活血药组成"高氏糖肾方"，药物组成包括黄芪、山药、葛根、生地黄、熟地黄、麦冬、五味子、知母、青风藤、石韦、白茅根、黄连、鸡内金、丹参、甘草，共奏益气滋阴补肾、利湿清热活血之功效，以达调节机体免疫平衡，减少尿蛋白，从而保护肾功能，延长其进入终末期肾病时限的目的。

3. 滋阴通淋方治疗肾虚肝郁、下焦湿热型复发性尿路感染

复发性尿路感染具有慢性迁延性、反复发作的特点，多见于更年期妇女。患者此时雌激素水平降低，免疫力功能减退，尿道微生态紊乱；中医学认为，女子七七，天癸渐竭，肾气虚衰，阴液亏虚，水不涵木；患者正气不足，若遇饮食劳倦，情志不畅，抑郁焦虑，饮水不足等因素则极易招致湿热蕴结下焦，发为淋证。湿热更伤阴津，故而反复发作。

（1）肝肾阴虚是慢性尿路感染的重要病因。中医学认为，"正气存内，邪不可干"，"邪之所凑，其气必虚"，疾病发生的内在因素是正气不足。慢性尿路感染多属正虚邪恋，虚中夹实之证。患者或因先天不足，素体阴虚或更年期天癸将竭，或因多产、久病、热病、大病耗伤肾阴，遭受外邪致病，随着疾病的发展和演变，经历了由虚致实、因实更虚的病理过程，最终表现为本虚标实之证。当今社会，生活节奏加快，社会竞争增加，人们极易在日常生活中出现心浮气躁、焦虑的情绪，若自身调适不当，日久易导致肝气郁结，气郁化火，热灼伤阴，可形成肝阴不足。肝藏血，肾藏精，肝肾同源，精血互化，相互资生。肾阴不足，水不涵木，亦可导致肝阴不足，最终导致肝肾阴虚，尿路感染反复发作。

（2）湿热伴随疾病发展的始终。发病之初，患者多因正气不足，感受湿热之邪，或多食辛辣肥甘之品，或嗜酒太过之后，酿成湿热，下注膀胱；或怒则伤肝，气郁化火，肝郁不舒，火郁于下焦，或是他脏之热，下注膀胱，热邪注入下焦，膀胱气化不利，热与水结，酿成湿热内聚；或因尿路感染反复发作，湿热留恋，而衍变成慢性。故慢性尿路感染病情反复发作，迁延日久，缠绵难愈，无不由湿热所致。

（3）益气养阴、滋肾疏肝、清热利湿法的确立及验证。人到中老年后，天癸渐竭，肾气虚衰，阴液亏虚，水不涵木是反复尿路感染患者的主要体质特点。在此基础上，高教授根据"阴虚湿热"的理论认识及反复尿路感染患者多见"水不涵木"的临床特点，确立了以滋阴疏肝通淋为主的治法，以清代魏之琇《续名医类案》中的一贯煎为基础，加益气、清下焦湿热及利湿通淋的六一散等药物组成（生地黄、沙参、麦冬、当归、枸杞子、柴胡、黄芪、黄柏、苦参、蒲公英、白茅根、滑石、甘草），治疗复发性尿路感染。方中重用生地黄为君，滋阴养血，补益肝肾；北沙参、麦冬、当归、枸杞子为臣，益阴养血柔肝，配合君药以补肝体，育阴而涵阳；并以柴胡易川楝子疏肝解郁，遂顺肝木条达之性，并且现代研究其有效成分皂苷具有抗炎作用；黄芪益气扶正，现代研究证实其可增强机体免疫功能；黄柏、苦参、蒲公英、白茅根清利下焦湿热；六一散之滑石、甘草清热渗湿利小便而共为佐使。诸药合用，共奏益气养阴、滋肾疏肝、利湿通淋之功。

经临床研究证实，运用本方治疗复发性尿路感染总有效率达 86.6%，疗效显著，优于口服抗生素。在动物实验中则证实，本方具有免疫调节和抗炎的双重作用。

4. 高氏肾衰方治疗脾肾气虚、湿瘀互阻型慢性肾衰竭

慢性肾衰竭是指各种慢性肾脏病进行性进展，引起肾小球滤过率下降，肾脏结构和功能不可逆转地丧失，导致与此相关的代谢紊乱及临床症状组成的综合征。由于慢性肾衰竭严重影响患者的生存质量，且晚期透析及移植医疗费用昂贵，给患者及其家庭带来极大的经济和心理负担，故如何有效延缓并逆转肾衰竭乃治疗之关键。

高教授行医 40 余年，经验颇丰，在长期的临床实践中总结经验，在治疗慢性肾衰竭方面形成了自己独特的学术思想，现总结如下。

（1）本虚标实，辨治强调"扶正祛邪"。慢性肾衰竭病机特点：病位广泛，寒热错杂，正虚邪实，正虚之中以脾肾气虚最为多见，肾气亏虚可引起肾的气化功能障碍，肾失开阖，不能及时疏导、转输、运化水液及毒物，因而形成湿浊、湿热、瘀血、尿毒等邪毒，因虚致实，倘若实邪久羁，又可更伤正气，邪毒反过来又阻碍气血的生成，终致恶性循环。脾虚不能制水则水湿运化失权，水湿内停，蕴结生热，以致湿热内蕴。脾肾亏虚，脾失输布，不能"升清"，肾失开阖，不能"泌浊"。湿浊、尿毒等波及五脏六腑、四肢百骸而产生诸多症状。临床表现有腰膝酸软、乏力、面色萎黄无华、头晕、精神萎靡、形容憔悴等虚损症状；消化系统功能紊乱为突出表现，如恶心、呕吐、口黏纳呆、便秘或腹泻等，舌苔黄腻，或水滑，或焦黑燥裂等。

高教授认为，慢性肾衰竭属疑难顽疾，邪气日盛，正气渐衰，瘀毒积聚，在临床治疗中不能拘于一法，故确立了扶正祛邪、标本兼顾的治疗原则。本虚以补脾肾之气为主，以"补脾益肾"为基本治疗原则，常用健脾益气养血之品，如黄芪、太子参、党参、白术、当归等；调补肝肾则常用灵芝、何首乌、杜仲、续断等。针对标实证，则采用利湿化浊、活血化瘀。化湿泻浊临床常用半夏、草果、厚朴、砂仁等；通腑泄浊常用大黄；活血化瘀则常用丹参、川芎、当归、桃仁等；若水湿甚者，则用车前子、猪苓、茯苓等。

（2）瘀血阻络，重用软坚散结之品抗肾纤维化。慢性肾衰竭的基本病理表现为肾间质纤维化，肾小球系膜增生等一系列病理生理变化导致肾纤维化，微循环功能、血液流变学改变、凝血、纤溶等异常而导致瘀血产生，中医的病机则是肾络瘀阻。慢性肾脏病，病程冗长，病机错综复杂，晚期可形成微型癥瘕，故活血软坚可在一定程度上缓解肾纤维化，从而延缓肾衰竭。

具体在肾脏病的诊治中，高教授认为，慢性肾衰竭发展过程中的"久病入络"与肾小球和肾间质纤维化具有同步发展的关系，是肾功能进行性减退的关键要素，因此对肾络瘀阻的干预，是延缓肾衰竭的重要措施。在用药方面，则强调使用活血化瘀、虫类搜剔药及软坚散结药，如川芎、桃仁、地龙、鳖甲、积雪草等。

（3）辨证论治，中西医结合消除加重因素。慢性肾衰竭往往因感染、电解质紊乱、血压控制欠佳、心力衰竭或用药不当而诱发加重，从而导致肾功能的迅速恶化。高教授认为，对于各种加重诱因的控制，应当中西医联合治疗，了解其各自的长处和不足，取长补短获得最佳效果。根据慢肾衰的不同病因、不同阶段、不同临床表现，进行辨证论证。如在慢性肾衰早期，患者仅仅表现为腰酸腰痛、乏力倦怠、夜尿频多等，此期患者主要以脾肾气虚为主，故治疗以"扶正"为主，当健脾补肾，再根据其他兼证予以利湿化浊、活血化瘀治疗。高教授在长期临床实践中，总结出"高氏肾衰方"，组成有黄芪、当归、丹参、桃仁、红花、川芎、积雪草、何首乌、杜仲、枳壳、半夏、猪苓、茯苓、车前子、鳖甲、大黄、陈皮、甘草、砂仁。功效补肾益气活血，利湿化浊和胃。在临床应用，收到良好效果。

随着疾病的进展，患者逐渐出现乏力加重、精神不振、腹胀纳呆、恶心、水肿症状，出现了湿浊内蕴导致的胃肠道功能紊乱的表现，实验室检查可发现贫血、电解质紊乱、酸中毒等，故此期应当积极采取西药纠正贫血，纠正水电解质紊乱、酸中毒，并同时使用中药扶正祛邪，以健脾益肾、补血益气、利湿化浊、利尿通淋多法兼施。

（4）内外同治，增强临床疗效。对于慢性肾衰竭的治疗，高教授认为，单纯地内服中药不能解决全部问题，适时地配合中医外治法，内外同治往往可取得更好的疗效。临床上使用比较成熟的方法是结肠透析法。结肠具有排泄和吸收的生理功能，具有半透膜特性，与腹膜类似，能有选择性地吸收和分泌。在具体运用中，高教授主张采用机器法高位结肠透析，因其给药面积扩大，药物吸收量和体内毒素的交换可增加。在临证中采用自制的高氏结透方

（由黄芪、生大黄、蒲公英、煅牡蛎、藕节炭、制附子、桃仁、红花、青黛、甘草组成）进行治疗。方中黄芪、甘草益气，制附子温阳，为方中扶正之品，可增强机体抗病能力，兼有消肿之功；桃仁、红花活血化瘀，改善肾脏微循环；蒲公英、青黛清热解毒；大黄泻浊排毒；藕节炭、煅牡蛎则具有吸附功能，有利于吸附肠道内毒素。诸药合用，共奏温阳益肾、解毒活血、通腑泄浊之功。

第六章　全国名中医学术经验继承人——李红

一、医家传略

李红，女，硕士生导师，教授，主任医师，现任山西省中西医结合医院肾病二科主任，国家中医药管理局中医肾病学重点学科后备学科带头人。目前担任中国民族医药学会肾病分会常务理事，中国中医药研究促进会专科专病建设工作委员会委员，中华老年医学会中青年知名专家，中华中医药学会肾病分会委员，山西省医学会肾病专业委员会委员，山西省中医药学会肾病专业委员会常委，山西省女医师协会肾脏病及血液净化专业委员会常委，山西省医师协会肾病医师分会常委，山西省医师协会中西医结合肾病分会常委，山西省医师协会中医肾病分会委员，山西省医师协会全科医师分会委员，山西省医院管理协会血液净化管理委员会委员，山西省医疗纠纷调解委员会专家并参与医疗纠纷调解。

李红师从第五批老中医药专家学术经验继承工作指导老师高继宁，继承其学术思想及临证经验，从事临床医疗工作 20 余年，具有丰富的临床经验，擅长中西医结合治疗各种肾小球疾病、急慢性肾衰竭、肾小管间质病变及继发性肾脏病。在血液透析、腹膜透析、连续性床旁血液滤过治疗、肾穿刺活检等方面具有丰富经验，开展多项新技术、新工作，擅长处理急慢性肾衰竭患者合并心力衰竭、感染等并发症，承担与参与多学科抢救急危重症患者的工作，提出独到的观点及抢救治疗措施，受到同行的认可。先后在国家级及省级杂志上发表学术论文 30 余篇，SCI 论文 2 篇，承担山西省科技厅课题 1 项，承担山西省卫生健康委员会课题 2 项，参与国家级及省部级科研 10 余项，参编医学专著《社区医师中西医诊疗规范丛书——肾脏及血液疾病》、《孙郁芝肾病临证经验集》、《高学圣临证经验辑要》、《中西医结合防治肿瘤900 问》、《高继宁肾病临证经验集》等。

（一）勤奋好学，提升自我

李红 1987 年以优异的成绩考入山西医学院（现山西医科大学），求学期间，系统学习了《诊断学》、《人体解剖学》、《生理学》等课程，每次遇到不懂的学术问题，都积极向老师请教，并能提出自己独到的见解；能够与同学们相互交流学习，一起学习进步。五年来，在老师的精心培养教育下成长为一名优秀的医学生。

1992 年李红毕业于山西医学院，同年分配至山西省太原市铁路中心医院工作。在工作期间，不辞辛苦、不怕劳累，除完成日常门诊和病房工作外，在业余时间还不断学习新知识，努力提高自己，同时积极协助科室领导发展科室业务，学习国内外先进医学理论及诊疗技术。1999～2000 年在北京 301 医院进修学习，多次参加国际、国内学术会议并进行学术交流，奠定了良好的专业基础。在工作期间，积极掌握临床科研技能，提升自我，独立处理解决临床中多种疑难病的诊治和危重症抢救工作、独立完成临床和基础科研课题的立项、标书撰写，实施研究方案，总结分析研究结果，对以后在肾病研究中取得优秀成果奠定了基础。

（二）投身事业，勇挑重担

李红于 2009 年担任山西省中西医结合医院肾病科副主任，她知道自己身处于这个位置，一定要比别人付出更多的努力，于是，她积极投身于医学事业。比如指导下级医师日常医疗诊治工作，对科室危重患者的病情进展做到心中有数，对新入院的患者亲自诊察，保持与患者的及时有效沟通，保证科室的医疗安全。除此之外还积极参加急危重症的抢救及治疗工作，担当本科室夜间疑难危重的二线值班，指导抢救及治疗工作，担任本专业内科系统的会诊工作。她主讲参与了医院组织的业务讲座，主持参与了科室单病种流程的制订及本专业多个病种的诊疗常规的制订，参加科室医疗质量、医疗安全、病案质量、院感控制、单病种质量管理、科研等，同时组织和参加科内每周一次的业务学习，特别是中医中药方面的基础培训，使科室人员在中医方面有了长足进步。积极参与带教，认真讲解，使实习同学真正体会到理论与实践相结合的真谛。与全科同事加强沟通，密切配合，互相支持。面对新的任务，能够团结协助，发挥每个人的优势，保证任务的高质量完成。

（三）技精业专，硕果累累

经过 20 余年的专攻，李红不仅在临床上取得了一定的成果，还带领其团队开展了一系列临床和基础研究。例如糖尿病肾病，中医多主张久病及肾，肾虚为本，气虚、阴虚、血瘀是疾病变化的重要因素。在治疗上她主张补肾益气，化瘀通络，对此开创性地提出了用益肾活血方来治疗糖尿病肾病。在治疗慢性肾小球肾炎蛋白尿中，提出了用贝那普利联合益肾汤来治疗，可有效降低蛋白尿，延缓肾功能进展，改善临床症状，保护肾功能。此外，还先后承担了山西省卫生厅科技攻关项目，如"基于代谢组学技术分析益肾宁延缓慢性肾衰竭进展的工作机制"等，尤其是"高位结肠透析治疗中早期慢性肾功能衰竭的临床研究"、"滋阴通淋方对慢性尿路感染患者 IL-6 的影响"，经鉴定达到了国际先进水平。

（四）杏林春暖，医德高尚

李红认为，一名优秀的医生，医德是第一位的，而医术则次之，无德就无所谓医术。在多年的行医生涯中，她对待患者一视同仁，尽自己所能来缓解患者的痛苦。她及时了解和掌握本专业最前沿的知识动态，使患者能接受最先进的诊断和治疗。她爱岗敬业，吃苦耐劳，任劳任怨，不计个人得失，工作积极主动，工作中从未发生过任何医疗纠纷和差错，多次获得患者好评，收到多封感谢信及多面锦旗。对待外地患者，她总是尽可能地给他们多带药，免去他们来回奔波之苦，对于病房中疑难、重病患者，总是给予加倍关怀，积极指导治疗，随时随地关注他们的病情变化。

在严重急性呼吸综合征（SARS）肆虐的时刻，她能够积极响应党和山西省卫生厅的号召，不顾个人安危两次进入发热病房，治疗患者，发挥着自己的光和热。她没有豪言壮语，更多的是为患者、为国家默默奉献。

二、医话医论

中医药治疗消渴病肾病有上千年的历史，一直在消渴病肾病治疗上发挥着重大作用，目前，普遍认为中医中药可以减少消渴病肾病患者的尿蛋白排泄率，延缓患者肾功能减退，改善患者生存质量。随着临床流行病学和循证医学理念在中医领域的逐步深入，中医中药治疗消渴病肾病的临床研究也逐年增多，尤其在中医药干预消渴病肾病的临床疗效评价方面。李红教授通过多年积累的丰富临床经验，结合现代人特点，在原有基础中医药治疗消渴病肾病诊疗思路上，有了新的创新，她常在临床上使用的益肾活血方就是她多年临床的智慧结晶。

（一）气阴两虚，瘀血阻滞为主要病机

治病必寻因。目前中医对消渴病肾病证候的认识已基本趋于统一，认为其证候本质为本虚标实。从诸多医者的医论医话中可总结出，消渴病肾病的证型可分为气阴两虚证、肝肾亏虚证、脾肾阳虚证这三大主证，兼夹瘀血、湿浊、浊毒等多个标实兼证。而李老师认为：消渴病肾病最主要的病机是气阴两虚，瘀血阻滞。通过多年的临床经验，她认为气阴两虚证为消渴病肾病各期最为常见的证候，可以贯穿消渴病肾病的始终，这是本病本虚的典型表现，而最为常见的是兼夹瘀血证，瘀血证往往出现在气虚、阴虚等证候之后。

消渴病早期肺热津伤，表现为口干、口渴、多饮、多尿，这些均为津液代谢故障的表现。津液属阴，津液丢失过多则阴虚内热，热而耗津，反复循环，若疾病控制不佳致疾病日久，则伤及脾胃。脾胃被伤致脾气衰弱，津液化生受限，津液化生无源，周而复始，气阴两虚由此而来。血液周行全身离不开气的推动作用。《血证论·阴阳水火血气论》说："运血者，即是气。"因此，血液能否运行顺畅有赖于气的充盛与否，气的充盛，气机调畅，则血液运行顺畅，反之，气不足则无力推动血行，或气机郁滞无法使血液运行顺畅，故气的不足及气机不畅均能够产生血瘀的病变。消渴病肾病由消渴病日久不愈逐渐发展而来，气阴已伤，瘀血已生。

（二）益气养阴，活血通络为主要治则

关于治疗消渴病肾病，李教授从丰富的临床经验中总结出了"益肾活血方"。益肾活血方由滋补肝肾为主的六味地黄汤和以补气活血为主的补阳还五汤合方化裁而来，两方合用能集中体现补肾益气、化瘀通络的治疗原则。六味地黄汤出自宋代钱乙所著《小儿药证直诀》"地黄丸"条，其方药组成是从《金匮要略》当中的肾气丸化裁而来。将肾气丸中的干地黄换成熟地黄，同时去掉炮附子与桂枝。六味地黄汤最早应用于儿科，比如小儿肾怯失音、囟门过长时间不闭合等肾元亏虚证。随着时间的推移，经过历代医家的推广与发展，六味地黄汤的应用范围越来越广泛，远远超过了儿科的范围，如朱震亨及其门人所著《丹溪心法》一书中所说，六味地黄汤已经被应用于许多内科疾病，如淋证、消渴、咳嗽等。六味地黄丸具有降低尿蛋白水平、改善和减轻肾血管损伤程度的作用。补阳还五汤出自清代王清任的《医林改错》。最常被用来治疗中风后遗症中气虚血滞情况，与本病气阴两虚血瘀证有相似表现。现代药理学研究表明，补阳还五汤具有降血糖、改善胰岛素抵抗的作用，有助于控制血糖水平，控制基础疾病。除此以外，补阳还五汤还可改善微血管病变，减少肾小球系膜区基膜、肾小管基膜及间质等部位细胞外基质聚集的作用，这有利于降低尿蛋白，保护肾脏，延缓疾病的发展。六味地黄汤与补阳还五汤两方，对保护肾脏、降低尿蛋白具有积极作用。

君药：黄芪、熟地黄。两药合用标本同治。黄芪大补元气，使气旺血行，瘀去络通，熟地黄滋肾填精，重在滋补肾阴。

臣药：山药、山茱萸、当归。山药补脾固精，山茱萸养肝涩精，当归既能活血又能养血，

使本方活血化瘀的同时而不伤血。

佐药：赤芍、川芎、桃仁、红花、泽泻、茯苓、牡丹皮。赤芍、川芎、桃仁、红花均具有活血祛瘀之效，助黄芪行气活血。泽泻清泻肾火，以防熟地黄之滋腻；茯苓淡渗脾湿，以助山药发挥健运脾胃以滋养先天之功，牡丹皮清泻肝火，以制山茱萸之温。

使药：地龙。地龙通经活络，周行全身，可加强全方补气活血作用。

（三）补益、清降、通络

李教授通过长期的临证经验积累，逐渐形成了自己对肾衰竭诊治的独到见解和学术观点。她认为，肾气虚损是肾病发生的内在因素，"百病皆由脾胃衰而生也"，肾衰竭虽病本在肾，但脾胃与肾密切相关，故肾病辨治应同时注重培补脾胃，因此，李教授在对慢性肾衰竭的诊治过程中，总结出了脾肾虚衰为本，瘀血浊毒阻滞为标的病机，治疗时在重视先天之本的同时也非常注重后天脾胃的调理，同时兼顾由本虚导致出现标实表现的症状，逐渐形成了"补益"、"清降"、"通络"等攻补兼施的治疗原则。

1. 补益

肾与脾胃被称为人体的先后天，是供养机体的主要脏腑器官，肾为"先天之本"，肾气化失常，影响水液代谢，损及他脏，其中以脾为多见。脾为"后天之本"，主运化，主升清降浊，水液运化失常，水湿困脾，则脾失健运，胃失和降；肾气不足，不能化生精血，则气血亏虚，可见本病与脾胃密切相关，脾胃在慢性肾衰竭的发生、发展、预后等方面起着非常重要的作用，李教授在施治过程中，常用黄芪、党参、白术、山药、茯苓、生薏苡仁等补气健脾。

2. 清降

临床所见慢性肾衰竭患者，病机多较为复杂，很少出现单纯一种浊邪积聚体内。本病病程一般较长，疾病日久必产生痰浊、湿浊、瘀浊、溺毒等病理产物，诸病理产物变化多端，相互兼夹，加重病情，影响机体脏腑功能，故治疗中除补益脾肾外，还因兼顾消除这些病理产物的堆积。因此，肾气的维护、治疗不只着眼于肾脏本身，而是强调辨证施治，整体调理，根据病情而注意其他问题的调整。针对此问题，李教授提出了"清降"之法。"清降"之法是指通过化痰、祛湿、逐瘀、排毒等方药来清除体内浊毒。其中大黄炭的使用最为常见，是通腑泄浊之代表，同时予白茅根、石韦、金樱子、青风藤、鬼箭羽、白花蛇舌草等清热利湿以驱邪外出。

3. 通络

慢性肾衰竭病程迁延，虽以本虚为主，但湿浊瘀血等标邪已成，"久病入络"，损及多个脏腑功能，病机变化以正气虚衰，脾失运化，肾失开阖，浊毒、瘀血壅滞，潴留体内为特征。慢性肾衰竭早期应注重扶正固本，治以健脾益肾为主；而后期则在注重本虚的同时兼顾标邪的治疗，"久病必和络"，活血化瘀法当贯穿肾病治疗之始终。

李教授在慢性肾衰竭临床诊疗中特别注重活血通络法的应用，而针对不同证型的患者活血通络药的使用也有所不同，如针对血虚为主者，需要养血活络，常用药物有当归、牡丹皮、丹参、赤芍、白芍等，一般用量不大，但此类药在临床最常用，主要适用于瘀血证较轻而以血虚为主者；针对瘀血较重者，需要活血化瘀，常用药物有川芎、红花、怀牛膝、大黄、乳香、没药等，这类药物常用在肾衰竭中后期瘀血明显者；诊断瘀血已成积者，需要破血逐瘀，常用药物有水蛭、地龙、桃仁、三棱、莪术等，这类药物常用于病久不愈，瘀血成积者，尤其是虫类药物，因虫类药物多性味辛、咸，辛能散、能行，可行气活血；"咸先入肾"，可引诸药直通肾络，达化瘀通络之效，起护肾之功。

4. 其他

慢性肾衰竭往往不是单独成疾，而是伴随着诸多基础疾病，如高血压、糖尿病、冠心病等病史，因此，肾气虚损是发病的内因，而患者本身所患基础疾病及外感风寒暑湿燥火之六淫、疮毒、药毒等是发病的外因，如感染、贫血、心肌梗死、高血压、药物中毒、水肿等，如若得不到好的控制或突然发病，都会加重肾衰竭的进程。在临床治疗中，针对这些问题辨证施方过程中都需要兼顾，我们看到的治疗肾衰竭的方子都是比较"大"的复方，因为疾病的复杂导致用方的相对复杂，但通过清晰的辨证以及精准的施方用药，临床常收到非常好的治疗效果。

三、肾病治验

肾在五行属水，为阴中之太阴，肾为先天之本。《灵枢·决气》曰："两神相搏，合而成形，常先身生，是谓精。"肾有主持和调节人体水液代谢的功能，《素问·逆调论》说："肾者水脏，主津液。"津液的输布和排泄是一个十分复杂的生理过程，故慢性肾脏病病机复杂，病因多变，给慢性肾脏病的诊治带来困难，李红教授经过多年不断的探索和认真钻研相关的医学知识，在肾脏病治疗及预后方面有独到的方法及见解，她认为中医治疗肾病方面有西医无法取代的疗效。李教授师从第五批老中医药专家学术经验继承工作指导老师高继宁教授，潜心钻研中医治疗肾病的理论，继承了高继宁教授的独家心得及学术思想，从事临床医疗工作 20 余年。李红教授擅长治疗肾脏病，尤其对各种肾小球疾病、急慢性肾衰竭、肾小管间质病变及继发性肾脏病的中西医结合治疗有独特的见解。

肾系疾病病位主要在肾与膀胱，肾位于后腰部，左右各一，膀胱位于小腹中央。经脉上两者相互络属，故为表里关系。肾藏精，即肾对精具有闭藏而不致无故流失的作用。肾主生长、发育和生殖，主要是指其所藏之精是机体生长、发育和生殖的物质基础，因而肾具有上述功能。由于肾藏先天之精，又主生殖，故肾又称"先天之本"。肾主水液，是指肾中精气的蒸腾气化作用，对于体内水液的输布与排泄及其平衡具有调节作用。肾又主纳气，即肾有摄纳肺所吸入的清气，使清气深入人体的作用。肾在体为骨，开窍于耳，其华在发。膀胱具有贮存和排泄尿液的功能，依赖于肾的气化功能，故隶属于肾。

李教授认为，肾的病变主要是由上述功能异常所致，大多为虚证，常可表现为腰膝酸软、耳鸣耳聋、发白早脱、牙齿松动、遗精阳痿、精冷不育、女子经少经闭及水肿、二便异常等。膀胱的病变主要表现为排尿异常，如小便不利、尿频、尿急、尿痛，以及遗尿、小便失禁等。

（一）肾病的辨证论治

1. 肾阴虚

主要表现为腰膝酸痛，眩晕耳鸣，失眠多梦，男子阳强易举，遗精，妇女经少经闭，或见崩漏，形体消瘦，潮热盗汗，五心烦热，咽干颧红，溲黄便干，舌红少津，脉细数。李红教授认为肾阳虚证，是肾阴液不足的表现，多由久病伤肾，或禀赋不足，房事过度或过服燥湿劫阴之品所致。肾阴不足，髓减骨弱，骨骼失养，故腰膝酸痛；脑海失充则头晕、耳鸣。

心肾为水火相济之脏；肾水亏虚，水火失济则心火偏亢，致心神不宁，而见失眠多梦；相火妄动，则阳强易举，心火不宁，扰动精室，而致遗精；妇女以血为用，阴亏则经血来源不足，所以经量减少，甚至闭经；阴虚则阳亢，虚热迫血可致崩漏。肾阴亏虚，虚热内生，故见形体消瘦、潮热盗汗、五心烦热、咽干颧红、溲黄便干、舌红少津、脉细数等症。

2. 肾阳虚

主要表现为面色㿠白，形寒肢冷，腰膝酸软，头晕耳鸣，神疲乏力，自汗，阳痿，不孕，舌质淡，苔白，脉沉迟而尺弱。李红教授认为，此证多由素体虚弱，或年老久病或房劳过度损伤肾阳所致。肾阳虚衰，气血运行无力，不能上荣于面，故面色㿠白；阳气不足，心神无力振奋，故神疲乏力。肾阳虚衰，不能温养腰府及骨骼，则腰膝酸软；不能温煦肌肤则形寒肢冷、自汗；肾阳不足，命门火衰，故阳痿、不孕；舌质淡、苔白、脉沉迟而尺弱均属肾阳虚之象。

3. 肾气不固

主要表现为神疲面白，听力减退，腰膝酸软，小便频数而清，或尿后余沥不尽，或遗尿，或小便失禁，或夜尿频多。男子滑精早泄，女子带下清稀，或胎动易滑，舌淡苔白，脉沉弱。李教授认为，肾气不固，是肾气虚固摄无权所表现的证候，多由年高肾气亏虚，或年幼肾气未充，或房事过度，或久病伤肾所致。肾气亏虚则功能活动减退，气血不能上充于耳，听力逐渐减退；骨骼失肾之温养，所以腰膝酸软。肾与膀胱相表里，肾气虚膀胱失约，以致小便次数频繁，量多而清长，甚则小便失禁，排尿无力，尿液不能全部排出，使尿后余沥不尽。若肾气未充，脑髓不足，元神不能自主，故致小儿遗尿。夜间阴气盛，阳气衰，故肾气不足者见夜尿频多。肾气不足，则精关失固，常见带下量多而清稀；任脉失养，胎元不固，容易造成流产；舌淡白、脉沉弱是肾气虚弱之象。

4. 肾不纳气

主要表现为久病咳喘，呼多吸少，气不得续，动则喘甚，自汗神疲，声音低怯，腰膝酸软，舌淡苔白，脉沉弱，或喘促加剧，冷汗淋漓，肢冷面青，脉浮大无根；或气短喘促，面赤心烦，咽干口燥，舌红，脉细数。李教授认为，肾不纳气证是肾气虚衰、气不归元所表现的证候。久病咳喘，肺虚及肾，故呼多吸少，气不得续，动则喘甚。骨骼失养，则腰膝酸软乏力；肺气虚，卫外不固则自汗；功能活动减退，故神疲声音低怯；舌淡苔白，脉沉弱，为气虚之象。若阳气虚衰欲脱则喘促加剧，冷汗淋漓，肢冷面青；虚阳外浮，脉浮大无根，阴阳互为依存，肾气不足。久而伤阴，或素体阴虚，均可出现气阴两虚之候，肾虚不能纳气，则气短喘促；阴虚生内热，虚火上炎，故面赤心烦，咽干口燥；舌红，脉细数，为阴虚内热之象。

5. 肾虚水泛

主要表现为周身浮肿，下肢尤甚，按之没指，腹胀满，小便不利，腰膝酸软，形寒肢冷，或见心悸，呼吸急促，喘咳痰鸣，苔白舌质淡体胖，脉沉细。李教授认为，此证多由素体虚弱，久病失调，肾阳衰弱不能温化水液，致水湿泛滥所致。肾阳虚不能化气行水，水邪溢于肌肤，停于胃肠，故见周身浮肿，腹胀满，小便不利；若水凌心肺，致心阳受阻，肺失肃降，故见心悸，呼吸急促，喘咳痰鸣。腰膝酸软，形寒肢冷，舌质淡体胖，苔白，脉沉细，均为肾阳虚之象。

（二）膀胱病的辨证论治

1. 膀胱湿热

主要表现为尿频尿急，尿道灼痛，尿黄赤短少，小腹胀痛，或伴有发热腰痛，或尿血，或尿有砂石，舌红苔黄腻，脉数。李教授认为，膀胱湿热证，多由感受湿热，或饮食不节，湿热内生，下注膀胱所致。湿热侵袭膀胱，热迫尿道，故尿频尿急，尿道灼痛；湿热内蕴，膀胱气化失司，故尿黄赤短少，小腹胀痛；湿热蕴蒸肌表，可见发热；灼伤脉络，则有尿血；波及肾脏则见腰痛；煎熬尿中杂质则成尿石；舌红苔黄腻，脉数，为湿热内蕴之象。

2. 膀胱虚寒

主要表现为小便频而清长，遗尿，水肿，手足不温，舌质淡，脉沉细。李教授认为，此证多由素体阳虚，寒留膀胱，气化失职所致。膀胱虚寒，气化失常，故见小便频而清长，不能贮藏清液，故遗尿；阳气不能达于肌表，则手足不温；膀胱虚寒，久致肾阳不足，化气行水失能，水邪溢于肌肤，故成水肿；舌质淡脉沉细为虚寒之象。

（三）两脏证治

1. 肝肾阴虚

主要表现为头晕目眩，视物模糊，耳鸣，胁痛，腰膝酸软，咽干，颧红，盗汗，五心烦热，男子遗精，妇女月经不调，舌红无苔，脉细数。李教授认为，肝阴虚或肾阴虚经久不愈，多可导致肝肾阴虚。肝肾阴虚，虚火上扰，故见头晕目眩，耳鸣。肝阴不足，目和肝之经脉失养，故见月经不调，五心烦热，盗汗，咽干，颧红，遗精；舌红无苔，脉细数，均为阴虚内热之象。

2. 脾肾阳虚

主要表现为形寒肢冷，腰酸腿软，面色白或晦暗，少气懒言，体倦乏力，食欲不振，大便溏泻或五更泄泻，或面浮肢肿，甚则腹水，舌质淡胖大，苔白滑，脉沉弱。李教授认为，此多由肾阳虚衰，不能温煦脾阳，或脾阳久虚累及肾阳所致。肾阳虚衰则腰酸腿软，面色白或晦暗及五更泄泻；脾阳虚弱则少气懒言，体倦乏力，食欲不振，便溏；脾肾阳虚不能运化水湿，水湿停留，故面浮肢肿；脉沉弱为阳虚之象。

3. 心肾不交

主要表现为虚烦失眠，心悸不宁，健忘，头晕，耳鸣，咽干，腰膝酸软，多梦遗精，潮热盗汗，小便短赤，舌红无苔，脉细数。李教授认为，心阴虚或肾阴虚均可导致心肾不交。心阴（血）亏虚，神失所养，故虚烦失眠健忘，心悸；肾阴虚则腰膝酸软；肾的精气不能上充清窍，故头晕耳鸣；心肾阴虚，虚火内扰，精关不固，故多梦遗精；潮热盗汗，咽干小便短赤，舌红无苔，脉细数均为阴虚内热之象。

4. 肺肾阴虚

主要表现为咳嗽痰少，痰中带血，腰膝酸软，消瘦，骨蒸潮热，口干咽燥，盗汗，颧红，遗精，舌红苔少，脉细数。李教授认为，本证多由久咳耗肺阴，进而损及肾阴所致。肺肾阴虚，则咳嗽痰少；虚火灼伤肺络，故痰中带血；肾阴不足，则腰膝酸软，遗精；骨蒸潮热，颧红，盗汗，舌红苔少，脉细数，均属阴虚内热之象。

总之，中医辨证论治，主要根据四诊所见，对疾病进行定位、定性，以便立法、处方、用药治疗，但在辨证过程中，随着疾病的进展，各脏腑之间的证候往往互相影响，寒热虚实往往错杂互见，因此必须动态地观察病情，才能准确地去辨治。现就李教授中西医结合治疗慢性肾脏病的临证经验作如下介绍：

（1）慢性肾小球肾炎起病隐匿且是临床常见疾病，主要临床表现为蛋白尿、水肿、血尿、腰痛，有时会伴有头晕、失眠、神疲、纳差等，病程迁延，是导致终末期肾病的主要原因，慢性肾小球肾炎脾肾亏虚为发病之本，湿浊、湿热为蛋白尿重要原因。李教授认为，蛋白尿既是各种慢性肾脏病的主要临床症状，又是慢性肾脏病进展的独立危险因素之一，因而，积极寻找降低蛋白尿、延缓肾功能进展的治疗手段具有重要意义。在临床治疗中，李教授使用高氏蛋白尿方（由黄芪、生地黄、丹参、薏苡仁、虎杖、玉米须、石韦、全蝎、青风藤、地龙、鬼箭羽、六月雪、白茅根、白花蛇舌草、砂仁等组成）联合贝那普利能有效减少慢性肾炎患者的蛋白尿，联合治疗后效果明显较单纯使用贝那普利的患者有所好转；其中高氏蛋白尿方能够显著缓解慢性肾炎患者的临床症状，提高患者的生活质量，显示了中医药的特色及优势。中西医联合用药还可以明显降低尿素氮（BUN）、血肌酐（Scr），并能延缓肾功能进展。而且联合用药对患者肝功能、血白蛋白（ALB）无明显影响，总体来说，高氏蛋白尿方联合贝那普利治疗慢性肾小球肾炎降低尿蛋白疗效显著。

（2）糖尿病肾病也是肾脏病中常见的一组疾病，主要是气阴两虚，血行艰涩，瘀阻肾络而发病，而气阴两虚是基本病机所在。李教授认为，在微量白蛋白尿期多是肾阴虚，大量蛋白尿及肾衰竭阶段多为阴损及气或阳，出现阴阳两虚，各个阶段均夹有瘀血。在治疗方面，积极控制血糖，同时加服参芪地黄汤加味。处方：黄芪、太子参、生地黄、山药、山茱萸、积雪草、何首乌、茯苓、葛根、大火草、鸡内金、制大黄。腰膝酸软明显者加杜仲、巴戟天；舌质紫暗，或瘀点、瘀斑明显者加桃仁、红花；口干、口苦，苔黄腻明显者加藿香、黄芩；口干唇燥、皮肤瘙痒严重者，加白鲜皮、地肤子；水肿明显者，加猪苓、车前子（包）；合并高血压者加夏枯草、决明子、菊花；合并高血脂者加绞股蓝、生山楂。治疗一个疗程后（3个月为 1 个疗程），患者血糖情况及蛋白尿情况得到了很好的控制，在临床实践中也得到了患者的认可。

（3）肾病综合征主要以大量蛋白尿、低蛋白血症、水肿、高脂血症为主要特点，按病理诊断主要包括微小病变型肾炎、系膜增生性肾小球肾炎、膜性肾小球肾炎（膜性肾病）、系膜毛细血管增生性肾炎（膜增生性肾炎）和局灶性节段性肾小球硬化症。本病常见的并发症感染、高凝状态、静脉血栓形成、急性肾衰竭等，李教授在中医治疗过程中将健脾益肾贯穿始终，适时应用健脾开胃、活血化瘀、预防感染、利尿慎防伤阴的方法，同时兼顾各种病理类型，形成了独特的治疗方案。

第三辑　高氏肾病学术流派的方药、特色疗法及调摄

第七章　高氏肾病学术流派常用中药诠释

第一节　高氏从虚论治用药

《素问》有云:"正气存内,邪不可干"、"邪之所凑,其气必虚。"凡为病者,其体多虚。肾主精,为先天之本。《素问·六节藏象论》云:"肾者主蛰,封藏之本,精之处也。"五脏的正常生理功能均依靠肾中元气来温煦气化,肾为五脏六腑之源。若肾脏功能失调,不能正常温煦滋养五脏,导致五脏受累。肾脏病的病机总体来说是"本虚标实",且多迁延不愈,进而影响他脏,脾胃受损尤甚。《傅青主女科·妊娠》云:"脾为后天,肾为先天,脾非先天之气不能化,肾非后天之气不能生。"脾主运化,肾主藏精,两者相互资生,病理上相互影响。《景岳全书·脾胃》云:"水谷之海本赖先天为之主,而精血之海又赖后天为之资。故人之自生至老,凡先天之不足者,但得后天培养之力则补天之功,亦可居其强半。"例如,脾阳、肾阳可相互作用,任何一方虚损均可波及另一方严重者将会导致双方阳气俱损。高教授认为,慢性肾病病势缠绵,多有肺脾气虚之证,不仅脾失健运,水湿泛滥之水肿与脾气虚有关,且患者常因肺气虚弱而容易感受外邪造成病情的反复和加重。高教授临证时善用黄芪、白术、党参等之品补中益气,尤用黄芪最多。

慢性肾脏病后期多合并肾性贫血,与中医所讲的"血虚"相似。慢性肾脏病,劳倦过度,肾损及脾,脾胃虚弱,无以化生精血;精血同源,肾精亏虚,肝失所养,亦不能化生精血。高教授在治疗肾性贫血时善用当归,与白芍、熟地黄、川芎配伍时组成四物汤治疗血虚证;配伍黄芪组成当归补血汤达到气血双补之效,治疗气血亏虚之肾功能不全、慢性肾炎等。

一、黄芪

性味归经及功效

黄芪味甘,性温,归于脾、肺经,有补气健脾、升阳举陷、益卫固表、利尿消肿、托毒生肌之效。

黄芪具有益气生血之效,用于慢性肾炎、肾功能不全等表现为血虚者。

黄芪具有补气摄血之功,用于气虚,气不摄血而出现的血尿、紫癜等。

黄芪具有益气活血之功,当慢性肾衰竭、过敏性紫癜性肾炎、肾病综合征等患者出现气虚血瘀表现时可用。

黄芪可益气升阳固脱,慢性肾炎、肾病综合征、糖尿病肾病的蛋白尿的发生,与清气不升、下元不固有很大关系。黄芪益气升阳的作用,可以恢复脾气的升清作用,从而减少尿蛋白,且黄芪的益气生血作用,尚有升高血浆白蛋白的作用,从而纠正低蛋白血症。对于气虚不固而导致的蛋白尿者,黄芪则发挥益气固脱作用而治疗蛋白尿。

黄芪利水消肿,多用于气虚水肿的阴水,患者多表现为体质较差、精神欠佳、食欲不振、倦怠乏力，实验室检查可表现为低蛋白血症、贫血、氮质血症等，多见于肾病综合征、慢性肾衰竭、糖尿病肾病、慢性肾炎等。

兼治病证

本品以其补气之功收托毒生肌之效。疮疡中期，正虚毒盛不能托毒外达，疮形平塌，根盘散漫，难溃难腐者，可用本品补气生血，扶助正气，托毒外出。疮疡后期，因气血虚弱，脓水清稀，疮口难敛者，用本品补气生血，有生肌敛疮之效。

痹证、中风后遗症等气虚而致血滞，筋脉失养，症见肌肤麻木或半身不遂者，亦常用本品补气以行血。

常用配伍

黄芪甘温，善入脾、胃经，为补中益气要药。脾气虚弱，倦怠乏力，食少便溏者，可单用熬膏服，或与党参、白术等补气健脾药配伍。

因黄芪能升阳举陷，故长于治疗脾虚中气下陷之久泻脱肛，内脏下垂，常与人参、升麻、柴胡等品同用，如补中益气汤（《脾胃论》）。

黄芪既能补脾益气，又能利尿消肿，标本兼治，为治气虚水肿之要药，常与白术、茯苓等利水消肿之品配伍。

本品补气生血，治血虚证亦常与补血药配伍，如当归补血汤（《兰室秘藏》）以之与当归同用。

对脾虚不能统血所致失血证，本品尚可补气摄血，常与人参、白术等品同用，如（《归脾汤》）。

对脾虚不能布津之消渴，本品能补气生津，促进津液的生成与输布而有止渴之效，常与天花粉、葛根等品同用，如玉液汤（《医学衷中参西录》）。

本品入肺又能补益肺气，可用于肺气虚弱，喘咳日久，气短神疲者，常与紫菀、款冬花、杏仁等祛痰止咳平喘之品配伍。

本品能补脾肺之气，益卫固表，常与牡蛎、麻黄根等止汗之品同用，如牡蛎散（《太平惠民和剂局方》）。如若卫气不固，表虚自汗而易感风邪者，宜与白术、防风等品同用，如玉屏风散（《丹溪心法》）。

注意事项

煎服，30～45g。蜜炙可增强其补中益气作用。

药性歌诀

黄芪补气且升阳，固表利水亦托疮。

现代研究

黄芪含有多种药理有效成分，主要有多糖、黄酮、皂苷、氨基酸及微量元素等，具有提高机体免疫力等多种功效，临床应用前景广泛。现代药理学研究证实，其在肾脏病领域的应用主要体现在：①对蛋白血脂代谢的影响；②减轻肾间质纤维化；③抑制肾小球硬化；④对系膜细胞的影响，现代研究表明黄芪皂苷可以通过影响细胞周期来抑制细胞增殖。⑤对水钠代谢的影响，现代研究认为，黄芪可治疗浮肿，改善水、电解质紊乱。黄芪水提取物能部分恢复大鼠扩容利钠反应，显著增加尿钠排泄量。

二、白术

性味归经及功效

白术味甘、苦，性温，归脾、胃经，具有益气健脾、燥湿利水、止汗、安胎之效。

白术以健脾、燥湿为主要作用，前人誉之为"补气健脾第一要药"。脾主运化，因脾气不足，运化失健，往往水湿内生，引起食少、便溏或泄泻、痰饮、水肿、带下诸症。

白术善治脾气虚弱，卫气不固，表虚自汗者，其作用与黄芪相似而力稍弱，亦能补脾益气，固表止汗。

兼治病证

白术能益气安胎，用于脾虚胎儿失养者。

常用配伍

治疗脾虚有湿，食少便溏或泄泻，常与人参、茯苓等品同用，如四君子汤（《太平惠民和剂局方》）。治疗脾虚中阳不振，痰饮内停者，宜与温阳化气、利水渗湿之品配伍，如苓桂术甘汤（《金匮要略》）。治脾虚水肿，可与茯苓、桂枝等药同用。治脾虚湿浊下注，带下清稀者，可与健脾燥湿之品同用。

脾肺气虚，卫气不固，表虚自汗，易感风邪者，宜与黄芪、防风等补益脾肺、祛风之品配伍，以固表御邪，如玉屏风散（《丹溪心法》）。

本品可补气健脾，促进水谷运化以养胎，宜与人参、阿胶等补益气血之品配伍；治脾虚失运，湿浊中阻之妊娠恶阻，呕恶不食，四肢沉重者，本品可补气健脾燥湿，宜与人参、茯苓、陈皮等补气健脾除湿之品配伍；治脾虚妊娠水肿，本品既能补气健脾，又能利水消肿，亦常与健脾利水之品配伍。

注意事项

煎服，6～12g。炒用可增强补气健脾止泻作用。

本品性偏温燥，热病伤津及阴虚燥渴者不宜。

药性歌诀

白术补气专健脾，止汗安胎祛湿水。

现代研究

白术含有挥发油，油中主要有苍术酮、苍术醇、苍术醚、杜松脑、苍术内酯等，并含有果糖、菊糖、白术多糖、多种氨基酸及维生素 A 类成分等。白术对肠管活动有双向调节作用，当肠管兴奋时呈抑制作用，而肠管抑制时则呈兴奋作用；有防治实验性胃溃疡的作用；有强壮作用；能促进小鼠体重增加；能明显促进小肠蛋白质的合成；能促进细胞免疫功能；有一定提升白细胞的作用；还能保肝、利胆、利尿、降血糖、抗血凝、抗菌、抗肿瘤。白术挥发油有镇静作用。

三、熟地黄

性味归经及功效

熟地黄味甘，性温，归肝、肾经，具有补血养阴、填精益髓之功。

熟地黄甘温质润，补阴益精以生血，为养血补虚之要药。

熟地黄质润入肾，善滋补肾阳、填精益髓，为补肾阳之要药。

兼治病证

熟地黄炭能止血，可用于崩漏等出血证。

常用配伍

本品常与当归、白芍、川芎同用，治疗血虚萎黄，眩晕，心悸，失眠及月经不调、崩中漏下等，如四物汤（《太平惠民和剂局方》）；若心血虚心悸怔忡，可与远志、酸枣仁等安神药同用；若崩漏下血而致血虚血寒、少腹冷痛者，可与阿胶、艾叶等补血止血、温经散寒药同用，如胶艾汤（《金匮要略》）。

本品常与山药、山茱萸等同用，治疗肝肾阴虚，腰膝酸软、遗精、盗汗、耳鸣、耳聋及消渴等，可补肝肾，益精髓，如六味地黄丸（《小儿药证直诀》）；亦可与知母、黄柏、龟甲等同用，治疗阴虚骨蒸潮热，如大补阴丸（《丹溪心法》）。本品益精血、乌须发，常与何首乌、牛膝、菟丝子等配伍，治精血亏虚须发早白，如七宝美髯丹（《医方集解》）；本品补精益髓、强筋壮骨，也可配龟甲、锁阳、狗脊等，治疗肝肾不足，五迟五软，如虎潜丸（《医方集解》）。

注意事项

煎服，10～30g。

本品性质黏腻，较生地黄更甚，有碍消化，凡气滞痰多、脘腹胀痛、食少便溏者忌服。重用久服宜与陈皮同用，以免黏腻碍胃。

现代研究

本品含梓醇、地黄素、甘露醇、维生素 A 类成分、糖类及氨基酸等。地黄能对抗连续服用地塞米松后血浆皮质醇浓度下降，并能防止肾上腺皮质萎缩。地黄煎剂灌胃能显著降低大白鼠肾上腺维生素 C 的含量。可见，地黄具有对抗地塞米松对垂体-肾上腺皮质系统的抑制作用，并能促进肾上腺皮质激素的合成。六味地黄汤对大鼠实验性肾性高血压有明显的降血压、改善肾功能、降低病死率的作用。六味地黄汤有明显对抗 N-亚硝基肌氨酸乙酯诱发小鼠前胃鳞状上皮细胞癌的作用。

四、山药

性味归经及功效

山药味甘，性平，归脾、肺、肾经，具有益气养阴、补脾肺肾、固精止带之效。

本品多用于脾气虚弱或气阴两虚，消瘦乏力，食少，便溏；或脾虚不运，湿浊下注之妇女带下。

山药能补肺气，兼能补肺阴。其补肺之力虽较和缓，但对肺脾气阴俱虚者，补土亦有助于生金。

山药能补肾气，兼能滋养肾阴，对脾肾俱虚者，其补后天亦有助于充养先天。本品适用于肾气虚之腰膝酸软，夜尿频多或遗尿，滑精早泄，女子带下清稀及肾阴虚之形体消瘦、腰膝酸软、遗精等症。

山药可治消渴气阴两虚证。

常用配伍

本品用作人参、白术等药的辅助用药，如治疗脾虚食少便溏的参苓白术散（《太平惠民和剂局方》）、治带下的完带汤（《傅青主女科》）。

本品治肺虚咳喘，可与脾肺双补之太子参、南沙参等品同用，共奏补肺定喘之效。

本品既补脾、肺、肾之气，又补脾、肺、肾之阴，常与黄芪、天花粉、知母等品同用，如玉液汤（《医学衷中参西录》）。

注意事项

煎服，15～30g。麸炒可增强补脾止泻作用。

药性歌诀

山药补气阴兼固涩，咳喘滑遗及虚泻。

现代研究

山药含有薯蓣皂苷元、黏液质、胆碱、淀粉、糖蛋白、游离氨基酸、维生素 C、淀粉酶等。山药对实验大鼠脾虚模型有预防和治疗作用，对离体肠管运动有双向调节作用，有助消化作用，对小鼠细胞免疫功能和体液免疫有较强的促进作用，并有降血糖、抗氧化等作用。

五、杜仲

性味归经及功效

杜仲味甘，性温，归肝、肾经，具有补肝肾、强筋骨、安胎之效。

杜仲具有补肝肾、强筋骨之效，对于肾虚腰痛尤宜。其他腰痛用之，均有扶正固本之效。

本品常用于补肝肾、固冲任以安胎，单用有效，亦可与桑寄生、续断、阿胶、菟丝子等同用。

常用配伍

治疗肾虚腰痛或足膝痿弱，常与胡桃肉、补骨脂同用，如青娥丸（《太平惠民和剂局方》）；治疗风湿痹腰重冷痛，如独活济生汤（《千金方》）；治外伤腰痛，如杜仲散（《太平圣惠方》）；治疗妇女经期腰痛，与当归、川芎、芍药等同用；治疗肾虚阳痿、精冷不固，小便频数，如十补丸（《鲍氏验方新编》）。

《简便单方俗论》中以之与续断、山药同用，治习惯性堕胎。

注意事项

煎服，10～15g。

炒用破坏其胶质，更利于有效成分的煎出，故比生用效果好。

本品为温补之品，阴虚火旺者慎用。

药性歌诀

杜仲强腰安胎元，皆赖甘温补肾肝。

现代研究

杜仲含有杜仲胶、杜仲苷、松脂醇二葡萄糖苷、桃叶珊瑚苷、鞣质、黄酮类化合物等，其具有降血压、降血脂、降血糖、抗肿瘤、抗菌、抗病毒、抗炎、抗氧化、保肝护肾、抗骨质疏松等药理作用。

六、续断

性味归经及功效

续断味苦、辛，性微温，归肝、肾经，具有补益肝肾、强筋健骨、止血安胎、疗伤续折之功。

续断甘温助阳，辛温散寒，用治肾阳不足，下元虚冷之阳痿不举、遗精滑泄、遗尿、尿频等症。

续断甘温助阳，辛以散瘀，兼有补益肝肾、强筋壮骨、通利血脉之功。

续断补益肝肾，调理冲任，有固本安胎之功。

续断辛温破散之性，善活血祛瘀；甘温补益之功，能强筋壮骨，有续筋接骨、疗伤止痛之能。

常用配伍

本品常与鹿茸、肉苁蓉、菟丝子等壮阳起痿之品配伍，如鹿茸续断散（《鸡峰普济方》）；或与远志、蛇床子、山药等壮阳益阴、交通心肾之品同用，如远志丸（《外台秘要》）；亦可与龙骨、茯苓等同用，用治滑泄不禁之症，如锁精丸（《瑞竹堂经验方》）。

本品可与萆薢、杜仲、牛膝等同用，治肝肾不足，腰膝酸痛，如续断丹（《证治准绳》）；亦可与防风、川乌等配伍，用治肝肾不足兼寒湿痹痛，如续断丸（《太平惠民和剂局方》）。

与桑寄生、阿胶等配伍，用治滑胎证，如寿胎丸（《医学衷中参西录》）。

用治跌打损伤，瘀血肿痛，筋伤骨折，常与桃仁、红花、穿山甲（代）、苏木等配伍；或与当归、木瓜、黄芪等同用，治疗脚膝折损愈后失补，筋缩疼痛，如邱祖伸筋丹（《赛金丹》）。

注意事项

煎服，9～15g。或入丸、散。外用适量研末敷。崩漏下血宜炒用。

风湿热痹者忌服。

药性歌诀

续断强骨益肾肝，续折止血安胎儿。

现代研究

川续断根含生物碱、挥发油；续断根含续断碱和挥发油。续断中尚含有维生素E。有报道指出，续断水煎剂对兔离体子宫有较强的兴奋作用，表现为频率增加、张力提高，多呈强直收缩状态。续断对肺炎球菌有抑制作用；有杀死阴道毛滴虫的作用；亦有对抗维生素E缺乏症的作用。

七、枸杞子

性味归经及功效

枸杞子味甘，性平，归肝、肾经，具有滋补肝肾益精明目之效。

枸杞子能滋肝肾之阴，为平补肾精肝血之品。治疗精血不足所致的视力减退、内障目昏、头晕目眩、腰膝酸软、遗精滑泄、耳聋、牙齿松动、须发早白、失眠多梦以及肝肾阴虚，潮热盗汗、消渴等症的方中，都颇为常用。

常用配伍

可单用，或与补肝肾、益精补血之品配伍。如《寿世保元》枸杞膏单用本品熬膏服；七宝美髯丹（《积善堂秘方》）中以之与怀牛膝、菟丝子、何首乌等品同用。

因其还能明目，故又多用于肝肾阴虚或精亏血虚之两目干涩、内障目昏，常与熟地黄、山茱萸、山药、菊花等品同用，如杞菊地黄丸（《医级》）。

八、女贞子

性味归经及功效

女贞子味甘、苦，性凉，归肝、肾经，具有滋补肝肾、乌须明目之效。

女贞子性偏寒凉，能补益肝肾之阴，适用于肝肾阴虚所致的目暗不明、视力减退、须发早白、眩晕耳鸣、失眠多梦、腰膝酸软、遗精等，常与墨旱莲配伍，如二至丸（《医方集解》）。

常用配伍

阴虚有热，治目微红羞明、眼珠作痛者，宜与生地黄、石决明、谷精草等滋阴清肝明目之品同用。

治肾阴亏虚消渴者，宜与生地黄、天冬、山药等滋阴补肾之品同用。

阴虚内热之潮热心烦者，宜与生地黄、知母、地骨皮等养阴、清虚热之品同用。

注意事项

煎服，6～12g。

因主要成分齐墩果酸不易溶于水，故以入丸剂为佳。

本品以黄酒拌后蒸制，可增强滋补肝肾作用，并使苦寒之性减弱，避免滑肠。

药性歌诀

女贞子补肝肾，乌须又明目。

现代研究

女贞子果实含齐墩果酸、甘露醇、葡萄糖、棕榈酸、硬脂酸、油酸及亚麻酸。女贞子中尚含铜、锌、铁、锰等微量元素。女贞子可增强非特异性免疫功能，对异常的免疫功能具有双向调节作用；对化疗和放疗所致的白细胞减少有升高作用；可降低实验动物的血清胆固醇，有预防和消减动脉粥样硬化斑块和减轻斑块厚度的作用，能减少冠状动脉粥样硬化病变数并减轻其阻塞程度；能明显降低高龄鼠脑、肝中丙二醇含量，提高超氧化物歧化酶活性，具有一定抗衰老作用；有强心、利尿、降血糖及保肝作用；有止咳、缓泻、抗菌、抗肿瘤作用。

九、冬虫夏草

性味归经及功效

冬虫夏草味甘，性平，能补肾壮阳，补肺平喘，止血化痰。

用于肾虚阳痿，遗精，头晕耳鸣；肺虚或肺肾两虚，喘咳短气，或咳血；体虚自汗畏风。

注意事项

一日5～10g。研末、浸酒，煎汤，入菜肴。

冬虫夏草不适宜人群：风湿性关节炎患者应减量服用，儿童、孕妇及哺乳期妇女、感冒发热、脑出血人群不宜食用，有实火或邪盛者不宜用。

现代研究

冬虫夏草是传统的滋补强身药物，始载于《本草从新》，又名夏草冬虫，简称虫草（《本草问答》），为麦角菌科真菌（冬虫夏草菌）寄生在蝙蝠蛾科昆虫幼虫上的子座及幼虫尸体的干燥复合体，含蛋白质、多种氨基酸、糖类、醇类、核苷类、维生素、有机酸、微量元素等。现代药理学研究表明，冬虫夏草可以促进肾小管上皮细胞的合成，急性肾衰竭主要病理为肾小管上皮细胞的严重损伤和坏死，而虫草的这一独特作用对于急性肾衰竭时肾小管坏死的修复具有重要意义。此外，还具有减少肾炎蛋白尿、血尿，改善肾功能，减轻肾水肿，保护肾小管上皮细胞的作用；纠正高血脂，降低总胆固醇和三酰甘油水平；配合环孢素可减少肾移植的排斥反应等。

十、甘草

性味归经及功效

甘草味甘，性平，归心、肺、脾、胃经。具有补脾益气、祛痰止咳、缓急止痛、清热解毒、调和诸药之效。

甘草可补益心气，益气复脉，主要用于心气不足而致结代，心悸动者。

甘草味甘，善入中焦，具有补益脾气之力，因其作用和缓，宜作为辅助药用，能"助参芪成气虚之功"（《本草正》）。

甘草可止咳，兼能祛痰，还略具平喘作用。单用有效。可随证配伍用于寒热虚实多种咳喘，有痰无痰均宜。

甘草甘能缓急，善于缓急止痛。

甘草长于解毒，应用十分广泛。

甘草在许多方剂中都可发挥调和药性的作用。

常用配伍

若属气血两虚，宜与补气养血之品配伍，如炙甘草汤（《伤寒论》），以之与人参、阿胶、生地黄等品同用。

常与人参、白术、黄芪等补脾益气药配伍用于脾气虚弱之证。

对脾虚肝旺的脘腹挛急作痛或阴血不足之四肢挛急作痛，均常与白芍同用，即芍药甘草汤（《伤寒论》）。临床常以芍药甘草汤为基础，随证配伍用于血虚、血瘀、寒凝等多种原因所致的脘腹、四肢挛急作痛。

甘草生品药性微寒，可清热解毒。用治热毒疮疡，可单用煎汤浸渍，或熬膏内服。更常与地丁、连翘等清热解毒、消肿散结之品配伍。用治热毒咽喉肿痛，宜与板蓝根、桔梗、牛蒡子等清热解毒利咽之品配伍。本品对附子等多种药物和食物所致中毒，有一定的解毒作用。对于药物或食物中毒的患者，在积极送医院抢救的同时，可用本品辅助解毒救急。

注意事项

煎服 1.5～9.0g。生用性微寒，可清热解毒；蜜制药性微温，并可增强补益心脾和润肺止咳之功效。

不宜与京大戟、芫花、甘遂、海藻同用。

本品有助湿壅气之弊，湿盛胀满、水肿者不宜用。

大剂量久服可导致水钠潴留，引起浮肿。

药性歌诀

甘草甘温，调和诸药，炙则温中，生则泻火。

现代研究

甘草含有多种化学成分，主要成分有甘草酸、甘草苷等。甘草的化学组成极为复杂，目前为止从甘草中分离出的化合物有甘草酸、甘草次酸、甘草苷、异甘草苷、新甘草苷、新异甘草苷、甘草素、异甘草素以及甘草西定、甘草醇、异甘草醇、7-甲基香豆精、伞形花内酯等数十种化合物，但这些成分和数量通常会随甘草的种类、种植区域、采收时间等因素的不同而异。大量的研究表明，甘草酸和黄酮类物质是甘草中最重要的生理活性物质，主要存在于甘草根表皮以内的部分。

现代药理学研究发现，甘草剂有抗炎和抗变态反应的功能，因此在西医临床上主要作为缓和剂。缓解咳嗽，祛痰，治疗咽痛喉炎；甘草或甘草次酸有去氧皮质酮类作用，对慢性肾上腺皮质功能减退症有良好功效；甘草制剂能促进胃部黏液的形成和分泌，延长上皮细胞寿命，有抗炎活性，常用于慢性溃疡和十二指肠溃疡的治疗；甘草中的黄酮具有消炎、解痉和抗酸作用；甘草也是人丹的主要原料之一。

第二节　高氏从湿论治用药

《素问·上古天真论》曰："肾者主水，受五脏六腑之精而藏之。"肾脏病多迁延不愈，导致脾虚不能运化水湿，水湿停滞则聚集化生湿浊。肾病迁延阶段，往往在正虚的基础上兼夹邪实；蛋白尿多与湿热之邪有关。湿与热合，缠绵难解，病程久而难愈。高教授主张"湿热不除，蛋白尿难消"。高教授在治疗时喜用薏苡仁、苍术等健脾化湿；用白茅根、石韦等清脾肾湿热，诸药合力使湿热从小便而走。

一、薏苡仁

性味归经及功效

薏苡仁味甘、淡，性凉，归脾、胃、肺经，具有利水渗湿、健脾、除痹、清热排脓之效。

薏苡仁淡渗甘补，既利水消肿，又健脾补中，常用于脾虚湿盛之水肿腹胀，小便不利。

薏苡仁能渗除脾湿，健脾止泻，尤宜治疗脾虚湿盛之泄泻。

薏苡仁渗湿除痹，能舒筋脉，缓和拘挛，常用治湿痹而筋脉挛急疼痛者。

常用配伍

治疗脾虚湿盛之水肿腹胀，小便不利，多与茯苓、白术、黄芪等药同用；治水肿喘急，如《独行方》中与郁李仁汁煮饭服食；治脚气浮肿可与防己、木瓜、苍术同用。

治疗脾虚湿盛之泄泻，常与人参、茯苓、白术等合用，如参苓白术散（《太平惠民和剂局方》）。

治湿痹而筋脉挛急疼痛者，与独活、防风、苍术同用，如薏苡仁汤（《类证治裁》）；若治风湿久痹，筋脉挛急，用薏苡仁煮粥服；本品药性偏凉，能清热而利湿，配杏仁、白豆蔻、滑石，可治湿温初起或暑湿邪在气分，头痛恶寒，胸闷身重者，如三仁汤（《温病条辨》）。

治疗肺痈胸痛，咳吐脓痰，常与苇茎、冬瓜仁、桃仁等同用，如苇茎汤（《千金方》）；治肠痈，可与附子、败酱草、牡丹皮合用，如薏苡附子败酱草（《金匮要略》）。

注意事项

煎服，9～30g。清热利湿宜生用，健脾止泻宜炒用。

津液不足者慎用。

现代研究

薏苡仁含有脂肪油、薏苡仁酯、薏苡仁内酯、薏苡多糖 A、薏苡多糖 B、薏苡多糖 C 和氨基酸、维生素 B$_1$ 等。薏苡仁煎剂、醇及丙酮提取物对癌细胞有明显抑制作用。其脂肪油能使血清钙、血糖量下降，并具有解热、镇静、镇痛作用。

二、茯苓

性味归经及功效

茯苓味甘、淡，性平，归心、脾、肾经、具有利水渗湿、健脾、宁心之效。

茯苓味甘而淡，甘则能补，淡则能渗，药性平和，既可祛邪，又可扶正，利水而不伤正气，实为利水消肿之要药。本品可用于治疗寒热虚实各种水肿。

茯苓善渗泄水湿，使湿无所聚，痰无由生，可治痰饮之目眩心悸。

茯苓能健脾渗湿而止泻，尤宜于脾虚湿盛泄泻。

茯苓益心脾而宁心安神，常用于治疗心脾两虚、气血不足之心悸、失眠、健忘。

常用配伍

治疗水湿内停所致之水肿、小便不利，常与泽泻、猪苓、白术、桂枝等同用，如五苓散；治脾肾阳虚水肿，可与附子、生姜同用，如真武汤；用于水热互结，阴虚小便不利水肿，与滑石、阿胶、泽泻合用，如猪苓汤（《伤寒论》）。

治疗痰饮之目眩心悸，与桂枝、白术、甘草同用，如苓桂术甘汤；若饮停于胃而呕吐者，多与半夏、生姜合用，如小半夏加茯苓汤（《金匮要略》）。

治疗脾虚湿盛泄泻，可与山药、白术、薏苡仁同用，如参苓白术散；茯苓味甘，善入脾经，能健脾补中，常配伍人参、白术、甘草，治疗脾胃虚弱，倦怠乏力，食少便溏，如四君子汤（《太平惠民和剂局方》）。

治疗心脾两虚，气血不足之心悸、失眠、健忘，多与黄芪、当归、远志同用，如归脾汤（《济生方》）；若心气虚，不能藏神，惊恐而不安卧者，常与人参、龙齿、远志同用，如安神定志丸（《医学心悟》）。

注意事项

煎服，9～15g。

虚寒精滑者忌服。

药性歌诀

茯苓健脾利小便，痰饮水肿神不安。

现代研究

茯苓含有 β-茯苓聚糖，占干重约 93%，另含茯苓酸、蛋白质、脂肪、卵磷脂、胆碱、组氨酸、麦角固醇等。茯苓煎剂、糖浆剂、醇提取物具有利尿、镇静、抗肿瘤、降血糖、增加心肌收缩力的作用。茯苓多糖有增强免疫功能的作用。茯苓具有护肝作用，能降低胃液分泌，对胃溃疡有抑制作用。

三、猪苓

性味归经及功效

猪苓味甘、淡，性平，归肾、膀胱经，具有利水渗湿之功。

猪苓甘淡渗泄，利水作用较强，用于水湿停滞的各种水肿，单味应用即可取效。

常用配伍

治疗水湿内停所致之水肿、小便不利，常与泽泻、茯苓、白术等同用，如四苓散（《明医指掌》）；治疗肠胃湿寒，濡泄无度，常与肉豆蔻、黄柏同用，如猪苓丸（《圣济总录》）。猪苓药性沉降，入肾、膀胱经，善通利水道，配生地黄、滑石、木通等，治热淋，小便不通，淋漓涩痛，如十味导赤汤（《医宗金鉴》）。

注意事项

煎服，10～15g。

药性歌诀

猪苓甘淡，利水渗湿。

现代研究

猪苓含猪苓葡聚糖Ⅰ、甾类化合物、游离及结合型生物素、粗蛋白等。其利尿机制为抑制肾小管对水及电解质的重吸收。猪苓多糖有抗肿瘤、防治肝炎的作用。猪苓水及醇提取物分别有促进免疫及抗菌作用。

四、泽泻

性味归经及功效

泽泻味甘，性寒，归肾、膀胱经，具有利水渗湿、泄热之功。

猪苓淡渗，其利水作用较强，治疗水湿停蓄之水肿。

猪苓性寒，既能清膀胱之热，又能泄肾经之虚火，下焦湿热者尤为适宜。

常用配伍

治疗水湿停蓄之水肿，小便不利，常与茯苓、猪苓、桂枝配用，如五苓散（《伤寒论》）；泽泻能利小便而实大便，治脾胃伤冷，水谷不分，泄泻不止，与厚朴、苍术、陈皮配用，如胃苓汤（《丹溪心法》）；本品泄水湿，行痰饮，常治痰饮停聚，清阳不升之头目昏眩，配白术同用，如泽泻汤（《金匮要略》）。

用治湿热淋证，常与木通、车前子等药同用；对肾阴不足，相火偏亢之遗精、潮热，则与熟地黄、山茱萸、牡丹皮同用，如六味地黄丸（《小儿药证直诀》）。

注意事项

煎服，6～10g。

药性歌诀

泽泻味甘性寒，利水渗湿泄热。

现代研究

泽泻主要含泽泻萜醇A、B、C，挥发油，生物碱，天门冬素，树脂等。有利尿作用，能增加尿量，增加尿素与氯化物排泄，对肾炎患者利尿作用更为明显。有降压、降血糖作用，还有抗脂肪肝作用。对金黄色葡萄球菌、肺炎球菌、结核杆菌有抑制作用。

五、石韦

性味归经及功效

石韦味苦、甘，性凉，入肺、膀胱经，具有利尿通淋、清肺止咳、凉血止血之功。

主要用于淋证、肺热咳喘、血热出血、崩漏、痢疾、金疮、痈疽等。

常用配伍

石韦具有"止烦下气，通膀胱满，补五劳，安五脏，去恶风，益精气"之功，故并非石淋专药，与小蓟、白茅根等凉血止血药相伍则可治疗血淋实证；与女贞子、旱莲草、山茱萸等合用则可治疗血淋虚证；与柴胡、乌药、香附合用，则可用治气淋实证；与党参、黄芪、苍白术等合用则可治疗气淋虚证；与车前子、萹蓄、黄柏、土茯苓、蒲公英等合用，则可治疗热淋。

石韦善清膀胱之热，故用之治疗血热尿血。临床多与白茅根、生地黄、牡丹皮、女贞子、旱莲草、小蓟、藕节等同用，亦可加用乌梅炭等酸敛之品以加强止血之功。

注意事项

内服：煎汤，9～15g；或研末。外用：研末涂敷。

阴虚及湿热者忌服。

药性歌诀

石韦利尿通淋凉止血，清肺止咳善血淋。

现代研究

现代药理研究发现，石韦煎剂对金黄色葡萄球菌、变形杆菌、大肠埃希菌等有不同程度的抑制作用，可以防治尿路结石，提高非特异性免疫能力，具有抗病毒、镇咳、祛痰的作用。

六、金樱子

性味归经及功效

金樱子味酸、涩，性平，无毒，归肾、膀胱、大肠经，具有固精缩尿止带、涩肠止泻之功。

金樱子味酸而涩，功专固敛，入肾经，具有固精、缩尿、止带作用，适用于肾虚精关不固之遗精滑精、膀胱失约之遗尿尿频、带脉不束之带下过多。

金樱子入大肠经，能涩肠止泻。

兼治病证

取金樱子收涩固敛之功，本品还可用于崩漏、脱肛、子宫脱垂等症。

常用配伍

本品可单用熬膏服，如金樱子膏（《明医指掌》）；或与芡实相须而用，如水陆二仙丹（《洪氏集验方》）；或与菟丝子、补骨脂、海螵蛸等补肾固涩之品同用。

治疗久泻久痢可配伍党参、白术、芡实、五味子等同用，如秘元煎（《景岳全书》）。

注意事项

煎服，6～12g。

药性歌诀

金樱子固精缩尿，涩肠止泻又止带。

现代研究

近年来的研究表明，金樱子具有抗氧化、抑菌消炎、抗肿瘤、抗病毒、免疫调节、降糖降脂、保护肾脏等多种药理作用。现代药理学研究表明，金樱子中含有多种营养成分，富含胡萝卜素，维生素 C、B_1、B_2，多种氨基酸，矿物质，脂肪酸等，其中主要的活性成分是多糖类、黄酮类物质、三萜类及其衍生物。药理作用如下：①抗氧化作用。有研究表明，金樱子果实中的水溶性多糖能消除超氧阴离子自由基、抑制羟自由基对细胞膜的破坏而引起的溶血。②抑菌消炎作用。金樱子多糖具有一定的抑菌活性，其对大肠埃希菌、副伤寒杆菌、表皮葡萄球菌以及金黄色葡萄球菌等均有较强的抑制作用。③抗肿瘤作用。金樱子多糖具有良好的抑瘤效果，能有效缓解环磷酰胺导致的白细胞水平减少，增强机体免疫力。④免疫调节。有研究显示，一定浓度的金樱子多糖具有免疫调节作用，并能增强小鼠非特异性免疫、体液免疫和细胞免疫作用。⑤降糖降脂作用。有研究显示，观察金樱子和鸡内金对实验性高糖高脂兔的降糖降脂作用及其胰岛素含量的影响，结果显示，金樱子和鸡内金有降葡萄糖、三酰甘油的作用，而对胰岛素的含量无影响；金樱子多糖抑制高胆固醇血症可能的机制主要是通过在肠道抑制了胆固醇的吸收。高继宁教授临证中主要用其降低蛋白尿，发挥其免疫调节作用，从而抑制肾小球硬化及间质纤维化，抑制肾脏免疫反应。

七、青风藤

性味归经及功效
青风藤味苦、辛，性平，归肝、脾经，具有祛风湿、通经络、利小便之功。
本品辛散苦燥，有较强的祛风湿、通经络作用，可治风湿痹痛。
本品通经络又能利小便，可治水肿脚气。

兼治病证
本品可用于胃痛、皮肤瘙痒。

常用配伍
本品治疗风湿痹证可与红藤、防风、桂枝等同用。
治疗肩臂痛可配姜黄、羌活等。
治疗腰膝痛可配伍独活、牛膝等。
治疗脚气湿肿，宜随证配伍吴茱萸、木瓜等。

注意事项
煎服6～12g。外用，适量。

药性歌诀
青风藤苦辛祛风湿，通经络利小便。

现代研究
现代药理学研究表明，青风藤具有以下几个方面的作用：①抗炎，提高环磷腺苷水平，抑制肉芽组织增生，减少致炎物质形成。②免疫抑制，对体液免疫及细胞免疫均有不同程度的抑制作用。③降低蛋白尿，青藤碱能降低循环免疫复合物，具有减少蛋白尿、改善肾功能等作用。④膜保护作用，有清除超氧阴离子及自由基的作用，可明显抑制脂质过氧化产物的生产。高继宁教授临证中主要用其降低蛋白尿，抑制间质纤维化，减轻肾损害。

八、穿山龙

性味归经及功效
穿山龙味苦，性微寒，归肝、肺经，具有祛除风湿、活血通络、清肺化痰之功效。
穿山龙能祛风湿，入肝经，活血通络，常用于风湿痹痛、腰腿疼痛、肢体麻木。
本品苦寒降泄，微寒清热，入肺能清肺化痰、止咳平喘。

兼治病证

本品可治胸痹、跌打损伤、痈肿疮毒等。

常用配伍

本品微寒清热，以治热痹为多，可水煎或酒浸服，可与桑枝、络石藤、忍冬藤配伍。

治咳喘痰多，可与瓜蒌、杏仁、黄芩等同用。

注意事项

煎服，10～15g；或酒浸服。外用，适量。

药性歌诀

穿山龙活血通络祛风湿，清肺化痰止咳喘。

现代研究

现代医学研究证明，该品含薯蓣皂苷等多种甾体皂苷，其苷元为合成肾上腺皮质激素的主要原料，可改善血液循环，抑制炎症反应。高继宁教授在临证中主要将其用于过敏性紫癜性肾炎、慢性肾炎等肾脏病。另外，高继宁教授认为，穿山龙配伍黄芪、当归、川芎等药物，一方面有利于益气活血药活血化瘀，另一方面可以加强其本身的清热利水消肿作用。而穿山龙的活血舒筋、消食利水之功，更可使血瘀通利，水行通畅，肾功能恢复，这一点对肾病综合征蛋白尿尤为有效。现代药理学研究证明，穿山龙对体液和细胞免疫功能均有显著的抑制作用。该药和鬼箭羽、白花蛇舌草等药物相配，可有清热解毒、活血利水、祛瘀生新等作用，这既可以增强机体的免疫功能，又可以解除肾脏病患者血液的高凝状态，修复和改善肾小球的滤过功能，从而达到清除蛋白尿、改善肾功能的目的。

九、玉米须

性味归经及功效

玉米须味甘，性平，归膀胱、肝、胆经，具有利尿、泻热、平肝、利胆之功效。

玉米须归膀胱经，利水而通淋，尤宜于膀胱湿热之小便短赤涩痛。

玉米须甘淡渗泄，功专利水、渗湿、消肿。

玉米须能利湿而退黄，药性平和，故阳黄或阴黄均可用。

常用配伍

玉米须用于石淋，可单味大量煎服，亦可与车前草、珍珠草等同用，如《贵阳市中医、草药医、民族医 秘方验方 第一集》，以本品单味煎浓汤顿服，也可与海金沙、金钱草等同用。

玉米须治疗水肿，小便不利，可单用玉米须大剂量煎服，或玉米须与泽泻、冬瓜皮、赤小豆等利水药同用；治脾虚水肿，与白术、茯苓等相伍。

消渴丸含天花粉、玉米须等，具有滋肾养阴、益气生津功效，用于多饮、多尿、多食、消瘦、体倦无力、尿糖及血糖升高之气阴两虚型消渴证。

治疗黄疸，可单味大剂量煎汤服，亦可与金钱草、郁金、茵陈等同用。

注意事项

内服：用量15～30g，大剂量60g，水煎服。外用：适量，烧烟吸入。

药性歌诀

玉米须利尿泻热，平肝利胆。

现代研究

现代药理学研究发现,玉米须含大量硝酸钾、维生素 K_3、维生素 E、醌和苦味苷类、皂苷、挥发油、树脂、维生素 C 及泛酸、肌醇等成分。另含谷固醇、豆固醇、生物碱类物质、脂肪油、多聚戊糖、黄酮、色素、鞣质及尿囊素等,具有较强的利尿作用,还能抑制蛋白质的排泄。玉米须制剂有促进胆汁分泌,降低其黏稠度及胆红素含量;有增加血中凝血酶原含量及血小板计数,加速血液凝固的作用,另还有降压作用。

十、车前子

性味归经及功效

车前子味甘,性微寒,归肝、肾、肺、小肠经,具有利尿通淋、渗湿止泻、明目、祛痰之功效。

车前子甘寒而利,善通利水道,清膀胱热结。

车前子能利水湿,分清浊而止泻,即利小便以实大便。

车前子善清肝热而明目。

车前子入肺经,能清肺化痰止咳。

常用配伍

治疗湿热下注于膀胱而致小便淋沥涩痛者,常与木通、滑石、瞿麦等清热利湿药同用,如八正散(《太平惠民和剂局方》);对水湿停滞水肿,小便不利,可与猪苓、茯苓、泽泻同用;若病久肾虚,腰重脚肿,可与牛膝、熟地黄、山茱萸、肉桂等同用,如济生肾气丸(《济生方》)。

治疗小便不利之水泻,可单用本品研末,米饮送服;若脾虚湿盛泄泻,可配白术同用;若暑湿泄泻,可与香薷、茯苓、猪苓等同用,如车前子散(《杨氏家藏方》)。

治疗目赤涩痛,多与菊花、决明子等同用;若肝肾阴亏,两目昏花,则配熟地黄、菟丝子等养肝明目药,如驻景丸(《圣惠方》)。

治肺热咳嗽痰多,多与瓜蒌、浙贝母、枇杷叶等清肺化痰药同用。

注意事项

煎服,15~30g;宜包煎。

药性歌诀

车前子利尿通淋可明目,渗湿止泻可祛痰。

现代研究

车前子含多量黏液、琥珀酸、腺嘌呤、胆碱及油脂等。黏液中含酸性黏多糖,全草含桃叶珊瑚苷、车前苷、乌苏酸等。

车前子有利尿作用,但后来有人实验证明日服车前子煎剂,无论对大鼠、家兔、健康人利尿作用均不明显。车前苷能促进气管及支气管黏液的分泌,还能抑制呼吸中枢,使呼吸加深变慢,并有一定镇咳作用。车前草水浸剂对金黄色葡萄球菌、宋内志贺菌等有抑制作用。其醇提物能杀死钩端螺旋体。车前果胶对由甲醛及右旋糖酐引起的炎性水肿有明显抑制作用。车前子提取液有预防肾结石形成的作用。

第三节　高氏从瘀论治用药

"久病入络"为清代名医叶桂首倡，"络"是指血络而言，"久病入络"是指慢性疾病迁延日久，病邪深入，血络受损。正如《临证指南医案》中提到："久病气血推行不利，血络中必有瘀凝。"肾病久病入络，日久则肾纤维化，肾纤维化是肾病恶化过程中的必经之路。基于以上研究，治疗肾病必须有效预防阻抑肾纤维化进程。高教授认为，活血化瘀的方法应贯穿始终使用，常加入黄芪、当归等药物，黄芪配伍当归为益气活血补血之药对，能起到去宛陈莝、化瘀不伤正之功效；加桃仁、红花活血化瘀入肾络，防止肾纤维化，加血中之气药川芎能上行可达颠顶，下行可达血海，周行全身。另外高教授还喜用丹参补血活血，一物功同四物。诸药配伍，气旺则血行，瘀化则络通，诸症自可渐愈。

一、当归

性味归经及功效

当归味甘、辛，性温，归肝、心、脾经，具有补血调经、活血止痛、润肠通便之功。

当归甘温质润，长于补血，为补血之圣药，可用于血虚诸证。

本品补血活血，调经止痛，可用于血虚血瘀，月经不调，经闭，痛经。

本品辛行温通，为活血行瘀之要药，用于虚寒性腹痛，跌打损伤，痈疽疮疡，风寒痹痛。

本品补血以润肠通便，用于血虚肠燥便秘。

常用配伍

若气血两虚，常配黄芪、人参补气生血，如当归补血汤（《兰室秘藏》）。若血虚萎黄、心悸失眠，常与熟地黄、白芍、川芎配伍，如四物汤（《太平惠民和剂局方》）。

本品常与补血调经药同用，如四物汤（《太平惠民和剂局方》），即为补血之要剂，又为妇科调经的基础方；若兼气虚者，可配人参、黄芪；若兼气滞者，可配香附、延胡索；若兼血热者，可配黄芩、黄连，或牡丹皮、地骨皮；若血瘀经闭不通者，可配桃仁、红花；若血虚寒滞者，可配阿胶、艾叶等。

本品补血活血、散寒止痛，配桂枝、芍药、生姜等同用。

本品活血止痛，治疗跌打损伤瘀血作痛，与乳香、没药、桃仁、红花等同用，如复元活血汤（《医学发明》）。

本品与金银花、赤芍、天花粉等解毒消痈药同用，可活血消肿止痛，治疗疮痈成脓不溃或溃后不敛，如十全大补汤（《太平惠民和剂局方》）。

可与金银花、玄参、甘草同用，治疗脱疽溃烂，阴血伤败，如四妙勇安汤（《验方新编》）。

常与羌活、防风、黄芪等同用，发挥活血、散寒、止痛之功，治疗风寒痹痛、肢体麻木，如蠲痹汤（《百一选方》）。

注意事项

本品煎服，5~15g。

湿盛中满、大便泄泻者忌服。

药性歌诀

当归补血又活血，调经止痛肠便通。

现代研究

现代药理学研究表明，当归对肾脏有一定的保护作用，能改善肾小球滤过功能及肾小管重吸收功能，改善肾功能，促进肾小管病变的恢复。另外，本品还具有抗血栓、改善血液流变学、改善血液循环、补血的作用。

二、川芎

性味归经及功效

川芎味苦、辛，性温，归肝、胆、心包经，有活血行气、祛风止痛的功效，适用于各种瘀血阻滞之病症，尤为妇科调经要药，用于月经不调、经闭痛经、癥瘕腹痛、胸胁刺痛、跌仆肿痛、头痛、风湿痹痛等。

川芎辛香善升，能上行头目颠顶，具有祛风止痛作用，为治头风头痛要药，亦可根据头痛属于何经进行适当配伍。

近年来临床常用本品治疗冠心病心绞痛。

常用配伍

治月经不调、经闭、痛经，常与当归等药同用。

治胸胁疼痛，可与柴胡、香附等同用。

治风湿痹痛，可与羌活、独活等同用。

治癥瘕结块，可与三棱、莪术等同用。

治疮疡肿痛、跌打损伤，可与乳香、没药等同用。

治头风头痛，可与细辛、白芷等同用，治风寒感冒头痛与荆芥、防风、羌活等同用；治风热头痛，可与菊花、僵蚕等同用。

注意事项

本品辛温升散，凡阴虚阳亢及肝阳上亢者不宜应用。

月经过多、孕妇亦忌用。

药性歌诀

川芎血中气药兼祛风，经产瘀滞头痹痛。

现代研究

川芎所含主要有效成分为川芎嗪和阿魏酸等，具有清除氧自由基、钙拮抗、扩张血管、抗血小板聚集和血栓形成等多种作用，因此广泛应用于临床。

三、丹参

性味归经及功效

丹参味苦，性微寒，归心、心包、肝经，有活血祛瘀、凉血之作用，可用于瘀血导致的月经不调、血滞经闭、产后瘀滞腹痛、心腹疼痛、癥瘕积聚，以及肢体疼痛等瘀滞诸症。

丹参既能凉血，又能散瘀，还可以凉血消痈，可配合其他药物用于治疗各种疮痈肿痛。

兼治病证

丹参既以活血凉血见长，又能养血安神，可配合其他药物用于治疗温热病热入营血，症见高热、时有谵语、烦躁不安，或斑疹隐隐、舌红绛等，以及心悸、怔忡、失眠等。

常用配伍

丹参用于血瘀气滞所致的心腹、胃脘疼痛，常与行气之品檀香、砂仁配伍。

丹参用于治疗疮痈肿痛，常与清热解毒之金银花、连翘等配伍，有助于消除痈肿。

丹参用于治疗温热病热入营血，症见高热、时有谵语、烦躁不寐，或斑疹隐隐，舌红绛等，常与生地黄、玄参、竹叶心等配伍，即取其凉血营血而安神之功。

注意事项

丹参常用剂量为15～30g。丹参反藜芦。

药性歌诀

丹参活血，祛瘀止痛，调经，养血安神。

现代研究

现代药理学研究显示，丹参具有改善肾功能、保护缺血性肾损伤的作用。

四、桃仁

性味归经及功效

桃仁味苦、甘，性平，有小毒，归心、肝、大肠经，具有活血祛瘀、润肠通便、止咳平喘之功。

桃仁味苦，入心肝血分，善泄血滞，祛瘀力强，又称破血药，为治疗多种瘀血阻滞病证常用药。

桃仁活血祛瘀以消痈，配清热解毒药，常用治肺痈、肠痈等证。

桃仁富含油脂，能润燥滑肠，故可用于肠燥便秘证。

桃仁味苦能降肺气，有止咳平喘之功。

常用配伍

治瘀血经闭、痛经，常与红花相须为用，并配伍当归、川芎、赤芍等，如桃红四物汤（《医宗金鉴》）；治疗产后瘀滞腹痛，常配伍炮姜、川芎等，如生化汤（《傅青主女科》）；治瘀血日久之癥瘕痞块，常配伍桂枝、牡丹皮、赤芍等药，如桂枝茯苓丸（《金匮要略》），或配三棱、莪术等药；若瘀滞较重，须破血逐瘀，可配伍大黄、芒硝、桂枝等药，如桃核承气汤（《伤寒论》）；治跌打损伤，瘀肿疼痛，常配伍当归、红花、大黄等药，如复元活血汤（《医学发明》）。

治疗肺痈可配伍苇茎、冬瓜仁等药，如苇茎汤（《千金方》）；治肠痈配伍大黄、牡丹皮等药，如大黄牡丹皮汤（《金匮要略》）。

治疗肠燥便秘常配伍当归、火麻仁、瓜蒌仁等药，如润肠丸（《脾胃论》）。

治疗咳嗽气喘，既可单用煮粥食用，又常与杏仁同用，如双仁丸（《圣济总录》）。

注意事项

煎服，5～10g，捣碎用；桃仁霜入汤剂宜包煎。孕妇忌服；便溏者慎用。本品有毒，不可过量。

现代研究

桃仁含苦杏仁苷、苦杏仁酶、挥发油、脂肪油，油中主要含有油酸甘油酯和少量亚油酸甘油酯。

桃仁具有扩张血管、增加组织血流量的作用；能提高血小板中环磷酸腺苷（cAMP）的含量，抑制血栓形成及血液凝固；桃仁的水提物能预防肝纤维化的形成，对肝脏的过氧化损伤也有较好的防护作用；桃仁的抗凝血、抗血栓、预防肝纤维化等作用，对心肌缺血损伤和脑部血管活性有改善作用，对急性心肌梗死有较好的防治作用，这在一定程度上印证了桃仁的活血化瘀传统功效。同时桃仁还有一定溶血作用。桃仁有较强的抗炎作用。桃仁具有一定的抗过敏作用。桃仁所含苦杏仁苷在体内可使被β葡糖苷酶水解而生成氢氰酸和苯甲醛，对癌细胞呈协同性杀伤作用。桃仁所含苦杏仁苷有镇咳作用。桃仁中所含脂肪油、扁桃油具有润肠缓泻、驱肠虫的作用。

五、水蛭

性味归经及功效

水蛭味咸、苦，性平，有小毒，归肝经，有破血通经、逐瘀消癥的作用。

水蛭咸苦入血，破血逐瘀力强，主要用于血瘀经闭、癥瘕积聚等症。

取水蛭破血逐瘀之功，常用于跌打损伤。

常用配伍

癥瘕、经闭，常与三棱、桃仁、红花等同用。

若体虚者，与人参、当归等补益气血药同用，以防伤正，如化癥回生丹（《温病条辨》）。

治跌打损伤，配苏木、自然铜等，如接骨火龙丹（《普济方》）。

注意事项

入煎剂 1.5～3.0g；研末服 0.3～0.5g。以入丸散或研末服为宜。或以鲜活者放置瘀肿局部吸血消瘀。

孕妇及月经过多者忌用。

药性歌诀

水蛭逐瘀消癥破血通经，善行能行不伤血。

现代研究

目前已证实血瘀证的发生、发展与血小板聚集和凝血功能异常有密切的关系。凝血过程由内源性途径、外源性途径和共同途径组成，通过多种酶原被相继激活而得到加强和放大的一种连锁反应。而现代药理学研究发现，水蛭唾液中有一种抗凝血物质，称为水蛭素，是凝血酶特效抑制剂，能阻止凝血酶对纤维蛋白的作用，水蛭还可分泌一种组胺样物质，有扩张毛细血管、改善血流动力学的作用，增加外周血流量，改善缺血及抗血小板聚集和血栓形成的作用。血管内皮细胞损伤和血管内皮功能减退等刺激因素引起血小板内钙离子增加，使血小板激活，最终使血小板通过凝血因子的联合作用凝聚成团，称为血小板聚集。IgA 肾病是目前全球范围内最常见的一种原发性肾小球肾炎，其临床表现多样，但以无症状性尿检异常或肉眼血尿为主。水蛭本身所具有的显著活血化瘀的效果在治疗 IgA 肾病中起到了关键作用。

六、牛膝

性味归经及功效

牛膝味苦、干、酸，性平，归肝、肾经，具有活血通经、补肝肾、强筋骨、利水通淋、引火（血）下行之功。

牛膝活血祛瘀力较强，性善下行，长于活血通经，其活血祛瘀作用有疏利降泄之特点，尤多用于妇科经产诸疾以及跌打伤痛。

牛膝既能活血祛瘀，又能补益肝肾，强筋健骨，兼能祛除风湿，故既可用于肝肾亏虚之腰痛、腰膝酸软，又可用于痹痛日久，腰膝酸痛。

本品性善下行，既能利水通淋，又能活血祛瘀，治疗淋证、水肿、小便不利。

本品味苦善泄降，能导热下泄，引血下行，以降上炎之火，可用于治疗头痛、眩晕、齿痛、口舌生疮、吐血等。

常用配伍

治瘀阻经闭、痛经、月经不调、产后腹痛，常配伍当归、桃仁、红花，如血府逐瘀汤（《医林改错》）。

治包衣不下，可与当归、瞿麦、冬葵子等同用，如牛膝汤（《备急千金要方》）。

治跌打损伤、腰膝酸痛，与续断、当归、乳香、没药等同用，如舒筋活血汤（《伤科补要》）。

治热淋、血淋、砂淋，常配伍冬葵子、瞿麦、车前子、滑石，如牛膝汤（《千金方》）。

治水肿小便不利，常配伍生地黄、泽泻、车前子，如加味肾气丸（《济生方》）。

治肝阳上亢之头痛眩晕，可与赭石、生牡蛎、生龟甲等配伍，如镇肝熄风汤（《医学衷中参西录》）。

治胃火上炎之齿龈肿痛、口舌生疮，可与生地黄、石膏、知母等同用，如玉女煎（《景岳全书》）。

治气火上逆，迫血妄行之吐血，可配伍白茅根、栀子、赭石以引血下行，降火止血。

注意事项

煎服，6～10g。活血通经、利水通淋、引火（血）下行宜生用；补肝肾、强筋骨宜酒炙用。

本品为动血之品，性专下行，孕妇及月经过多者忌服。中气下陷，脾虚泄泻，下元不固，多梦遗精者慎用。

牛膝有川牛膝和怀牛膝之分。两者均能活血通经、补肝肾、强筋骨、利尿通淋、引火（血）下行。但川牛膝长于活血通经，怀牛膝长于补肝肾、强筋骨。

药性歌诀

牛膝通经补肝肾，瘀血火热皆下行。

现代研究

现代医学证实，牛膝含有多糖、皂苷、微量元素及生物碱等活性成分。实验表明，牛膝多糖有抗肿瘤作用，可减轻环磷酰胺所致外周白细胞减少，提高机体免疫力。牛膝中含有多种皂苷类成分，可改善血流动力学各项指标，具有明显抗炎、镇痛及活血作用。

七、红花

性味归经及功效

红花味辛，性温，归心、肝经，具有活血通经、祛瘀止痛之功。

红花辛散温通，为活血祛瘀、通经止痛之要药，是妇产科血瘀病症的常用药。

红花能活血通经，祛瘀消癥，可治疗癥瘕积聚。

红花能活血通经，祛瘀止痛，善治瘀阻心腹胁痛。

红花善通利血脉，消肿止痛，为治跌打损伤、瘀滞肿痛之要药。

红花能活血通脉以化滞消斑，可用于瘀热郁滞之斑疹色暗。

常用配伍

治疗痛经，单用奏效，如红蓝花酒（《金匮要略》），以本品一味与酒煎服；亦可配伍赤芍、延胡索、香附等以理气活血止痛；治经闭，可配伍当归、赤芍、桃仁等，如桃红四物汤（《医宗金鉴》）；治产后瘀滞腹痛，可与荷叶、蒲黄、牡丹皮等配伍，如红花散（《活法机要》）。

治疗胸痹心痛，常配桂枝、瓜蒌、丹参等药；治疗瘀滞腹痛，常与桃仁、川芎、牛膝等同用，如血府逐瘀汤（《医林改错》）；治胁肋刺痛，可与桃仁、柴胡、大黄等同用，如复元活血汤（《医学发明》）。

治跌打损伤，瘀滞肿痛，常配木香、苏木、乳香、没药等同用；或者制为红花油、红花酊涂擦。

治瘀热郁滞之斑疹色暗，常配伍清热凉血透疹的紫草、大青叶等同用，如当归红花饮（《麻科活人书》）。

红花还可用于回乳、瘀阻头痛、眩晕、中风偏瘫、喉痹、目赤肿痛等证。

注意事项

煎服，3～10g。外用适量。

孕妇忌用。有出血倾向者慎用。

药性歌诀

红花辛温可活血，通经祛瘀又止痛。

现代研究

红花中主要含色素、黄酮类化合物、酚酸、脂肪酸、挥发油、多炔及其他成分。色素主要指红花黄色素和红色素。黄酮类化合物主要是以山柰酚为母体和以槲皮素为母体的糖苷组成。另外还有红花醌苷、新红花苷等黄酮类化合物。

红花具有兴奋子宫的作用，对已孕子宫的作用更明显。在摘除卵巢的阴道周围注射红花煎剂，可使小鼠子宫重量明显增加，提示有雌激素样作用。具有抗凝血、抗血栓形成的作用。红花煎剂、红花黄素能抑制血小板聚集，增强纤维蛋白溶解，明显降低体外纤维蛋白血栓的长度和重量，防止血栓的形成和发展。红花有降低冠脉阻力，增加冠脉血流量和心肌营养性血流量的作用。红花对实验性心肌缺血、心肌梗死有明显保护作用。红花各种制剂能显著提高小鼠耐缺氧能力，抗应激能力。对急性缺血乏氧脑病动物可明显提高存活率，减轻脑组织病理性损害，使脑组织内核糖核酸、三磷酸腺苷、琥珀酸脱氢酶等均接近正常，并可迅速恢复异常脑电图和肌电图，呈现保护作用。口服红花油可降低高胆固醇血症家兔血清总胆固醇、三酰甘油水平；红花籽油能显著提高高血脂大鼠的卵磷脂胆固醇酰基转移酶活性，抑制胆固醇酯化，减少其吸收，并降低血液黏度。

八、三七

性味归经及功效

三七味甘，微苦，性温，归肝、胃经，具有化瘀止血、活血定痛之功。

三七功善止血，又能化瘀新生，有止血不留瘀、化瘀不伤正的特点，对人体内外各种出血，无论有无瘀滞，均可应用，尤以有瘀滞者为宜。

三七活血化瘀而消肿定痛，为治瘀血诸证之佳品，为伤科之要药。

常用配伍

治吐血、衄血、崩漏，单用本品，米汤调服；若治咳血、吐血、衄血及二便下血，可与花蕊石、血余炭合用，如化血丹（《医学衷中参西录》）；治各种外伤出血，可单用本品研末外掺，或配龙骨、血竭等同用，如七宝散（《本草纲目拾遗》）。

凡跌打损伤，或筋骨折伤，瘀血肿痛等，本品皆为首选药物。可单味应用，以三七为末，黄酒或白开水送服；若皮破者，亦可用三七粉外敷。若配伍活血行气药同用，则活血定痛之功更著。本品散瘀止痛，活血消肿之功，对痈疽肿痛也有良效。如《本草纲目拾遗》治无名痈肿，疼痛不已，以本品研末，米醋调涂；治痈疽破烂，常与乳香、没药、儿茶等同用，如腐尽生肌散（《医宗金鉴》）。

此外，本品具有补虚强壮的作用，民间用治虚损劳伤，常与猪肉炖服。

注意事项

多研末吞服，1～1.5g；煎服，3～10g，亦入丸、散。外用适量，研末外掺或调敷。

孕妇慎用。

药性歌诀

三七化瘀又止血，活血能定痛。

现代研究

三七主要含皂苷、黄酮苷、氨基酸等。三七止血活性成分为三七氨酸。三七止血作用主要通过增加血小板数量、增强血小板功能，还与收缩局部血管、增加血液中凝血酶含量有关。三七氨酸加热易被破坏，故三七止血宜生用。三七抗血栓形成作用环节包括抗血小板聚集、抗凝血酶和促进纤维蛋白溶解过程。生三七粉可显著降低高黏血症和（或）高脂血症病人的血浆纤维蛋白原的含量，具有祛瘀生新的作用，现代研究证实三七具有补血作用。三七注射液能显著促进急性失血性贫血大鼠的红细胞、网织红细胞、血红蛋白的恢复。三七具有扩血管、降血压、减慢心率作用，对各种药物诱发的心律失常均有保护作用。三七总皂苷可显著改善心肌缺血及脑缺血。三七能够提高机体体液免疫功能，具有镇痛、抗炎、抗衰老等作用。三七能够明显治疗大鼠胃黏膜的萎缩性病变，并能逆转腺上皮的不典型增生和肠化生，具有预防肿瘤的作用。

九、茜草

性味归经及功效

茜草味苦，性寒，归肝经，具有凉血化瘀止血、通经之功。

茜草善走血分，既能凉血止血，又能活血行血，故可用于血热妄行或血瘀脉络之出血证，对于血热夹瘀的各种出血证，尤为适宜。

茜草能通经络，行瘀滞，故可用治经闭、跌打损伤、风湿痹痛等血瘀经络痹阻之证，尤为妇科调经要药。

常用配伍

治疗吐血不止，单用本品为末煎服（《简要济众方》）；若治衄血，可与艾叶、乌梅同用，如茜梅丸（《普济本事方》）；治血热崩漏，常配生地黄、生蒲黄、侧柏叶等；若与黄芪、白术、山茱萸等同用，也可用于气虚不摄的崩漏下血，如固冲汤（《医学衷中参西录》）；治尿血，常与小蓟、白茅根等同用。

治血滞经闭，单用本品酒煎服，或配桃仁、红花、当归等同用（《经验广集》）；治跌打损伤，可单味泡酒服，或配三七、乳香、没药等同用；治痹证，也可单用浸酒服，或配伍鸡血藤、海风藤、延胡索等同用。

注意事项

煎服，15～30g，大剂量可用 30g。亦入丸、散。止血炒炭用，活血通经生用或酒炒用。

药性歌诀

茜草苦寒可凉血，化瘀止血又通经。

现代研究

茜草主要含水溶性成分环六肽系列物，脂溶性成分蒽醌、还原萘醌及其糖苷等，尚富含钙离子等。

茜草有明显的促进血液凝固作用，表现为复钙时间、凝血酶原时间及白陶土部分凝血活酶时间缩短；茜草的粗提取物具有升高白细胞作用，其煎剂有明显的镇咳和祛痰作用，水提取液对金黄色葡萄球菌、肺炎球菌、流感杆菌和部分皮肤真菌有一定抑制作用。其对碳酸钙结石的形成也有抑制作用。

十、牡丹皮

性味归经及功效

牡丹皮味苦、辛，性微寒，归心、肝、肾经，具有清热凉血、活血祛瘀之功。

牡丹皮苦寒，入心肝血分。善能清营分、血分实热，功能清热凉血止血。

牡丹皮性味苦辛寒，入血分而善于清透阴分伏热，为治疗无汗骨蒸之要药。

牡丹皮辛行苦泄，有活血祛瘀之功。

牡丹皮苦寒，清热凉血之中，善于散瘀消痈。

常用配伍

治温病热入营血，迫血妄行所致发斑、吐血、衄血，可配水牛角、生地黄、赤芍等药；治温毒发斑，可配栀子、大黄、黄芩等药，如牡丹汤（《圣济总录》）；若治血热吐衄，可配大黄、大蓟、茜草根等药，如十灰散（《十药神书》）；若治阴虚血热吐衄，可配生地黄、栀子等药，如滋水清肝饮（《医宗金鉴》）。

治无汗骨蒸，常配鳖甲、知母、生地黄等药，如青蒿鳖甲汤（《温病条辨》）。

治血滞经闭、痛经，可配桃仁、川芎、桂枝等药，如桂枝茯苓丸（《金匮要略》）；治跌打伤痛，可与红花、乳香、没药等配伍，如牡丹皮散（《证治准绳》）。

治火毒炽盛，痈肿疮毒，可配大黄、白芷、甘草等药，如将军散（《本草汇言》）；若配大黄、桃仁、芒硝等药，可治瘀热互结之肠痈初起，如大黄牡丹皮汤（《金匮要略》）。

注意事项

煎服，6～15g。清热凉血宜生用，活血祛瘀宜酒炙用。

血虚有寒、月经过多及孕妇不宜用。

药性歌诀

牡丹皮可清热，凉血活血又祛瘀。

现代研究

牡丹皮含牡丹酚、牡丹酚苷、牡丹酚原苷、牡丹酚新苷，亦含芍药苷、氧化芍药苷、苯甲酰芍药苷、没食子酸等。此外，尚含挥发油、植物固醇、苯甲酸、蔗糖、葡萄糖等。

牡丹酚是牡丹皮中对中枢有抑制作用的有效成分之一，实验证明：牡丹酚有镇静、降温、解热、镇痛、解痉等中枢抑制作用。牡丹皮能显著降低心排血量，不同程度地降低左室做功。牡丹皮水煎剂有明显的降压作用，丹皮除去牡丹酚后仍有降压效果，提示丹皮的降压作用可能与牡丹酚及其糖苷类等成分有关。牡丹酚水提取物及芍药酚具有抗血小板凝聚作用。牡丹酚及其以外的糖苷成分均有抗炎作用，且后者的抗炎作用比牡丹酚还强得多。牡丹皮对伤寒杆菌、痢疾杆菌、副伤寒杆菌、大肠埃希菌、变形杆菌、铜绿假单胞菌、葡萄球菌、溶血性链球菌、肺炎球菌、霍乱弧菌等多种细菌都有不同程度的抑制作用。牡丹酚有利尿作用，口服牡丹酚 62.5～250mg/kg 时，能使水、钠和氯的排泄量随剂量的增加而增加，而钾的排泄量在低剂量时无变化，最高剂量时钾的排泄量减少。牡丹酚亦能使渗透性提高。

第四节　高氏从毒论治用药

高教授认为肾脏病多属疑难顽疾，邪气日盛，正气渐衰，肾虚则气化功能失司，二便失调腑气不通，排毒功能失司，导致毒素稽留机体；瘀毒积聚，病情复杂，故治疗立法不能纯补，更不能峻泻，务使祛邪不伤正，扶正不留邪。对于慢性肾衰竭的治疗，高教授认为，单纯的内服中药尚不能解决全部问题，适时地配合中医外治法，内外同治，往往可获得更好的效果。而研究表明，慢性肾衰竭时肠道毒素的排出量从正常总量的25%上升到80%，亦说明结肠途径治疗对慢性肾衰竭患者排除毒素的巨大潜力。在具体应用中，高教授主张采用机器法高位结肠透析，其所应用的中药结肠透析液由黄芪、生大黄、蒲公英、煅牡蛎、藕节炭、制附子、桃仁、红花、青黛、甘草等药物组成。方中大黄泻浊排毒，藕节炭、煅牡蛎则具有吸附功能，有利于吸附肠内毒素而排出体外。通过机器法结肠途径给药，与传统灌肠法仅能作用于直肠相比，其给药面积显著扩大，可作用于直肠、乙状结肠、升结肠和横结肠，其药物吸收量和体内毒素的交换量都可成倍增加，故临床疗效亦可显著加强。

一、大黄

性味归经及功效

大黄味苦，寒，归脾、胃、大肠、肝、心包经，具有泻下攻积、清热泻火、凉血解毒、逐瘀通经之功效。

用于大便秘结，热结便秘等属实证者。

用于火热上炎引起的目赤、咽喉肿痛、牙龈肿痛等。

用于血热妄行引起的吐血、咯血等症。

用于瘀血凝滞引起的产后腹痛、月经不通、跌打损伤等症。

外敷用于热毒疮疖及烧烫伤。

兼治病证

大黄外用亦是一味良药。研末可治黄水疮、湿疹等皮肤病；与陈石灰同炒至桃红色，研细末后撒布伤口，可止创伤出血。配地榆研末油调后外敷，治疗烫火伤颇效。

常用配伍

大黄有较强的泻下作用，能荡涤肠胃，推陈致新，为治疗积滞便秘之要药。又因其苦寒沉降，善能泻热，故实热便秘尤为适宜。常与芒硝、厚朴、枳实配伍，以增强泻下攻积之力，为急下之剂，用治阳明腑实证，如大承气汤（《伤寒论》）；若大黄用量较轻，与麻仁、杏仁、蜂蜜等润肠药同用，则泻下力缓和，方如麻子仁丸（《伤寒论》）；若里实热结而正气虚者，当与补虚药配伍，以攻补兼施，标本并顾；如热结而气血不足者，配人参、当归等药，方如黄龙汤（《伤寒六书》）；如热结津伤者，配麦冬、生地黄、玄参等，方如增液承气汤（《温病条辨》）；若脾阳不足，冷积便秘，须与附子、干姜等配伍，如温脾汤（《千金方》）。

大黄苦降，能使上炎之火下泄，又具清热泻火、凉血止血之功，常与黄连、黄芩同用，治血热妄行之吐血、衄血、咯血，如泻心汤（《金匮要略》）。现代临床单用大黄粉治疗上消化道出血，有较好疗效。若与黄芩、栀子等药同用，还可治火邪上炎所致的目赤、咽喉肿痛、牙龈肿痛等症，如凉膈散（《太平惠民和剂局方》）。

本品内服外用均可。内服能清热解毒，并借其泻下通便作用，使热毒下泄。治热毒痈肿疔疮，常与金银花、蒲公英、连翘等同用；治疗肠痈腹痛，可与牡丹皮、桃仁、芒硝等同用，如大黄牡丹汤（《金匮要略》）。本品外用能泻火解毒、凉血消肿，治热毒痈肿疔疮。用治乳痈，可与甘草共研末，如酒熬成膏的金黄散（《妇人大全良方》）；用治口疮糜烂，多与枯矾等分为末擦患处（《太平圣惠方》）；治烧烫伤，可单用粉，或配地榆粉，用麻油调敷患处。

大黄有较好的活血逐瘀通经作用，其既可下瘀血，又清瘀热，为治疗瘀血证的常用药物。治妇女产后瘀阻腹痛、恶露不尽者，常与桃仁、土鳖虫等同用，如下瘀血汤（《金匮要略》）；治妇女瘀血经闭，可与桃核、桂枝等配伍，如桃核承气汤（《伤寒论》）；治跌打损伤，瘀血肿痛，常与当归、红花、穿山甲（代）等同用，如复元活血汤（《医学发明》）。

本品具有泻下通便、导湿热外出之功，故可用治湿热蕴结之证。治肠道湿热积滞的痢疾，单用一味大黄即可见效（《素问病机气宜保命集》），或与黄连、黄芩、白芍等同用；治湿热黄疸，常配茵陈、栀子，如茵陈蒿汤（《伤寒论》）；治湿热淋证者，常配木通、车前子、栀子等，如八正散（《太平惠民和剂局方》）。

注意事项

内服：煎汤，3.0~12.0g；泻下通便，宜后下，不可久煎；或用开水泡渍后取汁饮。研末，0.5~2.0g；或入丸、散。外用：适量，研末调敷或煎水洗、涂。煎液亦可作灌肠用。生用泻下作用较强，熟用则泻下作用较缓而长于泻火解毒，清利湿热；酒制功善活血，且善活上焦血分之热；炒炭常用于凉血止血。

凡表证未罢，血虚气弱，脾胃虚寒，无实热、积滞、瘀结，以及胎前、产后，均应慎服。

药性歌诀

大黄荡涤积与瘀，火毒湿热一并驱。

现代研究

现代药理学研究发现：近年来大黄的研究取得了很大的进展，重点着重其全身作用，从细胞、分子乃至基因水平阐述其作用机制，在服用方法上以内服为主，并小量后下，因为延缓慢性肾衰竭进展的主要机制不仅仅是泻下作用。在临床中为了克服大黄的副作用，更好地发挥其功用，在大黄的炮制上有酒炒、酒蒸、炒炭等多种炮制方法。研究表明：生大黄、炒大黄、大黄炭中均含有大黄酸、大黄素、大黄酚，在活性上无差异，并且具有抗菌、抗肿瘤、利尿等作用。目前较为公认的对肾衰竭起作用的主要成分是大黄鞣质；大黄可抑制肾脏代偿性肥大和高代谢状态，抑制肾脏代偿性肥大，降低其高代谢水平；大黄还能抑制间充质干细胞异常增生；大黄还可以降低血清胆固醇的沉积，降低血管的通透性，促进胆汁排泄，增加胃肠蠕动，减轻胆固醇在体内的蓄积；大黄还具有活血化瘀、抗凝作用；促进骨髓制造血小板的作用，以改善毛细血管的脆性，促进胆汁分泌，增加对脂肪的消化和吸收。

二、白茅根

性味归经及功效

白茅根味甘，性寒，归肺、胃、小肠经，具有清热、利尿、凉血、止血功效，用于血热妄行、吐衄、尿血等症。

本品能清血分之热而凉血止血，凡吐血、衄血、咳血、尿血、崩漏等多种血热出血证，皆可应用。因其性寒降，入膀胱经，能清热利尿、导热下行，故对膀胱湿热蕴结而致尿血、血淋之证尤为适宜，可单用茅根煎汁或鲜品捣汁服用有效，或配伍其他止血药同用以增强疗效。

本品能清热利尿通淋，有利水而不伤阴的特点，为治湿热淋证、水肿之良品。治热淋、水肿、小便不利，可单用本品煎服，也可与其他清热利尿药同用；治湿热黄疸，常与茵陈、栀子等清热利湿退黄药同用。

本品甘寒，归肺、胃经，既能清胃热而止呕，又能清肺热而止咳。用治胃热呕吐，常与芦根、竹茹等清胃热、止呕逆药同用；用治肺热咳喘，常配伍清肺化痰、止咳平喘之品，如桑白皮。

常用配伍

配伍生地黄，凉而不滞，透邪外出。

配伍鲜芦根，清热生津，利水。

配伍藕节，凉血止血力增强。

配伍石膏，相须相辅，清热除烦，生津止渴。

配伍赤小豆，利水通淋，导热下行，且清而不过，利而不猛。

配伍车前子，利水通淋，凉血止血。

注意事项

内服：煎服，15～30g，鲜品加倍。清热凉血、利尿退黄多生用，止血亦可炒炭用。

脾胃虚寒，溲多不渴者禁服。

药性歌诀

茅根味甘，通关逐瘀，止吐衄血，客热可去。

现代研究

白茅根含有白茅素、芦竹素、羊齿烯醇等三萜烯类、有机酸、糖类化合物、钾、钙等成分。药理作用：可促凝血，显著缩短出血、凝血时间，明显缩短兔血浆复钙时间；生品止血作用优于白茅根炭，有利尿作用；煎液对宋内志贺菌、弗氏耶尔森菌有轻度的抑制作用；有消炎、抗病毒、解酒毒、镇痛等作用。

三、金银花

性味归经及功效

金银花味甘，性寒，归肺、心、胃经，具有清热解毒、疏散风热之效。

金银花为治一切内痈、外痈之要药。

金银花甘寒，芳香疏散，善散肺经热邪，透热达表，治疗外感风热或温病初起。

金银花有清热解毒、凉血、止痢之效，故常用治热毒痢疾，下痢脓血。

兼治病证

金银花尚可治咽喉肿痛、小儿热疮及痱子。

常用配伍

治疗痈疮初起，红肿热痛者，可单用本品煎服，并用药渣外敷患处，亦可与皂角刺、穿山甲（代）、白芷配伍，如仙方活命饮（《妇人大全良方》）；用治疗疮肿毒，坚硬根深者，常与紫花地丁、蒲公英、野菊花同用，如五味消毒饮（《医宗金鉴》）；用治肠痈腹痛者，常与当归、地榆、黄芩配伍，如清肠饮（《辨证录》）；用治肺痈咳吐脓血者，常与鱼腥草、芦根、桃仁等同用，以清肺排脓。

治疗外感风热或温病初起，身热头痛，咽痛口渴，常与连翘、薄荷、牛蒡子等同用，如银翘散（《温病条辨》）；本品善清心、胃热毒，有透营转气之功，配伍水牛角、生地黄、黄连等药，可治热入营血，舌绛神昏，心烦少寐，如清营汤（《温病条辨》）；若与香薷、厚朴、连翘同用，又可治疗暑温，发热烦渴，头痛无汗，如新加香薷饮（《温病条辨》）。

本品与黄芩、黄连、白头翁等药同用，可增强止痢效果。

注意事项

煎服，6～15g。疏散风热、清泻里热以生品为佳；炒炭宜用于热毒血痢；露剂多用于暑热烦渴。

脾胃虚寒及气虚疮疡脓清者忌用。

药性歌诀

银花解毒散风热，痈肿毒痢内外清。

现代研究

金银花含有挥发油、木犀草素、肌醇、黄酮类、皂苷等。分离出的绿原酸和异绿原酸是本品抗菌的主要成分。体外试验表明，金银花和藤对多种致病菌，如金黄色葡萄球菌、溶血性链球菌、大肠埃希菌、痢疾杆菌、霍乱弧菌、伤寒杆菌、副伤寒杆菌等均有一定的抑制作用，对肺炎球菌、脑膜炎双球菌、铜绿假单胞菌、结核杆菌亦有效。水浸剂比煎剂作用强，叶煎剂比花煎剂作用强。若与连翘合用，抗菌范围还可互补；与青霉素合用，能加强青霉素对耐药金黄色葡萄球菌的抗菌作用，这可能是在抑制细菌体内蛋白质合成上有协同的作用；早期报道金银花具有明显的解热作用，可增强免疫功能，明显促进炎症细胞吞噬功能；具有兴奋中枢、降血脂等作用。

四、连翘

性味归经及功效

连翘味苦、性微寒，归肺、心、小肠经，具有清热解毒、消肿散结、疏散风热之效。

连翘既可清心火、解疮毒，又能消散痈肿结聚，故有"疮家圣药"之称。

连翘苦能清泻，寒能清热，入心、肺二经，长于清心火、散上焦风热，用于治疗风热外感或温病初起。

连翘苦寒通降，兼有清心利尿之功，可治热淋涩痛。

常用配伍

用治痈肿疮毒，常与金银花、蒲公英、野菊花等解毒消肿之品同用；若疮痈红肿未溃，常与穿山甲（代）、皂角刺配伍，如加减消毒饮（《外科真诠》）；若疮疡脓出、红肿溃烂，常与牡丹皮、天花粉同用，如连翘解毒汤（《疡医大全》）；用治痰火郁结，瘰疬痰核，常与夏枯草、浙贝母、玄参、牡蛎等同用，共奏清肝散结、化痰消肿之效。

治疗风热外感或温病初起，头痛发热、口渴咽痛，常与金银花、薄荷、牛蒡子等同用，如银翘散（《温病条辨》）；治疗温热病热入心包、高热神昏，可用连翘心与麦冬、莲子心等配伍，如清宫汤（《温病条辨》）；本品又有透热转气之功，与水牛角、生地黄、金银花同用，还可治疗热入营血之舌绛神昏，烦热斑疹，如清营汤（《温病条辨》）。

与车前子、白茅根、竹叶、木通等药配伍，治疗湿热壅滞所致之小便不利或淋沥涩痛，如如圣散（《杂病源流犀烛》）。

注意事项

煎服6～15g。

脾胃虚寒及气虚脓清者不宜用。

药性歌诀

连翘解毒散肿结，清心透散疮家圣。

现代研究

连翘含有三萜皂苷，果皮含有固醇、连翘酚、生物碱、皂苷、齐墩果酸、香豆精类，还有丰富的维生素P及少量挥发油。连翘有广谱抗菌作用，抗菌主要成分为连翘酚及挥发油，对金黄色葡萄球菌、痢疾杆菌有很强的抑制作用，对其他致病菌、流行性感冒病毒以及钩端螺旋体也均有一定的抑制作用；本品有抗炎、解热作用。所含齐墩果酸有强心、利尿及降血压作用；所含维生素P可降低血管通透性及脆性，防止溶血。其煎剂有镇吐和抗肝损伤作用。

五、蒲公英

性味归经及功效

蒲公英味苦、辛，性微寒，归肝、心经，具有清热解毒之功。

蒲公英苦寒，既能清解火热毒邪，又能泄降滞气，故为清热解毒、消痈散结之佳品，主治内外热毒疮痈诸证，兼能疏郁通乳，故为治疗乳痈之要药。

蒲公英苦、甘而寒，能清利湿热、利尿通淋，对湿热引起的淋证、黄疸等有较好的疗效。

蒲公英有清肝明目的作用，以治肝火上炎引起的目赤肿痛。

常用配伍

用治乳痈肿痛，可单用本品浓煎内服，或以鲜品捣汁内服，渣敷患处，也可与全瓜蒌、金银花、牛蒡子等同用；用治疗毒肿痛，常与野菊花、紫花地丁、金银花等药同用，如五味消毒饮（《医宗金鉴》）；用治肠痈腹痛，常与大黄、牡丹皮、桃仁等同用；用治肺痈吐脓，常与鱼腥草、冬瓜仁、芦根等同用。本品解毒消肿散结，与板蓝根、玄参等配伍，还可用治咽喉肿痛；鲜品外敷还可用治毒蛇咬伤。

用治热淋涩痛，常与白茅根、金钱草、车前子等同用，以加强利尿通淋的效果；治疗湿热黄疸，常与茵陈、栀子、大黄等同用。

用治肝火上炎引起的目赤肿痛,可单用取汁点眼,或浓煎内服;亦可与菊花、夏枯草、黄芩等配伍使用。

注意事项

煎服,9～15g;外用鲜品适量,捣敷或煎汤熏洗患处。

用量过大可致缓泻。

药性歌诀

蒲公英清热解毒利湿热。

现代研究

蒲公英含有蒲公英醇、蒲公英素、蒲公英苦素、肌醇和莴苣醇、蒲公英赛醇、咖啡酸及树脂等,具有抗病原微生物、保肝、利胆、提高免疫功能等作用。

蒲公英注射液在试管内对金黄色葡萄球菌耐药菌株、溶血性链球菌有较强的杀菌作用,对肺炎球菌、脑膜炎球菌、白喉杆菌、铜绿假单胞菌、变形杆菌、痢疾杆菌、伤寒杆菌等及卡他球菌亦有一定的杀菌作用。动物实验表明:用蒲公英煎剂灌胃或用蒲公英注射液注射,对四氯化碳引起的谷丙转氨酶升高有明显抑制作用;能显著缓解四氯化碳性肝损伤引起的组织学改变。有报道指出,蒲公英在动物身上有利胆作用。蒲公英液灌胃能使胆囊收缩,奥迪括约肌松弛,有利于胆汁排入肠中。临床上对慢性胆囊痉挛及结石症有效。蒲公英煎剂给大鼠灌胃对应激性溃疡有显著保护作用;对无水乙醇所引起的大鼠胃黏膜损伤亦有显著保护作用;并能明显对抗幽门结扎大鼠胃溃疡的形成。当蒲公英与党参、川芎配伍时有协同抗胃溃疡的效果,三者构成复方抗溃疡作用更强。蒲公英煎剂在体外能显著提高人外周血淋巴细胞母细胞转化率。蒲公英多糖腹腔注射能显著增强小鼠抗体依赖性巨噬细胞的细胞毒作用。据调查显示,蒲公英在治疗水肿、利尿方面有很好的功效,在别的疾病上也有很好的治疗作用。有很多人选择食用蒲公英的根部以及草叶部分以保健与止泻。被蛇咬伤服用蒲公英也会有一定的治愈能力。

六、紫花地丁

性味归经及功效

紫花地丁味苦、辛,性寒,归肝、心经,具有清热解毒、凉血消肿之功。

紫花地丁苦泄辛散,寒能清热,入心肝血分,故能清热解毒,凉血消肿,消痈散结,为治疗血热壅滞,痈肿疮毒,红肿热痛的常用药物,尤以治疗毒为其特长。

紫花地丁兼可解蛇毒,治疗毒蛇咬伤。

常用配伍

用治痈肿、疔疮、丹毒等,可单用鲜品捣汁内服,以渣外敷;也可配金银花、蒲公英、野菊花等清热解毒之品,如五味消毒饮(《医宗金鉴》);用治乳痈,常与蒲公英同用,煎汤内服,并以渣外敷,或熬膏摊贴患处,均有良效;用治肠痈,常与大黄、红藤、白花蛇舌草等同用。

治疗毒蛇咬伤,可用鲜品捣汁内服,亦可配雄黄少许,捣烂外敷。

还可用于肝热目赤肿痛以及外感热病。

注意事项

煎服,15～30g;外用鲜品适量,捣烂敷患处。

体质虚寒者忌服。

药性歌诀

紫花地丁苦辛寒，清热凉血肿毒消。

现代研究

紫花地丁含有多种化学成分，如黄酮及其苷类，香豆素及其苷类，植物固醇，生物碱，挥发油，糖类等。其中黄酮类化合物及香豆素类化合物是紫花地丁中重要的活性成分。紫花地丁具有抑菌、抗炎、抗内毒素、免疫调节、抗氧化、抗人类免疫缺陷病毒、抗病毒、抗衣原体、抗肿瘤活性等药理作用。紫花地丁对于结核杆菌、痢疾杆菌、金黄色葡萄球菌等有抑制作用，因而可以抵抗外来病菌入侵，同时还可以治疗细菌性疾病。

七、黄芩

性味归经及功效

黄芩味苦，性寒，归肺、胆、脾、胃、大肠、小肠经，具有清热燥湿，泻火解毒，止血，安胎之功。

黄芩性味苦寒，功能清热燥湿，善清肺胃胆及大肠之湿热，尤长于清中上焦湿热。

黄芩主入肺经，善清泻肺火及上焦实热，用治肺热壅遏所致咳嗽痰稠。

黄芩能清热泻火以凉血止血，可用治火毒炽盛迫血妄行之吐血、衄血等证。

黄芩有清热泻火解毒的作用，可用治火毒炽盛之痈肿疮毒。

黄芩具有清热安胎之功，用治血热胎动不安。

常用配伍

治湿温、暑湿证，湿热阻遏气机而致胸闷恶心呕吐、身热不扬、舌苔黄腻者常配滑石、白豆蔻、通草等药，如黄芩滑石汤（《温病条辨》）；若配黄连、干姜、半夏等，可治湿热中阻，痞满呕吐，如半夏泻心汤（《伤寒论》）；若配黄连、葛根等药，可治大肠湿热之泄泻、痢疾，如葛根黄芩黄连汤（《伤寒论》）；若配茵陈、栀子，可治湿热黄疸。

治肺热壅遏所致咳嗽痰稠，可单用，如清金丸（《丹溪心法》）；若配苦杏仁、桑白皮、苏子，可治肺热咳嗽气喘，如清肺汤（《万病回春》）；若配法半夏，可治肺热咳嗽痰多，如黄芩半夏丸（《袖珍方大全》）。

本品苦寒，清热泻火力强，配薄荷、栀子、大黄等，可用治外感热病，中上焦热盛所致之高热烦渴、面赤唇燥、尿赤便秘、苔黄脉数者，如凉膈散（《太平惠民和剂局方》）。

治火毒炽盛迫血妄行之吐血、衄血等证，常配大黄用，如大黄汤（《圣济总录》）。本品经配伍，也可治其他出血证，如配地榆、槐花，用治血热便血；配当归，用治崩漏，如子芩丸（《古今医鉴》）。

治火毒炽盛之痈肿疮毒，常与黄连、黄柏、栀子配伍，如黄连解毒汤（《外台秘要》）。若治热毒壅滞痔疮热痛，则常配黄连、大黄、槐花等同用。

治血热胎动不安，可配生地黄、黄柏等药，如保阴煎（《景岳全书》）；若配白术用，可治气虚血热胎动不安，如芩术汤（《医学入门》）；若配熟地黄、续断、人参等药，可治肾虚有热胎动不安，如泰山磐石散（《景岳全书》）。

注意事项

煎服，3～10g；清热多生用，安胎宜炒用，清上焦热可酒炙用，止血可炒炭用。本品苦寒伤胃，脾胃虚寒者不宜使用。

药性歌诀

黄芩苦寒热火清，燥湿安胎又止血。

现代研究

黄芩含黄芩苷元、黄芩苷、汉黄芩素、汉黄芩苷、黄芩新素、苯乙酮、棕榈酸、油酸、脯氨酸、苯甲酸、黄芩酶等。

黄芩煎剂在体外对痢疾杆菌、白喉杆菌、铜绿假单胞菌、伤寒杆菌、副伤寒杆菌、变形杆菌、金黄色葡萄球菌、溶血性链球菌、肺炎球菌、脑膜炎球菌、霍乱弧菌等有不同程度的抑制作用；黄芩苷元、黄芩苷对豚鼠离体气管过敏性收缩及整体动物过敏性气喘，均有缓解作用，并与麻黄碱有协同作用，能降低小鼠耳毛细血管通透性；本品还有解热、降压、镇静、保肝、利胆、抑制肠管蠕动、降血脂、抗氧化、调节环腺苷酸（cAMP）水平、抗肿瘤等作用；黄芩水提取物对前列腺素生物合成有抑制作用。

八、菊花

性味归经及功效

菊花味辛、甘、苦，性微寒，归肺、肝经，具有疏散风热、平抑肝阳、清肝明目、清热解毒之功。

菊花味辛疏散，体轻达表，气清上浮，微寒清热，功能疏散肺经风热，但发散表邪之力不强。常用治风热感冒，或温病初起，温邪初起。

菊花性寒，入肝经，能清肝热、平肝阳，常用治肝阳上亢，头痛眩晕。

菊花辛散苦泄，微寒清热，入肝经，既能疏散肝经风热，又能清泄肝热以明目，故可用治肝经风热，或肝火上攻所致目赤肿痛。

菊花味苦性微寒，能清热解毒，可用治疮痈肿毒。

常用配伍

用治风热感冒，或温病初起，温邪初起，发热、头痛、咳嗽等症，每与性能功用相似的桑叶相须为用，并常配伍连翘、薄荷、桔梗等，如桑菊饮（《温病条辨》）。

用治肝阳上亢，头痛眩晕，每与石决明、珍珠母、白芍等平肝潜阳药同用。若肝火上攻而眩晕、头痛，以及肝经热盛、热极动风者，可与羚羊角、钩藤、桑叶等清肝热、息肝风药同用，如羚角钩藤汤（《通俗伤寒论》）。

用治肝经风热所致目赤肿痛，常与蝉蜕、木贼、白僵蚕等疏散风热明目药配伍。用治肝火上攻所致目赤肿痛，可与石决明、决明子、夏枯草等清肝明目药同用。若肝肾精血不足，目失所养，眼目昏花，视物不清，又常配伍枸杞子、熟地黄、山茱萸等滋补肝肾、益阴明目药，如杞菊地黄丸（《医级》）。

用治疮痈肿毒，常与金银花、生甘草同用，如甘菊汤（《揣摩有得集》）。因其清热解毒、消散痈肿之力不及野菊花，故临床较野菊花少用。

注意事项

煎服，6～15g；疏散风热宜用黄菊花，平肝、清肝明目宜用白菊花。

药性歌诀

菊花辛甘苦微寒，疏风散热平肝阳，清肝明目解热毒。

现代研究

菊花含挥发油，油中为龙脑、樟脑、菊油环酮等，此外尚含有菊苷、腺嘌呤、胆碱、黄酮、水苏碱、维生素 A、维生素 B₁、维生素 E、氨基酸及刺槐素等。

菊花水浸剂或煎剂，对金黄色葡萄球菌、多种致病性杆菌及皮肤真菌均有一定抗菌作用。本品对流感病毒 PR3 和钩端螺旋体也有抑制作用。菊花制剂有扩张冠状动脉、增加冠脉血流量、提高心肌耗氧量的作用，并具有降压、缩短凝血时间、解热、抗炎、镇静作用。

九、雷公藤

性味归经及功效

雷公藤味苦、辛，性寒，有大毒，归肝、肾经，具有祛风湿、活血通络、消肿止痛、杀虫解毒之功。

雷公藤有较强的祛风湿、活血通络之功，为治风湿顽痹要药。苦寒清热力强，消肿止痛功力显著，尤宜于关节红肿热痛、肿胀难消、晨僵、功能受限，甚至关节变形者。

雷公藤苦燥除湿止痒，杀虫攻毒，对多种皮肤病皆有良效。

本品苦寒清热解毒，并能以毒攻毒，消肿止痛，治热毒痈肿疔疮。

常用配伍

本品常配伍黄芪、党参、当归、鸡血藤等补气养血药，以防久服而克伐正气。

治麻风病，可单用煎服，或配金银花、黄柏、当归等。

治顽痹等可单用，或随证配伍防风、荆芥、蒺藜等祛风止痒药内服或外用。

注意事项

煎汤，10～20g（带根皮者减量），文火煎 1～2 小时；研粉，每日 1.5～4.5g。外用，适量。

内脏有器质性病变及白细胞减少者慎服。

孕妇忌用。

药性歌诀

雷公藤有大毒，活血通络祛风湿，杀虫解毒消肿痛。

现代研究

雷公藤为卫矛科植物，作为一种新型免疫抑制剂，雷公藤环氧二萜类化合物普遍具有抑制淋巴细胞增殖的作用。其中以雷公藤内酯醇的作用最强，能够阻止包括 IL-2 在内的多种途径所致的 T 细胞增殖。现代药理学研究表明，雷公藤治疗肾病综合征具有良好的疗效，用于肾移植，可减少肾移植术后急性排斥反应的发生，有助于提高患者肾移植术后的长期存活率。此外，雷公藤内酯醇能保护和维持肾小球基膜电荷屏障的完整性，降低肾小球的通透性，抑制肾小球内皮细胞生长因子的生成分泌，从而具有降低肾炎患者蛋白尿的作用。

第八章　高氏肾病学术流派名家验方

第一节　治疗水肿验方

中医认为，水肿是指因感受外邪，饮食失调，或劳倦过度等，使肺失宣降通调，脾失健运，肾失开合，膀胱气化失常，导致体内水液潴留，泛滥肌肤，以头面、眼睑、四肢、腹背，甚至全身浮肿为临床特征的一类病证。水肿主要责之于肺、脾、肾的气化功能的失调。因为肺的布散水精作用，可以概括上焦的气化；脾的运化精微，可以概括中焦的气化；肾的分清泌浊，可以概括下焦的气化。若因外邪而致水肿者，病变部位多在肺、脾；若因内伤而致水肿者，病变部位多在脾、肾。故可归纳水肿的基本病机为：其标在肺，其制在脾，其本在肾。若水肿病起势急，可见水邪犯肺凌心的病机。若水肿明显，水湿遏阳，兼有素体阳虚，可见脾肾阳虚之病机。若水肿日久，内耗阴血，可见肝肾阴虚之病机。久病脾肾之阳损伤者，病从寒化。从寒化者，阳不温煦水邪内盛，浊阴内聚，致中焦痞塞，胃气上逆。久病肝肾之阴损伤者，病从热化。从热化者，耗灼真阴，阴不潜阳，致肝风内动，头痛痉厥，或血络受损，上下血溢。无阳则阴无以生，无阴则阳无以化，元阳衰败，真阴耗绝，危证丛生，病在旦夕。此为水肿的基本病机及演化规律，在治疗上，高继宁教授强调如下几点：

一、扶正为主，以脾肾为本

肾病的发生发展多与免疫异常有关，且多为自身免疫性疾病，属于自身免疫稳态失调的一种正邪不分的状态，针对这种情况西医多用免疫抑制的方法进行治疗。但高继宁教授则认为自身免疫现象的发生，绝非单纯的免疫功能过强，也不能理解为属于中医的正气不虚甚至过强。因为中医认为"正气存内，邪不可干"，正气强只能表明身体更加健康，而不应导致疾病。相反，自身免疫性疾病的发生，是机体免疫稳态失调的一种表现，首先是机体识别正邪的能力下降，而在识别正邪能力下降的前提下的自身免疫性炎症，则原则上属于一种虚性的亢奋状态，即仍属于虚证。高继宁教授在肾性水肿的慢性期重视调治脾、肾，用药方面喜用防己黄芪汤、玉屏风散等，或以黄芪、苍术、白术、茯苓、薏苡仁等健脾利湿，川续断、杜仲、桑寄生、牛膝等益肾固本，猪苓、泽泻、车前子、大腹皮、冬瓜皮等通利三焦、助膀胱气化、利水消肿以治标。此外白花蛇舌草、功劳叶等药物，药理研究表明有调节免疫功能的作用，从其生理特点出发，以复其生理之常，恢复其对水液代谢的自调能力，收效显著。

二、协调气血水的关系

水病可致气滞、血瘀，反过来气滞血瘀又有碍于水的运行，如此恶性循环，形成病机的复杂性。高继宁教授在辨证论治的同时，注重协调水、气、血的关系：①行气利水法适用于气滞水停者。若患者兼有气滞的表现，如脘腹胀满，喜用广木香、砂仁、陈皮、大腹皮等以调理脾气；若因肝气郁结水肿加重者，在利水的同时喜配逍遥散、柴胡疏肝散类方药以疏肝解郁，使肝气条达，水液运行。②活血祛瘀法贯穿始终。对于水肿日久，反复发作的水瘀互结患者，根据祖国医学"久病入络"的观点，主张行气活血祛瘀法当贯穿肾性水肿治疗始终。代表方有桃红四物汤合五苓散，加用丹参、益母草、牛膝、泽兰可提高活血化瘀之力以消肿。对于部分顽固性肾性水肿大胆使用三棱、莪术、水蛭行气破血。

三、强调百病皆生于郁及"衡"法的重要性

高继宁教授认为，肝在人体气机、水液、血液运行调节中发挥重要作用，而此三者中首要的是对气机的调节。在传统上，有"百病皆生于气"的说法，高继宁教授则更进一步认为，随着现代人类文明程度的增加，现代的饮食方式加之生活、工作压力的增加，情志郁结，气机不畅的发生更加普遍，疏肝解郁行气在水肿不同阶段治疗中都有其普遍意义。

（一）越婢加术汤加减

方药：麻黄6g，杏仁10g，石膏15g，生姜皮10g，甘草6g，防风10g，苍术15g，白术15g，茯苓30g，泽泻10g，车前子30g，桑白皮10g，黄芩10g，大枣5枚

功效：疏风清热，宣肺行水。

加减：咽不痛，苔白腻、纳呆、腹胀、恶心加草果、厚朴。咽痛舌红苔黄，加桔梗、连翘、赤小豆、白茅根。

证候：以眼睑水肿，继则四肢及全身皆肿，来势迅速，多以恶寒发热、肢节酸楚、小便不利等为主症。偏于风热者，伴咽喉红肿疼痛，舌质红，脉浮滑数。偏于风寒者，兼恶寒、咳喘，舌苔薄白，脉浮滑或浮紧，如水肿较甚，亦可见沉脉。

病机：肺为华盖，主一身之气，外合皮毛，为水之上源，水化于气，故其标在肺。表气虚则外邪多入。风邪之外袭有风寒、风热之分。若风寒外束，或风热上受，均可使肺气闭塞，气失宣畅，通调失灵，水液不能敷布，亦不能下注于肾脏，流溢于肌肤，则发为水肿。若水肿日久，水湿浸渍，必损伤脾肾，而致病情迁延，正虚邪实。若脾肾气虚，复感风邪，而致病情反复。

（二）麻黄连翘赤小豆汤合五味消毒饮加减

方药：麻黄6g，杏仁10g，桑白皮10g，赤小豆30g，连翘15g，生姜10g大枣20枚甘草6g，金银花30g，野菊花15g，蒲公英30g，紫花地丁15g，紫背天葵15g

功效：宣肺解毒，利湿消肿。

加减：热甚加石膏30g；口渴加天花粉15g；脘腹胀满加厚朴15g，草果6g。

证候：以眼睑水肿，延及全身，皮肤光亮，尿少色赤，身发疮痍，甚则溃烂，恶风发热，舌质红，苔薄黄，脉浮数或滑数为主症。

病机：疮毒内攻，水液妄行，肾为水脏，主一身之水液，司膀胱之气化，排泄尿液，故其本在肾。若肌肤患有疮疖痒疹，乳蛾红肿化脓，皮肤猩红斑斑，使疮毒湿热，弥漫三焦，伤及肾脏。肾与三焦气化不利，水液不能外泄，泛滥而致水肿。如《医学入门》认为水肿"或由疮痍所致"，《沈氏尊生书》亦指出"有血热生疮，变为肿病"。

方解：麻黄、杏仁、生姜意在辛温宣发，解表散邪；连翘、桑白皮、赤小豆旨在苦寒清

热解毒；甘草、大枣甘平和中，金银花、野菊花清热解毒散结，金银花入肺胃，可解中上焦之热毒，野菊花入肝经，专清肝胆之火，二药相配，善清气分热结；蒲公英、紫花地丁均具有清热解毒之功，为痈疮疔毒之要药；蒲公英兼利水通淋，泻下焦之湿热，与紫花地丁相配，善清血分之热结；紫背天葵入三焦，善除三焦之火。此药物组合共奏辛温解表散邪、解热祛湿之效。

（三）五皮饮合胃苓汤加减

方药：桑白皮 10g，陈皮 10g，大腹皮 30g，茯苓皮 30g，生姜皮 10g，苍术 15g，厚朴 15g，草果 6g，桂枝 10g，白术 15g，猪苓 15g，泽泻 10g

功效：健脾化湿，通阳利水。

加减：气虚加黄芪 30g，防己 10g，咽痛加板蓝根 30g，桔梗 10g，连翘 15g，黄芩 10g。

证候：以全身水肿，下肢明显，按之没指，小便短少，身体困重，胸闷，纳呆，泛恶，苔白腻，脉沉缓为主症。

病机：水湿内侵，脾失运化。脾为中土，主水谷之运行，转输肺、肾两脏，以制水生金，故其制在脾。脾恶湿，时令阴雨，天气潮湿，或居处卑湿，水湿内伤，或涉水冒雨，汗出遇水；或酒食不节，生冷太过，损伤脾胃，或脾胃素虚，水湿内生，均可湿困脾胃。脾失健运，不能升清降浊，以致水液泛于肌肤，而成水肿。若兼饥饱失调，脾气日渐亏损；或因过食海腥；或啖食咸味，使脾失转输，水肿日久不愈。若水湿入侵日久，郁而化热，而致气阴两伤，水肿益甚。

（四）疏凿饮子加减

方药：羌活 10g，秦艽 15g，防风 10g，大腹皮 30g，茯苓皮 30g，生姜皮 10g，猪苓 15g，泽泻 10g，椒目 10g，赤小豆 30g，黄柏 10g，槟榔 15g，生大黄 6g

功效：分利湿热。

加减：水肿，湿困中焦，腹胀，纳呆，痞满，以腹水明显者，用中满分消汤：白术、人参、炙甘草、猪苓、姜黄、茯苓、干姜、砂仁、泽泻、橘皮、知母、炒黄芩、黄连、半夏、枳实、厚朴。

证候：以遍体水肿，皮肤绷紧光亮，胸脘痞闷，烦热口渴，小便短赤，或大便干结，舌红苔黄腻，脉沉数或濡数为主症。

病机：湿热留恋，损伤三焦（三焦为决渎之官，运行水液）。若湿热行令，或因暑湿郁蒸，或因先伤于湿，湿气久留，郁而成热，则湿热留恋，上蒸郁肺，中侵伤脾，下注损肾，三焦不利，升降开阖失常，而致水肿。湿热致病，不易速去，极易伤阴，而致肾阴不足，相火偏亢，或因水亏于下，水不涵木，肝阳上亢，而致病情复杂。

（五）实脾饮加减

方药：干姜 10g，制附子 6g，草果 6g，桂枝 10g，白术 15g，茯苓 30g，甘草 6g，大枣 6 枚，泽泻 10g，车前子 30g，木瓜 10g，木香 6g，厚朴 10g，大腹皮 30g

功效：健脾温阳利水。

加减：气虚甚者可加黄芪 30g，党参 15g。

证候：以身肿日久，腰以下为甚，按之凹陷不易恢复，脘腹胀闷，纳减便溏，面色不华，神疲乏力，四肢倦怠，小便短少，舌质淡，苔白腻或白滑，脉沉缓或沉弱为主症。

病机：伤及脾胃，饮食失调，或劳倦过度，或久病伤脾，脾气受损，运化失司，水液代谢失常，引起水液潴留体内，泛溢肌肤，而成水肿。

（六）济生肾气丸合真武汤加减

方药：制附子 6g，肉桂 6g，巴戟天 15g，淫羊藿 15g，白术 15g，茯苓 20g，泽泻 10g，车前子 30g，牛膝 10g，地黄 15g，山茱萸 15g，山药 30g，牡丹皮 10g

功效：温肾助阳，化气行水。

加减：若水饮凌心，不能平卧，加葶苈子 30g，大枣 10 枚；若见喘促，呼多吸少，汗出，脉虚浮而数，为阳脱之象，加人参 10g，五味子 10g，牡蛎 30g，龙骨 30g，以防喘脱之变。

证候：以水肿反复消长不已，面浮身肿，腰以下为甚，按之凹陷不起，尿量减少或反多，腰酸冷痛，四肢厥冷，怯寒神疲，甚者心悸胸闷，喘促难卧，腹大胀满，舌质淡胖苔白，脉沉细或沉迟无力为主症。

病机：劳欲过度，损伤脾肾，劳倦伤脾，纵欲伤肾，脾虚则转输无权，肾虚则开阖不利，不能化气行水，以致水湿停聚而成肿。肾气内伤，脾气不足，气损及阳，脾肾阳虚，阳不化气，气不化水，使水湿泛滥，水肿更甚。命门火衰，脾失温煦，生化之源渐绝，精血内亏，日久必致虚损。

（七）补阳还五汤合五苓散加减

方药：黄芪 30g，当归 15g，赤芍 10g，川芎 15g，丹参 30g，地龙 10g，益母草 15g，红花 15g，桂枝 10g，桃仁 10g，茯苓 15g，泽泻 10g，车前子 15g

功效：活血祛瘀，化气行水。

加减：肾虚加巴戟天 15g，杜仲 15g，牛膝 15g；畏寒肢冷加附子 10g。

证候：以水肿延久不退，肿势轻重不一，四肢或全身水肿，以下肢为主，皮肤瘀斑，腰部刺痛，或伴血尿，舌紫暗，苔白，脉沉细涩为主症。

病机：气滞血瘀，损及肝肾。肝肾同属下焦而乙癸同源。若久病不愈，损伤血络或水湿内留，气不化水，气滞水停，或孙络水溢，留血于经，经为血，血不行则为水，或三焦停滞，经脉壅塞，血瘀水停，均可伤及肝肾，致气机不畅，水道不疏，开阖不利，而致水肿。水湿逗留日久，累及肝肾阴虚，甚则水不涵木，木火上升。

第二节　治疗蛋白尿验方

蛋白尿是指常规尿蛋白定性实验呈阳性反应，正常人尿中每日排出的蛋白很少，如尿中蛋白>150mg / 24h，则被视为蛋白尿（proteinuria）。蛋白质属于中医学"精气"、"阴精"、"精微"的组成部分，如果尿中出现大量蛋白则属于"精微渗漏"、"精气妄泄"、"阴精耗损"范畴。蛋白尿常见于多种肾系疾病中，若得不到及时正确的治疗，往往容易加重肾脏损害，最终发展为慢性肾脏病，迁延日久进入尿毒症期。因此，及时而正确的治疗是延缓病情进展，提高生存质量，延长生命期的关键。经多年的临床实践中，高继宁教授总结了以下证治要点：

一、以补益脾肾法为治本之法

蛋白是人体的精微物质，是各种机能的物质基础，由脾胃化生，肾脏封藏。脾主升清，司运化；肾主封藏，司水液代谢。尿蛋白的产生主要与脾肾功能失调（虚证为主）有关。脾肾分别是人体的后天与先天之本，与其他脏腑有着极其密切的内在联系。所谓"脾胃虚弱，百病由生"，"穷必及肾"，此二脏功能虚弱，又兼之体内精微外泄，必然会影响到其他脏腑，尤其以肝肺突出。需要提及的是慢性肾炎迁延阶段，往往在正虚的基础上兼夹邪实如湿热、瘀血、风热等，而且是蛋白尿反复的重要因素，因而需及时佐以祛邪药，如清利湿热、活血化瘀，清热解毒、疏散风热，但仍以补益脾肾法治疗肾炎的蛋白尿为治本之法。

二、标本结合

蛋白尿总的来说是本虚标实，但不同的疾病、疾病的不同病理阶段、不同患者其本虚标实各有偏颇，因此应分清标本缓急，以明确治疗的主要方向。如急性肾小球肾炎引起的蛋白尿以风邪外袭、湿毒浸渍、水湿浸渍、湿热内蕴、下焦热盛等标实证多见；而慢性肾小球疾病导致的蛋白尿则常常以肺肾气虚、脾肾阳虚、肝肾阴虚、阴阳两虚等本虚证为主，在此基础上可以合并外感、湿热、湿浊、瘀血等标实证。标实为主者，先治其标，后治其本；本虚为主者，以治本为主，兼治其标。总的原则是：有邪必清，但治疗热毒或湿热时切忌过用苦寒。

三、通涩结合

慢性肾脏疾病伴有蛋白尿，多责之于脾虚、肾虚，常用固涩之法。但固涩药久用有壅滞碍胃之弊，在兼有瘀、热、湿、浊等标实证时更有闭门留寇之嫌，所以在治疗上应注意补而不涩，清补结合。

四、蛋白尿多与湿热之邪有关

这个过程是一个水湿化热、湿热相合蕴结不解，久而致虚化瘀的过程。由于湿性黏滞，缠绵难解，湿与热合，如油入面，更加不易速愈。肾病病程较长，显然是与湿热之邪留恋不解分不开的。湿热不除，蛋白尿难消。

五、善用虫类药物治疗蛋白尿

如水蛭粉、地龙、僵蚕、蝉蜕等虫类药，顽疾难治，虫类药不可忽视。现代医学研究证实，虫类药制剂具有抗炎、抗毒、抗过敏、抗氧自由基，并有较好消除蛋白尿的作用。

（一）益气补肾汤加减

方药：党参 15g，黄芪 45g，白术 15g，茯苓 15g，山药 30g，山茱萸 I5g，炙甘草 6g，大枣 15 枚

功效：补益肺肾。

加减：兼有外感表证者，宜先解表，兼风寒者可用麻黄汤加减，兼风热者可用银翘散加减；若头面肿甚，咽干咽痛者，可用麻黄连翘赤小豆汤；若水气壅滞，遍及三焦，水肿甚，

尿少，大便干结者，可用己椒苈黄丸合五苓散加减；尿蛋白多者可加芡实 15g，金樱子 15g；尿中红细胞多加旱莲草 15g，白茅根 30g，茜草 30g。

证候：颜面浮肿或肢体肿胀，疲倦乏力，少气懒言，易感冒，腰脊酸痛，面色萎黄，舌淡，苔白润，有齿痕，脉细弱。

病机：肺主肃降，通调水道，肾主水之气化，肺肾气虚则三焦水道失于通调，水之气化不利，水湿内停溢于肌肤而见面浮肢肿；肺肾之气无以上承故见面色萎黄；肺主气，职司卫外，肾主纳气，肺肾气虚，故少气乏力而易感冒；肾主骨，腰为肾府，肾气不足腰府失荣，不能主骨，故见腰脊酸软而疼痛。至于舌淡、苔白润、有齿痕以及脉细弱等，皆为肺肾气虚而有水湿内停之象。

（二）补中益气汤加减

方药：党参 15g，黄芪 30g，白术 15g，陈皮 10g，当归 15g，升麻 6g，柴胡 10g，炙甘草 6g，金樱子 15g，芡实 15g

功效：补中益气。

加减：若下肢浮肿较甚，小便量少，加泽泻 10g，猪苓 15g，车前子 20g。

证候：面色萎黄、倦怠乏力、脘闷纳呆、大便溏薄、尿中蛋白增多、下肢浮肿、舌淡体胖、边有齿痕，苔薄白，脉细弱。

病机：脾气虚弱，统摄无权，精气随水湿由尿而排出，形成蛋白尿；脾虚气血生化乏源，加之精微日漏，肌肤失养，故面色萎黄，气血生化不足，则肢体脏腑失充，故见倦怠乏力；脾虚不能运化水谷，故脘闷纳呆，大便溏薄；脾气虚衰，不能布散津液，水湿内停，故见下肢浮肿；舌淡体胖、边有齿痕，苔薄白，脉细弱，皆为脾气虚衰之征。

（三）五子衍宗丸（《证治准绳》）加减

方药：菟丝子 15g，五味子 10g，枸杞子 12g，覆盆子 15g，金樱子 15g，芡实 15g，桑螵蛸 15g，白术 15g，莲子 10g，车前子 30g，杜仲 15g

功效：益肾固摄。

加减：若眩晕腰酸者，加山茱萸 12g，沙苑子 12g；如腹胀便溏者，加党参 12g，木香 10g，以健脾益气。

证候：蛋白尿经久不消，腰膝酸软，头晕耳鸣，小便量少，夜尿频数，泡沫尿，夜尿增多，遗精滑精，女子带下清稀，舌淡苔白，脉沉细或沉弱。

病机：肾气不足，气虚失固，精微物质随尿流失。故蛋白尿经久不消，肾中精气不足，髓海不充则头晕；"腰为肾之府，转摇不能，肾将惫矣"，肾气虚腰失其养，则腰酸；肾虚膀胱气化失司，故小便量少，肾虚气化开阖无权，故夜尿频甚或不禁；肾虚固摄无权，则伴见男子遗精、滑精，女子带下清稀；舌淡苔白，脉沉细弱，均为肾气不足之征。

（四）杞菊地黄丸合二至丸

方药：熟地黄 15g，山茱萸 12g，山药 30g，泽泻 10g，牡丹皮 10g，茯苓 15g，枸杞子 15g，菊花 12g，女贞子 10g，旱莲草 15g，金樱子 15g

功效：滋养肝肾。

加减：肝阴虚甚者，可加当归、白芍以加强养肝阴之力；兼心阴虚者，可加柏子仁、炒酸枣仁、五味子以养心安神；兼肺阴虚者，可加天冬、麦冬、五味子以养肺滋阴；兼有肝阳上亢者，可加天麻、钩藤、僵蚕以平肝潜阳；兼有下焦湿热者，可加知母、黄柏、石韦以清热利湿；伴血尿者，可去熟地黄，加生地黄、大蓟、小蓟、白茅根以清热凉血止血；若大便干结者，可加生大黄以泻热通便。

证候：两目干涩，头晕耳鸣，夜间口干较甚，腰膝酸软，泡沫尿，舌体瘦小，干红少苔，脉沉细而弦。

病机：肝开窍于目，肾开窍于耳，肝肾阴虚，耳目失养，肝阳上亢，上扰清窍，故见目睛干涩或视物模糊，头晕耳鸣；肝肾阴虚，阴津不能上承，故见口干咽燥；虚则虚火内扰，故见五心烦热；肝肾阴虚，虚火内扰，精关不固，肾精外泄，腰失所养，故见腰脊酸痛，梦遗或月经不调。至于舌红、少苔、脉弦细或细数等，皆为肝肾阴虚、虚火内扰之象。

（五）金匮肾气丸加减

方药：肉桂6g，制附子（先煎）6g，熟地黄15g，山药15g，山茱萸10g，茯苓15g，泽泻10g，牡丹皮10g

功效：育阴助阳。

加减：阳虚则重加肉桂、附子用量以补肾阳；若肝肾阴虚偏重加麦冬、天冬、何首乌。根据病情需要，也可分别选用左归丸滋补肾阴或右归丸温肾助阳。

证候：头晕，头痛，动则加剧，心悸，失眠，耳鸣，视物模糊，夜尿增多，肢体麻木或感觉肢冷畏寒，头重脚轻，面色㿠白，唇甲不华，舌质淡红有齿痕，苔薄白，脉弦细。

病机：阴阳互根，阴虚日久，可导致阳虚。肾阴不足，不能滋养肝木，肝阳偏亢，虚风内动则头晕、头痛、肢体麻木；阳虚生外寒，阳气不足，肌肤失其温煦则肢冷畏寒；阴血不足，心失血养则心悸、失眠；气血虚亏，不荣于面则面色㿠白；肝失血养，血少不荣于爪甲则爪甲不华；肾精不上奉于耳窍则耳鸣；肾阳虚，摄纳无权则夜间尿多；肝开窍于目，肝虚目失所养则视物模糊；阴虚，水不涵木，肝气自逆于上则头重脚轻；舌、脉均为阴阳气血不足之征象。

（六）高氏肾炎蛋白尿方

方药：黄芪30g，桃仁10g，红花15g，川芎15g，益母草15g，丹参30g，地龙12g，水蛭3～6g，薏苡仁30g，穿山龙15g，玉米须30g，虎杖15g，山茱萸12g，金樱子15g，石韦30g，白茅根30g，六月雪15g，青风藤15g，鬼箭羽15g，白花蛇舌草15g，灵芝15g，砂仁6g

功效：健脾益肾，利湿化瘀。

加减：全身肿甚，气喘烦闷，小便不利，此为血瘀水盛，肺气上逆，加葶苈子、川椒目、泽兰；阳气虚衰则加附子。水肿病久，虽无明显瘀阻之象，亦可重用泽兰、桃仁、红花等。

证候：倦怠乏力，气短懒言，食少纳呆，腰酸膝软，脘腹胀满，大便烂，口淡不渴，舌淡有齿痕，脉沉细。水肿延久不退，肿势轻重不一，或皮肤有瘀斑，腰部刺痛，或伴血尿，舌紫黯，苔白，脉沉细涩。

病机：脾主运化，外感水湿，困遏脾阳，或因饮食劳倦等损及脾气，导致脾失转输，则倦怠乏力，气短懒言，水湿内停泛溢肌肤则成水肿。肾主水，水液的输布运化有赖于肾阳的蒸化和开阖作用，禀赋不足、久病劳倦等致肾虚失于蒸化，开阖不利，水液泛滥肌肤则为水肿。水停湿阻，气滞血瘀，三焦气化不利，则水肿延久不退，肿势轻重不一；气滞血瘀，不通则痛，故腰部刺痛；脉络瘀阻，血行脉外，则皮肤瘀斑，或伴血尿。

第三节　治疗血尿验方

高氏肾病学术流派根据肾性血尿的病机特点，在分型论治上主张以八纲辨证为纲，脏腑辨证为目进行分型论治。其辨证原则包括：

辨外感内伤：引起尿血的原因有外感内伤之分。由外感所致的尿血，以邪热为主，发病急骤，初起多见恶寒、发热等表证；由内伤所致的尿血，一般起病比较缓慢，先有阴阳偏盛、气血亏虚或脾肾虚衰的全身症状，其后表现尿血。外感尿血属实证；内伤尿血则多属虚证。

辨虚实：尿血之实证皆由"火"所致；虚证则有阴虚、气虚、脾虚、肾虚之分。凡起病急骤，尿色鲜红，尿道有灼热感，伴恶寒发热，口苦咽干，舌质红，苔黄腻，脉弦数或浮数者，多属实证。若病程日久，尿色淡红，腰膝酸软，潮热盗汗；或面色萎黄，倦怠无力，舌质淡或淡红，苔薄白，脉细数或细弱者，多属虚证。

辨阴阳：凡尿色鲜红或淡红，尿血以肾阴不足，阴虚火旺证为多见，若病程迁延不愈，阴损及阳，转为阳虚，或阴阳两虚。

在上述认识的基础上，结合国内名家经验和自己的临床实践，建立了如下辨证分型体系：

一、急性发作期

尿血急性发作期的治疗应宗"急则治标"之旨，目的在于迅速截断病程，祛邪以安正。

（一）银翘散加减

方药：金银花30g，连翘10g，竹叶10g，荆芥10g，薄荷10g，牛蒡子10g，桔梗10g，淡豆豉6g，芦根15g，生甘草6g，小蓟30g，生地黄15g，白茅根30g，三七粉（冲服）6g

功效：疏散风热，解毒利咽，凉血止血。

加减：咽喉肿痛甚者可用五味消毒饮，金银花30g，野菊花15g，蒲公英15g，紫花地丁12g，另加炒栀子10g，若大便干结者加制大黄10g。

证候：发热微恶风寒，头痛咳嗽，咽喉肿痛，尿红赤或镜下血尿，舌边尖红，苔薄白或薄黄，脉浮数。

病机：风邪犯肺，化热下迫。风邪外袭，首先犯肺，肺失宣降，不能通调水道，表邪化热下迫，灼伤络脉导致小便出血。《诸病源候论·小便血候》曰："风邪入于少阴，则尿血。"或感冒之后误用汗法，发其阳则动血而出现小便出血。风热袭表，正邪交争则发热微恶风寒。风热上攻则头痛，肺热宣降失司则咳嗽。肺胃热毒熏蒸咽喉则咽痛，肺胃风热毒邪壅盛，迫血下行，则见尿红或镜下血尿。舌边尖红，苔薄白或薄黄，脉浮数，是风热毒邪壅盛之证。

（二）葛根芩连汤加减

方药：葛根30g，黄芩15g，黄连10g，甘草6g，小蓟30g，生地黄15g，砂仁6g，三七

粉（冲服）2g

功效：清热燥湿，凉血止血。

加减：若大便带血，伴腹痛者可用芍药汤加减：生白芍 30g，黄芩 10g，黄连 10g，广木香 10g，槟榔 10g，制大黄 10g，当归尾 6g，肉桂 6g，甘草 6g。另加旱莲草 12g，炒栀子 10g。

证候：腹痛即泻，泻下秽臭，心烦口渴，或腹痛，里急后重，下痢赤白，尿红赤或镜下血尿，舌苔黄腻，脉滑数。

病机：肠胃湿热阻滞气机，不通则痛，传化失常，故腹痛、里急后重。湿热留滞，故泻下秽臭。湿热熏灼肠道，脉络受伤，气血瘀滞，化为脓血，故下痢赤白。下焦湿热，迫血妄行，则有尿红赤或镜下血尿。舌苔黄腻，脉滑数，为湿热蕴结之证。

（三）小蓟饮子加减

方药：小蓟 30g，滑石 30g，生地黄 20g，炒蒲黄 10g，藕节炭 10g，炒栀子 10g，竹叶 10g，当归 12g，甘草 6g，通草 6g，车前草 30g，大黄炭 6g

功效：清利湿热，凉血止血。

证候：尿频、急、热、涩、痛，腰痛，大便干结，尿红赤或镜下血尿．舌红苔黄脉数。

病机：《灵枢·热病》曰："热病七日八日，脉微小，病者溲血。"热结膀胱，或他脏有热，下移膀胱，膀胱结热，血络受损发为尿血。或平素嗜好辛辣、烟酒，或素体阳盛，复感风热之邪，太阳受病，传经入里，侵犯营血，火毒内蕴，迫血妄行，肾与膀胱受损，血溢水道，而成尿血。或情志内伤，忧愁惊恐，扰乱心神，心经郁热，下移小肠，迫血妄行而致尿血，《类证治裁·溺血》有"小肠火盛，血渗膀胱"的记载。或肝胆火热之邪，结于下焦，以致热扰血分，损伤脉络发为尿血，《素问·痿论》曰："悲哀太甚则胞络绝，胞络绝则阳气内动，发则心下崩，数溲血也。"膀胱湿热阻滞气机，故见尿频、尿急、尿热、尿涩、尿痛、腰痛等症。下焦热盛，迫血下行，则尿红赤或镜下血尿；舌红苔黄，脉数，均为膀胱湿热、迫血下行之证。

二、慢性迁延期

慢性迁延期的治疗应宗"缓则治本"之旨，目的在于扶助正气以渐止尿血，并应注意守方以图缓效。

（一）参芪地黄汤加减

方药：太子参 15g，生黄芪 30g，生地黄 15g，山药 30g，山茱萸 10g，牡丹皮 10g，茯苓 20g，泽泻 10g，小蓟 30g，三七粉（冲服）6g

功效：气阴双补以止血。

加减：若伴见蛋白尿者加金樱子 15g，大火草 10g；若腰痛者加杜仲 15g，怀牛膝 15g；若大便干结者加制大黄 15g；若纳差便溏者加白术 15g，砂仁 10g，鸡内金 10g。

证候：镜下血尿或伴见蛋白尿，易感冒，神疲乏力，腰膝酸痛，手足不温或手足心热，自汗或盗汗，心悸，口不渴或咽干痛，大便偏干或溏薄，舌淡红边有齿痕或舌胖大，苔薄白或薄黄而干，脉细数而无力。

病机：气阴两虚证是指气虚证与阴虚证两者并见的证候，其病位可涉及多脏。"神者，水谷之精气也","脾主四肢","脾主升清",因而神疲乏力,大便溏薄为脾气虚所致。"肺卫相通","卫主温煦固表",肺气虚,肌肤失于温养,卫外抗邪失司,则易感冒自汗及手足不温。心气虚则心悸不安。"腰为肾之府",肾之气阴两虚则腰膝酸痛。手足心热、盗汗、咽干痛为阴虚内热津伤之象。气阴两虚,摄血固精之功失职,则见血不归经和精微外泄,因而出现血尿或蛋白尿。舌淡红边有齿痕或舌胖大,苔薄白或薄黄而干,脉细数而无力,为气阴两虚之证。

（二）知柏地黄汤加减

方药：知母 12g,黄柏 12g,生地黄 20g,山药 20g,山茱萸 10g,牡丹皮 15g,泽泻 10g,茯苓 30g,小蓟 30g,金银花 30g,白茅根 30g,炒栀子 10g

功效：滋养肝肾以止血。

加减：若大便干结者加制大黄 10g；若头目眩晕者加天麻 15g,杭菊花 12g；若伴见蛋白尿加石韦 30g,白茅根 30g。若肝郁肾虚者用丹栀逍遥散加减,当归 10g,白术 10g,薄荷 10g,白芍 20g,茯苓 20g,柴胡 6g,生甘草 6g,生姜 3g,金樱子 15g。

证候：镜下血尿或伴见蛋白尿,五心烦热,咽干而痛,头目眩晕,耳鸣腰痛,大便偏干,脉细数或弦细数。

病机：素体阴虚；或热病之后耗伤津液,损及肾阴；或纵情快欲,房劳过度；或失血日久,伤及肾阴；或过服助阳药物以致肾阴亏耗,水不济火,相火妄动,灼伤脉络。故小便带血。《景岳全书·溺血论治》曰："此多以酒色欲念,致动下焦之火而然。常见相火妄动……甚则见血。"肝肾阴虚则内热,虚热伤络,故见尿血；"肝肾乙癸同源",病理上两者亦互相影响,肾阴亏虚,水不涵木,则肝阳上亢,可见头目眩晕、耳鸣；肾阴亏虚,津不上承则咽干而痛；阴虚内热,故五心烦热、大便干；腰为肾之府,肾阴亏虚,则腰膝酸软；舌红苔干,脉弦细数,为肝肾阴虚之证。

（三）补中益气汤加减

方药：黄芪 30g,党参 15g,当归 10g,柴胡 15g,陈皮 10g,甘草 6g,白术 10g,山药 15g,五味子 10g,生龙骨 30g,生牡蛎 30g,赤芍 15g,白芍 15g,杜仲 15g,芡实 15g,金樱子 10g,山茱萸 10g,生地黄 15g,柴胡 10g

功效：益气摄血。

加减：血尿为主加茜草 30g,小蓟 30g,白茅根 30g,女贞子 10g,旱莲草 15g；虚寒加肉桂 6g；夜尿偏多者加桑螵蛸 15g。

证候：镜下血尿或伴见蛋白尿,神疲乏力,腰膝酸软,夜尿偏多,大便溏薄,口淡不渴,舌淡胖边有齿痕,苔薄白,脉沉弱。

病机：脾气虚弱,气不摄血,脾主运化,脾胃为气血生化之源,饮食不节,思虑劳倦,损伤脾胃,脾失健运,中气不足,统摄无力,血不循经,血渗膀胱,发为尿血。肾气不足,阳虚火衰,房劳过度,或久病及肾,肾气亏虚,固摄无力,或肾阳衰微,下元空虚,封藏失职,导致血随气下发为尿血。"神者,水谷之精气也"。"脾主升清","脾主四肢",脾气虚则神疲乏力,清气下陷则大便溏薄或腹泻。"脾统血","肾藏精",脾气虚则统血及升清之功失司,肾气虚则封藏失职,因而可见血不归经、精微外泄之血尿及蛋白尿的表现。"腰为肾之府""肾司二便"，肾气虚，腰失所养，气化失司，故现腰膝酸软及夜尿偏多之症。气虚而津不伤则口淡不渴。舌淡胖边有齿痕，苔薄白，脉沉弱，为脾肾气虚之证。

（四）肾气丸合保元汤加减

方药：党参 15g，黄芪 30g，制附片（先煎）6g，肉桂 6g，山茱萸 10g，牡丹皮 10g，生地黄 15g，山药 30g，茜草 30g，茯苓 15g，小蓟 30g，荆芥炭 10g，炙甘草 6g

功效：温补脾肾以止血。

加减：若伴见蛋白尿加黄芪 30g，白茅根 30g；若腰膝冷痛者加巴戟天 15g。

证候：镜下血尿或伴见蛋白尿，腰膝冷痛，手足不温，舌淡苔白，脉沉迟无力。

病机：阳虚火衰，房劳过度，或久病及肾，肾气亏虚，固摄无力，或肾阳衰微，下元空虚，封藏失职，导致血随气下发为尿血。脾肾阳虚，下元亏虚，固摄、封藏失职，血不归经而导致尿血，精微物质丢失则有蛋白尿。脾肾阳虚则内寒，肌体失于温养，手足不温，"腰为肾之府"，肾阳虚，腰失温养则腰膝冷痛。舌淡苔白，脉沉迟无力，为脾肾阳虚之证。

三、孙老血尿停

方药：生地黄 12g，牡丹皮 12g，赤芍 12g，紫草 15g，小蓟 30g，茜草 30g，石韦 30g，金银花 30g，蒲公英 20g，益母草 15g

功效：清热解毒，活血化瘀，凉血止血。

主治：用于急性肾炎、IgA 肾病、紫癜性肾炎等导致的血尿属热毒血瘀者。

方解：孙老认为，以血尿为主要表现的急、慢性肾炎，辨证多属外邪入里化热，血热妄行夹瘀型。故治当清热解毒，活血化瘀，凉血止血。具体是：一为凉血止血，即用犀角、牡丹皮、赤芍、紫草、小蓟等清血分热邪的药物来达到止血的目的。二为活血止血，即用益母草、茜草等活血药物促进血液运行，祛散瘀血，从而达到止血的目的。再用金银花、蒲公英清热解毒。

四、高氏血尿方

方药：黄芪 30g，生地黄炭 12g，牡丹皮 12g，茜草 30g，小蓟 30g，三七粉（冲服）6g，水牛角 15g，乌梅炭 12g，金银花 30g，蒲公英 30g，白茅根 30g，女贞子 10g，旱莲草 15g，砂仁 6g，甘草 6g

功效：滋补肝肾，养阴清热，凉血止血。

主治：肝肾阴虚型尿血。

方解：高继宁教授治疗肾性血尿的原则为标本兼治。以黄芪益肾补气，固摄血不外露，生地、牡丹皮凉血止血，通常为阴虚血热类血尿的必用之品，为防凉药伤胃，故加用砂仁、甘草以顾护胃气，女贞子、旱莲草、乌梅炭滋补肝肾之阴且有凉血止血之功，亦为治疗血尿喜用之品。此外，金银花、蒲公英清热解毒，在止血药的选用中，根据血尿"水道之血宜利不宜止的原则"，以白茅根、小蓟、茜草、三七等为主，止血与清利活血相配合，以防收敛止血而使离经之血内阻肾络。目的在于扶助正气以渐止尿血，并应注意守方以图缓效。诸药合用，融清血热，化瘀血，护胃气，补肝肾于一炉。

第四节　治疗尿路感染验方

尿路感染分为急性尿路感染和慢性尿路感染，急性尿路感染起病急、症状重，经抗生素治疗可明显缓解。慢性尿路感染，指急性尿路感染急性期症状已缓解，小便涩痛不甚显著，时作时止，腰痛，疲乏无力，且病程在 6 个月以上，常因劳累或感冒引起急性发作者。慢性尿路感染具有顽固性、迁延性及反复发作等特点，慢性尿路感染予抗生素治疗效果差，甚至会因反复使用抗生素造成菌群紊乱加重症状，是目前临床常见、多发的疾病。高继宁教授认为，对慢性尿路感染有明确的诊断在治疗思路方面至关重要，从中医角度看，本病当属"劳淋"范畴，淋症日久不愈，遇劳即发，名为劳淋。主要表现有小便淋沥，尿后下阴部隐痛，肢倦腰酸，缠绵难愈。本病总属本虚标实，以本虚为主。本虚以脾肾亏虚为主，手足心热，舌红，脉细数，为肾阴虚，标实则为膀胱湿热留恋不去。

一、肝肾阴虚是慢性尿路感染重要病因

高继宁教授认为慢性尿路感染多属正虚邪恋，虚中夹实之证。患者或因先天不足，素体阴虚或更年期天癸将竭，或多产，或久病热病大病耗伤肾阴，遭受外邪致病，随着疾病的发展和演变，经历了由虚致实、因实更虚的病理过程，最终表现为本虚标实之证。患者反复尿路感染，肝气不舒，郁结日久，气郁化火，火热伤阴，可形成肝阴不足。肝藏血，肾藏精。血与精之间存在着相互滋生和转化的关系，肝血的化生，有赖于肾中所藏之精的作用，而肾精的充盈，亦有赖于肝血滋生，肝阴与肾阴之间息息相通，相互滋生，维持协调与充盈，所谓肝肾同源，肾阴不足，水不涵木，亦可导致肝阴不足，最终致肝肾阴虚，尿路感染反复发作。

二、湿热伴随疾病发展的始终

高继宁教授认为慢性尿路感染病情易反复多变，迁延日久，缠绵难愈，无不是由湿热致病的特性所决定的。发病之初，患者因正气不足，感受湿热之邪，或多食辛热肥甘之品，或嗜酒太过之后，酿成湿热，下注膀胱；或恼怒伤肝，气郁化火，肝郁不舒，火郁于下焦；或是他脏之热，下注膀胱，热邪注入下焦，膀胱气化不利，热与水结，酿成湿热内聚，或尿路感染反复发作，湿热留恋，而衍变成慢性过程。若湿热之邪未净，而正气已亏，则形成虚实夹杂之证。肾阴亏虚，气化不利，水道不畅，稍有诱因则湿热毒邪之气侵入，热淫蕴内与水湿互结，肾阴亏虚伴有湿者易于热化，热得湿而愈炽热，湿得热而愈横，湿热胶着，黏滞难化，日久伤肾，肾虚之体易感外邪发病，两者互为因果。

三、滋肾疏肝清热利湿法的确立及验证

高继宁教授在长期临床实践中观察到慢性尿路感染常因过度疲劳，饮水不足及心情不畅等因素诱发，总结出慢性尿路感染的中医病理机制为阴虚湿热，认为慢性尿路感染以阴虚为本，湿热贯穿始终，其发病是在正气不足肾阴亏虚的基础上，由各种病因促进湿热等病理产物的形成，湿热进而损伤阴津，促进疾病的演变。高继宁教授是在国内外较早提出以滋阴疏肝通淋为主治疗慢性泌尿系感染的学者，中医病理机制为阴虚湿热，认为慢性尿路感染以阴

虚为本，湿热贯穿始终。其发病是在正气不足、肾阴亏虚的基础上，各种病因促进湿热等病理产物形成，湿热更伤阴津，促进疾病的演变。尤其人到中老年后，天癸渐竭，肾气虚衰，阴液亏虚，水不涵木是反复尿路感染患者的主要体质特点。患者正气不足，若遇劳累、紧张等因素则极易招致湿热之邪下注膀胱，而发为淋证。根据"阴虚湿热"的理论，高继宁教授确立了滋阴清热利湿的立法原则，滋阴扶正以固根本，清热利湿祛邪为辅，确立了滋阴通淋方，共奏滋肾疏肝、清热利湿之功。

（一）八正散加减

方药：萹蓄 10g，瞿麦 10g，通草 5g，车前子（包煎）15g，滑石 15g，栀子 10g，大黄 6g，蒲公英 30g，白花蛇舌草 30g，甘草 15g

功效：清热利湿，通淋泻火。

加减：腹胀便秘甚者加用枳实 10g，并加重大黄用量以通腑；腹满便溏者，去大黄以减泻下之力；小腹坠胀者，加川楝子 6g，乌药 6g 以疏肝理气；伴有肉眼血尿或镜下血尿者，加白茅根 30g，小蓟 30g，生地黄 10g 以凉血止血；伴有腰痛者，加杜仲 10g，川续断 15g，狗脊 15g，薏苡仁 15g 以补肾利湿。

证候：小便频数，急迫不爽，灼热刺痛，点滴而下，尿色黄赤，痛引脐中，可见腰痛拒按，苔黄腻，脉滑数。

病机：湿热毒邪客于膀胱，阻于气化，下窍不利，以致尿频、尿急、尿痛，排尿困难，尿道口有灼热感，尿少；湿热下迫，淫伤于肾，腰为肾府，故腰痛拒按；苔黄腻为湿热之象，湿热侵于脉络，故脉滑数。

（二）龙胆泻肝汤加减

方药：龙胆 10g，黄芩 10g，栀子 10g，柴胡 10g，泽泻 15g，通草 5g，当归 12g，车前子（包煎）30g，生地黄 12g，甘草 6g

功效：清利肝胆湿热。

加减：大便干结，加生大黄（后下）8g 入煎剂以通便；小便疼痛较剧、灼热、舌质红者，酌加黄柏 10g，竹叶 10g，滑石 10g 等以清火通淋。

证候：寒热往来，不思饮食，心烦欲呕，小便频数，急迫不爽，灼热刺痛，点滴而下，尿色黄赤，小腹痛，口苦咽干，苔薄黄，脉弦数。

病机：邪踞少阳，故寒热往来，烦躁不安；肝郁气滞，脾胃升降失常，故不思饮食，恶心呕吐；肝胆郁热，不能疏泄，热移于膀胱，故尿频而痛。少腹为肝经所过之处，肝胆郁热，气滞不行，经脉不利，故少腹胀痛。舌红苔黄、脉弦数均为肝胆郁热之征。

（三）知柏地黄汤合二至丸加减

方药：知母 6g，黄柏 10g，熟地黄 10g，山药 30g，山茱萸 15g，牡丹皮 12g，茯苓 15g，泽泻 10g，女贞子 15g，旱莲草 15g，益母草 15g，车前子（包煎）30g

功效：滋补肾阴，清热利湿。

加减：口干口苦明显者，熟地黄改为生地黄 15g，加用麦冬 10g 以养阴生津；盗汗明显者，加糯稻根须 15g，浮小麦 15g；夜寐差者，加用合欢皮 15g，首乌藤 15g。

证候：尿频而短，小便涩痛，欲出不尽，尿色黄，腰酸痛，潮热汗出，手足心热，头晕耳鸣，口干舌燥，舌质红，苔薄黄，脉细数或滑数。

病机：阴虚湿热留恋，故可见尿频而短，小便涩痛，欲出不尽，尿色黄；腰为肾之府，肾虚，故腰酸痛；肝肾阴虚，虚火内生，故低热盗汗，手足心热；虚火上扰，故头晕耳鸣；阴虚阴液不能上承，故口干舌燥；舌红苔薄黄，脉细数，为阴虚内热征象。

（四）缩泉丸合参苓白术散加减

方药：党参 15g，乌药 9g，益智 12g，山药 12g，白术 15g，芡实 10g，陈皮 9g，萹蓄 12g，益母草 12g，甘草 6g，砂仁 6g，车前子（包煎）30g

功效：益气健脾补肾，佐以利湿。

加减：若以肾气虚为主者，可选用济生肾气丸加减；若舌红苔少，夜热虚烦哭闹，兼有阴虚者，加知母 10g、黄柏 10g 等以滋阴补肾。

证候：小便频数，余沥不尽，尿液不清，神疲乏力，面色苍黄，食欲不振，甚则畏寒肢冷，大便稀薄，眼睑微肿，舌质淡或有齿痕，苔薄白，脉细弱。

病机：本证迁延日久，湿热未化，脾肾虚弱，气不化水，故小便频数，余沥不尽；脾虚健运失司，后天失调，故神疲乏力，面色苍黄，食欲不振，大便稀薄，眼睑微浮；肾阳不足，则畏寒肢冷；舌质淡、有齿痕、苔薄白、脉细弱为脾肾两虚之象。

（五）高氏滋阴通淋方

方药：黄芪 30g，沙参 30g，生地黄 15g，麦冬 20g，当归 20g，柴胡 12g，黄柏 12g，苦参 10g，蒲公英 30g，龙葵 30g，枸杞子 10g，滑石 30g，甘草 6g，车前子（包煎）30g，白茅根 30g

主治：用于复发性尿路感染属肾虚肝郁，下焦湿热者。

功效：滋肾疏肝，利湿通淋。

方解：滋阴通淋方以一贯煎为基础，始载于清代魏之琇《续名医类案·心胃痛门》，方由北沙参、麦冬、干地黄、当归、枸杞子、川楝子 6 味组成，功能滋阴疏肝。现代药理研究表明，一贯煎具有增加小鼠胸腺重量，提高机体免疫力的作用，对大肠埃希菌、伤寒杆菌、金黄色葡萄球菌和毛霉菌均表现显著抑制作用。方中重用黄芪、生地黄为君，益气滋阴养血以补肝肾，再入麦冬、沙参、枸杞子、当归为臣，枸杞子、当归补肝血养肝体以和肝；甘寒质润之麦冬、沙参补养肺胃之阴，使肺胃津旺，金气清肃下行，自能制木；减去苦寒之川楝子，而酌加疏肝之柴胡，清热解毒的黄柏、苦参、蒲公英、龙葵，清热利湿的滑石、车前子、白茅根等，增强了原方"泻下焦之热"功能。全方具有滋肾疏肝、清热利湿的功能。

第五节　治疗尿路结石验方

尿路结石是常见的泌尿系统疾病之一，系指一些晶体物质和有机基质在泌尿系统异常沉积而形成的聚集物。根据发病部位的不同可分为上尿路结石（肾结石与输尿管结石）和下尿路结石（膀胱结石与尿道结石），其中肾结石最为常见，包括肾盏、肾盂及输尿管连接部的结石，肾实质结石较少见。肾结石有以下特点。高继宁教授以中药排石为主治疗尿路结石，特别强调中药排石疗法适应证的掌握,他主张,中药排石的适应证是:①结石直径小于1.0cm,形状规则,表面光滑,并且与肾盂肾盏无粘连而游离于腔内者;②泌尿道无明显畸形、狭窄和感染;③无严重肾积水,肾功能尚好者;④青壮年体质好,能配合大量饮水及参加有利于排石的体育活动。只有充分了解用排石药的条件,患者才能对多种治疗手段做出最佳的自我选择。

尿路结石是泌尿系统常见疾病,其复发率高,易并发感染、肾积水、梗阻性肾病和肾衰竭,严重威胁着人类的生命,如何减少结石复发是本病的重点和难点。高继宁教授认为尿路结石,即肾结石、输尿管结石、膀胱结石,尤以肾结石的复发率高、保守治疗效果差,肾结石其病机是湿热壅结下焦,煎熬尿中杂质形成结石,阻于肾系而成。肾结石以下焦湿热为根本病机,或夹血瘀;湿为阴邪,久则损伤脾肾阳气,或热灼阴伤,而表现出阴虚或气虚的临床症状。故治疗当按不同的临床表现和不同的阶段进行,包括以下几点:

一、利水通淋,排石化石

尿路结石,属中医的"石淋"范畴,巢元方在《诸病源候论》中指出:"诸淋者,由肾虚而膀胱热故也。"高继宁教授认为石淋之早期多属实证,治疗应以攻邪为主,以清热利湿、通淋排石、活血化瘀为法,用药金钱草、海金沙、鸡内金旨在排石化石;王不留行、炮甲珠意为活血化瘀软坚,对石淋早期的治疗,利水通淋、排石化石的同时,加用行气活血、化瘀软坚之药可提高疗效。

二、开郁行气,破血滋阴

尿路结石病后期则属虚实夹杂之证,治疗应以标本兼治为原则,在利湿清热通淋的同时,或理气活血,或补脾益肾,或滋阴清热以奏其功。如清·尤在泾在《金匮翼·诸淋》中说"开郁行气,破血滋阴"治疗石淋的重要原则,高继宁教授经过多年临床实践总结也证实在肾结石的中期,加用柴胡、枳壳、陈皮等活血行气之药,气行则血行,血行则结石自下,现代药理研究也表明,此类药还具有使结石软化的药理作用;加用牛膝、大黄、川芎则可增强输尿管的蠕动,促进结石的排出。因此,对于石淋日久不愈患者,或石淋兼有瘀象者,在排石方的基础上配以理气活血化瘀之品,可起到事半功倍之效。

(一)八正散加减

方药:通草6g,车前子(包煎)30g,茯苓15g,萹蓄20g,瞿麦20g,大黄9g,滑石30g,山栀子12g,甘草6g,金钱草30g,海金沙30g,冬葵子20g

功效:清热祛湿,通淋排石。

加减:若腰腹酸痛甚者加白芍、甘草以缓急止痛;若血尿明显者加槐花、小蓟、藕节、旱莲草等以清热凉血;排尿不畅,少腹坠胀,尿频尿急不缓解者,加乌药以理气;尿道灼热者,加蒲公英、生地榆、龙葵、赤小豆等以清热解毒;结石不易排出者,加桃仁以化瘀。

证候:尿中夹有砂石,小便艰涩、疼痛,少腹拘急,或腰腹绞痛,舌红,苔黄腻,脉弦数。

病机:素体湿热偏盛,蕴于下焦,煎灼津液,凝而为石。结石随尿而下,则尿中夹有砂石。结石阻于尿道,气化不利,则小便艰涩,少腹拘急疼痛,或腰腹绞痛。舌红,苔黄腻,脉弦数均为湿热蕴结之象。

（二）沉香散合血府逐瘀汤加减

方药：沉香 7g，石韦 30，萹蓄 30g，瞿麦 20g，冬葵子 20g，赤芍 9g，牛膝 20g，桃仁 9g，郁金 10g，枳壳 20g，琥珀粉 2g，海金沙 30g，王不留行 30g，甘草 6g

功效：行气化瘀，通淋排石。

加减：若兼头晕气短、四肢乏力、脉细弱等脾气弱者可加党参、黄芪、白术、薏苡仁补脾以利排石；若腰腹胀痛明显者加青皮、陈皮、乌药以行气除胀止痛；若结石久不移动而体质较强者，加穿山甲（代）、皂角刺、鸡内金以软坚消石。

证候：腰腹胀痛，痛有定处，小腹拘急刺痛，尿中夹有血块，舌紫暗有瘀斑，苔薄，脉涩。

病机：气机不畅，血行瘀滞，气滞则胀，故腰腹胀痛，血瘀则刺痛，痛有定处，故小腹刺痛。瘀血多由离经之血所致，故尿中有血块。舌紫暗，有瘀斑，脉涩均为气滞血瘀之象。

（三）济生肾气丸加减

方药：炮附子（先煎）8g，茯苓 15g，泽泻 15g，牡丹皮 10g，炒山药 15g，车前子（包煎）20g，山茱萸 12g，熟地黄 12g，官桂 3g，川牛膝 10g，白术 10g，海金沙 30g

功效：健脾补肾，温阳溶石。

加减：若脾肾两虚有所恢复可加萹蓄、瞿麦、滑石等以利湿排石。

证候：腰腹隐痛，面色晦暗，神疲乏力，排尿无力，小腹坠胀，舌淡，苔白，脉细。

病机：脾主后天，肾为先天，脾肾两虚，津液气化不利，则凝而为石。正虚抗邪无力，则腰腹表现为隐痛。肾虚不华于面，故面色晦暗。脾虚周身失养，故神疲乏力，排尿无力。小腹坠胀为中气下陷之象。舌淡，苔白，脉细，为脾肾不足之征。

（四）六味地黄丸加减

方药：生地黄 15g，女贞子 15g，山药 15g，泽泻 15g，茯苓 15g，牛膝 12g，海金沙 15g，琥珀末 1.5g，石韦 10g，冬葵子 15g，黄柏 10g

功效：滋阴降火，通淋排石。

加减：血尿明显者加白茅根、小蓟、藕节、旱莲草等凉血止血；若兼见神疲乏力、便溏、纳呆等气虚表现者，加黄芪、党参以益气通淋；若血瘀之象明显，加桃仁、赤芍、蒲黄以活血化瘀。

证候：排尿淋漓不尽，口干心烦，目眩，头晕，耳鸣，舌红，少苔，脉细数。

病机：石淋日久，真阴耗伤，虚火内生，下灼膀胱则排尿淋漓不尽，上扰于心则口干心烦；阴虚津液不能上承，血虚头目失养，则头晕目眩，耳鸣；舌红，少苔，脉细数，均为肾阴不足之征。

（五）高氏通淋排石方

方药：黄芪 30g，丹参 15g，桃仁 10g，红花 12g，苍术 10g，薏苡仁 30g，金钱草 30g，海金沙 15g，鸡内金 10g，炮甲珠（代）10g，王不留行 10g，延胡索 10g，蒲公英 30g，车前

子（包煎）30g，甘草 6g

功效：益气活血，利湿化浊，通淋排石。

主治：尿路结石属湿瘀互阻者。

方解：方中黄芪益气；金钱草、海金沙清热利胆排石；鸡内金消坚磨积，软化结石，三药合称"三金"，共奏清热化石之功；苍术、薏苡仁祛湿健脾，二药伍用，一散一补，一胃一脾，则中焦得健，脾胃纳运如常；蒲公英、车前子清湿热；丹参、桃仁、红花活血化瘀；炮甲珠（代）活血，软坚散结；王不留行活血，利尿通淋；延胡索活血、行气、止痛，是活血化瘀、行气止痛之妙品，止痛之功甚佳，李时珍《本草纲目》中归纳延胡索有活血、行气、止痛、利小便四大功效，言其能行血中气滞，气中血滞。诸药合用，共奏活血化瘀、利湿化浊、通淋排石之功效。现代药理学研究表明：金钱草能促进肝细胞分泌胆汁，使胆管内胆汁增多，内压升高，胆道括约肌松弛，减少胆汁排泄阻力，促进胆汁排出；鸡内金有刺激胃肠蠕动，软化结石的作用。总之，高继宁教授治疗此病在活血化瘀、利湿化浊、通淋排石基础上，又加入益气的黄芪以扶正气，并加大活血、理气及清湿热之药物的应用，临床疗效显著。

第六节　治疗慢性肾衰验方

慢性肾衰竭（CRF）是各种慢性肾脏病（CKD）进行性进展，引起肾小球滤过率（GFR）下降，肾脏结构和功能不可逆性丧失，导致出现与此相关的代谢紊乱及临床症状组成的综合征。长期以来，针对慢性肾衰竭的肾脏替代治疗有了飞跃式的发展，也是肾脏病学中进展最快的领域之一，挽救了大批患者的生命，但慢性肾衰竭进行透析人数在近十年中由 42.6 万人增长至 106.5 万人，造成了医疗费用的迅速增长。研究表明，早期治疗可以延缓肾衰竭进展，减少心血管并发症及 CKD 患者总体死亡率。因而，为了对肾脏疾病早发现、早诊断、及时监测和防治，美国肾脏病基金会（NKF）制定了《慢性肾脏病临床实践指南》（KDOQI），提出慢性肾脏病（CKD）。各种慢性肾脏病如持续进展，最终均可造成慢性肾衰竭，其为临床常见疑难病，病程迁延，严重影响患者的生存质量，尿毒症则为慢性肾衰竭的终末阶段，晚期透析和肾移植医疗费用昂贵，给患者和社会带来了极大的痛苦和负担。据有关资料显示，慢性肾衰竭在人类主要死亡原因中占第 5~9 位，是人类生存的重要威胁之一，因此必须积极防治。

慢性肾衰竭的病因主要有原发性肾小球肾炎、糖尿病肾病、高血压肾小动脉硬化、肾小管间质性肾炎、肾血管病变、狼疮性肾炎及多囊肾等。近年来，随着人民生活水平的提高和社会人口老龄化的发展，糖尿病和高血压发病率的上升，糖尿病肾病、高血压肾小动脉硬化及缺血性肾病有明显升高趋势。慢性肾衰竭的诱因主要有严重感染、血容量不足或脱水、创伤、手术、高凝状态、电解质紊乱、肾毒性药物、化学毒物、尿道梗阻等，这些因素引起的慢性肾衰竭往往具有可逆性，若发现及时，诊断明确，处理得当，常可使肾功能得到较好恢复。高继宁教授行医 40 余年，经验颇丰，尤其擅长治疗各类肾脏疾病，在长期的临床实践中，辨证论治，在治疗慢性肾衰竭方面形成了自己独特的学术思想，现总结如下。

一、本虚标实，辨治强调"扶正祛邪"

慢性肾衰竭病机特点是：病位广泛，寒热错杂，正虚邪实，因而应抓住正虚邪实这一对主要矛盾，正虚之中以脾肾气虚最为多见，肾气亏虚可引起肾的气化功能障碍，肾失开阖，不能及时疏导、转输、运化水液及毒物，因而形成湿浊、湿热、瘀血、尿毒等邪毒，因虚致实，倘若实邪久羁，又可更伤正气，邪毒反过来又阻碍气血的生成，终致恶性循环。脾虚不能制水则水湿运化失权，水湿内停，蕴结生热，以致湿热内蕴。脾肾亏虚，脾失输布，不能"升清"，肾失开合，不能"泌浊"。湿浊、尿毒等波及五脏六腑、四肢百骸而产生众多症状，临床表现有腰膝酸软、乏力、面色萎黄无华、头晕、精神萎靡、形容憔悴等虚损症状；消化系统功能紊乱为突出表现，如恶心、呕吐、口黏纳呆、便秘或腹泻等，舌苔黄腻，或水滑，或焦黑燥裂等。高继宁教授认为慢性肾衰竭属疑难顽疾，邪气日盛，正气渐衰，瘀毒积聚，病情复杂，故治疗立法不能纯补，更不能峻泻，务使祛邪不伤正，确立了扶正祛邪、标本兼治的治疗原则。本虚以脾肾气虚为主，以"补脾益肾"为基本治疗原则，常用健脾益气养血药物有黄芪、太子参、党参、白术、当归等，调补肝肾药高继宁教授喜用灵芝、首乌、杜仲、川续断、桑寄生等。标实以湿浊、瘀血、水湿为主，化湿泻浊常用半夏、草果、厚朴、砂仁等；通腑泄浊常用大黄，并根据患者大便情况，分别采用制大黄或生大黄，并有同煎与后下之别；活血化瘀则采用川芎、桃仁、丹参、当归等。若患者脾肾两虚，水饮内停，则需利水消肿，常用猪茯苓、车前子、大腹皮等。

二、瘀血阻络，重用软坚散结之品抗肾脏纤维化

慢性肾衰竭最基本的病理表现为肾间质纤维化，肾小球系膜细胞的增生，细胞外基质增多，在细胞外堆积，纤维组织渗出，导致肾脏纤维化。传统中医中没有肾间质纤维化一说，但根据其产生机制，与祖国医学中"癥积"相对应。《医宗必读·积聚》形容其"积之成也，正气不足而后邪气踞之"。《血证论·瘀血》指出"瘀血在经络脏腑间，则结为癥瘕"。因而"癥积"的形成与瘀血证密切相关，属于肾络瘀阻。微循环功能、血液流变学改变；凝血、纤溶等异常而导致瘀血的产生。而瘀血的形成是以虚为始发病因，在慢性肾脏病的病程中，不论是气虚、血虚，还是阴虚、阳虚均可导致瘀血的产生。如气虚则血缓而滞；血虚则血少而涩；阴虚则血浓而黏，阳虚则血寒而凝，从而导致脉中之血凝而有止，出现病理上的瘀血证。慢性肾脏疾病，病程冗长，病机错综复杂，晚期形成微型癥瘕，故活血软坚法可在一定程度上缓解肾脏的纤维化，延缓肾功能衰退。高继宁教授认为，长期的脾肾亏虚和湿浊、水饮、瘀血等病理产物在体内蓄积，致气机逆乱、络脉阻滞是形成肾脏器质性损伤的主要机制，其本质即传统医学的"久病入络"学说。"久病入络"学术思想早在《黄帝内经》就有记载，如"久病者邪气入深……去其血脉"，"病在血，调之络"，"久痹不去身者，视其血络，尽出其血"。具体在肾脏病的诊治中，高继宁教授认为慢性肾衰竭发展过程中的"久病入络"与肾小球和肾间质纤维化具有同步发展的关系，是肾功能进行性减退的关键要素，因此对肾络瘀阻的干预，是延缓肾衰竭的重要措施。在用药方面，则强调使用活血化瘀、虫类搜剔药及软坚散结药，如地龙、川芎、积雪草、桃仁等。

三、辨证论治，中西医结合消除加重因素

高继宁教授认为，西医是以解剖学和生理病理学为基础，非常客观和直观地把人体和病因分析后，针对性地进行治疗。西医重实验，重视疾病的局部病理变化，但忽略机体整体的状况。而中医是以我国特有的阴阳学说为基础，从整体上讲求阴阳平衡，治疗方案首先讲求调理阴阳，也就是人们通常说的"治本"。重视整体观念，长于辨证施治，但对局部的变化，特别是细微的无临床表现的病理状态认识不足，两者各有所长，应当相互补充，有机结合，才能真正控制病情，促进病愈。在临床实践中，高继宁教授不仅注重运用中医药理论知识和传统经验，而且十分重视现代研究新成果，对于某些病的诊治常常是先辨其病，再辨其证。慢性肾衰竭往往因感染、电解质紊乱、血压控制欠佳、心力衰竭或用药不当而诱发加重，从而导致肾功能迅速恶化。高继宁教授认为，对各种加重诱因的控制，应当合理运用中西医两方面的手段，了解其各自的长处和不足，取长补短以获得最佳效果。高继宁教授根据慢性肾衰竭不同病因、不同阶段、不同临床表现进行辨证论治，形成自己独特的遣方用药特点。如在慢性肾衰竭疾病早期，患者仅仅表现为腰酸腰痛，乏力倦怠，夜尿频多，畏寒肢冷及慢性肾脏疾病的临床表现。此期患者主要为虚证，故治疗以"扶正"为主，当以健脾补肾，再根据其他兼证或辅助检查结果，予以利湿化浊或活血化瘀辅助治疗。高继宁教授在长期临床实践中，总结出高氏肾衰方：黄芪、当归、丹参、桃仁、红花、川芎、积雪草、何首乌、杜仲、枳壳、半夏、猪苓、茯苓、车前子、大黄、陈皮、甘草、砂仁。功效：补肾益气活血，利湿化浊和胃。在临床应用中，收到良好效果。随着疾病的进展，患者逐渐出现乏力加重，精神不振，腹胀纳呆，恶心，浮肿，面色无华，舌苔可逐渐厚腻，脉多沉滑。出现湿浊内蕴所致的胃肠功能紊乱表现，西医实验室检查可见贫血、酸中毒等，治疗当采用中西医结合治疗，使用西药纠正贫血、酸中毒，使用中药扶正祛邪兼施健脾益肾的同时，补血养血或益气生血，利湿化浊解毒，利尿通淋，并佐以活血化瘀，软坚散结。

四、内外同治，增强临床疗效

对于慢性肾衰竭的治疗，高继宁教授认为，单纯的内服中药尚不能解决全部问题，适时地配合中医外治法，内外同治，往往可获得更好的效果。而在外治法的诸多给药途径中，高继宁教授又特别重视结肠给药法。结肠有排泄和吸收功能，结肠黏膜与腹膜类似，都是生物半透膜，具有半透膜特性，能有选择地吸收和分泌。在具体应用中，高继宁教授主张采用机器法高位结肠透析，在临证中采用高氏结透方，由黄芪、生大黄、蒲公英、煅牡蛎、藕节炭、制附子、桃仁、红花、甘草组成。方中黄芪、甘草益气，附子温阳，为方中扶正之品，可增强机体抗病和修复能力，兼有消肿之功。桃仁、红花活血化瘀，改善肾脏循环，蒲公英、青黛清热解毒，大黄泄浊排毒，藕节炭、煅牡蛎则具有吸附功能，有利于吸附肠内毒素而将其排出体外。诸药合用，共奏温阳益肾、解毒活血、通腑泄浊之功。通过机器法结肠途径给药，其给药面积显著扩大，可作用于直肠、乙状结肠、升结肠和横结肠，其药物吸收量和体内毒素的交换量都可成倍增加，故临床疗效亦可显著加强。

（一）四君子汤合肾气丸加减

方药：党参 15g，白术 12g，茯苓 15g，山茱萸 12g，生地黄 15g，炙甘草 6g

功效：健脾补肾。

加减：若呕吐者，加半夏 10g 以降逆止呕；胸膈痞满者，加枳壳 12g，陈皮 10g 以行气宽胸；心悸失眠者，加酸枣仁 30g 以宁心安神；兼畏寒肢冷、脘腹疼痛者，加干姜 9g，附子 6g 以温中祛寒。

证候：面色无华，少气乏力，纳差腹胀，大便偏稀，腰膝酸软，夜尿频多，舌淡有齿痕，脉沉。

病机：脾主肌肉，肾主纳气；脾肾气虚，不能濡养肌肉四肢，则少气乏力；脾主运化水湿泌别清浊，脾虚水湿下注大肠，则便溏；腰为肾之府，肾气不足，故腰膝酸软；肾主水之气化，肾气虚弱气化失司，水液不得蒸腾，故而夜尿频多；舌淡有齿痕，脉沉，为脾肾气虚之象。

（二）温脾汤合吴茱萸汤加减

方药：黄芪 45g，当归 15g，炒白术 15g，积雪草 30g，陈皮 10g，半夏 10g，茯苓 15g，竹茹 10g，黄连 10g，干姜 6g，吴茱萸 10g，肉桂 6g，制附子（先煎）6g，大黄炭 15g，车前子（包煎）30g，砂仁 6g，甘草 6g

功效：健脾温肾，化湿降浊。

加减：偏于郁热者加黄芩 10g，黄连 10g，薏苡仁 30g；腹痛较重者加延胡索 20g，白芷 12g；便血者加杜仲炭 15g。

证候：面色苍白，神疲乏力，纳差便溏或有水肿，腰膝酸冷，畏寒肢冷，夜尿增多，舌淡胖嫩，齿痕明显，脉沉。

病机：阳气虚弱，肾阳不能温煦脾土，故畏寒肢冷；腰府失于温养则腰膝酸冷；脾虚运化水谷腐熟无力，不泌清浊；则纳差便溏；肾虚开阖失司，水无以制，则面足水肿；肾阳衰败，水液不得蒸腾，故而夜尿频多；气血化生不足不能上荣于面则面色苍白；舌淡胖嫩，齿痕明显，脉沉，为脾肾阳虚之象。

方解：高教授尊崇古训，擅用古方疗今病，《证治准绳·关格》载"治主当缓，治客当急"，脾肾阳虚，浊毒内蕴，困阻脾胃，治疗当以温肾健脾、和胃化浊、降逆止呕为先，选方以温脾汤合吴茱萸汤化裁。方中制附子、干姜、肉桂温补肾阳，黄芪、炒白术、茯苓益气健脾，陈皮、半夏、大黄炭、积雪草和胃化湿降浊，以积雪草、制大黄通络软坚、推陈致新，化湿降浊，诸药合用，有标本兼顾之意。吴茱萸、黄连、竹茹降逆止呕，纵观全方温而不燥，化浊降逆不伤正，则呕恶可除，胃气来复，食欲渐增。善养后天之本是高教授临床治病的一条重要原则，《脾胃论》说："脾胃之气既伤，而元气亦不能充，而诸病之所由生也。"《景岳全书·脾胃》亦强调："凡欲察病者，必须先察胃气；凡欲治病者，必须常顾胃气。胃气无损，诸可无虑。"临证中每逢遣方用药均酌加顾护脾胃之品，方中砂仁、陈皮、甘草等皆属此列。

（三）玉液汤加减

方药：太子参 15g，黄芪 30g，茯苓 15g，五味子 12g，山茱萸 12g，山药 30g，麦冬 15g，牡丹皮 12g，知母 12g，天花粉 15g，葛根 20g

功效：益气养阴。

加减：气虚甚，脉虚细者，加人参以补气生津；小便频数者，加山茱萸12g，菟丝子12g以固肾缩尿；烦热渴饮者，加石膏20g，麦冬15g以清热生津，润燥止渴。

证候：面色萎黄，神疲乏力，手足心热，尿少色黄，舌淡有齿痕，苔少，脉沉细。

病机：气阴不足，肾气不能蒸腾布散精微上荣于面，故面色萎黄；肾气不足，脾气虚弱不能濡养四肢，故神疲乏力；阴虚津亏不能濡润四肢，则手足心热，尿少色黄；舌淡有齿痕，苔少，脉沉细，为气阴不足，气血不能充脉濡舌之象。

（四）一贯煎或六味地黄汤加减

方药：生地黄15g，沙参15g，麦冬15g，白芍15g，当归15g，山茱萸12g，山药30g，牡丹皮12g，知母12g，茯苓15g，丹参30g，菊花12g，枸杞子12g，川楝子10g

功效：滋养肝肾。

加减：如阴虚有痰时，则去枸杞子，加入川贝母10g，桑白皮12g；烦热口渴，舌红而干者，加入知母9g，石膏15g，淡竹叶15g；胃胀满难消化时，加入鸡内金12g，春砂仁9g；午后虚热、多汗者，加入地骨皮15g。

证候：五心烦热，头晕头痛，口苦咽干，腰膝酸软，舌淡红苔少，脉弦细。

病机：肝肾阴虚，相火妄动，水液不能上濡清窍，则口苦咽干；肾水不能上济心火，则五心烦热；肾生髓，肾阴不足则髓海失充，肝阴不足，肝阳上扰清窍，故而头晕头痛；肾水不能上济，肾府失充，故而腰膝酸软；舌淡红苔少，脉弦细，为肝肾阴虚，不能濡养舌脉之象。

（五）桂附地黄汤加减

方药：党参15g，黄芪30g，生地黄15g，牡丹皮12g，山药30g，茯苓15g，泽泻12g，牛膝12g，车前子30g，制附片（先煎）6g，山茱萸12g，肉桂6g

功效：阴阳双补。

加减：若患者肢凉加桂枝12g；大便溏加干姜12g。

证候：腰酸腿软，畏寒肢冷，手足心热，口干欲饮，大便稀溏，小便黄赤，舌淡胖有齿痕，脉沉细。

病机：阴阳俱损，阴不足用，阳气亏耗，故畏寒肢冷；脾阳虚水湿下注大肠，则便溏；阴津亏虚，则口干欲饮，小便黄赤；肾之阴阳俱虚，腰府失养则腰酸腿软；阴虚内热，故手足心热；舌淡胖有齿痕，脉沉细，为气血不得上濡舌脉，阴阳两虚之象。

（六）二陈汤加减

方药：黄连12g，姜半夏12g，陈皮10g，砂仁6g，枳实12g，竹茹15g，茯苓15g，生姜12g

功效：清热利湿。

加减：治湿痰，可加苍术、厚朴以增燥湿化痰之力；治热痰，可加胆南星、瓜蒌以清热化痰；治寒痰，可加干姜、细辛以温化寒痰；治风痰眩晕，可加天麻、僵蚕以化痰息风；治食痰，可加莱菔子、麦芽以消食化痰；治郁痰，可加香附、青皮、郁金以解郁化痰。

证候：恶心呕吐，口干口苦，心烦失眠，或痰多，便秘，舌红，苔黄腻，脉弦数或弦滑。

病机：久病伤及脾肾，水湿内生而湿郁化热，阻滞气机，清阳不升而浊阴不降，故恶心呕吐；湿热内蕴，上扰心神，伤津耗液，则心烦失眠，口干口苦，大便秘结；湿热蕴积则痰多；舌红苔黄腻，脉弦滑数，为湿热瘀阻之象。

（七）旋覆代赭汤加减

方药：旋覆花（包煎）30g，赭石 15g，半夏 12g，紫苏叶 15g，黄连 10g，生姜 12g

功效：化湿泻浊。

加减：胃气不虚者，可加重赭石用量，增其重镇降逆之功；若痰多者，可加茯苓 15g，陈皮 10g 等以化痰和胃。

证候：恶心呕吐，头晕嗜睡，面色灰滞，口有尿味，舌红苔白腻，脉弦滑。

病机：脾肾虚损，湿浊遏阻于中焦，气机不畅升降失常，胃气上逆，则恶心呕吐；湿浊蕴脾，浊阴不降，则面色灰滞，阻于下焦，膀胱开阖失司，上冲口鼻，则口有尿味；脾胃受湿，沉困无力，则头晕嗜睡；舌红苔白腻，脉弦滑，为湿浊内阻之象。

（八）防己黄芪汤合五皮饮加减

方药：防己 12g，黄芪 30g，白术 15g，甘草 6g，生姜皮 12g，大枣 15 枚，桑白皮 12g，陈皮 10g，五加皮 12g，大腹皮 20g，茯苓皮 15g，猪苓 15g，车前子（包煎）30g

功效：利水消肿。

加减：若兼腹痛者，为肝脾不和之象，宜加白芍 15g 以柔肝理脾；喘者，为肺气不宣之征，宜加麻黄 6g 以宣肺散邪；水湿偏盛，腰膝肿者，宜加茯苓 15g，泽泻 12g 以利水消肿；冲气上逆者，宜加桂枝 10g 以温中降冲。

证候：全身水肿尿少，胸腔积液，腹水，心悸气短，舌淡苔水滑，脉沉迟或沉细。

病机：脾肾虚衰，水液输布失司，阻于肌肤腠理，故水肿尿少，饮停胸腹，故见胸腔积液、腹水；痰饮水湿上扰，阻遏气机，故见心悸气短；舌淡苔水滑，脉沉迟细，为水气不化、水饮瘀阻之象。

（九）大黄牡丹汤加减

方药：生大黄 10g，蒲公英 30g，桃仁 10g，牡丹皮 12g，制附子（先煎）6g，生牡蛎 30g，生黄芪 30g

功效：泄浊排毒。

加减：热毒重，加白花蛇舌草 30g，金银花 30g；血瘀重，加红花 15g，丹参 30g，川芎 15g 等。

证候：面色萎黄，恶心欲吐，腹胀便秘，口黏无味，舌淡胖，苔厚腻，脉沉无力。

病机：脾肾虚衰，水液运化失司，湿毒久滞，故面色萎黄，恶心欲吐；肠失濡润，浊阴不降，津液输布障碍，故腹胀便秘；久病脾失健运，浊毒内蕴，甚则上逆，故口黏无味；舌淡胖，苔厚腻，脉沉为气血鼓动无力之象。

（十）高氏结透方

方药：黄芪 30g，生大黄 30g，煅牡蛎 30g，蒲公英 30g，藕节炭 30g，制附子（先煎）

15g，桃仁 15g，红花 15g，青黛 10g，甘草 10g

功效：温阳益肾，解毒活血，通腑泄浊。

适应证：慢性肾衰竭早中期（结肠透析用）。

方解：方中黄芪、甘草益气，制附子温阳，为方中扶正之品，可增强机体抗病和修复能力，兼有利水消肿之功。桃仁、红花活血化瘀，可改善肾脏循环，蒲公英、青黛清热解毒，生大黄泻浊排毒，藕节炭、煅牡蛎则具有吸附功能，有利于吸附肠内毒素而使之排出体外。诸药合用，共奏温阳益肾、解毒活血、通腑泄浊之功。

（十一）高氏肾衰方

方药：黄芪 30g，当归 20g，丹参 30g，桃仁 10g，红花 30g，川芎 18g，积雪草 30g，何首乌 15g，杜仲 10g，枳壳 10g，半夏 12g，猪苓 20g，茯苓 20g，车前子 30g，鳖甲 10g，大黄炭 6g，陈皮 12g，甘草 6g，砂仁 6g

主治：用于慢性肾衰竭脾肾气虚，湿浊血瘀者。

功效：健脾益肾，化瘀泄浊。

方解：方中君药黄芪、当归补气养血，臣药何首乌补肾生血，佐药川芎、丹参、桃仁、红花活血祛瘀生血，枳壳、半夏、猪茯苓、车前子、陈皮行气利湿化浊，使药砂仁、甘草化湿温中调和诸药，诸药相合，共奏健脾益肾、化瘀泻浊之功效，以达调节机体免疫平衡，提高抵抗力，增强尿毒排出，保护肾功能，延缓肾功能衰竭的目的。但慢性肾衰，其病理本质为肾小球硬化，肾脏纤维化，故唯有化瘀通络，软坚散结之法，方可获根本之效，久久服之以延缓甚至逆转病情进展，本方中积雪草、鳖甲、大黄炭通络软坚、推陈致新，正是此意。事实上，也获得了较好的疗效。

第七节　治疗糖尿病肾病验方

古代并无糖尿病肾病的病名，但历代不少医家在其医学著作中散在地记载了类似的病名和临床症状，如《黄帝内经》中提出"脾瘅"、"消渴"、"消瘅"，其中消瘅的发生与心、肝、脾、肺、肾的虚弱有关，是消渴的进一步发展，即糖尿病的并发症期。隋·巢元方《诸病源候论》曰："消渴其久病变，或发痈疽，或成水疾"。元·罗天益《卫生宝鉴》指出："夫消渴者……疾久之。或变为水肿，或发背疽，或足膝发恶疮漏疮，至死不救。"均明确指出消渴病日久可转变为水肿，且病情严重。宋·赵佶《圣济总录》提出"肾消"、"消肾"之病名，"一曰消渴……二曰消中……三曰肾消……此久不愈，能为水肿痈疽之病"。"肾水燥涸。渴引水浆。下输膀胱。小便利多，腿胫消瘦。骨节酸疼，故名消肾。"《太平圣惠方》曰："饮水随饮便下，小便味甘而白浊，腰腿消瘦者，肾消也。"由此可见消渴日久可见小便量多、尿浊、水肿、消瘦等症状，即发展为糖尿病肾病。虽然历代不少医家在其医学著作中散在地记载了类似的病名和症状，如"水肿"、"尿浊"、"消肾"、"胀满"、"关格"等，但对于其病位、病机、病理仍不够明确。高继宁教授在总结前人研究的基础上，结合临床实践，建议采取当前肾病学界通用的命名"消渴肾病"。根据糖尿病患者病程长短，结合尿蛋白定量和肾功能损害程度，进行准确的诊断及分型、分期，是进行正确辨证论治的前提。但对糖尿病肾病的早期干预非常重要，尽量在出现临床蛋白尿之前进行积极治疗，可有效地控制病情发展，改善生活质量和预后。若在糖尿病肾病早期对之消极放任，治疗不到位，将严重影响患者生存质量。所以我们要对患者加强健康教育，提高其对糖尿病肾病的认知水平和自我管理能力，医患配合，以期获得良好的防治效果。在治疗上，高继宁教授强调如下几点：

一、平补优于峻补，缓泻优于峻泻

高继宁教授通过多年临床观察发现，对于糖尿病肾病，若予峻补之品，有"闭门留寇"之害，治疗应该遵循慢性病的治疗原则，以平为上，药用平和之何首乌、菟丝子等。糖尿病肾病晚期，多有腑气不通、浊邪壅塞之证，通腑泄浊为其正治，但峻猛之品久泻，则恐徒伤正气，故主张缓泻为要，或峻药缓用，如大黄与牡蛎同用，或用制大黄缓其峻性，或将泻药保留灌肠。

二、活血化瘀贯穿治疗始终

由于糖尿病最主要的并发症是微血管病变，也是糖尿病肾病的主要病理改变，而脉络瘀阻是糖尿病肾病的重要诱发及加重因素，故治疗上必须始终重视活血化瘀法的应用。导致瘀血的原因有寒热虚实之别，用药也要有所选择，血热血瘀选用牡丹皮、赤芍、紫草、茜草、生蒲黄、泽兰、丹参等；寒凝血瘀则选用川芎、桃仁、红花、当归等；气滞血瘀则用郁金、延胡索、木香等；气虚血瘀则用黄芪、三七等。

三、久病重视健脾补肾

糖尿病肾病长期迁延不愈，穷必及脾肾。高继宁教授尤其强调补脾的重要性，因脾为湿土，土湿才能滋生万物，补脾气以固下脱之阴津，养脾阴可化涸竭之津液。他注重用党参、黄芪、白术、砂仁、山药，斡旋中州，益气养阴。临床上高继宁教授常把"保胃气"作为判断和治疗疾病的重要原则，每逢遣方用药均酌加固护脾胃之药，特别是慢性疾病需久服中药者。

四、善用对药

例如黄芪、山药：黄芪甘温，补中益气、升阳止渴；山药甘平，益脾阴、固肾精。二药配用，气阴兼顾，健脾益气生津，补肾涩精止遗，使脾气健旺，下元固壮，适用于糖尿病肾病气阴两虚者。桑寄生、牛膝：桑寄生既能祛风湿，又有润筋通络之功，且补肝肾而强筋骨，养血而安下。牛膝活血散瘀，引血下行，尚能强健腰膝。两药相伍，不仅补肾作用加强，更有牛膝引药下行，直达滋补肾元之要地。糖尿病肾病以见肾虚表现，腰膝酸软者可以选用。金樱子、菟丝子、补骨脂：金樱子酸涩收敛，固精摄尿。菟丝子性柔润而平和，滋补肝肾，补而不滞。补骨脂温补肾阳，补火生土。三味相伍，一敛二补，功专补肾温阳、涩精固下。主要用于益肾固涩，治疗蛋白尿。生地黄、牡丹皮：生地黄入血分，清热凉血，滋阴生津。牡丹皮泻血分郁热，凉血活血，使血流畅而不留瘀，血热清而不妄行。两药相伍，不仅滋阴清血分之实热，还退阴亏之虚热，用于糖尿病肾病血热血瘀者。黄芪、防己：黄芪甘温，温阳益气而利水消肿；防己辛苦寒，利水消肿，祛风止痛，两药配伍，补利兼行，则益气运阳而利水消肿，治水肿而兼有气虚症状者，为治疗糖尿病肾病水肿的常用对药。

（一）参芪地黄汤合六味地黄汤加减

方药：黄芪 30g，党参 15g，五味子 12g，太子参 15g，山药 30g，山茱萸 12g，生地黄 15g，枸杞子 12g，白术 15g，黄精 12g

功效：益气养阴。

加减：瘀血甚者加丹参 30g，川芎 15g，视物不清者加石斛 20g。

证候：神疲乏力，形体瘦弱，口渴多饮，消谷善饥，多汗，心慌气短，头晕眼花，小便频数而量多，大便秘结，舌边尖红，苔薄白，脉细弱。

病机：胃火热盛，耗气伤阴，故口渴多饮，消谷善饥，多汗；燥热伤肾，气化失司，故小便频数而量多，久病耗气伤阴，故形体瘦弱，神疲乏力；气血亏虚不能上荣而致头晕眼花，甚则心慌气短，失眠多梦；气虚大肠蠕动无力，津液亏虚以致大便秘结；舌边尖红，脉细弱，为阴虚火旺之象。

（二）杞菊地黄丸、麦味地黄丸、二至丸加减

方药：枸杞子 15g，麦冬 15g，女贞子 12g，旱莲草 15g，太子参 15g，菊花 12g，生地黄 15g，山药 30g，山茱萸 12g，茯苓 15g，泽泻 12g，牡丹皮 10g，黄精 15g

功效：养阴清热，滋肝养肾。

加减：对于蛋白尿的治疗，高继宁教授惯用虫类制剂降低尿蛋白，多用地龙、穿山甲（代），对于兼有湿邪者多用青风藤、鬼箭羽。阴虚汗多者加用浮小麦、地骨皮、麻黄根以养阴敛汗。兼瘀血者加用红花、桃仁、丹参。头胀、头痛、血压高者加天麻、钩藤，浮肿者加车前子、益母草。

证候：尿频量多，小便浑浊，腰膝酸软，头晕耳鸣，目涩视昏，皮肤干燥甚或瘙痒，舌质暗红苔少，脉沉弦细。

病机：肝肾同居下焦，肝肾同源，肾藏精，肝藏血，两者相互资生，相互转化。肾阴亏耗，致肝阴亦虚，若肝阳上亢，则称水不涵木。肾固摄失司，故尿频量多，肝疏泄过度，水谷精微下泄而致小便浑浊；腰为肾之府，筋骨失养，故腰膝酸软无力；肝肾精血不能上荣清窍，故头晕耳鸣，目涩视昏；水谷精微不能濡润肌肤，故皮肤干燥瘙痒；舌暗少苔，脉沉弦细，为阴虚内热之象。

（三）高氏糖肾方

方药：黄芪 30g，山药 30g，葛根 30g，生地黄 20g，熟地黄 20g，当归 20g，玄参 12g，麦冬 20g，五味子 10g，知母 10g，鸡内金 9g，金樱子 20g，山茱萸 12g，青风藤 15g，茜草 30g，鬼箭羽 15g，石韦 30g，白茅根 30g，蒲公英 30g

功效：补肾健脾，温阳化气。

加减：瘀血甚者加丹参、川芎，视物不清者加石斛。

证候：畏寒肢冷，神疲乏力，纳少便溏，面色萎黄，腰膝酸软或腰痛，舌暗淡胖大有齿痕，脉沉细。

病机：腰膝以下，肾气主之，肾阳虚衰，腰膝酸软腰痛；肾阳衰惫，不能温煦脾土，故畏寒肢冷，神疲乏力，面色萎黄，腹胀纳少；脾阳虚衰，清阳不升而致便溏；舌暗淡胖大有

齿痕，脉沉细为肾阳衰微、水湿内盛之象。

方解：方中君药黄芪益气补脾固肾，山药补脾固肾，润肺生津而止口渴；二药相配，一则使脾气升，散精达肺，输布津液以止渴，二则肾气固，封藏精微以缩尿。臣药知母、麦冬、生地黄大滋真阴，使之阳生而阴应；青风藤祛风湿，利小便；石韦、白茅根清热利湿，现代研究表明其具有降尿蛋白功效。佐药葛根与黄芪相配，升发脾胃清阳，输布津液以止渴；五味子固肾生津，不使津液泄，与山药相配，补肾固精生津之力增强；因此证患者尿中含有糖质，用鸡内金以助脾胃强健，化饮食中糖质为津液。黄连清热燥湿，中焦湿热清则诸症自愈，且现代研究表明黄连具有降血糖功效。使药甘草调和诸药。以上诸药合用，共奏益气滋阴补肾、健脾利湿清热之功效，以达到调节机体免疫平衡、减少尿蛋白的目的，从而保护肾功能，延长其进入终末期肾病的时限。

（四）高氏蛋白尿方

方药：黄芪30g，当归15g，桃仁10g，红花15g，川芎15g，丹参30g，金樱子15g，青风藤15g，石韦30g，白茅根30g，鬼箭羽20g，玉米须30g，地龙10g，砂仁6g，水蛭粉3g，大火草15g

功效：益气活血，利湿化浊。

主治：各种肾脏疾病以蛋白尿为主者。

病机：蛋白尿可见于各种肾脏疾病的进程中，蛋白尿在中医范畴中尚无恰当的病名，对蛋白尿的出现目前多从精微物质的异常外泄角度探讨。祖国医学认为蛋白尿的产生不外乎本虚标实，邪实正虚，且两者相互影响。肾虚封藏失司，固摄无权，精微下泄；脾虚不能升清降浊，清气不升反而下泄，加之湿邪、瘀血等，导致瘀阻肾络，精气不能畅流，壅而外溢，精微下泄而成蛋白尿。

第八节　治疗过敏性紫癜性肾炎验方

过敏性紫癜性肾炎是一组以变态反应所致的广泛性毛细血管炎为主要病理基础的临床综合征，是临床常见的继发性肾小球疾病，也是难治病之一。其临床表现或以血尿为主，或以蛋白尿为主，或两者兼而有之，其病情多反复发作，缠绵不愈，约15%可进展为终末期肾病。

查阅古籍，并无过敏性紫癜性肾炎之名，根据其临床表现，可归属于"肌衄"、"紫斑"、"葡萄疫"等范畴；随着病情进展，累及肾脏，出现血尿、蛋白尿、肢体或眼睑水肿时，可归属于"尿血"、"尿浊"、"水肿"等范畴；病变日久，出现脏腑亏损、正气亏虚时也可归属于"虚劳"范畴。

高氏肾病学术流派经过近百年的发展、积累与沉淀，对过敏性紫癜性肾炎形成完整的理论体系与临证经验，曾于1990年参加由沈庆法教授（中医学会中医肾病专业委员会委员兼秘书长）组织的肾脏疾病的临床研究，并作为组长单位负责组织带领其他省份兄弟单位进行紫癜性肾炎的研究，并获得显著成效。传承与创新并存，结合历代传承人的思想智慧结晶，总结高氏肾病学术流派治疗过敏性紫癜性肾炎学术思想与临证经验，报告如下：

一、活血化瘀，清热解毒

于家菊教授，曾为山西省中医药研究院肾内科教授，著名肾病专家，率先在国内开展肾小球疾病的中西医结合疗法，业医几十年，学验俱丰。

于教授认为紫癜性肾炎的病因病机多由感受湿、热、毒邪，内扰血络，络伤血溢所致，血溢于外则发为紫斑，溢于内则为尿血、便血，急性期多为实证，恢复期多属虚实夹杂之证。紫癜性患者机体多处于高敏状态，加之过敏原的存在、上呼吸道感染及劳累等的诱发，皆可引起疾病的反复发作或急性加重。在治疗过程中，于教授抓住这一关键特点，遣方中加强活血化瘀、清热解毒之效，临证中善用血尿停方加减：生地黄、牡丹皮、赤芍、紫草、小蓟、茜草、石韦、金银花、蒲公英、益母草。方中生地黄、牡丹皮、赤芍为君，活血通络、清热凉血、解血分之热，牡丹皮加赤芍凉血以行血，止血而不留瘀；紫草、茜草、小蓟加强君药之效，解毒通络脉而止血；金银花、蒲公英清热解毒、宣透解热；益母草辛苦微寒，入心包经、肝经，活血利水而消肿；石韦微苦寒，入肺及膀胱经，清肺金以滋化源，通膀胱而利水道，使邪有出路；诸药合用，既能清湿热毒邪，又能化络中之瘀。

二、扶正祛邪，活血解毒

孙郁芝教授，山西省中医药研究院肾内科教授，第一届国家中医药专家学术经验继承工作指导老师，从事中西医结合肾病临床研究工作，其治学严谨，经验独到，尤其是对过敏性紫癜性肾炎的治疗更具特色，其经验已被载入《中华名医特技集成》一书中。

孙教授认为，紫癜性肾炎多由外邪入侵，热毒内蕴，迫血妄行，损伤脉络，血溢脉外而致。日久不愈可耗伤气血，损伤脾肾，脏腑功能失调，易致外感毒热入内，日久成瘀，形成热瘀互阻的证候。所以本病多为虚实互见，为本虚标实之证。本虚即脏腑气血阴阳的失调，标实主要是瘀血和热毒。因此，在治疗上，孙教授倡导扶正与祛邪并用，临证中善用益肾方加减：黄芪、党参、白术、茯苓、丹参、红花、赤芍、当归、益母草、生地黄、牡丹皮、女贞子、旱莲草、金银花、连翘、黄芩、紫草、蒲公英。本方在血尿停方清热解毒、活血化瘀的基础上加用黄芪、党参、白术、茯苓，取四君子之意并重用黄芪，增强健脾补肾扶正之效，旨在扶正以祛邪，邪去则正气自复，病情向愈。

三、辨证论治，清热解毒，凉血止血

高继宁教授，毕业于北京中医学院，祖传中医，是国家中医药管理局首批名老中医孙郁芝教授学术经验传承人之一，是国家中医药管理局中医肾病重点学科带头人，第五批名老中医药专家学术经验继承工作指导老师，国家中医药管理局全国名中医药专家高继宁传承工作指导老师，在传承肾病名家于家菊教授、孙郁芝教授学术经验的基础上，结合自身 40 余年的肾内科临证经验，对过敏性紫癜性肾炎形成了完整的理论体系与系统的诊疗思路。

高继宁教授认为治病不能脱离整体观念与辨证论治，同病异治、异病同治，内、外、妇、儿，万变不离辨证论治，当然过敏性紫癜性肾炎的论治也是如此。因此在治疗上，高继宁教授提出以辨证论治为基，酌加清热解毒、凉血止血之品，并在临证中取得良好疗效。其中血热妄行证善用犀角地黄汤加减，阴虚火旺证善用六味地黄丸加减，气不摄血证善用归脾汤加减。在辨证论治基础上，酌加生地黄、牡丹皮、桃仁、红花、丹参、连翘、金银花、茜草、小蓟、水牛角等清热解毒、凉血止血之品，以达到"瘀血去，新血生，百脉通，血归经，紫癜除"之效。

（一）消风散加减

方药：荆芥 10g，防风 10g，防己 10g，僵蚕 10g，蝉蜕 6g，黄芩 12g，蒲公英 20g，牡丹皮 10g，生地黄 10g，白茅根 30g，小蓟 15g，生甘草 3g

功效：疏风清热凉血。

加减：腹痛便血加地榆炭 15g，炒白芍 15g；水肿加茯苓皮 30g，车前子 20g；咽痛加金银花 10g，重楼 10g。

证候：初起恶寒发热，下肢、臀部出现红色斑点，或有痒感，口渴，咽痛，可有腹痛、关节痛、尿血或有蛋白尿，脉浮数，舌质红，苔薄黄。

病机：风热上受，卫表失常，卫气郁而恶寒发热；咽为肺胃之上口，肺气通于鼻，胃气通于口，口鼻受风热之邪故口渴、咽痛。邪热郁阻，损伤血络则皮肤紫癜；邪热郁阻，气机升降失常，则关节痛、腹痛；邪热下迫，损伤津液，则见便干、尿血；舌红，苔薄黄，脉浮数，为邪热上受之象。

（二）犀角地黄汤加减

方药：牡丹皮 12g，赤芍 12g，生地黄 12g，玄参 15g，金银花 15g，连翘 15g，大蓟 20g，小蓟 20g，侧柏叶 20g，蒲黄 15g，山栀 12g，水牛角 15g

功效：清热解毒。

加减：鼻衄、咯血者，加白茅根 30g，仙鹤草 30g；腹痛、便血者，加防风炭 12g，枳壳 12g，炒白芍 12g，地榆炭 15g；关节疼痛者，加防己 12g，生薏苡仁 20g，牛膝 15g，桑枝 15g，威灵仙 12g；高热者，加大青叶 30g，板蓝根 30g，蒲公英 30g。

证候：肌肤紫斑稠密或成团块，颜色鲜红此起彼伏，发热烦躁，咽痛，关节疼痛，可见尿血、衄血、便血，脉数有力，舌质红，苔黄。

病机：患者素有热毒内伏，复因外邪侵袭而触动，风热相搏，邪热内传，入营动血，迫血妄行，血滋肌表，正邪交争，故见发热烦躁，皮肤紫斑，色红而密；热蕴咽喉，故见咽痛；热毒蕴积于经络，经络滞涩，不通则痛，故见关节疼痛；热邪迫于下焦，灼伤肾及膀胱血络，故可见尿血。至于舌红苔黄、脉数，则皆为血热之象。

（三）知柏地黄丸、二至丸、茜根散加减

方药：知母 12g，黄柏 10g，生地黄 12g，牡丹皮 12g，赤芍 12g，茯苓皮 30g，怀山药 20g，枸杞子 20g，山茱萸 12g，女贞子 15g，旱莲草 15g，茜草 15g，紫草 12g，侧柏叶 15g，阿胶 12g

功效：滋阴补肾凉血。

加减：肌肤尚有紫癜者，加蝉蜕 6g，白蒺藜 15g；尿血显著者，加小蓟 15g，白茅根 15g；潮热、五心烦热者，加地骨皮 15g，银柴胡 15g；盗汗者，加龙骨 15g，牡蛎 15g，糯根须 15g；齿衄、口臭者，加玄参 10g，生石膏 30g；咽痛者，加金银花 12g，黄芩 12g。

证候：紫癜渐退，头晕腰酸，足跟疼痛，镜下血尿不断反复，五心烦热，咽燥咽痛，舌

质红，苔薄黄或少苔，脉细数。

病机：温病日久或其他原因伤及肾阴，肾阴亏虚则阴不制阳而致虚火内亢，成阴虚火旺之证。病程较久，火毒之势日衰，故见紫癜渐退；肾阴亏虚，腰府筋脉失养，髓海失充，故见头晕腰酸，足跟疼痛；阴虚火旺，血不循经，灼伤肾络，内渗膀胱则尿血；阴虚津不上承，火旺虚火上扰则咽燥喉痛；水火失济，心神被扰则五心烦热。虚火内生则舌红，苔黄，而脉数。

（四）参芪桃红四物汤加减

方药：太子参 15g，生黄芪 30g，炒白术 12g，生薏苡仁 20g，茯苓皮 30g，怀山药 20g，枸杞子 20g，桃仁 12g，红花 15g，益母草 15g，仙鹤草 15g，三七参 12g

加减：关节痛者，加独活 10g，川续断 15g，桑寄生 15g，威灵仙 12g，防己 12g；紫斑痒者，加地肤子 12g，白鲜皮 12g，紫荆皮 12g；腹痛便血者加地榆炭 12g，炒白芍 12g，焦枳壳 12g；食欲不振者，加砂仁 5g，神曲 12g，谷芽 15g，麦芽 15g。

功效：健脾益气，活血化瘀。

证候：神疲乏力，面色萎黄，饮食减少，斑疹暗红，腹痛绵绵，尿检出现血尿或蛋白尿、水肿、脉细涩或细弱，舌有瘀点瘀斑，苔薄白。本证特点为身倦乏力、胃纳减少、斑疹暗红、舌瘀或脉涩。

病机：疾病日久，饮食不节或劳倦伤脾，脾气虚弱，气虚不能行血、摄血，血不循经溢于络外。

（五）高氏紫癜方

方药：当归 15g，赤芍 12g，生地黄 12g，牡丹皮 12g，桃仁 10g，红花 15g，丹参 30g，连翘 10g，金银花 30g，板蓝根 30g，茜草 30g，小蓟 30g，水牛角 15g，川续断 12g，杜仲 15g，甘草 6g，砂仁 6g

功效：清热解毒，凉血活血止血。

主治：过敏性紫癜性肾炎热毒炽盛期。

方解：高继宁教授认为：紫癜性肾炎患者，在外表现为斑疹点点，在内则同样会出现血渗久则成瘀的现象。《血证论·时复》中云："凡物有根者，逢时必发，失血何根，瘀血即其根也，故凡复发者，其中多伏瘀血。"所谓"瘀血不去，新血不生"，高继宁教授提出了"活血化瘀贯穿其中"的治疗思路，除常规的分型治疗方法以外，所谓"瘀血去，新血生，百脉通，血归经，紫癜除"，多在选方用药中加用牡丹皮、赤芍、丹参、桃仁、红花等药物凉血活血，能行血中之瘀；金银花、连翘、板蓝根等清热解毒，方中用茜草、小蓟、水牛角，一为凉血止血，即用清血分热邪的药物来达到止血的目的，二为活血止血，即用活血药物促进血液运行，驱散瘀血，从而达到止血的目的；川续断、杜仲则益肾为主；甘草、砂仁顾护脾胃。高继宁教授认为，紫癜性肾炎急性发作，血热妄行，在皮肤者为紫斑，在肠道者为消化道出血，在肾脏者为肾损害（蛋白尿）。

第九章 高氏肾病学术流派治疗肾病的特色疗法

第一节 中医药内外同治延缓慢性肾衰竭进展

慢性肾衰竭（CRF）是指各种原发病或继发性慢性肾脏病患者进行性肾功能损害而出现的一系列症状或代谢紊乱的临床综合征。2012 年流行病学调查显示，我国慢性肾脏病（CKD）患者约有 1.2 亿，其中 200 万以上最终会进展为肾衰竭。据有关发达国家统计，慢性肾衰竭的发病率与患病率均有上升趋势，美国成人慢性肾衰竭的患病率已高达 7.6%，美国慢性肾衰竭的患者总数已达 1360 万；慢性肾衰竭的 5 年生存率为 70%～85%，10 年生存率为 35%～55%，近 20 年慢性肾衰竭的死亡率已有明显下降，但它在人类主要死亡原因中仍占第 5～9 位，慢性肾衰竭是人类生存的重要威胁之一。现代医学对 CRF 特别是终末期肾病的治疗，欧美发达国家及日本多采用透析及肾移植疗法，但费用高，且只能维持生命，在我国目前不为大多数患者接受。因此，对 CRF 进行早期预防，延缓 CRF 的发展，已成为各国关注的问题。中医药作为 CRF 的非替代治疗具有独特优势，在提高患者生存质量、延长生存期、保护残存肾功能等方面均有相当大的优势，并逐渐得到国内外医学界的认同。

美国肾脏病基金会（NKF）制定了《慢性肾脏病临床实践指南》（K/DOQI），提出 CKD 为：①肾损伤（肾结构或功能异常）≥3 个月，伴或不伴有肾小球滤过率（GFR）下降，临床上表现为肾脏病理学检查异常或肾损伤（血、尿成分或影像学检查异常）；②GFR<60ml/（min·1.73m^2）≥3 个月，有或无肾损伤证据，并进行了分期（表 9-1）。CKD 的分期对临床有指导作用，具体如下。

表 9-1 CKD 分期及临床治疗

分期	描述	GFR [ml/（min·1.73m^2）]	治疗
1	肾损伤 GFR 正常或↑	GFR 正常或≥90↑	CKD 诊治，治疗合并症，延缓肾功能
2	肾损伤 GFR 轻度↓	60～89	评估、减慢 CKD 进展
3	肾损伤 GFR 中度↓	30～59	减慢 CKD 进展，评估、治疗并发症
4	GFR 严重↓	15～29	准备肾脏替代治疗
5	肾衰竭	<15 或透析	肾脏替代治疗

一、慢性肾衰竭的中医病名

高继宁教授认为，慢性肾衰竭是常见的临床综合征，是各种病因引起肾损害和进行性恶化的结果，以肾功能进行性减退，代谢废物潴留，水、电解质、酸碱失衡为病理生理特征，临床表现可以多种多样。

慢性肾衰竭在祖国医学中没有明确的对应诊断名称，根据其不同的症状可以归属于中医学"关格"、"癃闭"、"溺毒"、"肾劳"等范畴。关格是以小便不通和呕吐为主症的疾病，《伤寒论·平脉法》提出"关则不得小便，格则吐逆"的观点，与慢性肾衰晚期的少尿、呕吐症状相似，而《证治汇补·癃闭》论述更为透彻，提到"既关且格，必小便不通，旦夕之间，陡增呕恶，此因浊邪壅塞三焦，正气不得升降，所以关应下而小便闭，格应上而生呕恶，阴阳闭绝一日即死，最为危候"。癃闭是由于肾和膀胱气化失司而导致的以排尿困难，全日总尿量明显减少，小便点滴而出，甚则闭塞不通为临床特征的一种病证。其中以小便不利，点滴而短少，病势较缓者称为"癃"，以小便闭塞，点滴全无，病势较急者称为"闭"。癃和闭虽有区别，但都是指排尿困难，只是轻重程度上的不同，因此多合称为癃闭。《景岳全书·癃闭》云："小便不通是为癃海，此最危最急症也。水道不通，则上侵脾胃而为胀，外侵肌肉而为肿，泛及中焦则为呕，再及上焦则为喘，数日不通则奔迫难堪，必致危殆。"《素问·五常政大论》说："其病癃闭，邪伤肾也。"《灵枢·五味》曰："酸走筋，多食之，令人癃。"溺毒是指毒素不能从溲溺排出的一种病证。《重订广温热论》一书，指出"溺毒入血，血毒上脑之候，头痛而晕视力蒙眬，耳鸣耳聋，恶心呕吐，呼吸带有溺臭，间或猝发癫痫，甚或神昏惊厥，不省人事，循衣摸床撮空，舌苔起腐，间有黑点"，阐明了溺毒入血的理论观点，较形象准确地阐述了肾衰竭尿毒症的急性表现，但这一病名更多地强调了本病危重时期的特征，对于慢性肾衰竭整个发展过程的全面认识仍有欠缺。肾劳是指肾气劳伤，日久不愈而衰竭，水湿浊毒内留为特征的一种慢性进行性疾病。肾劳一证，"谓肾劳也，肾脉者，从肾上贯膈"，并认为劳风是由于劳则伤肾，"肾气不足、阳气内攻、劳热相合，故恶风而振寒"，此论述与慢性肾衰复感外邪之恶风、发热、寒战的临床表现一致。肾衰之名见唐代胡愔《黄庭内景五脏六腑图》的记载，"人之色黄黑者，肾衰也"。清代程文囿《医述》引《医学入门》云"精完则齿固，肾衰则齿豁"，前者以望色测知肾衰，是为病理性肾衰，后者以观牙齿脱落为肾衰，此为生理退化性肾衰，即已进入老年之躯矣。虚劳则是以五脏虚损为主要病机的一类虚弱性疾病的总称，历代有五劳、六极、七伤等说法，根据脏腑辨证，多以五脏亏虚和气血阴阳不足侧重的不同进行疾病分类和辨证治疗。其中肾劳是指因劳损伤肾所致的病证，症见腰痛、小便不利或有余沥、小腹满急、遗精、白浊、阴囊湿痒等。《诸病源候论·虚劳病诸候》曰："肾劳者，背难以俯仰，小便不利，色赤黄而有余沥，茎内痛，阴湿囊生疮，小腹满急。"可见，传统中医所称肾劳，病位虽然在肾，描述上也有一系列肾阴亏虚不足的表现，但与现代肾脏病意义上的肾衰竭仍然有一定的出入。"溺毒"则为脾肾功能衰败，毒邪潴留于体内，或浊阴上犯脾胃，或蒙蔽心窍，或惹动肝风，或入营动血，或水气凌心犯肺等危急病象。

高继宁教授把祖国医学有关"关格"、"溺毒入血"等论述进行归纳整理分析，并结合慢性肾衰的临床表现进行有机结合，以此来探求慢性肾衰竭的中医病因病机，有利于运用中医药理论进行分析，全面认识慢性肾衰竭的全过程，在治疗方面发挥更多的指导作用。目前的中医病名规范中，为统一病名，国家中医药管理局将慢性肾衰竭的中医规范命名为"慢性肾衰"，并颁布在"24个专业95个病种中医诊疗方案"中，能较为全面真实地反映本病的发展过程和转归，也可避免在中西医病名对应上的无谓纠缠，应该说是一种求真务实的表现。但在具体辨证论治中，则仍应根据临床表现的不同，结合历代散在于上述不同病名中的论述，灵活应用。

二、中医内外同治慢性肾衰的优势

中医学以整体观念为指导，对于慢性肾衰的辨证论治，具有独特优势。近年来，中医药对于慢性肾衰的病因病机、理法方药的研究越来越深入，并具有突破性的进展。长期的临床实践证实，中医疗法对于缓解疾病症状、延缓早中期慢性肾衰竭进展、推迟透析和肾移植时间及保护残余肾单位功能等方面取得了肯定的疗效，从很大程度上提高了慢性肾衰竭患者的生活质量，延长了其生命。中医治疗慢性肾衰竭作用明显，具有重要的现实意义。

中医药历史源远流长，慢性肾脏病相对应的中医病名、病因、病机及治疗方法在中医药古籍中均能找到记载，中医药在治疗慢性肾脏病方面经验丰富并有明显的治疗优势，尤其适用于慢性肾脏病早中期患者。对于慢性肾脏病晚期，运用中医药联合西医治疗，患者症状亦会得到明显改善。

现代医家对于慢性肾衰的辨证论治，皆认为本病属于本虚标实之证，遵守急则治其标、缓则治其本的原则，治本以扶助正气、调理脾胃、健脾益肾，祛邪以祛湿化浊、解毒活血，并将活血化瘀贯穿始终，为临床治疗慢性肾衰提供有效的思路与方法。目前，多种中成药对于慢性肾衰的治疗均取得了良好的疗效。中成药的使用对于缓解慢性肾衰临床症状有较好的作用。

临床根据不同分型，中医辨证论治，同时综合运用多种中医传统辅助疗法，对于延缓慢性肾衰的进展具有一定疗效。中医外治法是通过针灸、按摩、熏洗、针刀、敷贴、膏药、耳穴等方式作用于机体起到预防和治疗疾病的目的。中医外治法治疗慢性肾衰主要包括中药药浴、穴位贴敷、保留灌肠等治疗方式。

早在《素问·阴阳应象大论》即有对中药药浴的记载，曰"其有邪者，渍形以为汗"，药浴法是祖国医学独特的外治疗法，中药药浴和熏蒸又称皮肤透析，其原理是通过水热效应将中药有效成分经皮肤渗透入体内，而代谢毒素则经汗孔蒸发排出体外，以达到治疗的目的，皮肤的毛细血管非常丰富，通过增加汗液排泄从而减轻体内水分和毒物的蓄积，既能利水活血，又不增加肾脏负担，是治疗慢性肾衰的辅助疗法之一，对于慢性肾衰导致的皮肤瘙痒、水肿等症状有明显疗效。

中药保留灌肠法是受张仲景《伤寒杂病论》"蜜煎导法"启发，并逐渐完善、发展而来，通过弥散和渗透作用达到清除体内蓄积的代谢废物，达到从肠道清除体内代谢废物（如尿素氮、肌酐、多肽类等）的目的，改善电解质失衡，减轻临床症状，同时可以将中药的有效成分吸入血液中，达到水毒下利、清阳上升、湿浊瘀毒由肠道透出之效，对于慢性肾衰毒素的清除疗效明显。

灸法是历史悠久的防病治病之术，通过经络的传导作用，深入脏腑，温通经络，调和气血，扶正祛邪。临床上针刺足三里、三阴交、合谷、肾俞、阴陵泉、阳陵泉，或艾灸神阙、中极、关元、气海等，亦可穴位贴敷，具有疏通血脉、补益脾肾、化瘀通络、利湿泻浊之效，可以达到调畅气机、健运脾胃、升清降浊的作用，从而减轻慢性肾衰患者的消化道症状，有效降低慢性肾衰患者的尿素氮、肌酐水平，并能显著改善其免疫功能，对于慢性肾衰的预防和治疗起到辅助作用。

三、辨证论治

高继宁教授行医 40 余年，经验颇丰，尤其擅长治疗各类肾脏病，在长期的临床实践中，其在治疗慢性肾衰竭方面形成了自己独特的学术思想，现总结如下。

（一）以脾肾两虚为本

高继宁教授认为，慢性肾衰竭可由水肿、淋证、尿血等多种肾脏病发展而来，患病日久，损及各脏腑功能，并以脾肾虚损为主，迁延不愈，最后导致正气虚衰，湿、热、瘀、毒壅滞经络，病变侵及部位主要在肾，肾失蒸腾气化，则水液清者不能上升以归化，浊者不能下输膀胱，以排出体外，积留体内，而成湿浊毒邪。湿浊碍脾，脾失运化，则湿浊更生，日久脾气亦虚，或脾脏本虚，脾虚则升降之枢纽失职，湿浊毒邪充斥表里，弥漫三焦，导致肾失于开阖，湿热瘀毒潴留于体内，终致诸脏皆损，病情缠绵难愈，而引发本病。

《黄帝内经》云"正气存内，邪不可干"，"邪之所凑，其气必虚"，表明任何疾病的发生都与素体正气不足密切相关。由于肾气亏虚，气化不利，分清泌浊功能下降，湿热瘀血内停日久化为溺毒，最终导致慢性肾衰竭。《景岳全书》说"虚邪之至，害必归阴，五脏之伤，穷必及肾"。肾为先天之本，主水、藏精和纳气，促进机体的生长、发育和生殖，是人体全身阴阳的根本，维持人体正常的生理功能。脾主运化、升清和统摄血液，机体生命活动的延续和气血津液的生化，都有赖于脾胃运化的水谷精微，因此称脾胃为气血生化之源，后天之本。脾之健运，化生精微，须借助肾阳的推动，故有"脾阳根于肾阳"之说。肾中精气亦有赖于水谷精微的培育和补养，才能不断充盈和成熟。《医宗必读·虚劳》言："夫人之虚……而独举脾肾者，水为万物之源，土为万物之母，二脏安和，一身皆治，百疾不生。"此句说明只有脾肾协同参与，方可调节水道。《脾胃论》言"肾水反来侮土，所胜者妄行也"，说明先天不足易致后天失养，即"脾非先天之气不能化"之理。

因此，脾与肾在生理上是后天与先天的关系，它们相互资助，相互促进。正如《景岳全书》所云："人之始生，本乎精血之源；人之既生，由乎水谷之养。非精血，无以立形体之基；非水谷，无以成形体之壮。"又云"水谷之海，本赖先天为之主；而精血之海，又必赖后天为之资。"在病理上亦常相互影响，互为因果。如肾阳不足，导致脾阳亏虚，脾阳久虚，进而可损及脾阳，而成脾肾阳虚之证。由于阴阳互根，脏腑相关的关系，脾肾虚损久之必波及肝、心、肺、胃等诸脏腑，形成错综复杂的病机，但究其根本应责之于脾肾。

肾气亏虚可引起肾的气化功能障碍，肾失开阖，不能及时疏导、转输、运化水液及毒物，因而形成湿浊、湿热、瘀血、尿毒等邪毒，因虚致实，倘若实邪久羁，会更伤正气，邪毒反过来又阻碍气血的生成，终致恶性循环。脾虚不能制水则水湿运化失权，水湿内停，蕴结生热，以致湿热内蕴。脾肾亏虚，脾失输布，不能"升清"，肾失开阖，不能"泌浊"。湿浊、尿毒等波及五脏六腑、四肢百骸而产生众多症状，临床表现有腰膝酸软、乏力、面色萎黄无华、头晕、精神萎靡、形容憔悴等虚损症状；以消化系统功能紊乱为突出表现，如恶心、呕吐、口黏纳呆、便秘或腹泻等，舌苔黄腻，或水滑，或焦黑燥裂等。高继宁教授认为，慢性肾衰竭属疑难顽疾，邪气日盛，正气渐衰，瘀毒积聚，病情复杂，故治疗立法不能纯补，更不能峻泻，务使祛邪不伤正，确立了扶正祛邪、标本兼治的治疗原则。本虚以脾肾气虚为主，以"补脾益肾"为基本治疗原则，高继宁教授在临证中多选用轻灵之品，常选用黄芪、太子参、白术、茯苓、山药等益气健脾，枸杞子、菟丝子、山茱萸等补肾之药阴阳平补，酌情加用鸡内金、砂仁以防止补益太过而致气机壅滞或碍胃，用之取其补而不滞之功效，最终达到顾护中气、维护肾元的效果。

　　黄芪、太子参补气。黄芪味甘，性温，归脾、肺经。功效补气、利水。一方面补气升阳、生津养血，增强机体免疫力，改善患者疲乏、无力、口干、贫血等症状；另一方面行滞通闭、利水消肿，排出体内代谢产物。现代药理学研究发现，黄芪不仅有调节机体免疫力、清除自由基、抗衰老的作用，还有扩张血管、降血压、增加肾脏血流量、改善肾脏微循环的作用。黄芪可用于治疗脾气亏虚诸证，为治疗气虚尿少浮肿之要药。太子参味甘、微苦，性平，归脾、肺经。功效益气健脾，生津润肺。现代研究表明，太子参具有降脂、增强免疫、改善肾功能等作用。其配伍枸杞子、山茱萸滋补肝肾，治疗慢性肾衰竭本虚之证。如瘀血内生，搭配丹参活血化瘀；瘀血化热，迫血妄行，使用白茅根凉血止血，清热利尿。该药物组合用于治疗脾肾气虚兼血热血瘀之证，临床表现为乏力、腰酸、血尿、舌质紫暗等。白术味甘、苦，性温，归脾、胃经，功善益气健脾而燥湿，为治痰饮水肿之良药。现代研究表明，白术具有显著的持续性利尿作用，且可延缓肾功能减退的进程。临床常与茯苓、黄芪等合用治疗慢性肾衰脾虚、痰饮、水肿等症。慢性肾衰基本病机为脾肾亏虚，白术、太子参益气健脾，配伍山药可补益脾肾，配伍山茱萸滋补肝肾，四者合用，治疗慢性肾衰本虚之证，临床表现为乏力、腰酸膝软、头晕等症。菟丝子味辛、甘，性平，归肝、肾、脾经。功效补益肝肾，固精缩尿。现代研究表明，菟丝子及其提取物可增强免疫功能。菟丝子可平补肾阴肾阳，临床可与杜仲、寄生搭配，治疗肾虚腰膝酸软、乏力、耳鸣等症。地黄、枸杞子、牛膝三者滋补肝肾，治疗慢性肾脏病本虚之证。正虚日久，邪实化瘀化热，故搭配桃仁、当归、赤芍活血化瘀，牡丹皮、黄蜀葵花清热利湿。此药物组成治疗肝、脾、肾不足，兼血热血瘀之证，所用乃滋补肝肾、活血清热之法，适用于乏力、浮肿、小便灼热等症。熟地黄滋补肝肾。慢性肾衰日久肾虚不固，精微外泄，治宜在补肾的基础上，搭配芡实、益智、金樱子、牡蛎以固精缩尿。此药物组成提示本病病机为肾虚不固，所用乃补肾固精之法，治疗腰膝酸软、蛋白尿等症。枸杞子滋补肝肾，脾肾气虚日久，病理产物内生化热，配伍红曲活血化瘀，白茅根清热利尿，搭配土茯苓、薏苡仁清热利水，用于治疗脾肾气虚兼湿热、瘀血互结之证，临床表现为乏力、腰酸刺痛、水肿、血尿等症。茯苓味甘、淡，性平，归脾、肾、心经。功效利水渗湿，健脾宁心。茯苓适用于各种原因引起的水肿之证。现代研究表明，茯苓除可以利尿消肿外，还具有降糖、护肝等作用。临床配伍猪苓、泽泻等治疗慢性肾衰面浮肢肿、小便不利等症状；搭配山药、白术等治疗脾气虚乏力、便溏等症。而茯苓、薏苡仁、陈皮均有健脾之功效，且茯苓、薏苡仁两者利水渗湿，三药合用适用于慢性肾脏病脾肾气虚兼水湿停聚之证，临床表现为乏力、小便不利及水肿等症。甘草味甘，性平，归脾、胃、肺经。《药性论》中言："……补益五脏；制诸药毒；养肾气内伤，令人阴（不）痿；主妇人血沥腰痛；虚而多热；加而用之。"现代药理学研究认为，其主要化学成分为三萜类、甘草黄酮类和甘草多糖等，能在抗炎、抗病毒、抗肿瘤和调节免疫方面表现突出。砂仁，味辛、咸，性平，入脾、胃、肾经。辛能润肾燥，咸能补肾阴，辛香走窜，冲和天地五脏之气，使浊气降。《医林纂要探源》曾有记载：砂仁能够调和脾胃，开散郁结。现代研究表明，砂仁具有保护胃肠、镇痛、抗炎、止泻、抑菌、调节菌群、抗氧化等药理作用。

(二)以湿热邪毒为标

高继宁教授认为，慢性肾衰竭既有正气的耗损，又有实邪蕴阻，属本虚标实，虚实夹杂之证。邪实则有外邪湿、热、瘀、毒等。慢性肾衰竭过程中脾肾虚损，机体正气不足，外邪乘虚而入，伤及脾肾，加重病情。湿、热、瘀、毒既是病理产物，又是致病因素，而脏腑虚损、气血阴阳不足是产生湿、热、瘀、毒的根本。

湿热是湿邪与热邪互结而成的一种病邪，属六淫中的一种合邪。《素问·经脉别论》曰："饮入于胃，游溢精气，上输于脾，脾气散精，上归于肺，通调水道，下输膀胱，水精四布，五经并行。"此为对津液代谢过程的简要概括。而津液代谢的过程，需要多个脏腑的综合调节，其中尤以肺、脾、肾三脏为要，《景岳全书·肿胀》曰："盖水为至阴，故其本在肾；水化于气，故其标在肺；水惟畏土，故其制在脾。"若三脏功能失调，则可影响津液的生成、输布和排泄等过程。慢性肾衰的不同时期，由于病变日久，脏腑功能虚损，气、血、阴、阳偏衰，出现阴阳失衡，脾失健运，肾失开阖，肺失肃降，三焦气化失司，水湿运化失权，水湿内停，蕴结生热，以致湿热内蕴；肾虚肾阳不充则命门火衰而致下焦气化不利，水液内停不行。水湿内聚上犯于肺，而致上焦肺气不利，宣降失司，通调水道失职而加重湿邪的停滞。瘀血阻滞，经脉不利可致水道运行不畅，水血互结，亦加重湿浊潴留。毒邪耗气，气虚推动无力，气机阻滞，水道运行不利，水湿内停，蕴而成湿成浊。高继宁教授认为，当肾病发展至慢性肾衰阶段，始终有脾胃症状，多以湿浊化毒为主因，导致耗气损阳，销蚀阴血，进一步伤及人体阴阳气血。治疗当芳香化浊，健脾燥湿。脾湿得醒，浊邪得化，湿去则毒自消。慢性肾衰发展过程中也可出现湿热互结，化浊成毒，此时治疗以清利湿热、化浊解毒为原则。针对水毒，治疗当以健脾利水、温阳化气、祛毒消肿为主，可根据叶天士"分消走泄"大法，倡导开上、宣中、导下之原则。依据湿毒、水毒着重侵及的脏腑不同，以及湿与水孰轻孰重等进行辨证施治，并根据不同时期的病理变化配合不同的治法，以达到控制病情发展、保护肾功能之目的。常用药物有藿香、佩兰、大腹皮、冬瓜皮、茯苓皮、薏苡仁、猪苓、茯苓、车前子等健脾利水之品，大黄、栀子、黄芩、滑石、陈皮、积雪草、龙葵等清热利湿排毒之品。

慢性肾衰从"湿"治疗，可改善肾功能，延缓肾衰进展。若见胸闷脘痞、便溏、苔腻，为湿的征象，可予苍术、厚朴、薏苡仁、萆薢等芳香化湿、清热利湿之品；若见水肿，可予茯苓、猪苓、泽泻、冬瓜皮、车前草等利水消肿之品；同时可用汗法托水邪外出，常用药物如麻黄、细辛。又因风能胜湿，风药辛香温燥，可助肝脾之气升发而祛除湿邪，故在慢性肾衰治疗中可加用风药，如柴胡、荆芥、青风藤等以胜湿升清。需要注意的是，慢性肾衰患者气化功能衰惫，水、湿等病理产物不能及时清除，即使在患者身上未见明显水肿、湿浊的征象，也可酌加白茅根、芦根、茯苓等性味平和的利水湿之品以代替肾的主水功能。另外，慢性肾衰患者血水不足，治疗宜滋阴、养血、补精，选用麦冬、地黄、芍药、山茱萸、菟丝子之品。阴血不足，阴不制阳，血随气逆，患者出现头晕等，治疗除益阴血、补肾精外，还要选用牛膝、赭石等引血下行之品，亦可酌加天麻、珍珠母等平肝潜阳之品。藿香味辛，性温，归脾、胃、肺经。功效芳香化湿、和中止呕。《本草正义》载藿香为"祛除阴霾湿邪，助脾胃正气，为湿困脾阳……，舌苔浊垢者最捷之药"。藿香尤善治疗湿热中阻之呕恶，临床配伍砂仁、半夏、陈皮等治疗慢性肾衰竭湿浊内生，恶心、呕吐、肢体困重等症。半夏味辛，性温，归脾、胃、肺经。功效燥湿化痰、降逆止呕，尤善治湿痰。现代药理学研究表明，半夏可缓解慢性肾衰患者恶心、呕吐的临床症状，临床配伍陈皮、茯苓治疗慢性肾衰痰饮内生之证，搭配藿香、砂仁等治疗慢性肾衰恶心、呕吐等症状。藿香、佩兰化湿止呕。湿浊郁积，凝聚成痰，配伍半夏、陈皮化痰理气，治疗脾肾气虚兼湿浊之证，适用于慢性肾脏病恶心、痰多等症。土茯苓具有解毒除湿、利关节之功。《本草纲目》中有记载：土茯苓可以用于治疗脾胃病，对风湿及关节疾病疗效甚佳。现代药理学研究认为其主要化学成分为生物碱、挥发油及总黄酮等，除抑菌、抗炎镇痛、免疫抑制及保护循环系统外，对肾脏保护作用尤其明显。有学者研究发现，土茯苓能够通过抑制黄嘌呤氧化酶（XOD）活性，抑制炎症因子，在一定程度上改善小鼠的实验室指标，即降低小鼠高血尿酸（UA）水平和改善肾功能。气血调和，五脏安守，勿使邪气外袭，勿使正气内伤，则营卫各守其道。六淫外感，七情内伤，气机逆乱，血液随之而行。白茅根味甘，性寒，甘则使其缓和，寒则使其稳固，故血可止，热可平。现代药理学研究表明，其具有止血、调节免疫、降压降糖、抗氧化、改善肾功能等作用。高继宁教授认为，治疗慢性肾衰最关键的是让邪气有出路，土茯苓与白茅根相结合使内生浊毒无源以化，营卫调和，肌肉盛壮，使邪气不得内传脏腑，肾衰后期，脾肾亏损，自身抗病能力下降，以此调动自身免疫力抵抗外邪，尤其治疗湿热偏盛的慢性肾衰，效果尤为显著。土茯苓为解毒之要药，功兼多效，白茅根清上、下二焦之热，相互配合使得湿热毒邪从小便而出，正如《医学正传》中所说："治湿不利小便，非其治也。"大黄味苦性寒，归脾、胃、大肠、肝、心包经，具有通便泻热、清热解毒、破血逐瘀的功效。大黄苦寒泻下，荡涤肠胃，推陈致新，彰"去宛陈莝"之意，使得腑内浊毒内蕴可由肠道析出，自魄门而去。与丹参并用，可加强大黄通腑泄浊之力，承破瘀生新、行气活血之意。大黄作为中药复方中治疗慢性肾衰竭使用频率最高的药物，现代研究表明，其多含有大黄酸、大黄素，两者能够有效抑制肾间质纤维化改变，保护肾组织细胞，减少纤维化及硬化发生的进程，从而改善肾功能和微循环状态，因而在治疗慢性肾衰上取得较为良好的临床疗效。

（三）瘀血阻络贯穿始终

《说文解字》曰："瘀，积血也。"所谓瘀血是指体内血液停滞，不能正常循行，它既指积于体内的离经之血，又包括阻滞于血脉及脏腑内的运行不畅的血液。慢性肾衰患者常病情沉疴，反复不愈。《医林改错》曰："久病入络为血瘀。"《读医随笔·虚实补泻论》云："叶天士谓久病必治络。其所谓病久气血推行不利，血络之中必有瘀凝，故致病气缠绵不去，必疏其络而病气可尽也。"因病久不愈，必定会由浅入深发展，影响血液循行，导致瘀血的发生。高继宁教授认为，在慢性肾衰病程中，究其原因，是因虚致瘀。《医林改错》云："元气既虚，必不能达于血管，血管无气，必停留而为瘀。"气为血之帅，血为气之母，正气不足，气虚推动无力，血行不畅而瘀滞。不论是脾肾气虚、脾肾阳虚、肝肾阴虚、阴阳两虚、气血双虚或气血阴阳之不足，均可造成气血阻滞、瘀血内生；或湿、热、毒、瘀病理产物久留不去，湿热互结，郁滞三焦为毒为瘀；或失治误治，湿热弥漫三焦，充斥脏腑。现代医学研究显示，肾府瘀滞是肾小球硬化、肾小管萎缩和间质纤维化的基本病理机制，造成纤维化的原因之一是凝血机制紊乱，肾微血栓形成及微循环障碍，引起肾小球滤过率降低，肾功能下降，最终导致肾单位损伤。瘀毒阻于肾络是促进肾小球硬化发生发展、肾功能进行性减退的重要因素。具体在肾脏病的诊治中，高继宁教授认为，对肾络瘀阻的干预，是延缓肾衰的重要措施。活血化瘀药物可以改善患者血液高凝状态、肾脏微循环，增加肾脏入球动脉和出球动脉的血液供应，对减少尿蛋白、改善肾功能有很好的疗效。使用通络之品，是基于慢性肾衰肾络瘀阻的病机特点而用药，亦为治疗慢性肾衰的常用方法。故在用药方面，则强调使用活血化瘀、虫类搜剔药及软坚散结药，如积雪草、桃仁、当归、川芎、丹参、水蛭、地龙等活血化瘀药物。尤重用鳖甲等，此类药物可直达病灶，刁钻搜剔，祛痰通络，临床多收到良好效果。总之活血泄浊，能使肾之瘀积消散，恢复其泌浊功能，使瘀血湿毒之邪不能滞留体内，危害脏腑。

慢性肾衰日久瘀血停滞，临床使用丹参活血化瘀。丹参味苦，性微寒，归心、肝经。功效活血祛瘀，通经止痛。丹参功善祛瘀血以生新血，活血而不伤正，为活血化瘀要药。现代研究表明，丹参有缓解高凝状态、改善微循环的药理作用。临床搭配桃仁、川芎等治疗腰酸刺痛、血尿等症状。当归为"血家圣药"，味甘、辛，性温，归肝、心、脾经。《本草再新》言其具有滋阴、活血通脉之效。现代药理学研究认为，当归主要化学成分为挥发油、多糖等，除可增强免疫力，保护心血管系统，改善血液循环、中枢系统以及调节子宫兴奋及抑制作用外，其保肝肾效果突出，据悉其对肾的保护机制可能是通过改善血液循环从而增加肾小球滤过率和肾小管的重吸收来实现的。川芎味辛，性温，无毒，入肝、胆经。少阳经脉为全身气机之枢纽，通达内外上下，行头目下血海，搜风散瘀，引上逆之气血下行，和血行气而通阴阳。现代药理学研究表明，川芎中的主要成分川芎嗪和阿魏酸，其具有抗血小板聚集、清除氧自由基、扩张血管的作用，通过增加肾脏血流量可促进肾功能的好转。慢性肾衰竭逐渐发展，后期可呈脾肾亏虚为本，湿热、痰浊、瘀血为标。肾体气血运行滞涩，必有瘀血阻于肾络，致肾体枯萎失去其功能。故常以丹参配川芎活血行气化瘀生新，既能补虚，又可泄浊。丹参一味功同四物，川芎通达内外上下，两药相合推陈致新，化瘀通络。益母草味苦、辛，性微寒，归肝、心包、膀胱经，具有活血调经、利尿消肿、清热解毒的功效。益母草利水，川芎活血止痛，两者活血利水，用于治疗慢性肾衰竭脾肾气虚兼血瘀者，临床表现为腰部刺痛、水肿等症。牡丹皮味苦、辛，味微寒，归心、肝、肾经。功效清热凉血，活血化瘀。研究表明，牡丹皮具有除肾内瘀血的作用。临床配伍益母草、丹参治疗腰酸刺痛、小便量少色黄等血热血瘀证。若见血证，如血尿、紫癜，则以凝血为宜，用凉血止血、凉血化瘀之品，如小蓟、仙鹤草、茜草等，女贞子、墨旱莲可酌情加用以补阴血。当归味甘、辛，性温，归肝、心、脾经，具有补血、活血、调经止痛、润燥滑肠之功效。祖国医学认为，当归味甘而重，故专能补血，其气轻而辛，故又能行血，补中有动，行中有补，为血中之要药。因而，它既能补血，又能活血，既可通经，又能活络。当归及其萃取物阿魏酸钠和当归多糖对单核-吞噬细胞系统有明显的刺激作用，对免疫功能低下的机体也有免疫调节和恢复作用，具有抑制血小板聚集、抗血栓作用，对肾脏有一定的保护作用，能改善家兔肾缺血后肾小球滤过功能及肾小管重吸收功能，减轻肾损害，促进肾小管病变的恢复。

（四）内外同治，增强临床疗效

高继宁教授认为，治疗慢性肾衰单纯内服中药尚不能达到满意疗效，适时地配合中医外治法；提倡内外同治提高临床疗效。

1. 中药法结肠透析

《素问·阴阳应象大论》曰："清阳出上窍，浊阴出下窍。"而在外治法的诸多给药途径中，高继宁教授又特别重视结肠给药法，即结肠透析。

中药结肠透析源自传统的低位保留灌肠，是清除毒素的有效途径。早在汉代，医圣张仲景就在《伤寒论·辨阳明病脉证并治》中记载到"大猪胆一枚，泻汁，和少许法醋，以灌谷道内，如一食顷，当大便出宿食恶物，甚效"，提出"猪胆汁导法"和"蜜煎导法"。之后《备急千金要方》《世医得效方》等著作中也有类似记载。

《素问·灵兰秘典论》中指出："大肠者，传导之官，变化出焉。"饮食中的精微经过胃及小肠的吸收后，所剩的糟粕秽物到达大肠，其中部分水分由大肠吸收，剩下的部分经魄门排出体外。肺与大肠互为表里，"肺朝百脉，主宣降"，人体各个经脉之血流经肺，经过交换作用后，再通过人体的经脉将血液及精微物质输布全身。中药结肠透析，一方面可清洁肠道、排除毒素；另一方面大肠将药物吸收，通过经脉到达肺系，再经肺的传输而到达病变部位，从而发挥中药的其他治疗作用，即通过"肠-肺-肾"途径发挥作用，此为中医肠道疗法的基本原理。而现代医学则认为"肠-肾轴"的病理改变在 CKD 的发生与发展过程中发挥着重要作用。肠道具有重要的屏障功能，主要依赖肠内上皮细胞的紧密连接阻挡各种有害物质进入体内，维持机体内环境稳定。CKD 患者肠道结构、功能及内环境的改变可导致尿毒症毒素在体内蓄积，加速病情进展，主要表现为三个方面：①损伤肠道屏障的功能，研究发现，尿素氮及其代谢产物（如氢氧化铵）可影响肠道酸碱环境，损伤肠道上皮细胞，破坏肠道的屏障功能，不仅会加剧 CKD 进展，还可导致全身各系统并发症的出现。②破坏肠道菌群的平衡，CKD 可引起肠内上皮细胞尿酸、草酸自分泌增加，导致胃肠功能和肠道微生态的紊乱，不仅影响正常菌群的营养支持及免疫修复，还产生某些尿毒症毒素及其前体，导致肾损伤，影响患者的预后。③其他，如容量负荷引起肠黏膜水肿、利尿剂应用致肠黏膜缺血、肠运动与肠内代谢减慢等。

早在 20 世纪 60 年代，我国肾脏病领域就已经开始运用结肠透析来治疗慢性肾衰等疾病，之后的研究也逐渐证实，肠黏膜可清除尿素氮、肌酐及含氮代谢产物。在尿毒症状态下，通过结肠透析可使肠道清除毒素的能力明显提高，并产生类似血液滤过清除中分子毒素的效果。近年来，随着肠-肾轴研究的不断深入，结肠透析治疗的理论基础逐步夯实，使其成为治疗慢性肾衰不可或缺的中医特色疗法。

目前在治疗慢性肾衰时，采用机器法高位结肠透析，克服了传统灌肠法只灌不洗的不足，药物经治疗机进一步灌注入更深肛肠内位置直至横结肠，利用直肠、结肠作为透析膜，向肠腔内注入中药结肠透析液，通过弥散和渗透原理清除体内潴留的水分及代谢产物，使透析液与肠黏膜充分接触，加速肠腔内水分和溶质的交换，从而达到清除毒素、降低血肌酐、延缓病情进展的目的。其操作分为三步进行，即清洁灌肠—机器法结肠透析—中药保留灌肠。首先，做好结肠透析前准备，进行清洁灌肠，排出宿便，保证药物能够充分吸收，发挥最佳作用。再次，进行机器法结肠透析，将配制好的 200ml 高氏结透方溶入 10 000ml 温水中，利用透析机将透析液注入肠腔 50～70cm，进行充分透析，约 30 分钟，通过离子交换等作用促进毒素排泄。最后，结肠透析结束后，嘱患者排空大便，进行中药保留灌肠，将 200～300ml 浓缩的高氏结透方再次人工注入肠腔，保留 2 小时以上，保证持续发挥药物的渗透排毒作用。以上三步相辅相成，共为一体，可充分清除体内毒素，降低血肌酐，同时药物直接作用于肠黏膜，对于慢性肾衰患者肠黏膜损伤的修复、肠道菌群的调节、炎症因子的清除也有一定的治疗效果，可有效延缓患者的病情进展，推迟患者进入血液透析或腹膜透析的时间。高氏结透方：蒲公英 30g，生大黄 30g，藕节炭 30g，制附子（先煎）15g，红花 30g，黄芪 30g，煅牡蛎 30g。方中黄芪为君药，制附子温阳，是为臣药，为方中扶正之品，君臣相配为扶正温阳之品，可增强机体抗病和修复能力，兼有消肿之功。佐使红花活血化瘀，改善肾脏循环，蒲公英清热解毒，生大黄泻浊排毒，涤荡积滞，煅牡蛎软坚化痰，固涩肾精，防止生大黄泻下太过；藕节炭则具有吸附功能，有利于吸附肠内毒素而使其排出体外。诸药合用，共奏温阳益肾、解毒活血、通腑泄浊之功。通过机器法结肠途径给药，其给药面积显著扩大，可作用于直肠、乙状结肠、升结肠和横结肠，其药物吸收量和体内毒素的交换量都可成倍增加，亦可显著加强临床疗效。

2. 药浴法

慢性肾衰水肿、尿少日久，应用利尿剂无效，或皮肤瘙痒者，可运用药浴疗法，即用麻黄、桂枝、橘子叶等透表发汗药，煮开加入浴缸温水（38～40℃），浸浴 30 分钟左右，达到微汗之目的，有消肿泄浊排毒作用。

3. 穴位贴敷法

穴位贴敷疗法是结合中医辨证论治，通过制作一定的膏剂或药饼将药物贴敷于相应穴位，通过皮肤半透膜原理使药物经皮肤腠理吸收，从而发挥治疗疾病作用的一种常用的外治方式。穴位贴敷疗法不仅有近治作用，能刺激贴敷部位所在穴位，也能通过皮肤吸收药物有效成分，起到一定的局部治疗作用；而且具有远治作用，即能通过经络的传导作用治疗循经之处的病变。这不仅避免了肝脏对药物的首过效应，保存了更多的有效成分，而且避免了药物对胃肠的刺激。因此，穴位贴敷疗法不但可以弥补中药内治法的不足，而且更具安全性，操作亦更加简便易行，能有效改善患者的临床症状。随着对穴位贴敷疗法了解的不断深入，现代研究发现，合并使用穴位贴敷方法治疗慢性肾衰可以在一定程度上延缓早中期慢性肾衰的进展，可明显改善患者的临床症状。

高继宁教授认为，根据正虚中脏腑、气血阴阳虚损侧重的不同，以及邪实时湿、浊、瘀、毒主次的差异，而建立了不同的分型证治体系。由于慢性肾衰正虚邪实，故高继宁教授在治疗时通常是标本并重，扶正祛邪兼顾，即早期祛邪多于扶正，中期则扶正与祛邪并举并重，晚期则扶正多于祛邪，这种动态扶正祛邪思想贯穿于慢性肾衰的整个病程中，达到维护肾元之气，助气化而恢复肾分清泌浊功能的目的。

第二节　中医药防治糖尿病肾病

糖尿病肾病（DN）是糖尿病患者最重要的并发症之一。我国的发病率亦呈上升趋势，目前已成为终末期肾病的第二位原因，仅次于各种肾小球肾炎。由于其存在复杂的代谢紊乱，一旦发展到终末期肾病，往往比其他肾脏病的治疗更加棘手，因此及时防治对于延缓糖尿病肾病的意义重大。

糖尿病肾病是糖尿病全身微血管病性合并症之一，因此发生糖尿病肾病时也同时合并其他器官或系统的微血管病，如糖尿病视网膜病变和外周神经病变。目前临床上治疗该疾病，在饮食调整的基础上，前期以控糖、控压、调脂为主，至肾衰竭末期，则根据条件选择透析、肾移植等治疗方法，但均无法降低糖尿病肾病的发生率及进展。相关研究表明，在各型糖尿病中，糖尿病肾病的发生率均极高，有 25%～40% 的 1 型糖尿病和 5%～40% 的 2 型糖尿病将最终进展为糖尿病肾病。1 型糖尿病患者发生糖尿病肾病多在起病 10～15 年，而 2 型糖尿病患者发生糖尿病肾病的时间则短，与年龄大同时合并较多其他基础疾病有关。

根据糖尿病肾病的病程和病理生理演变过程，Mogensen 曾根据 1 型糖尿病肾功能和结构病变的演进及临床表现将 1 型糖尿病肾病分为 5 期，这在一定程度上也适用于 2 型糖尿病肾病。

Ⅰ期：以肾小球滤过率增高和肾体积增大为特征。这种初期病变与高血糖水平一致，但是可逆的，经过胰岛素治疗可以恢复，但不一定能完全恢复正常。

Ⅱ期：该期尿白蛋白排出率正常但肾小球已出现结构改变。这期尿白蛋白排出率（UAE）正常（＜20μg/min 或＜30mg/24h），运动后 UAE 增高组休息后可恢复。这一期肾小球已出现结构改变，肾小球基底膜（GBM）增厚和系膜基质增加，GFR 多高于正常并与血糖水平一致，GFR＞150ml/min 的患者糖化血红蛋白常＞9.5%。GFR＞150ml/min 和 UAE＞30μg/min 的患者以后更易发展为临床糖尿病肾病。糖尿病肾损害Ⅰ、Ⅱ期患者的血压多正常。

Ⅲ期：又称早期糖尿病肾病。尿白蛋白排出率为 20～200μg/min，患者的血压轻度升高，开始出现肾小球的荒废。

Ⅳ期：此期为临床糖尿病肾病或显性糖尿病肾病。这一期的特点是大量白蛋白尿（每日大于 3.5g），水肿和高血压。糖尿病肾病水肿比较严重，对利尿剂反应差。

Ⅴ期：此期为终末期肾衰竭。糖尿病患者一旦出现持续性尿蛋白发展为临床糖尿病肾病，由于肾小球基膜广泛增厚，肾小球毛细血管腔进行性狭窄和更多的肾小球荒废，肾脏滤过功能进行性下降，导致肾衰竭。

蛋白尿与糖尿病肾病进展关系密切。微量白蛋白尿不仅表示肾小球滤过屏障障碍，同时还表示全身血管内皮功能障碍并发现其与心血管并发症密切相关。糖尿病肾病的肾病综合征与一般原发性肾小球疾病相比，其水肿程度常更明显，同时常伴有严重高血压。由于本病肾小球内毛细血管跨膜压高，加之肾小球滤过膜蛋白屏障功能严重损害，因此部分终末期肾衰竭患者亦可有大量蛋白尿。

一、糖尿病肾病中医病名

古代医书中并无"糖尿病肾病"这一疾病的记载，多根据糖尿病肾病的临床症状及病因病机，可归纳为古籍中的"水肿"、"尿浊"、"消渴"、"虚劳"、"关格"、"肾消"等，并无统一的病名记载。《太平圣惠方》中有"三消者，本起肾虚"的记载，认为肾为先天之本，肾虚是消渴病发生的病因。"肾消病"这一病名首见于唐代王焘《外台秘要》中，他援引《古今录验方》并记载"消渴病有三……三渴饮水不能多，但腿肿脚先瘦小，阴痿弱，数小便者，此是肾消病也，特忌房劳"。糖尿病肾病的描述可追溯到中医最古老的古籍《黄帝内经》。《素问·奇病论》云："帝曰：有病口甘者，病名为何？何以得之？岐伯曰：此五气之溢也，名为脾瘅。夫甘味入口，藏于胃，脾为之行其精气，津液在脾，故令人口甘。此肥美之所发也，此人必数食甘美而多肥也。肥者令人内热，甘者令人中满，故其气上溢，转为消渴。治之以兰，除陈气也。"《黄帝内经》中此段主要描述了脾瘅的病因病机及治法，并指出如果脾瘅不及时治疗将转为消渴。《灵枢·五变》曰："五脏皆柔弱者，善病消瘅。"指出"消瘅"与五脏的柔弱密切相关。从《黄帝内经》中的描述我们不难得出"消瘅"为糖尿病的早期并发症阶段，即糖尿病肾病早期。《圣济总录·消渴门》曰："消渴病久，肾气受伤，肾主水，肾气虚衰，气化失常，开阖不利，能为水肿。"认为消渴病日久，也会加重肾气损伤，是糖尿病肾病发生的主要病因。随着糖尿病肾病的进展，到糖尿病肾病中期逐渐出现泡沫尿、水肿等临床症状。《黄帝内经》中称"水肿"为"水"，《金匮要略》称"水肿"为"水气病"，而张仲景《金匮要略·消渴小便不利淋病脉证并治》指出："小便不利者，有水气，其人若渴，栝楼瞿麦丸主之。"刘完素《素问病机气宜保命集》曰："肾消者，病在下焦，初发为膏淋，下如膏油之状，至病成而面色鸒黑，形瘦而耳焦，小便浊而有脂。"《景岳全书》云："下消者，下焦病也，小便黄赤，为淋为浊，如膏如脂……其病在肾。"明代医家戴元礼在《证治要诀》中指出："三消久而小便不臭，反作甜气，在溺中滚涌，更有浮溺面如猪脂，此精不禁。"其认为消渴病日久，会有一层像猪油的东西浮在小便上，说明肾不能稳固体内的蛋白，使蛋白漏入尿中，产生了蛋白尿。古代文献对本病的认识，强调糖尿病肾病病位主要在肾，消渴病日久，热伤气阴，热结、瘀血、痰浊相互交结，积聚于肾之络脉，瘤结难去，阻滞气血运行，致肾体受损，导致疾病的发生。至糖尿病肾病晚期，逐渐出现恶心、呕吐及小便量少、肌肤瘙痒等临床症状，即尿毒症期的临床症状。李用粹《证治汇补·癃闭》曰："关应下而小便闭，格应上而生吐呕。阴阳闭绝，一日即死，最为危候。"现代医家对糖尿病肾病的研究逐渐深入，糖尿病肾病的病因病机及临床症状，与中医肾病和消渴病的病因病机及临床症状极为相似，且糖尿病肾病的病位主要在脾肾，逐步形成了"消渴病肾病"这一中医病名。

高继宁教授在总结前人研究的基础上，结合临床实践，建议采取当前肾病学界通用的命名"消渴病肾病"。根据糖尿病患者病程长短，结合尿蛋白定量和肾功能损害程度，进行准确的诊断及分型、分期，是进行正确辨证论治的前提。但对糖尿病肾病的早期干预非常重要，尽量在出现临床蛋白尿之前进行积极治疗，可有效地控制病情发展，改善患者生活质量和预后。若在糖尿病肾病早期对之消极放任，治疗不到位，将严重影响患者的生存质量。所以我们要对患者加强健康教育，提高其对糖尿病肾病的认知水平和自我管理能力，医患配合，以期获得良好的防治效果。

二、糖尿病肾病病因病机

根据多年临床经验，高继宁教授认为糖尿病肾病的主要原因为阴津亏损、燥热内生。消渴病的病机主要在于阴津亏损，燥热偏盛，而以阴虚为本，燥热为标，两者互为因果，阴愈虚则燥热愈盛，燥热愈盛则阴愈虚。消渴病变的脏腑主要在肺、胃、肾，尤以肾为关键。三者之中，虽可有所偏重，但又互相影响。

消渴病日久，则易发生以下两种病变：一是阴损及阳，阴阳俱虚。消渴虽以阴虚为本，燥热为标，但由于阴阳互根，阳生阴长，若病程日久，阴损及阳，致阴阳俱虚。其中以肾阳虚及脾阳虚较多见。肾为先天之本，主藏精而寓元阴元阳。肾阴亏虚则虚火内生，上燔心肺则烦渴多饮，中灼脾胃则胃热消谷，肾失濡养，开阖固摄失权，则水谷精微直趋下泄，随小便而排出体外，故尿多味甜。二是病久入络，血脉瘀滞。消渴病是一种病及多个脏腑的疾病，影响气血的正常运行，且阴虚内热，耗伤津液，亦使血行不畅而致血脉瘀滞。血瘀是消渴病的重要病机之一，且消渴病多种并发症的发生也与血瘀密切有关。

随着病程的延长，由阴虚燥热向阴阳两虚及水湿溺毒内留发展，引起气血不调、经络瘀阻，进而损害五脏，尤以肾脏为主。早期气阴两虚，瘀血阻络，肾失封藏，日久则脾肾俱损，阴阳两虚，夹有瘀血，水湿潴留，泛溢肌肤。若进一步发展可致肾阳衰败，浊毒内停、耗伤气血，或寒饮不化、上凌心肺。消渴早期：一是燥热伤津，津亏血少而成瘀；二是气虚推动无力，血行缓慢，滞而成瘀；三是阳虚寒凝，血行不畅，致寒凝血瘀；四是病情缠绵难愈，久病入络，即"病久入深，营卫行涩"。因此，"虚、瘀"贯穿本病始终。

众所周知，消渴患者早期多因禀赋不足、嗜食肥甘、过度安逸等出现形体肥胖、头晕乏力、口甜等"阴虚"证候。《灵枢·五变》曰"五脏皆柔弱者，善病消瘅"，随着病情的进展，加之情志不舒、肝气郁结或外邪侵袭、过食辛辣之品，燥热之象更为明显。燥热日久，耗气伤阴，伤及脾肾，最终导致气阴两虚。临证中多治宜益气养阴，兼以活血化瘀之品，常用药有太子参、黄芪、麦冬、葛根、生地黄、玄参、山茱萸、枸杞子、山药、茯苓、桃仁、赤白芍、红花、当归、地龙、水蛭、石韦、金樱子、玉米须、白茅根等。

综上所述，高继宁教授认为糖尿病肾病的病机特点为本虚标实，本虚为气阴两虚，标实多为血瘀。而对于中晚期患者来讲，其气虚主要为脾肾气虚，阴虚则主要为肾阴虚。脾肾气虚，加之肾阴不足，封藏失固，精微下注，则出现尿浊；而气虚则血瘀，故血瘀证贯穿于糖尿病肾病的始终。

三、糖尿病肾病辨证论治

中医在治法治则方面，古代虽无糖尿病肾病的专门病名，其治疗可参考消渴病。刘完素的《三消论》中指明三消的治则是"补肾水阴寒之虚"，"泻心火阳热之实"，"除肠胃燥热之甚"，以"济一身津液之衰"。《医学入门·消渴》认为治消渴重在补脾益肾，即"治渴初宜养肺降心，久则滋肾养脾"。《医贯·消渴论》云："治消之法，无分上中下，先治肾为急，唯六味、八味及加减八味丸随证而服，降其心火，滋其肾水则渴自止矣。"《慎斋遗书·渴》中云："盖多食不饱，饮多不止渴，脾阴不足也。"又云："专补脾阴之不足，用参苓白术散。"高继宁教授认为，糖尿病肾病之病因病机核心不离本虚标实、虚实夹杂，以肺、脾、肾虚为主，气血阴阳俱虚，兼有气滞、血瘀、痰浊、浊毒、湿热等，糖尿病肾病早期以络滞、络瘀为主，虚证或不明显，当化瘀通络为主，使旧血得去，新血得生，络脉通畅。进一步发展到糖尿病肾病中期，虚逐渐加重，当以补虚为主，根据气、血、阴、阳之不足而设立益气、养阴、养血、温阳治法，分而治之。到终末期肾病，以脾肾阳虚、浊毒内蕴为主，当温阳益气以加强浊毒的运化，同时通腑泄浊以加强浊毒的排泄，即早期以实证为主，后期则以虚证为主，临床治疗中做到重视益气养阴，兼以活血化瘀、降浊排毒，常可取得较为理想的效果。

（一）以气阴两虚为本

高继宁教授认为，本病早期多见阴虚之表现，逐渐见之气虚加重，气虚与阴虚均等，并伴有轻度血瘀的症状，后期病情加重时可伴见阴虚与阳虚两证，各阶段难以有明确的界限，但气虚与阴虚最为重要，贯穿在整个疾病中。在预防与医治时，应以补气养阴、利血祛瘀为基础。长期饮食不规律或不节制，饮食过饱、过食甜食或嗜烟嗜酒，影响脾胃升降，继而容易积聚生热，耗气伤阴，久病及肾，人体气血、肾中阴阳俱虚。早期误治、失治，则发病急骤，直接进展至气血阴阳俱虚期。可见，脏腑虚弱是消渴病发病的基础，气血阴阳虚弱伴随疾病全程。《丹台玉案·三消》说："惟肾水一虚，则无以制余火，火旺不能扑灭，煎熬脏腑，火因水竭而益烈，水因火烈而益干，阳盛阴衰构成此证，而三消之患始剧矣。"病变晚期，病程迁延日久不愈，耗气伤阴，阴损及阳，阴阳两虚，久病入络，致使肾之络脉瘀滞，形成癥瘕积聚，病情继续发展，加之先天不足，后天失养，肾体劳衰，肾用失职，气血俱伤，浊毒内留，终成气血阴阳俱竭，肾元衰败，五脏受损，升降失常，水湿浊毒泛滥而成气机逆乱之关格。肾阴亏虚，损阴耗气，脾主运化，肾主水，脾肾亏虚，水液代谢失常，可致水湿、痰浊等邪久留不去，溢于肌肤则成水肿。肾阳不足，温煦气化功能失常，水液代谢和分清泌浊功能障碍，导致湿浊内留，出现尿少、尿浊，甚则尿闭。胃火热盛，耗气伤阴，故口渴多饮，消谷善饥，多汗；燥热伤肾，气化失司，故小便频数而量多，久病耗气伤阴，故形体瘦弱，神疲乏力；气血亏虚不能上荣而致头晕眼花，甚则心慌气短，失眠多梦；气虚大肠蠕动无力，津液亏虚以致大便秘结。舌边尖红，脉细弱，为阴虚火旺之象。治以益气养阴。黄芪，为补中益气要药。人参，补益心气和肾气。养血补血药主要为熟地黄和当归。麦冬为常用的补肺阴不足之药物，可用于胃阴虚有热所致消渴。菟丝子温肾助阳，鹿茸补肾壮阳填精髓，两者为常用的温补肾阳药。炒白芍、女贞子、墨旱莲、五味子滋阴补肾，葛根能够养阴生津，当归、党参能够补血，且熟地黄可"大补真水"，与益精之枸杞子、芡实共滋补肾阴。天花粉清热生津止渴，早在东汉时就已有用于"消渴，身热"的记载。知母亦有记载："主消渴热中。"山茱萸补益肝肾、山药补脾益肾，二药均有收敛固精之功。中医学认为，肾主气，肾气亏虚，则封藏、固摄失司，宜用收敛固涩药，但收敛固涩药使用不当，外邪未去，有"关门留寇"之弊，故配伍丹参活血祛瘀，生地黄滋阴清热。高继宁教授认为在重用补气药的基础上，均根据血瘀轻重配伍活血药，而补气药配伍活血药，可取得更好的治疗效果。

（二）瘀血阻滞贯穿始终

在本病发生、发展过程中，"瘀"占十分重要的地位，瘀血多在气虚、阴虚、肾阳虚等基础上出现。高继宁教授于20世纪80年代，在继承名老中医于家菊、孙郁芝教授学术思想的基础上，即提出瘀血是影响肾脏病发生、发展的重要因素，首创以活血化瘀、清热解毒法治疗慢性肾脏病，认为瘀血是贯穿于肾脏病始终的病理因素，多种原因均可致瘀血阻络。如湿热蕴结，热郁血滞，水停血阻；或阴阳不足，气血耗伤，气虚血行无力；或气机阻滞，血液停留；或离经之血积聚不散；或病久缠绵，深入血络，均可形成瘀血。瘀血又能影响整个病程的转归，使疾病迁延不愈，故活血通络是糖尿病肾病的基本治则，且根据络脉瘀滞的程度而有络滞、络瘀、络闭，络滞为气机郁滞，当行气活血，以川芎、延胡索、枳壳为主药；络瘀为气机郁滞的基础上出现的血行不畅、血液黏稠、络脉损伤等，治疗当活血通络，以大黄、水蛭、地龙为主药；到后期络脉闭塞，血行不通，以及络脉损伤较重，出现离经之血，瘀血堆积，当破血逐瘀，以虫类、三棱、莪术为主药。辛散善行，益母草、川芎、红花三者均具有活血祛瘀的功效，其中川芎为"血中气药"，可通达气血，益母草可利尿消肿，尤宜治水瘀互阻的水肿。

（三）脾肾两虚导致水肿、蛋白尿

糖尿病肾病的病机在于脏腑内虚，其根本为脾肾亏虚，高继宁教授认为本病与脾肾关系紧密，中焦运化失职，五谷水液输布受阻，发为水肿，肾虚封藏和蒸腾失职，水液排出不畅，饮食精微下注流出，且脾肾亏虚存在于疾病的各个时期。本病早期以脾气亏虚为主，以脾失健运为关键，病久则兼见肾虚，肾为先天之本，肾气亏虚又可加重脾气亏虚，从而统摄失常，物质下泄，形成大量蛋白尿。疾病晚期，病程迁延，四气五脏俱竭，尤以肾虚为主。脾主运化水谷精微，以升为健，为胃行其津液；肾主藏精，亦主水，调节全身水液代谢。脾肾两虚，脾气亏虚，不能固摄，或肾气亏虚，不能藏精，可致精气下泄而出现蛋白尿；脾虚不能运化水液，水湿内停，泛溢肌肤，则为水肿。若肾气虚衰，不能蒸腾气化水液，水液潴留，亦可发为本病水肿之症。黄芪健脾以运化水湿，山药补肾以化气利水，茯苓利水消肿，配伍丹参利水活血，防止水热互结而成瘀，四药合用，脾肾健运则水湿自去，可用于糖尿病肾病水肿的治疗。蛋白尿是衡量糖尿病肾病的重要标志，初期可见微量蛋白尿，后期则进展为难治性蛋白尿，及至出现肾衰竭，预后不良。中医学认为，糖尿病肾病病位在肾，久病肾虚，无力气化，固摄无权，封藏失司，精微物质下注外泄，导致"小便浊而有脂"。五味子补肾止遗；桑螵蛸酸涩收敛，多用于肾虚不固所致尿频、白浊等。蛋白尿作为可逆性的危险因素，善于运用收涩药以补肾固精，具有重要的意义。黄芪、党参益气健脾，山茱萸滋阴补肾，三者合用则具有补气养阴、脾肾双补之功；白术、茯苓健脾益气，利水渗湿，助黄芪益气健脾，五味子又可气阴双补，淫羊藿补肾壮阳，川芎活血化瘀，当归养血活血，葛根养阴生津，桂枝温通经脉，助阳化气，泽泻利水渗湿，诸药合用，共奏健脾补肾、活血化瘀之功。苍术、玄参润燥相济，"敛脾精，止漏浊"，降低尿蛋白。而经方五苓散由桂枝、猪苓、白术、茯苓、泽泻组成，方中茯苓、泽泻、猪苓淡渗利水，桂枝化膀胱之气以利水，且可使水饮表里分消，白术健脾利水。全方可通阳化气行水，兼以解表。

（四）最终气血阴阳衰败

高继宁教授认为，糖尿病肾病晚期病变可累及五脏，主要在肾，多见本虚标实，虚实夹杂之势，本虚以脾气亏虚、肾气衰竭为主，标实痰湿、血瘀互结成浊毒，浊毒内停壅塞三焦，致使心、肝、脾、肺、肾五脏俱损，气血阴阳衰败。此类患者病情较重，多表现为神疲乏力，腰膝酸软，面色晦暗或㿠白，全身水肿，下肢尤甚，可伴胸腔积液、腹水，纳呆呕吐，视物模糊，肢体麻木掣痛，形寒肢冷，小便少，甚至尿闭，舌淡胖苔黄腻，脉滑数。治宜健脾益肾，阴阳双补，降浊泻毒。重用大黄破瘀泻浊，用西洋参顾护胃气，用冬虫夏草补益肺肾，并配合中药灌肠以排毒。尿毒症期多属肾阳衰败、气血阴阳俱虚、浊毒壅盛，治当益气温阳、泻浊祛痰、活血通络，药用熟附片、白术、茯苓、陈皮、姜半夏、大黄、丹参、赤芍、益母草等。水湿内盛以水肿为主要表现，以茯苓、猪苓、桂枝等为主药，健脾利水消肿，附子、干姜均属辛热之品，两药相合可温补脾肾；茯苓合白术可补脾的同时兼以利水渗湿；木瓜可收敛津液，醒脾而化湿；厚朴、木香、草果、大腹子都为气香辛温之品，可行气利水燥湿。肾阳不足，不能温养全身，可见形寒肢冷，故合用金匮肾气丸。金匮肾气丸具有补肾助阳的功效，主治肾阳不足证。桂枝可温补阳气，合附子以补肾阳，干地黄、山茱萸、山药共用以补肾滋阴，养脾生精；泽泻、茯苓利水渗湿，故与桂枝相合可温化痰湿；牡丹皮以活血化瘀。玉米须有利水消肿之功效，故可用于祛本期之痰湿。因本期之血瘀属久病入络形成的微小癥瘕，故本期多应用虫类药［如水蛭、地龙］等以活血。因标实日久互结成浊毒，大黄本身可凉血解毒，黄连可解毒泻火，故两药合用以祛浊毒。黄精入脾肾两经，能健脾，还可益肾，故可用之以补益脾肾；巴戟天、淫羊藿、肉苁蓉都有补肾助阳之功效，故用之以补温补肾阳。气血阴阳衰败，肾的气化功能严重障碍，浊毒难以随下窍而出，滞留于体内，或上犯脾胃，或蒙蔽心窍，或入营动血，从而出现各种危重表现。浊毒内蕴，出现浊毒犯肤则皮肤瘙痒，犯胃则饮食不下或呕吐，犯脑则神昏，犯肺则见痰饮咳嗽，凌心则心慌、心悸等。浊毒犯肤则选用苦参洗方合当归散止痒润肤，浊毒犯胃选用旋覆代赭汤合小半夏汤降逆止呕，浊毒犯脑选用菖蒲郁金汤送服安宫牛黄丸醒神开窍，浊毒犯肺选用葶苈大枣泻肺汤，浊毒凌心则选用参附汤合苓桂术甘汤加减。若见急躁心烦，躁扰不安，失眠，甚则昏不识人，浊毒伤神者可加远志、石菖蒲、人参、珍珠；若见心悸怔忡，胸闷，气短，不得平卧，动则气喘，浊毒伤心者可加太子参、大枣、葶苈子、五味子、丹参。若见鼻衄、齿衄、肌衄、呕血、便血等，可加三七、生地黄、牡丹皮、水牛角。

高继宁教授对本期的治疗多在内服药物基础上配合中药高位结肠透析，首创温清并用、攻补兼施之法，通过高位结肠透析治疗糖尿病肾病引起的早中期慢性肾衰竭。高氏结肠透析方药物组成：黄芪、生大黄、蒲公英、煅牡蛎、藕节炭、制附子、桃仁、红花、甘草等。方中制附子温阳，扶助命门真火，蒲公英清热解毒利湿，温中有清，清中有补，温清并用以使药物直接入肠道时避免过寒过热而引起消化道不适症状。攻邪主要采用活血化瘀利湿泻浊之法，桃仁苦泄性平，功善活血祛瘀，润肠燥、通积滞、除燥便，大黄苦泄性寒，功善泻热通便，活血祛瘀，两药伍用，增强活血祛瘀、通下泻热之功。红花性温，功能活血通经，桃仁、红花两药合用，活血祛瘀力增。甘草益气，调和诸药，降低附子的毒副作用，黄芪益气可增强机体抗病和修复能力，兼有消肿之功。诸药合用，共奏温阳益肾、解毒活血、通腑泄浊之功效，从而有效排除肌酐、尿素氮等肾毒素，改善肾脏血供，延缓肾衰竭进展。

四、外治法治疗糖尿病肾病

（1）热奄包：将中药加热后纳入纱布中，敷在患处，使患处接触药物的蒸汽，通过药力和热力起到治疗的作用。热奄包多用在皮肤科及伤科疾病上。近年来热奄包在其他领域亦有研究。现代研究发现，利用热奄包对糖尿病肾病进行辨证治疗，可显著改善糖尿病肾病患者乏力、腰酸等症状，降低蛋白尿，对早期糖尿病肾病疗效较好。

（2）穴位敷贴法：是以中医经络学说为理论指导，将药物研成细末，用水、酒、蜂蜜等将药粉调成糊状，或将中药熬成膏状，直接贴敷患处或所选经穴来治疗疾病的一种方法，具有穴位和药物的双重治疗作用，是中医治疗学的中药组成部分。临床中通过中药穴位敷贴佐治糖尿病肾病，可使患者的中医证候明显改善，且可以降低蛋白尿。

（3）中药足浴法：将中药熬成水后，将足浸泡在里面，中药中的有效成分在热力的作用下，渗透进皮肤，通过足部毛细血管吸收，从而达到治疗疾病效果的一种方法。临床研究发现，中药足浴方佐治早期糖尿病肾病在临床上有一定的疗效，可以达到促进气血运行、化瘀通络、调理阴阳的作用。临床研究还发现，中药足浴治疗早期糖尿病肾病疗效较好，无毒副作用，操作方便，疗程较短，见效较快，价格低廉，值得深入研究。

第三节　中医药防治原发性肾小球疾病

慢性肾小球肾炎简称慢性肾炎，系指以蛋白尿、血尿、高血压、水肿为基本临床表现，起病方式各有不同，病情迁延，病变缓慢进展，可有不同程度的肾功能减退，具有肾功能恶化倾向和最终发展为慢性肾衰竭的一组肾小球疾病。由于本组疾病的病理类型及病期不同，主要临床表现也各不相同。疾病表现呈多样化。慢性肾炎是一组以多病因慢性肾小球病变为主的肾小球疾病，但多数患者病因不明，与链球菌感染并无明确关系，据统计，仅 15%～20% 由急性肾小球肾炎转变而致。此外，大部分慢性肾炎患者无急性肾炎病史，故目前较多学者认为慢性肾小球肾炎与急性肾炎之间无肯定的关联，可能是由各种细菌、病毒或原虫等感染通过免疫机制、炎症介质因子及非免疫机制等引起本病。

流行病学数据提示，慢性肾炎是导致终末期肾病（ESRD）的主要原因。慢性肾炎西医治疗以延缓肾功能损害、缓解或者改善临床症状及防止出现严重并发症为主，应用降压药物、糖皮质激素及免疫抑制剂，治疗效果不理想。而祖国医学对慢性肾炎中医病因病机的认识及辨证治疗显示出明显的优势和特色，尤其在降低各种生化指标、减轻临床症状、保护肾功能以控制病情发展方面有显著疗效。

高继宁教授认为，慢性肾炎病程缠绵，久治难愈，其病理改变多样，常见类型有膜增生性肾小球肾炎（包括 IgA 膜增生性肾小球肾炎和非 IgA 膜增生性肾小球肾炎）、膜性肾病及局灶性节段性肾小球硬化等。临床表现轻重不一，可有腰膝酸软，神疲乏力，纳呆少食，水肿时有时无。有的只有少量蛋白尿和（或）血尿，无明显症状，有的可表现为大量蛋白尿；有的除上述一般表现外，突出表现为不同程度的高血压。常易在感染等诱因刺激下，病情反复加重，随着病程进展数年或数十年后，肾功能有不同程度减退。

一、慢性肾炎中医病名

"慢性肾小球肾炎"在中医古医籍中没有这一病名，纵观慢性肾小球肾炎的临床特点，结合慢性肾炎的中医辨病，多根据病情发展过程中水肿、蛋白尿、血尿、腰痛、全身虚弱等表现轻重主次的不同，而分别借鉴"水肿"、"尿血"、"肾风"、"水肿"、"虚劳"、"眩晕"、"腰痛"、"关格"等的治疗理念灵活进行诊治。慢性肾小球肾炎临床主要表现为腰痛、水肿，常伴肾性高血压，高血压临床可表现为"眩晕"，后期慢性肾小球肾炎迁延反复，脾肾两虚，肝肾同源，母病及子，脾肺气虚，以致五脏衰弱，气血阴阳亏虚，虚损难复，虚劳乃生。《素问·评热病论》指出："有病肾风者，面胕疭然壅，害于言……至必少气时热，时热从胸背上至头，汗出，手热，口干，苦渴，小便黄，目下肿，腹中鸣，身重难以行，烦而不能食，不能正偃，正偃则咳甚，病名曰风水，论在《刺法》中。"有不少医家认为，"风水"一病与西医学中急性肾小球肾炎或慢性肾小球肾炎急性发作有较高的关联性。肾风之病，首次见于《黄帝内经》，《素问·奇病论》曰："有病疭然如有水状，切其脉大紧身无痛者，形不瘦，不能食，食少……病生在肾，名为肾风。"现代医家认为，"肾风"有"急肾风"和"慢肾风"，肾虚感受风邪或风邪夹湿、寒、热邪侵袭，正邪斗争剧烈，可能发为"急肾风"；若其急性期治疗不当，或虽未急性发作，但因反复感受风邪，致肾脏受损，疾病迁延不愈，可转为"慢肾风"。《金匮要略·血痹虚劳病脉证并治》首次提出了"虚劳"的病名。《诸病源候论·虚劳病诸候》阐述了虚劳的原因及各类相应的症状，有"夫虚劳者，五劳、六极、七伤是也"等论述。《诸病源候论》中有"肾劳者，背难以俯仰，小便不利，色赤黄而有余沥"的记载。朱丹溪在虚劳的治疗方面重视肝肾，善用滋阴降火之法。《理虚元鉴·治虚有三本》曰："治虚有三本，肺、脾、肾是也。肺为五脏之天，脾为百骸之母，肾为性命之根，治肺、治脾、治肾，治虚之道毕矣。"慢性肾小球肾炎的全程均可能出现中医概念的虚损症状，病久、病重时则可能出现"肾劳"、"虚劳"的症状。《素问·脉要精微论》记载"腰者，肾之府，转摇不能，肾将惫矣"，这一论述提出了腰部疾病与肾的关系。"腰为肾之府"，可见腰与肾的关系非常密切。《黄帝内经》中有对腰痛症状的详细描述。《素问·标本病传论》云："肾痛，少腹，腰脊痛。"腰脊酸痛是慢性肾小球肾炎患者常见的症状之一。临床中慢性肾炎患者常可见到头晕、眩晕等症状，继发或并发贫血、高血压者更为常见。"眩晕"这一病名最早见于《黄帝内经》，称之为"眩冒"。《素问·至真要大论》云："诸风掉眩，皆属于肝。"《医学正传·眩晕》云："大抵人肥白而作眩者，治宜清痰降火为先，而兼补气之药；人黑瘦而作眩者，治宜滋阴降火为要，而带抑肝之剂。"关格多见于水肿、淋证、癃闭等病证的晚期阶段。有医家认为，慢性肾小球肾炎前期为虚劳期，进展至后期则为虚衰期，进入虚衰期则可以"关格"之病进行辨证论治。

二、慢性肾炎病因病机

慢性肾炎病因为感受外邪、情志失宜，劳逸不当，禀赋不足及久病体虚，其中以风邪、水湿、湿热、邪毒等为该病发生的主要原因；其病位主要在肺、脾、肾，而关键在肾，与肝亦相关。病机为本虚标实，虚实夹杂，本虚以脾肾亏虚为主，气虚和阴虚多见，标实为水湿、湿热、瘀血，而以湿热、瘀血为重要病理因素。疾病进程中或因虚致实，或因实致虚，虚实常互为因果，因而容易形成恶性循环，加重病情。

肾为五脏之根本，慢性肾炎患者的脏腑功能虚损是以肾气不足为根本。肾气不足，即抗御肾炎发生的免疫功能受损，这是慢性肾炎发生的根本内因。而感受外邪、毒物损伤是慢性肾炎发生的外因，也是重要条件。外邪指六淫、疮毒等邪气；毒物损伤，包括肾毒性药物和其他肾毒性的物理化学物质。慢性肾炎的发病起根本作用的是内因，外因通过内因起作用。内因主要指人的先天肾气不足，外因则主要指外感六淫、疮毒之邪。肾虚是发病的关键，肾气充足之人，即使存在外邪入侵，也不会发病。肾气不足之人，则容易受到外邪侵袭，病邪可乘虚而入，导致肾病的发生，肾病日久，失治误治，导致肾阳衰微，阳损及阴，真阴亏耗，致使气血阴阳衰惫。由于肾病及脾，致脾肾阳衰，气化功能不及，升清降浊失司，疏导传输障碍，而造成湿浊、湿热、瘀血，形成因虚致实、虚中夹实的复杂局面。《黄帝内经》云"正气存内，邪不可干"、"邪之所凑，其气必虚"。此为气虚发病的总纲。因此，肾病发病的原因主要是肾气不足，古人有"肾病多虚"之说。肾气不足之体，在外感六淫与疮毒等邪侵袭下，病邪可乘虚而入，导致肾炎的发生。

"湿邪为盛"是本病发病的主要方面，包括水湿、湿热、湿浊等病理因素。其中，水湿是对人体有害的致病物质，为肾所主。《素问·逆调论》云："肾者水脏，主津液。"在津液的代谢过程中，肾的蒸腾气化起着主宰作用。若肾气不足，气化无权，不能蒸腾水液，津液输布和排泄发生障碍，其代谢不循常道则化为湿邪，故湿邪为盛继而发生各种变证，是肾脏病中最基本的病理表现。湿性重浊、黏腻、下趋，"伤于湿者，下先受之"，极易停于下焦，损及肾络。且湿邪日久易蕴而化热以致湿热互阻，两者搏结，阻滞气机，进而影响肾的气化功能，使水道不利，湿邪又生，从而出现恶性循环。可见，湿与热密不可分。吴崑在《医方考》言："下焦之病，责之湿热。"肾居下焦，在肾脏病中湿热证尤其常见。湿热的产生是以水湿为基础，进而转变为本病病变加重的重要环节。水湿内蕴，久郁化热，湿热之邪常贯穿肾炎病程的始终，清气不升，浊气不降，浊与湿合，湿浊滞腻使病情缠绵难治。

《素问·至真要大论》指出："诸湿肿满，皆属于脾。"久居湿地，或涉水淋雨，或水中作业，或气候潮湿等，水湿内侵，脾阳被困，脾困失于升降功能失司，脾失转输，水无所制，导致水湿内停，发为水肿。外湿伤人，又可与风邪相合，郁遏卫表，而致肢体酸痛。腰府失护，湿邪阻滞经脉，气血运行不畅而发腰痛。脾喜燥而恶湿，水湿损伤脾气，脾虚则运化失健，水湿内停，日久蕴而成浊，留滞体内，水浊不泄而潴留，浊阴壅滞，排泄不畅，蓄而成毒。在肾炎发展至晚期到达肾功能不全正气严重受损时，湿浊不得下泄，甚至成痰、生瘀、动风，可使素有痰、瘀、水停的病变加重。

　　瘀血既是病理产物，又是致病因素，贯穿慢性肾小球肾炎始终。瘀血的产生原因很多，或因虚致瘀，或因实致瘀，瘀血作为病理产物和致病因素，亦在慢性肾炎的发生、发展过程中占有极其重要的地位。瘀血内停，损伤肾络，血溢脉外，血尿自出；肾络失养，肾气不充，统摄失司，故见蛋白尿、血尿。瘀血是病情进展的重要表现，疾病进展至后期，往往以瘀血证候为多见，故古人有"久病多有瘀作祟"之说。肾病可以导致瘀血的形成，反过来瘀血可以使肾病加重或缠绵难愈。瘀血证候的出现预示着进入疾病后期，预后不佳。在慢性肾炎的发病过程中，瘀血的形成存在于本病的各个病变类型和病理阶段中，这与现代研究表明的慢性肾炎存在不同程度高凝状态是相吻合的。由"久病及肾"、"久病入络"、"久病成瘀"，可见，肾与"瘀"在病理上密切相关。

　　高继宁主任认为其病因病机多复杂，究其原因为先天禀赋不足或后天劳倦太过、起居饮食失调以及情志所伤引起的肺、脾、肝、肾虚损，气血阴阳失调，加之感受外邪或寒，或湿，或热，或风，或复感多邪而致病，其主要病位在脾肾，多涉及肺、肝等脏腑，病性属本虚标实，本虚可见阴虚、阳虚、气阴两虚、阴阳两虚等标实证候，常见风湿、湿热、热毒、瘀血等，可诱发并加重本病，并在整个病程中夹杂出现。

三、慢性肾炎辨证论治

（一）注重健脾益肾

　　高继宁主任认为，脾肾亏虚为慢性肾小球肾炎的发病基础，脾肾亏虚易生湿浊，湿浊易阻碍气机，导致气滞，又因病程迁延反复，故患者大多兼有肝郁气滞表现，如胁肋胀痛、嗳气稍舒，情绪不稳。慢性肾小球肾炎虽病本在肾，然脾肾在生理上相互资助，在病理上也相互影响，互为因果。李东垣提出脾胃为元气之本的观点，即"人以胃气为本"，突出强调了脾胃在人体生命活动中的重要作用，如《脾胃论·脾胃虚实传变论》所说："脾胃之气既伤，而元气亦不能充，而诸病之所由生也。"若脾虚失于纳运，气血精微化生不足，则肾失滋源，脾肾亏虚，气化失常，水湿内生。故慢性肾小球肾炎患者临床常出现纳呆、脘痞、腹胀、泄泻或便秘等表现。常用药物为山药、黄芪、白术、白扁豆、黄精、熟地黄等。山药归脾、肺、肾经，具有益气养阴、补脾肺肾、固精之功效；黄芪归脾、肺经，具有补中益气升阳、益气固表、利水消肿之功效；白术主脾经，能和中益气，健运脾胃，为治脾虚证之要药；白扁豆归脾经，具有补脾和中、化湿之功效；黄精归脾、肺、肾经，功用补气养阴、健脾、润肺、益肾；熟地黄主归肝、肾经，功用滋补肝肾。症见浮肿者，善用黄芪、白术及白扁豆，补益的同时可化湿利水消肿；症见腰酸者，选杜仲、狗脊、续断三者合用以益肾强腰；症见尿中泡沫增多或尿浊者，常选用芡实、金樱子，两者均属固精缩尿止带药，芡实味甘，偏于补益肝肾，而金樱子味酸，偏于收敛、固涩，两者相须为用，既可顾护肾虚之本，又可用以固摄精微，消减尿蛋白。处方中常佐以白豆蔻、陈皮以化湿行气，既可疏理气机，又可使诸药补而不滞；症见精神紧张、焦虑、胁肋胀痛、嗳气则舒者，常加用柴胡、郁金以疏肝解郁。

蛋白尿是慢性肾炎的主要表现。蛋白尿是人体的精微物质，是各种功能的物质基础，由脾胃化生，肾脏封藏。脾主升清，司运化；肾主封藏，司水液代谢。尿蛋白的产生主要与脾肾功能失调（虚证为主）有关。脾肾分别是人体的后天与先天之本，与其他脏腑有着极其密切的内在联系。所谓"脾胃虚弱，百病由生"，"穷必及肾"，此二脏功能虚弱，又兼之体内精微外泄，必然会影响到其他脏腑，尤其以肝、肺突出。另外，脏腑功能的失调，特别是脾运失司，肾气不充，容易引起水湿内停，继而化浊蕴毒；肾元亏虚，卫外不固，极易感受风寒、风热、热毒等外邪；内生之毒与外感之邪亦可导致并加重肾络的瘀阻，进一步损伤肾脏。慢性肾炎蛋白尿的治疗有一定的难度，且易反复，从中医理论分析其病机多与脾肾虚损有关，"脾能运化水谷精微"，"脾主升清"，机体精微物质的化生与输布主要依赖脾的生理功能，而血浆白蛋白属于机体的精微物质，不能流失。另外，临床上观察到，大量蛋白尿的患者常出现乏力、神疲、身倦、脉弱等脾气虚证。以上均说明蛋白尿的中医病机与脾气亏虚、气虚摄精无权密切相关。对于脾气虚的证候，高继宁教授采用健脾升清以消蛋白尿的治法，常用方剂有香砂六君子汤、补中益气汤、参苓白术散等。在临床上我们观察到另一部分慢性肾炎蛋白尿患者出现一派肾虚的表现，如腰膝酸软，耳鸣如蝉，足跟作痛，口燥咽干、乏力，脉细等，分析其蛋白尿的中医病机系"肾藏精"的生理功能失调，以致固摄阴精无权，高继宁教授常采用补肾固涩法治疗。肾阴虚型以六味地黄汤、知柏地黄汤加味；肾气阴两虚型以参芪地黄汤加味；肾阳虚与肾阴阳两虚型则选肾气丸、济生肾气汤加味。同时可酌加收敛固涩之品，如金樱子、芡实、桑螵蛸等。需要提及的是，慢性肾炎迁延阶段，往往在正虚的基础上兼夹邪实，如湿热、瘀血、风热等，而且这也是蛋白尿反复发生的重要因素，因而需及时佐以祛邪药，如清利湿热、活血化瘀、清热解毒、疏散风热之品，但仍以补益脾肾法治疗肾炎的蛋白尿为治本之法。

（二）清利湿热

《素问·至真要大论》指出："水液混浊，皆属于热。"唐代王冰在注释《黄帝内经》时则进一步说明："溲变者，水火相交，火淫于下也，而水脏水腑皆为病也。"尿中出现蛋白为脾肾不固，精微不摄而下泄所致，其原因与湿热留于体内，影响脾肾的统摄封藏密切相关。湿热病机在慢性肾炎中经常存在，甚至有人认为没有湿热就没有慢性肾炎。而水湿是湿热的基础，无论是内源性因素还是外源性因素，均可导致肺、脾、肾功能失调，使水湿内停，久蕴化热而成湿热；或因湿热毒邪直接侵袭及药物性湿热损伤，均可产生湿热标实之证，而湿热常可进一步损伤脏腑功能，使虚之愈虚，虚实夹杂。现代医学认为，慢性肾炎蛋白尿的出现是因为肾小球基膜受损，通透性增强，致使血浆蛋白等漏入肾小管，又不能全部被肾小管重吸收。自身免疫反应和高凝状态又是肾小球疾病机制的两个环节，从发病机制看，肾小球免疫反应性炎症与湿热极其相似，与血液高黏滞关系密切。可见，慢性肾炎蛋白尿为肾小球基膜未能修复所致，而湿热伤肾是其中医病机的基本特点之一。高继宁教授认为，蛋白尿的形成多以本虚为主，而邪实中以湿热最为多见。因湿邪黏滞重浊，缠绵难愈，湿热这一病理因素贯穿于整个肾炎发生、发展的过程中，是肾炎蛋白尿反复发作迁延不愈的重要因素，故高继宁教授主张用清热利湿法治疗难治性蛋白尿。由于老年及儿童患者脾胃功能虚弱，大剂量使用清热化湿之品容易损伤脾胃，故用药不宜过于苦寒，而应选用淡渗利湿、芳香化湿之品，如茯苓、薏苡仁、猪苓、泽泻。其中茯苓、薏苡仁利水渗湿的同时兼有健脾功效，使脾运则湿化；泽泻利水渗湿的同时兼泻下焦之热，适用于湿热证，临证见舌苔黄者，多加用车前草、黄柏、白茅根、栀子等以清热。蛋白尿属湿浊不化者，多选用石菖蒲、萆薢，萆薢善利湿而分清浊，石菖蒲辛香苦温，善化脾胃湿浊，两者常相配，利湿分清化浊。

湿邪外入或由内生，隐袭潜伏，黏腻胶固，损脾伤肾，郁久化热，湿热久蕴，必伤阴液，久病入络滞血，以致湿热、瘀血互结，深伏久滞，肾络大伤，精微下泄，故湿热不去，蛋白难消，故湿热是慢性肾小球肾炎重要病理因素之一，亦是该病反复迁延的主要原因。《医方考》曰："下焦之病，责于湿热。"治疗除常用清热利湿法外，也要顾护阴津，不能盲目除湿。湿热壅结上焦，咽红，咽干，咽喉肿痛，干咳，舌红苔黄者，选用黑玄参、麦冬、桔梗、射干、牛蒡子等以清利咽喉，常合金银花、连翘、黄芩等清热解毒之品。湿热蕴结中焦，伴腹痛腹泻，纳谷不馨，舌苔黄腻者，常用制苍术、制白术、藿香、佩兰、马齿苋、车前草等健脾化湿清利。湿热流注下焦，尿频、尿急、尿痛、血尿、尿液浑浊者，常遣石韦、萹蓄、瞿麦、蒲公英、紫花地丁、车前草、荔枝草、白花蛇舌草等以清热解毒，利湿通淋。女子下焦湿热，出现带下色黄量多有异味，外阴湿痒，尿中白细胞较多时，常选用椿根皮、蜀羊泉以清利解毒。湿热浸淫肌肤，皮肤疮疖肿痛，每遣蒲公英、紫花地丁、土茯苓、地肤子、白鲜皮等清利解毒、消肿祛风之品。湿热损伤络脉，血溢于外，伴见肉眼血尿或镜下血尿者，视血尿情况选用大蓟、小蓟、小槐花、生地榆、水牛角片、白茅根、仙鹤草等清利止血。清热利湿药大多苦寒，临证时注意苦寒清利伤阴，不可清利过度。

（三）注重活血化瘀

高继宁主任治疗慢性肾炎，常说"久病必有瘀"。瘀血既是病理产物，又是致病因素，贯穿于慢性肾小球肾炎始终。外邪内扰，循经入络，气血痹阻，可成瘀血；水湿久留，阻遏气机，血行不畅，瘀血内生；湿热内扰，熏蒸血液，黏滞则瘀；或"久病入络"，因虚致瘀。慢性肾小球肾炎常病情沉痼，反复不愈，"久病必虚"，或气虚血运无力致瘀；或阳虚寒凝致瘀；或阴虚脉道涩滞为瘀。正如张锡纯《医学衷中参西录》中所说："因气血虚者，其经络多瘀滞。"《医林改错》亦曰"久病入络为血瘀"。瘀阻肾络，肾封藏气化功能受损，精微外泄，以致蛋白尿经久不消，治当活血祛瘀。

高继宁主任认为，慢性肾炎的发生与细菌、病毒感染等有关，由此产生一系列免疫反应，造成肾组织损伤，由细胞生物因子参与的免疫反应是引起慢性肾炎的关键。由免疫反应介导的凝血机制障碍，使血液处于高凝状态，纤维组织增生，是慢性肾炎发生、发展的重要因素。高继宁教授在临床上观察到慢性肾炎患者水肿持久难消，长期蛋白尿、血尿及舌暗瘀斑等均与中医的血瘀有关。《金匮要略》云"血不利则为水"，《素问·调经论》云："孙络外溢，则经有留血。"结合慢性肾炎病理改变，多为血管袢增殖，血管壁及肾小球囊有纤维蛋白样物质沉积、细胞增殖，足突肿胀变形，肾小球系膜和肾间质纤维组织增生及至肾小球硬化、肾小管萎缩等，均与中医学的"久病入络为血瘀"，"内结为血瘀"等血瘀的认识一致。因而高继宁教授常常使用活血化瘀、清热解毒的益肾汤治疗慢性肾炎。实验研究证实，活血化瘀、清热解毒中药有提高机体体液免疫及细胞免疫功能的作用，可去除抗原，抑制变态反应性炎症的进展，可降低肾小球毛细血管通透性，扩张肾血管，提高肾血流量，促进受损的肾单位修复，促进纤维组织吸收。因此在消除蛋白尿、消肿、恢复肾功能等方面均比单用补肾健脾等法为好，也比单用激素、环磷酰胺等免疫抑制剂治疗的副作用少，且疗效稳定。常用桃仁、红花、丹参、益母草、怀牛膝、赤芍、参三七等。此外，高继宁教授擅用虫类搜风通络药物治疗肾病，如蝉蜕能抗过敏、消除蛋白尿，与僵蚕配伍，适用于急性肾小球肾炎和慢性肾小球肾炎兼有急性或慢性扁桃体炎、咽炎的患者。地龙能降压、抗过敏，全蝎、蜈蚣搜风定惊，活血通络，可用于慢性肾小球肾炎血瘀证。炮甲珠（代）活血散结，有降低血液黏度的作用。通过此类药物的应用，可达到改善微循环、毛细血管通透性、肾功能、血液理化性质，抑制血小板的聚集，防止血栓形成，稳定机体免疫功能，减缓肾小球硬化和肾功能恶化的目的。另外，高继宁教授认为，由于"气行则血行"、"血得温则行，得寒则凝"，可配合理气温阳药物应用，以增强活血化瘀功效。

　　高继宁主任认为，慢性肾炎在临床实际中，治疗上多需根据证候表现，对治则、处方灵活拆分及合方。另外，根据蛋白尿、血尿、高血压、水肿等表现侧重的不同，也可按照其主要表现之一进行施治。如以蛋白尿为主者，可根据辨证结果，分别采用健脾升清、利湿化浊、固肾摄精等方法。而以血尿为主者，可采用解毒透热、凉血止血、活血通络、健脾固肾摄血等方法。若以高血压为主者，多需重用滋水涵木法，滋补肝肾、平肝潜阳以治疗之。若以水肿为主者，需考虑风水及阳水的不同，前者多有外感因素，应解表利水，后者则以脾肾虚为根本，重用健脾益肾利水药物。此外，对症用药也很重要，治疗蛋白尿，湿浊者可加石韦、白茅根、薏苡仁，久病失于固摄者可加金樱子、芡实，气虚下陷者则重用黄芪、党参。若病情活动，加有风湿为患者，可加青风藤、雷公藤（主要成分为雷公藤总苷）、穿山龙、防风、柴胡等。治疗血尿，若有外感风热及咽炎者，加用蝉蜕、僵蚕、板蓝根、连翘、金银花等。若血热者，加用大蓟、小蓟、白茅根、生地黄、水牛角等。阴虚者，加女贞子、旱莲草、生地黄、玄参、麦冬等。或肾虚火旺者，可加阿胶、茜草、黄柏等。

　　慢性肾炎病程较长，一般从首次发现尿异常到发展至慢性肾衰竭，可历时 10～30 年或更长时间。可因慢性肾小球肾炎的病理损害类型及是否有并发症等的不同，预后有明显的差异。伴有高血压、大量蛋白尿及合并感染、血容量不足、使用肾毒性药物等，可加快发展成慢性肾衰竭。积极治疗改善症状、保护残余肾单位，有助于延缓肾功能的恶化。

第四节　中医药防治肾病综合征

　　肾病综合征（nephrotic syndrome，NS）简称肾综，是指由多种病因所致的大量蛋白尿及其引起的一组临床综合征。临床表现有其共同的特点：①大量蛋白尿，≥3.5g/d；②低白蛋白血症，血清白蛋白≤30g/L；③水肿；④高脂血症。其中，尤以前 2 条为必要条件。肾病综合征根据其病因不同分为原发性肾病综合征和继发性肾病综合征。继发性肾病综合征是指继发于身体其他疾病的肾病综合征；由肾脏本身的病变导致的肾病综合征，称为原发性肾病综合征。

一、诊断与鉴别诊断

（一）诊断

　　肾病综合征的诊断包括三个方面：首先，根据尿蛋白定量及血浆白蛋白浓度，参考水肿及高脂血症，判断是否达到肾病综合征诊断标准。其次，必须除外继发性原因和遗传性疾病（感染、药物、毒素及过敏、肿瘤、系统性疾病、代谢性疾病及遗传性疾病等），方可诊断为原发性肾病综合征，必要时需经肾活检，根据临床和病理综合分析做出临床病理诊断。最后，判定有无并发症，如感染、血栓、急性肾衰竭、蛋白质及脂肪代谢紊乱。

原发性肾病综合征根据其病理类型及临床特征分为以下几种。

（1）微小病变型肾病（MCD）：光镜下肾小球基本正常，近曲小管上皮细胞可见脂肪变性。免疫荧光无阳性发现，偶可见微量免疫球蛋白和补体 C3 的沉积。特征性改变和本病的主要诊断依据为电镜下有广泛肾小球脏层上皮细胞足突融合消失，伴上皮细胞空泡变性、微绒毛形成，无电子致密物沉积。本病是小儿肾病综合征最常见的病理类型，对糖皮质激素治疗敏感，但复发率高。若反复发作或长期大量蛋白尿未得到控制，本病有可能转变为膜增生性肾炎。

（2）局灶节段性肾小球硬化症（FSGS）：特征为局灶性损害，影响少数肾小球（局灶）及肾小球的局部（节段），病变部位可见肾小球毛细血管袢闭塞及细胞外基质增多，节段性内皮细胞及系膜细胞增生，可有不同程度的球囊粘连、足细胞增生、肥大、空泡变性，免疫荧光检查在硬化区见 IgG 及补体 C3 呈团状、结节状沉积。电镜可见肾小球上皮细胞足突广泛融合、足突与 GBM 分离。本病好发于青少年男性。

（3）膜性肾病（MN）：肾小球上皮细胞下免疫复合物弥漫沉积，同时肾小球基膜弥漫增厚。免疫荧光可见以 IgG 和 C3 为主的免疫复合物呈细颗粒状沿毛细血管壁细颗粒状沉积。本病男性多于女性，好发于老年人。

（4）膜增生性肾炎（MPGN）：表现为光镜下可见肾小球基膜增厚、系膜细胞增生、系膜基质扩张，免疫荧光可见细颗粒状及条带状 C3 和免疫球蛋白沉积，IgG 常见。本病男性多于女性，好发于青少年，约一半患者有前驱症状，可于上呼吸道感染后急性起病。

（二）鉴别诊断

（1）糖尿病肾病：好发于中老年，见于糖尿病病程较长者。早期可发现微量白蛋白尿，逐渐发展为大量蛋白尿，后期影响肾功能，出现肾衰竭。糖尿病病史、临床表现、糖尿病眼底病变均有助于诊断，但仍有部分患者为糖尿病合并原发性肾脏病变，此时需肾活检明确诊断。

（2）肾淀粉样变性病：肾脏是淀粉样变性病最常见及最早期受累器官之一。本病临床表现为大量蛋白尿，逐渐发展为肾衰竭，预后较差，分为原发性淀粉样病变和继发性（慢性感染性疾病或类风湿关节炎后，家族性发病，多发性骨髓瘤等）淀粉样病变，临床可见合并有心脏肥大、胃肠功能紊乱、巨舌、肝脾大等，常需肾活检确诊。

（3）骨髓瘤性肾病：好发于中老年，男性多见。患者可有多发性骨髓瘤的特征性临床表现，如骨痛、尿本周蛋白及蛋白电泳 M 带阳性，骨髓象显示浆细胞异常增生。多发性骨髓瘤累及肾小球时出现肾病综合征，上述骨髓瘤特征性表现有利于鉴别诊断。

二、肾病综合征中医病名及病因病机

祖国医学中，按原发性肾病综合征临床表现，肾病综合征可归入"水肿"、"腰痛"、"虚劳"、"淋证"等范畴。《素问·水热穴论》对水肿成因做出描述："勇而劳甚，则肾汗出，肾汗出逢于风，内不得入于脏腑，外不得越于皮肤，客于玄府，行于皮里，传为胕肿，本之于肾，名曰风水。"由于禀赋不足，脾肾素虚，起居饮食不节，或感受外邪（如风、湿、热），以致肺、脾、肾三脏功能失调，肾虚则封藏失职，精气外泄，脾虚则生化乏源，以致精微物质匮乏，风、寒、湿邪壅结于脏腑，终因肺失通调，脾不转输，肾难开阖，水液代谢障碍，水湿潴留，泛溢肌肤，而成本病。久病入络，形成瘀血，因此水肿的形成也与血瘀有关，所谓"水能病血，血能病水"。总之，本病属正虚邪实之证，以脾肾亏虚为本，以风邪、寒湿、湿热、瘀血为标。病机总属本虚标实，本虚为肺、脾、肾虚损，气化不利，三焦水道不通，固摄失权；标实多为外感风、湿、热毒，内有瘀血阻滞，导致疾病缠绵难愈，发作反复。

因此，掌握传统中医学对肾病综合征的认识和诊治特色，并联合肾病综合征现代症状进行分析，对治疗具有重要意义。一般来说，肾病综合征由于大量蛋白尿、低蛋白血症的存在，患者总会出现不同程度的虚证表现，此时，细辨气虚、血虚、阴虚、阳虚及各种兼夹情况下各自的轻重就有重大价值，而不能单纯立足于水肿的消除。肾病综合征由于多具有不同程度的高凝血状态，从中医角度分析当属于因虚致瘀，需适当加用活血化瘀药物。

三、肾病综合征辨证论治

肾病综合征是在肾小球疾病中表现的一组症候群，以肾小球毛细血管壁对血浆蛋白的通透性明显增高为特征，可伴有或不伴有肾小球炎症改变。目前西医治疗肾病综合征一般采取对症治疗及激素、细胞毒性药物，虽有一定的疗效，但容易复发及产生副作用。高继宁教授认为，采用中医辨证施治加激素标准疗程的中西医结合方法治疗本病疗效更好。水湿、湿热、瘀血是本病主要病理产物，脾肾阳虚，不能运化水湿，水湿内停，郁久化热，湿热蕴毒，加之激素类药物的长期应用，更易产生湿热邪毒。肾病迁延，病久入络，久病多瘀。湿热瘀互结，则水肿更重。肾病综合征的常见证候表现为虚象的有气虚、阳虚、阴虚，气虚证候的病位主要在肾，阳虚证候重在脾、肾，阴虚证候当责之于肝、肾。表现为实象的有风水、湿热、瘀阻。疾病发展至晚期主要为正气衰惫，浊毒内留证候。上述证候可以单见，可以兼具，更有虚实相夹呈现复杂证候者，还有药物副作用所致的医源性湿热证、医源性阴虚证等。中医治疗总体上多以益肾、利水、活血、清热、养阴为主。

（一）强调健脾益肾

《素问·经脉别论》云："饮入于胃，游溢精气，上输于脾，脾气散精，上归于肺，通调水道，下输膀胱……"表明精微物质的吸收输布虽然与肺肾有关，但是枢纽在于脾，脾主统摄升清，若脾气不充，固摄无权则脾气下陷，精气下泄，精微下流难摄则产生蛋白尿。《素问·至真要大论》曰："诸湿肿满，皆属于脾。"脾气亏虚，运化无力，气不化水，水邪泛滥，则浮肿。脾气亏虚贯穿于肾病综合征发病的始终，脾不摄精、清气下陷和脾失运化、水湿不化是肾病综合征产生蛋白尿、浮肿的主要病机。《诸病源候论》云："水病无不由脾肾虚所为，脾肾虚则水妄行，盈溢皮肤而令身体肿满。"《太平圣惠方》中亦指出："夫风水肿者，由脾肾气虚弱所为也。"肾虚则封藏不固，精气外泄，下注膀胱而为蛋白尿；脾虚导致精微物质生化乏源，加之肾虚精微外泄，故而出现低蛋白血症。肾虚不能主水，脾虚不能制水，则水溢肌肤而成水肿。同时，现代医学认为，肾病综合征与免疫失调有关，而脾肾与机体的免疫功能密切相关。由此可见，脾肾两虚为病机关键所在，温阳化气、脾肾同治自然成为肾病综合征尤其是难治性肾病的主要治疗原则，正如《景岳全书·肿胀》中说："水肿证以精血皆化为水，多属虚败，治宜温脾补肾，此正法也。"《丹溪心法·水肿》亦指出："水肿因脾虚不能制水，水渍妄行，当以参、术补脾，使脾气得实，则自健运，自能升降运动其枢机，则水自行。"治疗中，应始终将健脾益肾方法贯穿始终，此是治疗之本。但是，高继宁教授认为，在药物选择方面仍需有所注意，因本病易水湿化热成毒，易伴外感，更易伤阴，不宜选用过于温燥的补药。另外，在脾肾双补过程中，需兼顾醒脾开胃，因此若患者多伴有胃纳欠佳，可适当应用消食理气药以改善食欲。

（二）活血化瘀贯始终

清代医家唐容川指出："瘀血化水，亦发水肿，是血病而兼水也。"血瘀作为病理产物和致病因素，在肾病综合征的发生、发展过程中占有极其重要的地位。现代医学认为，肾脏疾病局部的病理学改变，皆有血瘀的表现，如血管祥出现增殖、血管壁纤维蛋白样物质沉积等情况。在对慢性肾脏病病理进行研究后，很多病症都可以归入"内结为血瘀"中。现代医学也认为血液高凝状态是肾病综合征肾功能进行性恶化的一个重要原因，临床上激素及利尿剂的应用使血液高凝状态更为严重。近来对活血化瘀中药的研究结果表明，活血化瘀药具有抑制血小板聚集和黏附作用，可抗血栓形成，降低血液的高黏滞状态，改善纤溶障碍，改善肾脏血流量和肾功能，降低尿蛋白等整体调节功能。因此，对于肾病综合征患者，尤其是对于激素治疗无效的难治性肾病综合征患者，活血化瘀法应贯穿于整个治疗过程中。血瘀按其造成原因也有好多种，如阴虚血瘀、阳虚血瘀以及气虚寒瘀，对不同种类的血瘀情况应该选取不同的治疗方式，对上述的几种血瘀情况可以分别采用养阴活血、温阳活血和益气活血等方法进行治疗。在实际临床治疗过程中，需要根据患者的脏腑功能失调情况，仔细选用宣肺、健脾和益肾等治疗方法，并将多种治疗方法合理联用才能实现多层次的综合调理，才能发挥治疗的最大效果。在临床治疗过程中，高继宁教授善用三七、丹参、莪术、龙葵、益母草、桃仁等活血化瘀中药，通过此类药物的应用，改变血液的高凝状态，从而降低血液的浓度、黏滞度以及凝集度等指标，改善肾功能，改善血液理化性质，抑制血小板的聚集，防止血栓形成，稳定机体免疫功能，减缓肾小球硬化和肾功能恶化。另外，高继宁教授认为，由于"气行则血行"、"血得温则行，得寒则凝"，可配合理气温阳药物应用，以增强活血化瘀的功效。

（三）结合分期辨证

糖皮质激素是目前治疗肾病综合征的首选药物，使用激素的标准方案提高了肾病综合征的治疗效果，但是不良反应及复发仍然不可避免。而且，激素的使用对患者的证候演变是一种干扰性因素。因此，为了最大限度地减少激素的不良反应，提高疗效，减少复发，中医在临床上应根据使用激素的不同阶段，采用分期辨证中西医相结合的治疗方法。激素应用初期，多表现以脾肾阳虚为主，可采用温补脾肾、利水消肿法，并根据脾阳虚与肾阳虚的主次不同有所侧重。在开始大剂量应用肾上腺皮质激素阶段，由于激素为阳刚之品，服用时间又长，可出现医源性肾上腺皮质功能亢进，表现出阴虚火旺症状，此时宜用滋阴降火药，以减少激素所致的"阴虚火旺"症状，方用六味地黄丸合二至丸加减，选用黄柏、知母、夏枯草、淡竹叶、旱莲草、女贞子等药物。在激素减量阶段，患者可出现不同程度的皮质激素撤减综合征，常由阴虚火旺向气阴两虚或阴阳两虚转化，治宜气阴双补，在继续用滋阴补肾药的同时，逐渐加用益气温肾中药，如加温阳益气药物巴戟天、肉苁蓉等。但应避免过早使用补阳或过用温热药，以免助热劫阴，可酌情采用"阴中求阳"的方法。激素维持治疗阶段，宜益气健脾，温阳补肾，方用金匮肾气丸加减；激素停用阶段反复感冒或感染者，用玉屏风散加减，酌情加用黄芪、当归、何首乌等补气养血的中药，以增强机体免疫力，预防感染的发生。

四、肾病综合征分型论治

肾病综合征的临床表现除四肢浮肿外，还可见尿少，甚至胸腔积液或腹水，多由大量蛋白尿引起的低蛋白血症所致。低蛋白血症导致血液的滋养功能减退，胃肠道亦呈水肿，造成胃肠功能紊乱，而致呕吐，腹泻，纳食减少，机体整体上会出现虚弱状态。同时低蛋白血症导致的水肿，则属于中医水液运化失常的范畴。肾病综合征的病因病机复杂，各位医家虽认识不尽相同，但本虚标实却是一个基本大纲，或因实致虚，或因虚致实，本虚以肾、脾、肺为主，临床多以脾肾两虚为疾病特征，气虚严重者则会表现出虚寒的状态，而呈现脾肾阳虚。但在脾肾两虚这一基本病机的前提下，也有实证、虚证或虚实夹杂之不同，标实多见于瘀血、湿热、水湿。本病多因外感风热而急性发作，故于急性发作，水肿明显时往往表现为风邪袭肺，肺失宣肃的表实证，以疏风散热，宣肺利水，每可使尿量增多而水肿消退。本病用激素后每多见湿热证，如面红痤疮，舌苔黄腻等，此时属于湿热内蕴，需清热利湿。也有患者表现出气滞水停之证，部分患者曾用激素而水肿不消，或水肿反复发生以致气滞水停而高度水肿，此亦多见。高教授认为虚证既有脾肾气虚、脾肾阳虚，也有久用利尿之品伤阴导致的肝肾阴虚，以及气虚基础上伤阴导致的气阴两虚。因此临床上对于本病既要抓住基本病机特点，也不可忽视证候与证候之间的转化或夹杂，对于病程较长，虚实夹杂的情况，要正确处理虚实的辨证关系。临床上，高继宁教授一般按如下辨证分型论治。

（一）肺肾气虚风水泛滥证

主症：患者平素少气乏力，易患感冒，外感后突然出现眼睑及面部浮肿，以后迅速波及全身，肢体酸楚困重，小便不利；多兼外感表证，可兼有恶风，鼻塞，咳嗽。苔薄白，脉浮而紧。也可兼咽部红肿疼痛。

病机：肺主气，外合皮毛，职司卫外；肾为先天之本，主一身阴阳之气，主水，司膀胱之开阖，主纳气；肺肾气虚，则患者少气乏力；肺气不足，卫外不固，故易患感冒；肺肾气虚，宣降失调，水道不通，气不化水，故易致水湿内聚而为祸患。若遇外邪侵袭，则风遏水阻，风鼓水溢。风水相搏，推波助澜，故水肿起于眼睑、面部，迅即传遍全身；风邪袭肺，肺失宣肃，不能通调水道，下输膀胱，则肢体酸楚困重、小便不利；偏风寒者，可有恶风寒、鼻塞、咳嗽、苔薄白、脉浮而紧；偏风热者，则见咽部红肿疼痛、舌红、苔黄、脉浮数。

治法：益气固表，宣肺利水。

代表方：防己黄芪汤合越婢汤加减。

常用药：防己、黄芪、白术、麻黄、石膏、生姜、大枣、甘草、石韦、白茅根、薏苡仁、赤小豆、桑白皮、大腹皮。

加减：若患者水肿较甚者可加五皮饮以利水消肿；胸腹胀满者，可加陈皮、枳壳以理气宽中；偏风寒者，加荆芥、防风、紫苏叶、桂枝以疏风散寒利水；偏风热者，加芦根、赤小豆、鱼腥草、黄芩、连翘、桔梗以疏风清热利水。

（二）脾肾阳虚水湿泛滥证

主症：高度水肿，按之凹陷，以下肢及腰背为主。或伴胸腔积液、腹水。小便不利，纳差便溏，面色㿠白，形寒肢冷。舌质淡润或舌体胖大质嫩而润，边有齿痕，舌苔白腻水滑，脉沉弱。

病机：脾为后天之本，气血生化之源；肾为先天之本，内寄元阴元阳，为人体阳气的根本；脾肾阳虚，肢体失于温煦，故见形寒肢冷，面色㿠白；脾阳虚衰则运化失常，故见纳差便溏。脾肾阳虚，水湿不化，开阖失司，水液不能正常排出而停滞体内，溢于肌肤，故见小便不利，水肿，甚则水流胸腹而见胸腔积液、腹水；舌质淡润或舌体胖大质嫩而润，边有齿痕，苔白腻水滑，脉沉弱等，皆为脾肾阳虚、水湿泛滥之证。

治法：温补脾肾，通利水湿。

代表方：真武汤合实脾散加减。

常用药：炮附子、厚朴、白术、木瓜、木香、草果仁、大腹皮、白茯苓、干姜、炙甘草、党参、桂枝、泽泻、车前子、白芍。

加减：气虚甚者，可加黄芪以补气；脾虚明显者，可加山药、炒谷芽、炒麦芽，兼风邪者，加防风、羌活以散风除湿；腰以下肿甚者，加防己、薏苡仁。尿蛋白长期不消者，加金樱子、芡实固摄精微。

（三）肝肾阴虚湿热互结证

主症：腹大胀满，甚则青筋暴露，腰膝酸软，心烦少寐，咽喉红肿疼痛，烦热口苦，渴不欲饮，小便短少赤涩，大便稀薄而热臭。舌质红少津、苔黄腻，脉弦数。

病机：患者久病水湿内阻，兼用激素伤阴化热，故致肝肾阴虚、湿热蕴积之证。由于水湿停聚未除，故见腹大胀满，甚则青筋暴露。腰为肾之府，肾主骨，肝肾阴虚，腰膝失养，故见腰膝酸软；肝肾阴虚，不能制阳，虚阳上扰清窍，故见心烦少寐；湿热蕴积于咽喉，热结血腐肉败，故见咽喉红肿疼痛；热盛伤阴且本有肝肾阴虚，阴津不足，不能上承，故见烦热口苦，渴不欲饮；湿热蕴积下焦，伤津耗气，致气化不行，气机不畅，故见小便短涩；舌红少津、苔黄腻，脉弦数等，皆为肝肾阴虚而湿热蕴积之象。

治法：滋补肝肾，清利湿热。

代表方：知柏地黄汤加减。

常用药：知母、黄柏、山茱萸、山药、牡丹皮、茯苓、泽泻、滑石、栀子、生地黄、玄参、麦冬、桃仁、红花、川芎。

加减：若兼痤疮感染或咽痛明显，热毒较甚者，可加板蓝根、鱼腥草、金银花、白花蛇舌草以清热解毒；大便秘结不畅者，可加生大黄以泻热通便；兼有尿频尿急尿痛及血尿者，可加蒲公英、白茅根、大蓟、小蓟等以清利湿热，凉血止血。

（四）气滞水阻证

主症：全身水肿，甚则可伴胸腔积液、腹水，腹胀胸满、胸胁胀痛，肢体肿硬。舌质红，苔薄腻，脉弦滑。

病机：水湿内阻日久，阻碍气机升降，故致气滞不行而成气滞水肿；水湿内阻，泛溢肌肤，故见周身水肿，甚则流溢胸腹而成胸腔积液、腹水；气滞不行，故见腹胀胸满；气滞不通，不通则痛，故见胸胁胀痛；气滞水阻，停于四肢，故见肢体肿硬；舌质红，苔薄腻，脉弦滑等，均为气滞水阻之象。

治法：行气利水。

代表方：中满分消汤加减。

常用药：党参、白术、甘草、姜黄、黄芩、知母、泽泻、厚朴、半夏、陈皮、黄连、猪苓、茯苓、干姜、砂仁、虎杖、枳实、茵陈。

大便秘结加大黄、炒槟榔；小便不利加小蓟、半边莲、通草。

（五）瘀水互结证

主症：尿少水肿，面色黧黑或萎黄，口唇及肌肤有瘀斑瘀点，常伴见腰痛如针刺，痛处固定不移，血尿，皮肤粗糙或肌肤甲错，舌质暗红或淡暗，或有瘀斑瘀点。舌苔薄腻，脉弦细或沉涩。

病机：肾病综合征病久水湿、湿热内结、气滞不行，血行不畅，而成瘀血，与水湿之邪互结留滞体内。水湿不化，聚于体内，泛溢肌肤，故见尿少水肿；瘀血阻滞，血行不畅，面部及肢体皮肤失其荣养，故见面色黧黑或萎黄、口唇及肌肤有瘀斑瘀点、皮肤粗糙或肌肤甲错等；腰为肾府，瘀血阻于肾络，不通则痛，故见腰痛如针刺，痛处固定不移；瘀血阻滞肾络，血不循经而行，反溢脉外，故可见血尿；舌质暗红或淡暗，或有瘀斑瘀点，脉涩为瘀血之征，苔薄腻为水湿内停之象；久病必虚则脉细，病为里证，故脉沉，血瘀则气滞不行，故脉弦。

治法：活血利水。

代表方：血府逐瘀汤加减。

常用药：桃仁、红花、赤芍、川芎、牛膝、当归、生地黄、枳壳、柴胡、甘草。

兼痰湿阻滞，可加半夏、白术、天麻；若兼见热象者，可加牡丹皮，重者加赤芍；尿中泡沫多者可加黄芪、蝉蜕，尿中有血者可加白茅根、小蓟。

五、预防的主要因素

肾病综合征预后的个体差异很大，决定预后的主要因素包括如下。

1. 病理类型

一般说来，微小病变型肾病和轻度膜增生性肾小球肾炎的预后较好。微小病变型肾病部分患者可自发缓解，治疗缓解率高，但缓解后易复发。早期膜性肾病仍有较高的治疗缓解率，晚期虽难以达到治疗缓解率，但病情多数进展缓慢，发生肾衰竭较晚。重度膜增生性肾小球肾炎疗效不佳，预后差，较快进入慢性肾衰竭。影响局灶性节段性肾小球硬化症预后的最主要因素是尿蛋白程度和对治疗的反应，自然病程中非肾病综合征患者 10 年肾存活率为 90%，肾病综合征患者为 50%；而肾病综合征对激素治疗缓解者 10 年肾存活率达 90%以上，无效者仅为 40%。

2. 临床因素

大量蛋白尿、高血压和高血脂均可促进肾小球硬化，上述因素如长期得不到控制，则成为预后不良的重要因素。存在反复感染、血栓栓塞并发症者常影响预后。

第五节　中医药防治急性肾小球肾炎

急性肾小球肾炎（acute glomerulonephritis）简称急性肾炎，是一组以急性肾炎综合征（血尿、蛋白尿、水肿和高血压）为主要临床表现的肾小球疾病，可伴一过性肾功能损害。其中以链球菌感染所致最为常见，其他病原微生物（如细菌、病毒及寄生虫等）亦可致病，但临床表现一般不典型，这些病原微生物感染后可出现急性肾炎综合征，但也可能出现急进性肾炎、肾病综合征等。急性肾炎在小儿和青少年中发病较多，以5～14岁多见，男性发病率高于女性，约为2∶1。在我国北方急性肾炎患者约70%以上发生于呼吸道链球菌感染后，以春、冬季多见；南方患者多病发在夏季，患脓疱病之后。该病多能自发痊愈，但重症可出现心力衰竭、脑病、急性肾衰竭等并发症。

一、诊断与鉴别诊断

（一）诊断

绝大多数患儿有前驱感染症状，常于感染后1～3周发病，以呼吸道或皮肤感染为主，呼吸道感染者的潜伏期较皮肤感染者短。本病起病较急，可见血尿、尿量减少、水肿（仅眼睑及颜面部或全身）、高血压、蛋白尿，可伴全身不适、乏力、腰痛、头晕、头痛等表现。

（二）鉴别诊断

（1）膜增生性肾小球肾炎（包括IgA肾病和非IgA膜增生性肾小球肾炎）：本病潜伏期较短，可在前驱感染后数小时至数日内出现血尿等急性肾炎综合征表现。血尿可反复发作，部分患者血清IgA升高。

（2）急进性肾小球肾炎：临床表现及发病过程与急性肾炎相似，但临床症状常较重，出现少尿、无尿，以肾功能急剧恶化为特征。确诊困难时应尽早做肾活检以明确诊断。

（3）某些系统性疾病引起的肾损害：系统性红斑狼疮、过敏性紫癜、系统性血管炎等均可引起急性肾炎综合征样表现。应根据各临床原发病的相应表现和实验室检查加以鉴别，必要时应行肾活检确诊。

二、急性肾炎中医病名及病因病机

急性肾炎属中医学"水肿"、"血尿"等范畴。中医学水肿病的种类较多，按照急性肾炎水肿的特点可归属于风水、阳水类。风邪外袭，水湿内侵，湿蕴于中，脾为湿困，健运失司，不能升清降浊，以致水湿不得下行，泛溢肌肤，而形成水肿。风邪外袭，风为百病之长，常与寒热合邪为病。冒雨涉水，坐卧湿地，波及内脏而发病，导致水肿。以手按其腹，随手而起，如裹水之状，此其候也。至于其发病原因，《素问·水热穴论》指出"故其本在肾，其末在肺"。《素问·至真要大论》又指出："诸湿肿满，皆属于脾。"其发病则基于机体内在脾肾气虚，卫气不固，腠理不密，使风、寒、热邪得以内乘，内外互因，正邪交争，肺、脾、肾三脏功能失调而引发本病。

水肿发病的基本病理变化为肺失通调，脾失转输，肾失开阖，三焦气化不利。病理因素为风邪、水湿、疮毒、瘀血。病变部位与肺、脾、肾三脏相关，以肾为本，以肺为标，以脾为制水之脏。《景岳全书·肿胀》指出："凡水肿等证，乃肺、脾、肾三脏相干之病。盖水为至阴，故其本在肾；水化于气，故其标在肺；水惟畏土，故其制在脾。"

三、急性肾小球肾炎辨证论治

由于本病初期多有明显的水肿表现，故可按水肿论治。水肿的治疗，《素问·汤液醪醴论》提出"去宛陈莝"、"开鬼门"、"洁净府"三条基本原则。张仲景在《金匮要略·水气病脉证并治》中在治疗上提出发汗、利小便两大原则，"诸有水者，腰以下肿，当利小便；腰以上肿，当发汗乃愈"。清代李用粹《证治汇补·水肿》归纳总结了前贤关于水肿的治法，提出治水肿之大法，"宜调中健脾，脾气实，自能升降运行，则水湿自除，此治其本也"。同时又列举了水肿的分治六法：治分阴阳、治分汗渗、湿热宜清、寒湿宜温、阴虚宜补、邪实当攻。高继宁教授在治疗上将该病分为急性期及恢复期进行辨证治疗，初诊用方多从表证入手，根据病情逐步加入凉血活血药，如小蓟、茜草等，邪去而正自安。中后期水肿消退，则逐渐加大益气养阴等药物的分量。高继宁教授对于急性肾炎表现为风水者，多采用解表宣肺、利水消肿的方法治疗，阳水应发汗、利水、解毒或攻逐，以祛邪为主，同时配合清热化湿、健脾理气等法；阴水当温肾健脾，以扶正为主，同时配以利水、养阴、活血、祛瘀等法。对于恢复期，主要为余邪未清，正气耗损，虚实夹杂者，或先攻后补，或攻补兼施。

本病的病因：外感风邪，内蕴湿热；风邪外犯皮毛，侵及肺卫，使肺失宣肃，致通调水道、下输膀胱之功失健而水液蓄积；湿热下注，内侵肾脏，致使肾失封藏，开阖失司；溶血性链球菌感染也是急性肾炎的重要因素。正气虚弱是决定疾病的重要内因，由于正不胜邪而发病，"邪之所凑，其气必虚"。本病的治疗：辨证与辨病相结合，主要是祛风行水、通阳利水、清热消肿、滋阴补肾、健脾利湿、活血凉血等。高继宁教授根据急性肾小球肾炎中西医发病机制，着重强调以中西医结合治疗该病。急性肾小球肾炎发病早期以变态反应性疾病特点为主，存在明显上呼吸道感染或皮肤感染表现，在中药疏风清热、解表利水的同时，应加用敏感抗生素。病至中期或者后期，则以中医扶正祛邪为主要治法。

（一）急性期

以水肿为主，多表现为阳水。急性肾小球肾炎初期，病位在肺，多因感受外邪导致肺失宣降通调，脾失健运，再伤及肾之气化，致使肿势逐渐蔓延全身。起病较急，病程较短，水肿自眼睑和面部开始迅速波及全身，以头面部肿势为著，皮色光亮，肿处皮肤绷急光亮，按之凹陷即起，尿少色赤，大便秘结等，属表、属实。高继宁教授认为，此期治疗原则为疏风解表、凉营透邪，佐以清热解毒，采用疏散风邪、通调水道之法，使热毒得以清解，故用药上不能忽视解表祛风。因祛风能胜湿，宣畅肺气，调和营卫，外邪得去，疾病则愈。根据证型不同，分别应用越婢加术汤和麻黄连翘赤小豆汤、疏凿饮子加减治疗。

1. 风水相搏证

主症：水肿自眼睑和面部开始迅速波及全身，以头面部肿势为著，皮色光亮，多有恶寒、发热、肢节酸楚，舌质淡苔薄白或薄黄，脉浮紧或浮数。偏于风热者，伴咽喉红肿疼痛，舌质红，脉浮滑数。偏于风寒者，兼恶寒、咳喘，舌苔薄白，脉浮滑或浮紧，如水肿较甚，亦可见沉脉。

治法：疏风清热，宣肺行水。

代表方：越婢加术汤加减。

常用药：麻黄、杏仁、防风、浮萍、白术、茯苓、泽泻、车前子、石膏、桑白皮、黄芩。

若风寒偏盛，去石膏加紫苏叶、桂枝以散寒祛风；风热偏盛，加连翘、桔梗、板蓝根、鲜芦根以清热利咽，解毒散结；咳喘较甚，加前胡降气定喘；汗出恶风，卫阳已虚，用防己黄芪汤加减，以助卫行水；表证渐解，身重而水肿不退者，可按水湿浸渍论治。

2. 湿毒浸淫证

主症：眼睑浮肿，延及全身，皮肤光亮，尿少色赤，身发疮痍，甚则溃烂，恶风发热，舌质红，苔薄黄，脉浮数或滑数。

治法：宣肺解毒，利湿消肿。

代表方：麻黄连翘赤小豆汤合五味消毒饮加减。

常用药：麻黄、杏仁、桑白皮、赤小豆、金银花、野菊花、蒲公英、紫花地丁、紫背天葵。

若脓毒甚者，当重用蒲公英、紫花地丁；湿盛糜烂者，加苦参、土茯苓；风盛者，加白鲜皮、地肤子；血热而红肿，加牡丹皮、赤芍；若大便不通，加大黄、芒硝。

3. 湿热壅盛证

主症：遍体浮肿，皮肤绷急光亮，胸脘痞闷，烦热口渴，小便短赤，或大便干结，舌红苔黄腻，脉沉数或濡数。

治法：分利湿热。

代表方：疏凿饮子加减。

常用药：羌活、秦艽、防风、大腹皮、茯苓皮、生姜皮、猪苓、茯苓、泽泻、椒目、赤小豆、黄柏、商陆、槟榔、生大黄。

若腹满不减，大便不通者，可合己椒苈黄丸，以助攻泻之力，使水从大便而泄；肿势严重，兼见喘促不得平卧者，加葶苈子、桑白皮以泻肺利水；湿热久羁，化燥伤阴，症见口燥咽干可加白茅根、芦根。

（二）恢复期

发病4周至6个月，此期多因病情延绵，表邪入里，从热而化。外邪郁久化热，灼伤脉络，耗损肾阴，而见血尿。此期以扶正祛邪为要，并根据正虚与余邪孰多孰少，确定补虚与祛邪的轻重。早期以湿热未尽为主，治宜清除湿热余邪，佐以扶正（如益气养阴等）；后期湿热已渐尽，当以扶正为主，佐以清热化湿或凉血活血，同时应活血而不伤血，凉血而不滞血，以免迫血妄行而加重血尿或失血。总体应把握补益不助邪、祛邪不伤正的原则。发病后6个月至1年，此期肾阴已虚，下焦余热未尽，治疗多以滋阴凉血为主，方用知柏地黄丸加减。病久下焦不固，尿常规检查可见尿蛋白持续不消，多因脾虚不摄或者脾肾两虚，前者治宜健脾益气，方选四君子汤加减，后者治宜健脾补肾，方选六味地黄丸合四君子汤加减。

1. 阴虚邪恋

主症：神倦乏力，头晕，手足心热，腰酸盗汗，或有反复乳蛾红肿，镜下血尿持续不消，舌红苔少，脉细数。

治法：滋阴补肾，兼清余热。

方药：知柏地黄丸合二至丸加减。

常用药：知母、黄柏、熟地黄、山药、山茱萸、泽泻、牡丹皮、茯苓、旱莲草、女贞子。

血尿加仙鹤草、茜草；反复咽红或乳蛾肿大者加玄参、山豆根、板蓝根；有低热者，加银柴胡、青蒿、白薇。

2. 气虚邪恋

主症：水肿已退，或晨起面部稍肿，神疲乏力，腰酸，面色萎黄，纳少便溏，自汗，易于感冒，舌淡红苔白，脉缓弱。

治法：健脾益气，兼化湿浊。

方药：参苓白术散合防己黄芪汤加减。

常用药：党参、茯苓、白术、白扁豆、陈皮、黄芪、山药、砂仁、桔梗。

尿蛋白不除者，加芡实、金樱子；血尿持续不消者，加三七、当归；舌质淡暗或有瘀点者，加丹参、桃仁、红花、泽兰；汗多者，加白芍、煅龙骨（先煎）、煅牡蛎（先煎）；纳少者，加焦山楂、焦神曲；便溏者，加苍术、炮姜。

本证缠绵不愈，正气日衰，复感外邪，症见恶寒发热，肿势增剧，小便短少，此时可按风水治疗，但应顾及正气虚衰的一面，不可过用解表药，以麻黄附子细辛汤合五皮饮为主加减，酌加党参、黄芪、菟丝子等补气温肾之药，扶正与祛邪并用。若病至后期，因肾阳久衰，阳损及阴，可导致肾阴亏虚，症见水肿反复发作，精神疲惫，腰酸遗精，口燥咽干，五心烦热，舌红少苔，脉细数，治宜以滋补肾阴为主，兼利水湿，但滋阴不宜过于凉腻，以防资助水邪，伤害阳气，可用左归丸加泽泻、茯苓等治疗。若肾阴久亏，水不涵木，肝肾阴虚，肝阳上亢，上盛下虚，症见面色潮红，头晕头痛，心悸失眠，腰酸遗精，步履飘浮无力，或肢体微颤等，治宜育阴潜阳，用左归丸加介类重镇潜阳之品（如珍珠母、牡蛎、龙骨、鳖甲等）治疗。脾阳虚衰证与肾阳虚衰证往往同时出现，而表现为脾肾阳虚，水湿泛滥，因此健脾与温肾两法常同时并进，但需区别脾肾虚的轻重主次，施治当有所侧重。水肿日久，瘀血阻滞，其治疗常配合活血化瘀法，取"血行水亦行"之意，近代临床上常用益母草、泽兰、桃仁、红花等。实践证明，此法可加强利尿效果。

四、其他中医特色疗法

1. 针刺

主穴为水穴、水道、三焦俞、委中、阴陵泉。风水泛滥者，加肺俞、列缺、合谷；水湿浸渍者，加脾俞、足三里、三阴交；肾虚为主者，加灸肾俞、关元、足三里。

2. 耳针

取穴肺、脾、肾、膀胱、三焦。毫针中等强度刺激，也可埋针或用王不留行贴压。

五、预防与调护

1. 水肿的饮食宜忌与生活调摄

（1）注意调摄饮食：水肿患者应忌盐，肿势重者应予无盐饮食，轻者予低盐饮食（每日食盐量为 3～4g），肿退之后，亦应注意饮食不可过咸。若因营养障碍而致水肿者，不必过于忌盐，饮食应富含蛋白质，清淡易消化，忌食辛辣肥甘之品。

（2）避免风邪外袭：患者应注意保暖，长期水肿患者表卫多虚，应常服玉屏风散等；生活环境潮湿者，宜迁居干燥处，平时应避免冒雨涉水，保持皮肤清洁，避免抓破皮肤；劳逸结合，调畅情志，节制房事，起居有时，预防外感，加强护理，避免褥疮。

2. 水肿病至后期，中阳衰败、浊阴不降之时的转归

凡水肿病程较短，或由营养障碍引起的浮肿，只要及时治疗，合理调养，预后一般较好。病变后期，肾脾衰败，气化不行，浊毒内闭，可由水肿发展为关格。若肾阳衰竭，寒水上注，则凌心射肺，久则转变为心悸、胸痹；若阳损及阴，肾阴亏耗，肝阳上亢，内风自生，则可有眩晕、中风；若浊邪内盛，内陷心包，则成昏迷、谵妄，预后多不良，每易出现脱证，应密切观察病情变化，及时处理。

第六节　凉血活血治疗紫癜性肾炎

过敏性紫癜性肾炎（HSPN）简称紫癜性肾炎，是过敏性紫癜（henoch-schonlein purpura，HSP）所导致的以皮肤紫癜、出血性胃肠炎、关节炎及肾损害为特点的综合征，肾脏受累占过敏性紫癜患者总数的20%～100%，属于系统性小血管炎。本病主要侵犯皮肤、胃肠道、关节和肾脏。肾活检病理表现为系膜增生性病变，伴节段性肾小球毛细血管袢坏死和（或）新月体形成，免疫荧光以 IgA 沉积为特征。其多发于感染后，另外与某些药物、食物、植物、化学原料过敏，虫咬，寒冷刺激相关。临床表现除有皮肤紫癜、血尿和蛋白尿外，还可见关节肿痛、腹痛、便血等。皮疹多发于四肢，略高出皮面的出血性皮疹，可呈点状、片状，成批出现。尿液异常多发生在皮疹之后一到数周。有的仅是无症状性的尿异常，亦可出现肾病综合征的表现，如果血尿、蛋白尿长期持续存在，亦可伴有肾功能减退，最后导致慢性肾衰竭。其好发于儿童，也可见于成人，男性多于女性。实验室检查见血尿和（或）蛋白尿，多为非选择性；血补体 C3、C4 均正常；急性期50%的患者血 IgA 升高；部分患者血清中出现一系列 IgA 抗体。肾脏病理以 IgA 沉积为主的膜增生性肾小球肾炎，可伴有不同程度的新月体形成。免疫荧光检查可见 IgA 免疫复合物在系膜区和毛细血管袢沉积，可伴有补体 C3 的沉积。常见以 IgA 为主的循环免疫复合物沉积于肾小球系膜，导致系膜细胞坏死，释放促炎症因子与促纤维化介质导致足突细胞凋亡并诱导肾小管上皮细胞凋亡。肾活检结果显示，HSPN 和 IgA 肾病（IgAN）在病理上难以区分，两者系膜区都有多聚 IgA1 的免疫复合物沉积，目前认为 HSP 是 IgAN 的系统表现形式，它们可能是同一疾病的不同结局。因此，我们可以通过研究 IgAN 来推测 HSPN 的发病机制。各种促炎症因子的失调也是 HSPN 发生与发展的原因之一，包括促炎症因子水平的升高与抑制炎症因子水平的降低。

高继宁教授在治疗本病时，积累了大量的经验，他认为，肾活检是诊断本病的一个重要手段，西医治疗本病结合肾活检，常予激素、免疫抑制剂、抗凝剂、血管紧张素转化酶抑制剂（ACEI）和血管紧张素受体阻滞剂（ARB）等。若无确切的紫癜样皮疹病史，即使通过肾活检，也很难与 IgA 肾病准确鉴别。而在中医治疗时，本病临床表现多样，病性虚实夹杂，病情易反复迁延。根据患者有紫癜的典型皮疹表现，尿检有血尿或蛋白尿，伴或不伴肾功能受损，尤其是尿检异常、腹痛或关节痛程度与皮肤紫癜呈同步变化时，高教授常根据不同的证候表现，在疾病进展的不同时期，施予相应的治疗方法。此病后期往往仅有肾脏改变而皮疹消退，但结合病史仍能得出诊断，以临床辨证为依据治疗，可获得理想的效果。

根据临床表现，本病属中医学的"血证"、"水肿"、"腰痛"等范畴。疾病后期，出现正气虚损时与"虚劳"相似。多年来，高继宁教授秉承其老师孙郁芝教授重视热毒、瘀血在本病初期发生、发展中的作用，同时强调清热解毒、活血化瘀法的学术思想，在临床中除重视清热解毒化瘀外，在疾病后期也要根据正邪盛衰在疾病不同阶段的主次不同灵活辨治，使临床疗效得到进一步的提高。

一、紫癜性肾炎中医病因病机

高继宁教授指出，中医将其归入"发斑"、"斑疹"、"肌衄"等范畴，热、毒、瘀是本病标实证的重要特点，至于本虚，则多与素体亏虚，禀赋不足或久病损伤正气有关。在扶正（益气养阴）基础上，强调以清热凉血、解毒活血为主的治疗，是高继宁教授治疗本病的重要特点。该疾病从病因的角度来讲分为内在因素和外在因素两种。喜食辛辣，机体燥热，外邪入侵，蕴而化热为内在因素，而外感风邪热毒为外在因素，在这种情况下，患者的机体中血脉运行发生异常，血液外溢在肌肤之表称为肌衄，肾脏经络受损，表现为尿血。水湿滞留在体内，造成水肿。风热邪气入侵到中焦，气机不畅引致腹痛等胃肠道症状；热气扰乱肠经络，血液外溢表现为便血。外邪阻滞在关节位置，关节发生疼痛；疾病反复性发作，耗损气阴，气不摄血，阴虚火旺导致患者出血现象加重，在发病时患者合并潮热和乏力等症状；脾脏无法敛精，肾脾亏虚，肾脏无法固精，精液外泄，表现为尿液浑浊。久治不愈，病情迁延，邪气内留，脾肾阳虚，表现为精神不振，全身浮肿。《素问·四气调神大论》说道："阳气根于阴，阴气根于阳；无阴则阳无以生，无阳则阴无以化。"热邪久则伤阴，阴亏必然导致阳气的虚损，尤其肾中元阳亏虚，导致肾失开阖，精微物质大量丢失，出现大量蛋白尿，肾阳亏耗，气化无力，则小便不通，出现严重的水肿，甚至少尿。在疾病的发展和演变过程中，火热之邪始终贯穿于疾病的始终，《景岳全书·血证》说："盖血动者多由于火，火盛则逼血妄行。"而外感或饮食不节感受的六淫之邪气也皆可化火，正所谓"六气皆从火化"之理。

（一）注重分期治疗

高继宁教授认为，疾病初期注重清热解毒，凉血止血，迁延期采用滋阴清热为法。本病之初热毒较重，发病较急，故治疗此证应以清热解毒、凉血止血、解表为法。随着病情的发展由邪实逐渐伤及正气，出现虚实夹杂之证，当辅以扶正之品，做到清热解毒而不伤正。疾病初期，感受外感邪气，表里俱热，故全身皆为热毒弥漫，热毒蕴结、迫血妄行是发病的关键。正所谓"不清其热则血不宁，不散其血则瘀不消"。热毒炽盛是紫癜性肾炎发生、发展过程中一个显著的临床特点。热毒包括湿毒、热毒、瘀毒。热毒既可以风寒或风热为先导，侵犯于肺卫，日久侵入营血，亦可因饮食不节，滋生湿热，或外感湿邪，郁而化热，蕴久成毒。热毒灼伤血络，血溢脉外，形成瘀血；热毒耗气伤阴，致使气阴两虚；热毒伤肾，肾失分清泌浊，精微外泄，导致正虚，正所谓"精气夺则虚"。瘀血不去，成为瘀毒；瘀血既成，正常之血必少，而致血虚，脏腑失养，功能失调，加重本虚。瘀血成毒，瘀毒伤正，因实致虚。阴虚，脉络涩滞而成瘀；阳虚，寒凝成瘀；脾肾气虚，血液失于推动、温煦或溢脉外成瘀，导致了皮肤紫癜、尿血等症状。故此，高继宁教授在治疗过程中注重运用清热解毒之法，但要根据形成热毒的不同原因，选用相应的清热解毒药物。如风热化毒，则选用金银花、连翘、薄荷、蝉蜕等以疏风清热；若湿热化毒，则选用黄芩、黄柏、土茯苓、白花蛇舌草等以清热燥湿，并根据本病热灼血瘀的病理特点，在清热解毒的同时，辨证加用生地黄、牡丹皮、水牛角、丹参、紫草、赤芍等以清营凉血，活血散瘀。若疾病迁延日久，耗气伤阴以致气虚阴伤，气虚则统摄无权，气不摄血，血液不循常道而溢于脉外，阴虚火炎，血随火动，渗于脉外可致紫癜反复发作。病久则热毒耗气伤阴，当以滋阴清热为主，然清热解毒仍不可废，恐其炉烟虽熄，灰火未灭，故当辅以清解之剂，提防死灰复燃，病情反复。可选用知母、黄柏、地黄、山茱萸、牡丹皮等滋阴之品，清退虚热，女贞子、旱莲草可滋阴清热，凉血止血；龙骨可重镇安神，收敛固涩，牛膝引虚火归元，刘寄奴活血止血。肾脏是伏邪滞留的主要部位，而肾虚也是伏邪留恋的重要原因。

（二）活血化瘀贯穿始终

高继宁教授认为：因本病的重要病理产物为瘀血，故常常出现瘀血与热邪相互搏结，热邪灼伤脉络，引起长时间的血尿，故清热应和活血化瘀药物同时使用，瘀血明显者可加用当归芍药散加减。《血证论·时复》中云："凡物有根者，逢时必发，失血何根，瘀血即其根也，故凡复发者，其中多伏瘀血。"临床上大部分紫癜性肾炎患者均表现为出血，出血必留瘀，瘀血阻络，妨碍气血运行，血不归经，外溢肌肤，形成紫斑瘀块。现代医学从血液本身及血流动力学方面已证实：在疾病发展过程中，机体的凝血机制受到影响，纤溶活力减弱造成凝血功能高于抗凝功能，导致血液处于一种高凝状态，从而黏稠度增加，运行受阻成为致病因素。紫癜性肾炎是全身性毛细血管炎在肾脏的表现，病变过程中有凝血机制的参与，而且高凝状态表现尤为突出。

紫癜性肾炎患者，在外表现为斑疹点点，在内则同样会出现血渗久则成瘀的现象。所谓"瘀血不去，新血不生"，高继宁教授提出了"活血化瘀贯穿其中"的治疗思路，除常规的分型治疗方法以外，多在选方用药中加用牡丹皮、赤芍、丹参、三七等药物，所谓"瘀血去，新血生，百脉通，血归经，紫癜除"。现代药理学研究表明：丹参能够有效降低全血黏度，可以很好地扩张大小血管，包括肾小球血管，从而改善了肾微循环，起到很好的保护肾功能作用；牡丹皮、赤芍、三七凉血活血，能行血中之瘀，同样也有增加血流量、改善微循环的作用。

（三）标本兼顾，动态平衡

张锡纯在《医学衷中参西录》"理血论"中述："中气虚弱，不能摄血，又兼命门相火虚弱，乏吸摄之力，以致肾脏不能封固，血随小便而脱出也。"高继宁教授认为，本病虽初期以邪实为主，后期以正虚为主，但往往虚实夹杂，临证之时对虚实兼顾甚为重视。以邪实为主者，在祛邪时应注意风、湿、热、毒等邪气易耗气伤阴的特性，在疏风清热、解毒化湿的同时当辅以益气养阴。而以正虚为主者，常常同时存在瘀毒壅阻、湿毒、热毒等邪实之象，扶正勿忘祛邪，当配以清热祛湿、化瘀解毒之法，做到扶正不助邪，祛邪不伤正，标本同治，虚实兼顾。

二、中医内外同治紫癜性肾炎的优势

（一）中医内治法

中医辨病是通过对疾病种类的分析和辨认，把握疾病的总体规律，用一方一药统治一病；辨证则是辨别疾病的病理本质，确定证型，从而确立治法，据法处方。辨证论治是中医学认识疾病和治疗疾病的基本原则,辨病论治是对辨证论治的补充。本病以益肾健脾、解毒化瘀为主要治法,重用祛风除湿、解毒化瘀之品,巧用调理气机之药,调肺、脾两脏功能,另须注重健脾益肾,脾肾同治,以固根培本,配合饮食调护,防止复发。疾病早期,受外界热邪或寒邪蕴久化热,热邪燔灼动血,热伤血络,迫血妄行,溢于脉外,则发为紫癜。症状可见全身多处皮肤紫癜呈散发,以双下肢及臀区多见,常呈对称分布,色泽鲜红,可伴有关节疼痛,常伴微恶风寒、发热、咽痛、咳嗽等外感表证,舌红,苔薄腻或微黄,脉浮数或浮紧。外邪与伏邪相感而发,因常伴外感之症。因此,此期常以透表邪、化瘀斑为主要治则,强调透散表邪,用药多选荆芥、防风、金银花、连翘、牛蒡子、薄荷等品,可适当配伍赤芍、牡丹皮、仙鹤草等清热凉血之品。另外,对于小儿形体未充,气血不足,需加入黄芪、太子参、白术等以扶正散邪。《血证论》曰:"凡物有根者,逢时必发。失血何根,瘀血即其根也。故凡复发者,其中多伏瘀血。"脾胃受损,脾运化无权,则湿邪内生,湿性重浊,易致湿浊下注;湿热之邪蕴久易化滞,气滞易影响血液运行,形成血瘀;瘀久酿毒,则瘀毒互生,互为因果。因此,疾病中期,逐渐出现虚实夹杂之证,其中湿热、血瘀、毒邪等致病因素渐生。此期治疗主要以除湿热、祛瘀毒为主,以清除体内多种致病因素。用药多选萆薢、苍术、泽泻、茵陈、黄柏、六一散等清利湿热之品;或水牛角、白花蛇舌草、生地黄、赤芍、紫草、茜草、白茅根等解毒化瘀之类。但切不可通利太过,以防正气不存,则外邪易侵。疾病后期,热盛津伤,常反复发作,由于长期蛋白尿或血尿,因此治法多以益脾肾、固根元为主,用药多选健脾益气、补益肾精之品。用药可选墨旱莲、女贞子、菟丝子、制何首乌等以益肾填髓,太子参、白术、黄芪等以健脾益气,如此脾肾同治,以固元培本。

(二)中医外治法

(1)灌肠治疗:应用清热解毒、凉血化瘀的银翘解毒汤灌肠治疗过敏性紫癜患者。组成:金银花、连翘、淡豆豉、蚕沙、牡丹皮、浮萍、白蒺藜、制何首乌、淡竹叶、大力子、紫草、薄荷、当归、防风。

(2)中药外敷、外洗:应用中药热奄包(吴茱萸)治疗临床仅表现为腹痛的腹型过敏性紫癜患者,有良好疗效。给予中药熏洗,处方为苦参、蛇床子、苏木、独活、羌活、川椒、白鲜皮、地肤子等。每日1次,每次30~40分钟,3日为1个疗程,治疗3个疗程。在缩短皮疹消退时间、缓解关节肿痛方面有显著疗效。应用中药紫癜外洗方(鲜芦根、鲜茅根、鸡血藤、金银花、牛膝、茯苓皮、牡丹皮、白鲜皮、赤芍、丹参、赤小豆)配合内服中药治疗过敏性紫癜,常规治疗上加用紫草方熏洗双下肢治疗过敏性紫癜,对于皮疹多伴有关节肿痛者有显著疗效。

(3)针灸、穴位贴敷:应用刺络疗法治疗过敏性紫癜性肾炎,用三棱针点刺合谷、曲池、血海、委中、尺泽、少商,虚证用毫针浅刺脾俞、肾俞、足三里、阴陵泉、太溪、三阴交,疗效明显。

采用耳针治疗本病,具有促进紫癜消退、减少紫癜反复等作用。本法利用的是耳针活血化瘀、抗过敏、调节免疫的作用机制。

自拟中药方(当归、赤芍、生地黄、牡丹皮、桃仁、红花、丹参、连翘、金银花、板蓝根、茜草、小蓟、水牛角、川续断、杜仲、甘草,砂仁)贴敷神阙穴,可有效促进阳性体征转阴。六味地黄丸作为敷贴保健用药贴于紫癜性肾炎患者双侧五脏背俞穴上,可发挥补阴壮阳、益气活血、温经通络的作用，使总体疗效大大提高。

三、紫癜性肾炎中医辨证治疗

过敏性紫癜性肾炎，早期多因外感或食物、药物过敏而引起，有表证者多表现为风热外袭证，无表证者多表现为热毒炽盛证。前者需清热解表，后者需清热解毒，但均需配合凉血活血药物。若病情日久，耗伤正气，根据气阴耗伤程度的不同，分为阴虚火旺、气阴两虚、气虚血瘀、气不摄血等情况。辨病属于急性发作期：辨证属风热外袭，损伤脉络，迫血妄行，多使用荆芥、防风、防己、僵蚕、蝉蜕、黄芩、蒲公英、牡丹皮、生地黄、白茅根、小蓟等药物以疏风清热，凉血止血；辨证属外感湿热，热毒亢盛者，多使用牡丹皮、赤芍、生地黄、玄参、金银花、连翘、大蓟、小蓟、侧柏叶、蒲黄、山栀、水牛角等药物以清热凉血，化斑解毒。辨病属于慢性迁延期：证属气阴两虚，迫血妄行，则需使用知母、黄柏、生地黄、牡丹皮、赤芍、茯苓皮、怀山药、枸杞子、山茱萸、女贞子、旱莲草、茜草、紫草、侧柏叶、阿胶等药物以滋阴补肾，凉血和络；辨证属脾肾两虚，瘀血阻络者，需使用太子参、生黄芪、炒白术、生薏苡仁、茯苓皮、怀山药、枸杞子、桃仁、红花、益母草、仙鹤草、三七等药物以健脾益气，活血化瘀。

对于紫癜性肾炎患者，临床表现为肾病综合征或已出现肾功能不全者，则应按肾病综合征、肾功能不全辨证施治。高继宁教授根据多年治疗过敏性紫癜性肾炎的临床体会，创立了以清热解毒、凉血活血为主，佐以扶正的治疗过敏性紫癜性肾炎的经验方。药物组成：当归15g，赤芍12g，生地黄12g，牡丹皮12g，桃仁10g，红花15g，丹参30g，连翘10g，金银花30g，板蓝根30g，茜草30g，小蓟30g，水牛角15g，川续断12g，杜仲15g，甘草6g，砂仁6g。功能清热解毒，凉血活血止血。对过敏性紫癜性肾炎热毒炽盛期有良好的效果。

第十章 高氏肾病养生与调摄

第一节 高氏肾病养生概述

传统中医肾病学博大精深，在《素问·脉要精微论》就曾提到"腰者肾之府"，肾位于腰部，被称为先天之本、生命之根。肾通五行之水，通五色之黑，通五官之耳，通五味之咸，通四季之冬，在六腑膀胱互为表里，在志为恐，在形为骨，在液为唾。五脏中，肾藏精，主水、主纳气、主骨、生髓、主闭藏，主命火。因而，肾气充旺则精盈髓足，人便精神健旺，精巧敏捷，而且筋骨强劲，动作有力。高继宁主任自幼年开始受其父三晋名医高学圣的影响，耳濡目染，深得真传。后师从著名中西医结合肾病专家于家菊、孙郁芝学习肾病。系统掌握了孙老治疗慢性肾脏病的学术特色和临证经验，以后经过多次反复摸索和临床应用，逐渐形成了自己的肾病诊疗体系和临证思路。

慢性肾病由于其病程迁延日久，在临床上多呈现虚实夹杂，正虚邪实的局面。因此在其治疗过程中，注重养生至关重要，三分治疗，七分调养。善于调养，会对慢性肾病的缓解、康复起到事半功倍的作用。

一、调养脾胃

《景岳全书·脾胃》中提到"凡欲察病者，必须先察胃气；凡欲治病者，必须常顾胃气，胃气无损，诸可无虑"。肾病日久影响脾胃正常的运化、输布水谷精微；而脾胃升降失常，运化输布障碍，反过来又加剧肾脏气滞血瘀，血中毒素蓄积于体内不得排泄，进而肾脏的微血管发生肿胀、痉挛、堵塞，导致微循环障碍，其他脏器功能也随之受累而减弱。因而，养成良好的饮食习惯尤为重要。一日三餐可适当进食新鲜蔬菜水果，适量补充优质高蛋白质食物，如牛奶、蛋类、瘦肉等，少食或不食油炸辛辣刺激性食品。不可暴饮暴食。早餐、午餐应以七、八分饱为宜，晚餐更应少食，以免阻碍脾胃运化气机，就餐时应细嚼慢咽，让食物与唾液充分混合，减轻胃肠负担，有利于营养物质充分吸收。遇有外感发热之时，应减少鸡蛋等蛋白质的摄入，以防助热。我国古代早有"朝朝盐汤，暮暮蜜水"之说，此法不仅对口腔、胃肠有清洁杀菌作用，而且对脾胃有调养之功。

二、调畅情志

中医的健康观追求身心和谐，情志养生就是让产生的情绪控制在一定的限度内，这样就可以调畅气机、通达脏腑，如自然界的风雨雷电，发而有节就能生化万物。就肾脏养生而言，在戒恐惧与节欲两端。经云"肾在志为恐"、"恐伤肾"、"恐则气下"、"恐惧而不解则伤精，精伤则骨酸痿厥，精时自下"。在暴怒、惊恐的情绪影响下，尿蛋白增加。现代医学研究亦证实，肾脏受交感和副交感神经的支配，这些神经作用于肾脏的血管，控制其血流，影响其滤过功能。当神经调节紊乱时，肾功能也会受其影响而发生病理变化，这种变化必然会导致机体的气机升降失常，气血逆乱，阴阳失去平衡，邪气更盛，正气越虚的局面，尤其当疾病进一步恶化，患者心理压力极大、情绪紧张、悲观忧虑的时候，此时调整情绪，树立信心，更为紧迫、重要。医生应多花些时间对患者进行耐心疏导、安慰、鼓励，让患者了解掌握如何在治疗中配合医生用药，生活中如何调养。古代医家对如何调畅情志有许多心得体会，如张景岳在其《景岳全书》中指出"关格所伤，根本已甚，药固不可废……然必须远别室，静养澄心，假以岁月，斯可保全，若不绝谢人事，但靠药饵，终无济也"，文中明确指出药物的治疗固然重要，但更要"远别室，静养澄心"。

三、起居运动

人生命的生、长、壮、老、已不能脱离其所处的时空环境，顺应时空阴阳的消长，则可以补益身体，避免受到损害。慢性肾病的治疗是一个需要坚持和良好自我管理的漫长过程，患者在此期间时常自觉疲乏无力，精神萎靡，稍稍运动后就会引起尿蛋白增加，加剧疲乏之症，因而许多人认为慢性肾病需绝对卧床静养。然单纯卧床静养则会导致全身气血运行障碍，血瘀加重。而适度的肢体运动可促进内脏气血的运行，改善微循环，有利于消肿，减少蛋白的流失。另外，全身气血的畅通，还可以更好地发挥药物疗效，改善血瘀，促进体内毒素的排泄，促进肾脏康复。运动可以有多种形式，如练太极拳、散步等。清代医家曹庭栋在其所著《老老恒言》中说："缓行数百步，散其气以输于脾，则磨胃而易腐化。"

四、顺四时，防感冒

五运六气是阐述自然、生命、疾病时空规律的中医经典理论，对时空的运行规律有着深刻的把握，既可以根据当下时空环境制订针对性的养生方案，又可以根据五运六气规律进行预测，提前做好相关准备，以达到"治未病"目的。自然界四时阴阳的变化，对人体的生命活动会产生各种影响，《吕氏春秋·尽数》写道："天生阴阳寒暑燥湿，四时之化，万物之变，莫不为利，莫不为害。"应顺应、遵循自然规律，如《灵枢·本神》云"必顺四时而适寒暑"。感冒对于肾病的发生、发展影响极大。它不但可以引发肾炎，还可使已愈多年的肾炎复发，还可使慢性肾炎反复发作，甚至恶化转成慢性肾衰。即使是很轻微的外感，也能引发尿蛋白增加，出现肉眼血尿等。这主要是由于患者免疫功能低下，抗病力弱，加之季节更替，气候异常变化，不能自我调节，而随之发病，或使病情加重，李东垣在《脾胃论·摄养》中云："遇天气变更，风寒阴晦，宜预避之，大抵宜温暖，避风寒、省语，少劳役为上。"这些都说明预防感冒最重要的是应"起居有常"，要顺应自然规律，更要掌握自然规律，加强锻炼，提高适应四时变化的能力。

第二节　水肿患者的饮食调护

水肿是指过多的液体积聚在人体组织间隙使组织肿胀。产生水肿的主要因素：①钠和水的异常潴留；②毛细血管滤过压升高；③毛细血管渗透性增加；④血浆胶体渗透压降低；⑤淋巴回流障碍；⑥组织压力降低。

水肿往往为患者到肾内科就诊的首要因素，一般来说，临床接诊水肿患者，首先要考虑心、肝、肾等重要脏器的严重病变。晨起颜面浮肿明显者，是考虑肾性水肿的首要因素，结合肾功能、尿常规结果异常可形成初步判断，但仍需除外其他脏器疾病所致的水肿。心源性水肿多有心悸、气短、劳累后明显加重，下肢凹陷性水肿，午后更明显的特点，右心衰竭导致的水肿则多有慢性肺病，如阻塞性肺疾病等病史，结合心脏超声心室结构改变基本可形成初步诊断。肝源性水肿以腹水为主，只有在极其严重时才发展到全身，主要结合肝脏病史及肝脏形态学改变，门静脉高压表现可诊断。需要注意的是，肾源性水肿、心源性水肿到严重程度时也会有胸、腹腔及心包的积液，不可一见腹水就认为一定是肝硬化所致。

中医学认为，水肿是指因感受外邪，饮食失调，或劳倦过度等，使肺失宣降通调，脾失健运，肾失开阖，膀胱气化失常，使体内水液潴留，泛溢肌肤所致，以头面、眼睑、四肢、腹背，甚至全身浮肿为临床特征的一类病证。《灵枢·水胀》云："水始起也，目窠上微肿，如新卧起之状，其颈脉动，时咳，阴股间寒，足胫肿，腹乃大，其水已成矣。以手按其腹，随手而起，如裹水之状，此其候也。"最早描述了颜面、下肢浮肿及腹水的表现。水肿主要责之于肺、脾、肾的气化功能的失调。因为肺的布散水精作用，可以概括上焦的气化；脾的运化精微，可以概括中焦的气化；肾的分清泌浊，可以概括下焦的气化。若因外邪而致水肿者，病变部位多在肺、脾；若因内伤而致水肿者，病变部位多在脾、肾。故可归纳水肿的基本病机为其标在肺，其制在脾，其本在肾。在《黄帝内经》成书时期已认识到水肿的发病与肝、脾、肾三脏关系密切，《素问·水热穴论》中有"勇而劳甚，则肾汗出，逢于风，内不得入于脏腑，外不得越于皮肤，客于玄府，行于皮里，传为胕肿"和"故其本在肾，其末在肺"的记载，《素问·至真要大论》中有"诸湿肿满，皆属于脾"的记载。在治疗法则上，《素问·汤液醪醴论》中提出"平治于权衡，去宛陈莝……开鬼门，洁净府"的治疗原则。汉代张仲景在《金匮要略·水气病脉证并治》中以表里上下为纲，将水肿分为风水、皮水、正水、石水、黄汗五种类型。同时又根据五脏发病的机制及证候将水肿分为心水、肝水、肺水、脾水、肾水。在治疗上，张仲景提出发汗和利尿的两大原则，即"诸有水者，腰以下肿，当利小便，腰以上肿，当发汗乃愈"。随后的医家在此基础上结合自己的临床经验，对水肿的认识日臻完善。

一、饮食调护

食疗在我国起源很早，素有"药食同源"之说。中医食疗结合了中医的脉象、经络学、个人体质、天时、地理之异及导致疾病的病因病机，从食物的形、色、气、味对食物的价值进行综合分析，影响疾病的转机，达到扶正祛邪的目的。中医食疗以中医理论为指导，突出了中医辨证论治的原则，《本草纲目》的食疗方中也早就体现出了辨证施膳的思想。根据患者不同的证型，给予不同的饮食指导，主张因人、因时、因证施食。在选择食疗时，必须根据病证的性质，结合食物的性味归经，选用相宜的食物配膳，做到寒热协调，五味不偏，有益疾病的恢复。所以中医食疗可使药物发挥最佳的疗效，甚至还会起到药物所起不到的作用。

在水肿的治疗、恢复过程中，食疗占有重要地位。《素问·五常政大论》说"虚则补之，食以随之"，《备急千金要方·食治》中有"食能排邪而安脏腑，悦神爽志，以资气血"论述，指明了食物在疾病调养中的重要性。方法应根据疾病的阴阳表里、寒热虚实和食物的寒热温凉，并综合辨病、辨证来指导患者的饮食。水肿患者原则上以高热量、低蛋白、低脂、低盐、少量多餐为主。

（1）高热量：每天摄入的热量不应低于126kJ/（kg·d）。

（2）低蛋白：严重水肿伴有严重低蛋白血症的患者，在控制蛋白尿的情况下，应给予每日每千克体重1g的蛋白质摄入量（比如50kg的患者，每天蛋白质摄入量为50g）；轻中度水肿患者每日每千克体重，应摄入0.5～0.6g蛋白质，并同时保证热量供给，必要时应根据肾小球滤过率来调节蛋白的摄入。

（3）限水：水肿患者应控制饮水量，饮水量视尿量而定，一般以总入量等于前一日总出量加500ml为宜，若有高热、呕吐、泄泻者，则适当增加入量。日常饮水量不仅仅是指白开水，也包括了日常摄入食物中的隐性含水量，包括食物、药品所含水分。如100g米饭含有水60～70ml，而新鲜蔬菜的含水量则达到了65%～90%。计算总入量时应将此也考虑进去。重度水肿者应遵医嘱禁水或限水，中度者则必须控制入水量，轻度者可适当放宽饮水量，但也不可过多。肾炎水肿严重的症状，不能吃含水分多的梨、菠萝、香蕉，它们含有较多的钠和水，这些物质可加重水肿的同时，也会增加心脏和肾脏的负担，引起疾病急速恶化，导致治疗失败。

（4）限盐：根据"咸伤肾，淡渗湿"的原则，肾炎患者由于肾脏受损导致大量水钠滞留，造成全身高度水肿。一般肾炎患者要低盐，低蛋白，低脂饮食。对于水肿患者建议在饮食中要减少水、钠的摄入。一般存在水肿的患者，水肿越严重，摄盐量越少。低盐饮食，即钠盐摄入控制在2～3g/d，必要时给予无盐饮食。避免进食腌制食品、罐头食品、啤酒、汽水、味精等含钠丰富的食物。

（5）辨证饮食：阳水证者，饮食宜清淡，可给予清热利水之品，如冬瓜、赤小豆、薏苡仁等，宜少食多餐，勿过饱，以防伤脾。阴水证者，饮食宜富于营养，多食用补中益气温阳之品，如大枣、牛羊肉、菠菜等，禁食咸、辛辣、生冷、坚硬不易消化的食物，以防伤脾。中气不足者，可选用黄芪、山药等。少食或不食难消化和易胀气的食物，如油炸的糯米糕、白薯、洋葱、土豆等，以免引起腹胀，使血液回流不畅，加重水肿。

二、日常调护

水肿患者要注意卧床休息，平卧可增加肾血流量，提高肾小球滤过率，减少水钠潴留。对于轻度水肿患者，必须限制活动，对于重度水肿患者和心、肝、肾功能不全的水肿患者，必须卧床休息，以增加肝肾血流量，也有助于消除水肿。对于头面眼睑水肿者应将枕头垫高；下肢水肿明显可抬起患者足部。对于有胸腔积液或者是腹水等的患者，最好采取坐位或者是半卧位，这样能够改善肺扩张受限以及膈肌抬高等问题所带来的呼吸困难。对于阴囊水肿的患者，阴囊需要用阴囊支撑带支撑以帮助水肿消退，最好加强局部皮肤护理以避免皮肤破裂和其他情况。多观察患者病情，注意观察水肿部位及程度变化，记录出入量，定期测量体重和腹围，观察水肿情况。保持皮肤清洁、干燥，定时翻身，防止皮肤破损、感染的发生。要穿柔软、宽松的衣服，床单也要干燥和平整，避免摩擦。

三、食疗方

1.玉米须茅根饮

玉米须、白茅根各50g，共煎汤，加适量白糖分次服用。适用于阳水。

2. 赤小豆鲤鱼汤

赤小豆 60g，鲤鱼 1 条（去肠脏），生姜 10g，共炖汤，不放盐，食鱼饮汤。适用于阴水。

3. 黄芪瘦肉汤

黄芪 60g，猪瘦肉适量，共煎汤，不放盐，食肉饮汤。适用于阴水。

4. 白术羊肾

新鲜羊肾、白术片各 45g。将羊肾洗净去脂膜，切成细丁同白术片共入砂锅内，加适量水，煮粥，一次温热空腹食之。本方补肾健脾，燥湿利水，适用于肾虚水肿。

四、疾病预防

1. 晚餐要清淡

晚餐应控制食量，并且要少盐油，以素食为主。蔬菜中忌用大量的葱、韭、姜、大蒜等辛辣食品。多食利水消肿的食物，如香蕉、马铃薯、胡萝卜、酪梨、橘子等。红豆、薏苡仁都是排水上品，可以用红豆、薏苡仁、黑米、白芸豆、赤红米、小米仁和大枣煮成粥，改善水肿。

2. 睡前少喝水

睡前喝水并不一定会导致水肿。出现水肿主要有两个方面原因：一方面是因为个人体质问题，本身体质容易水肿，在睡眠中代谢不好，或者排水不利，第二天就会水肿；另一方面是喝水方式不对，喝太多水，身体如果不吸收，第二天容易水肿。睡眠时候，人体依然代谢，需要补充一定的水分，否则第二天醒来，身体会出现脱水现象。一般晚上喝 200ml 左右即可。喝水的时候要注意慢慢喝，可以喝一口水含一会儿再吞下去，这样有利于吸收。

五、常用治疗水肿的中药

1. 宣肺利水

主要临床表现为风邪外袭所致发热，恶寒，恶风，头痛，肢体关节酸痛，咳嗽，舌苔薄白脉浮。浮肿先见于面部，后遍及全身，小便不利。中医称此种水肿为风水，多见于急性肾炎或慢性肾炎急性发作。常用方剂有越婢加术汤和麻黄连翘赤小豆汤。常用药物有麻黄、生石膏、生姜、白术、防风、桑白皮、金银花、连翘、薄荷、前胡、赤小豆、车前子、泽泻、白茅根、益母草等。

2. 健脾化湿、利水消肿

临床表现为全身凹陷性水肿，以腰以下为甚，身重倦怠，小便量少，纳呆，胸闷，苔腻、脉濡。常用方剂为五苓散合五皮饮加减。常用药物有茯苓、猪苓、泽泻、白术、桂枝、桑白皮、大腹皮、生姜皮、陈皮、茯苓皮等。上半身肿甚而喘者加麻黄、杏仁、葶苈子；下半身肿甚加防己、川椒、厚朴等；如湿热壅盛，烦热口渴，小便短赤，大便秘结，苔黄腻，加大黄、木通、小蓟等。

第三节　蛋白尿患者的饮食调护

蛋白尿又称尿蛋白，是指尿常规检查能从尿中检测出蛋白质的一种常见的临床尿检异常结果，正常人 24 小时尿蛋白的范围为≤0.15g，尿常规化验检测为阴性，若 24 小时尿蛋白定量超过 0.15g，则尿常规检查能检测出蛋白尿。若尿常规检测阴性，但用特定的更为敏感的方法检测出尿中有过多的白蛋白（＞30mg/24h），则称为微量白蛋白尿。如果尿蛋白含量＞3.5g/24h，则称为大量蛋白尿。尿蛋白持续阳性，往往代表肾脏发生了病变，蛋白尿见于各种原发性肾脏病和继发性肾脏病，当肾小球、肾小管发生病变时，如各期肾炎、肾病以及高血压引起肾动脉硬化时，均可出现蛋白尿，以蛋白尿持续存在为特点，一般有肾前性、肾性、肾后性疾病之分；各种细菌性感染，如肾盂肾炎、肾结核、败血症等亦可出现蛋白尿；也可见于结石、肿瘤、休克、严重肌肉损伤、发热、黄疸、甲状腺功能亢进、溶血性贫血及白血病等，甚至运动、发热等情况，也可出现蛋白尿。由于近年来人们健康意识的提高，常规体检已普遍开展，很多慢性肾脏病是通过尿检发现蛋白尿而得以发现、确诊并及时治疗，出现异常尿蛋白，一定要有效控制并消除，防止病情恶化进展。

一、饮食调护

蛋白尿多属中医学的"水肿"、"虚劳"、"腰痛"等范畴，可行辨证施治，进行饮食调养。我国素有药食同源之说，饮食多样化，合理搭配的科学饮食，有益于疾病康复。《黄帝内经》提出了"五谷为养，五果为助，五畜为益，五菜为充，气味合而服之，以补精益气"的膳食配伍原则。人体的营养来源于粮食、肉、菜等各类食品，所需的营养成分应多样化，只有做到饮食的多样化和合理搭配人体才能摄取到各种必需的营养，维持气血阴阳的平衡。中医学认为，"阴平阳秘，精神乃治"。也就是说，如果人体的阴阳平衡，就会身体健康。在药物治疗的同时配合相应的食物进行调补，可以起到相得益彰的作用。

（一）限盐

我们饮食中的盐分 95%是由肾脏代谢的，摄入得太多，肾脏的负担就被迫加重，再加上盐中的钠会导致人体水分不易排出，又进一步加重肾脏的负担，从而导致肾脏功能的减退。低盐饮食是临床上绝大多数肾脏病患者饮食治疗的基础，主要适用于有肾病综合征、高血压和少尿的肾脏病患者。低盐饮食严格讲就是限制钠的饮食，因此所有含钠高的食物都应有所限制。高钠食物主要有两大类：一是食盐、味精、酱油、酱等调味品；二是各种盐脯腌制食品，如各式脯菜、黄油、咸菜、腊肉等。低盐饮食禁用第二类食物。每天摄盐量应该控制在6g 以内，而其中有 3g 可以直接从日常食物中获得，因此，食物调味时应该保持在 3g 以内。由于各种天然新鲜食物的含钠量都很低，因而只要注意限制调味品的使用，即少用盐、味精和酱油，适用糖、醋，低盐饮食是不难做到的。

（二）优质蛋白

保障营养供给需要多吃富含优质蛋白、维生素、膳食纤维等营养物质的食物，植物蛋白质因含有大量嘌呤碱，能加重肾脏中间代谢的负担，故出现蛋白尿的肾病患者应以少用为宜。其中大豆类及豆制品，虽蛋白质含量高，因上述原因，蛋白尿者也应忌用。为防止过多的蛋白从尿中漏出，导致肾小管空泡变性，故应摄入容易吸收和被利用的优质蛋白。优质蛋白质多指动物蛋白质，如鸡蛋、牛奶、瘦肉等。肉以脂肪量少的为佳。鱼肉的蛋白质是最佳选择。美国国家食品营养协会曾经建议人类每天每千克体重的蛋白质摄取量为 0.8g。

对于肾功能情况尚可的蛋白尿患者，需要尽可能维持其血浆白蛋白水平，减少因为大量蛋白流失、血浆胶体渗透压下降引起的并发症的出现，所以应该适当增加蛋白质的摄入，并保证充足的热量供给，主张进食高蛋白质食物，以纠正低蛋白血症，减轻水肿及改善或增强机体抵抗力。若对于肾功能较差甚至是尿毒症的蛋白尿患者，由于蛋白质的代谢产物会加快肾功能的损害，所以必须限制蛋白质的摄入。蛋白质是人体必需营养素之一，完全不摄入蛋白质会导致机体肌肉蛋白分解，其分解产物亦会加重肾损害，因此建议蛋白尿患者采用优质低蛋白饮食（以动物蛋白为主），并给予氨基酸类膳食补充剂，以减轻肾脏负担。蛋白尿患者每天蛋白质的摄入量应控制在 $0.6\sim0.8g/kg$ 体重。尿毒症患者在透析治疗期间，尤其是进行腹膜透析时，每日进食蛋白质的量应增加，保持在 $1.2\sim1.5g/kg$ 体重。

（三）忌油腻、辛辣刺激食物，禁烟

蛋白尿患者要少食油腻、辛辣刺激食物。很多肾功能正常的蛋白尿患者因体内大量蛋白流失，血浆胶体渗透压下降，也会导致继发性水肿、高血压、高脂血症的出现，对于此类患者，建议限制每日饮水量，尽量减少脂肪、胆固醇的摄入，少吃脂肪含量高的食物，特别是老年患者，往往同时伴有动脉硬化存在，所以胆固醇高的食物，如蛋黄等尽量少食，动物内脏也要加以控制。出现了尿蛋白高的情况，也千万不要再吃海鲜、牛羊肉等发性食物，尤其是一些海鲜产品，食用发性食物之后，一方面可能会加重病情，加大病情的治愈难度；另一方面也可能会使自身出现过敏反应，出现皮肤红疹的问题。另外，患者也应禁烟，因为烟中所含尼古丁也能刺激血管收缩，促使血压上升。

（四）营养均衡

肾病综合征患者尿中除丢失大量蛋白质外，还同时丢失与蛋白质结合的钙、镁、锌等矿物质，所以此类患者宜多吃新鲜蔬菜和水果等，补充含钙丰富的食物，如牛奶及其制品、虾皮、芝麻酱、海带、鱼类及绿色蔬菜等。含镁丰富的食物，如小米、小麦、大麦、肉类和动物内脏等；含锌丰富的食物，如小米、小麦、玉米粉、大白菜、萝卜、胡萝卜、茄子、扁豆、南瓜等。肾脏是人体内主要的排钾器官，因此蛋白尿患者治疗过程中容易出现血钾水平的异常。大量蛋白尿导致水肿、高血压的患者因排钾利尿剂的使用使肾脏钾离子排出增加，胃肠道黏膜水肿，钾吸收减少，容易出现低钾血症，激素的使用也导致低钾，口服或静脉补钾治疗的同时需配合高钾饮食。

二、精神调护

医护人员应耐心向患者介绍与蛋白尿相关的医学知识，使患者对蛋白尿产生的原因、治疗护理方法有初步的了解，树立战胜疾病的信心，保持心情愉悦，便于更好地配合治疗、护理和自我病情观察。有蛋白尿的患者一般都需要休息，以减轻肾脏的负担，改善肾功能，减轻蛋白尿症状。蛋白尿患者应避免剧烈运动和劳累，因为剧烈运动和劳累都属于一种应激的状态，这样肾脏滤过膜的通透性会增加，从这里丢失的蛋白会增多，而致病情加重。如果尿蛋白的出现与慢性肾脏病有关，患者需要长期规律地服用药物。要规律地复查，根据复查结果来调整药物的用量。注意防止复发诱因的出现（如感冒、劳累、腹泻等），坚持治疗，避免使用肾毒性药物。

三、食疗方

食疗方 1：党参 50g，黄芪 60g，红糖少许，粳米 100g。参、芪切薄片放锅内，加清水，用中火煮沸取汁，粳米加药汁，清水适量，武火煮沸后，转用文火煮至汁烂成粥。每日 2 次，每次食粥 250g，代食或佐食。本方适用于急慢性肾炎蛋白尿的治疗。

食疗方 2：蚕豆 200g，红糖 100g，加水煮成 500ml。每天早晨空腹时服 100ml，并同时吃蚕豆，5 天一剂，间隔 2 天后再服第 2 剂。坚持服 30 天。本方有消除尿蛋白、增加血白蛋白的功效。

食疗方 3：芡实 15g，茯苓 10g，粳米 30g，先将芡实、茯苓加水煮至软烂，然后加淘净的粳米煮成粥。本方有健脾固肾、利水涩精之功效，常用于脾肾两虚之水肿、小便不利、蛋白尿者。

食疗方 4：黄芪 30g，山药 30g，龟甲 30g，龟甲先煎 12 小时，然后加入山药、黄芪同煎，去渣饮汤。本方适于脾肾亏虚，肝肾不足，尿中有大量蛋白的慢性肾炎患者。

食疗方 5：商陆 10g，猪瘦肉 100g，加水 500ml 炖到 300ml，弃猪肉及药渣饮汤，为一天量，分三次温服。本方具有逐水消肿之功效，用于慢性肾炎全身浮肿、大量蛋白尿者。

以上就是蛋白尿患者的调护，总而言之，蛋白尿患者的饮食一定要坚持优质低蛋白、低盐、低脂饮食原则。在平时的生活中要做好蛋白尿的饮食调护，饮食对于蛋白尿的调理有很大的帮助，好的饮食能快速修复受损的肾脏，消除蛋白尿的症状。

第四节　血尿患者的饮食调护

一、饮食调护

（一）限盐

盐味咸，性寒，入胃、肾、大肠、小肠经。正常成人每天摄入盐量为 5~6g，对肾性水肿患者应该控制盐、碱入量，每人进盐 2~3g 即为低盐饮食。如果是单纯血尿则限盐意义不大，但慢性肾小球肾炎患者常伴有尿蛋白，此类型患者应该限盐，过量食用会导致水钠潴留，加重心脏负担，在老年患者中更易引起心力衰竭，同时可能导致血压升高加重肾脏负担。因此肾脏病患者适量限盐有助于疾病的恢复。肾脏病患者平时应注意饮食，多吃清淡而富有营养的食物。

（二）忌食辛辣，忌烟酒

辛辣食物包括葱、蒜、韭菜、生姜、酒、辣椒、花椒、胡椒、桂皮、八角、小茴香等，如辣椒属热性，吃辣椒必然会加重热象，从而抵消清热凉血及滋阴药物的功效，而在治疗血尿的中药中则大都含有凉血止血类药物。应忌吃下列食物：辣椒、胡椒、肉桂、丁香、人参、白酒、大蒜、生姜、洋葱、茴香、鹅肉、公鸡、狗肉、羊肉、各种海鱼、虾子、蟹、芫荽、芥末、荔枝、龙眼肉等。吸烟有害健康众所周知，血尿患者应禁烟。正常人适量饮酒有助于健康，然而肾脏病患者不宜饮酒，酒属辛辣，饮酒不利于药物发挥作用。《本草纲目》中载

"烧酒，纯阳毒物，与火同性"，说明了酒的热性。酒在慢性肾小球肾炎中更容易迫血妄行，加重出血，不利于疾病的恢复。

（三）优质蛋白

建议患者使用优质蛋白，尽量减少植物蛋白的摄入，比如大豆制品。植物蛋白不是人体必须蛋白质。同时也应该忌食鸡肉，鸡肉甘温，鸡汤是滋补类食物，但是多食易生热动风，不适合肾炎患者食用，尤其是肾炎水肿患者。现代医学研究也表明鸡汤内一些小分子蛋白质对肾脏病十分不利，肾功能减弱者对此类分子的分解作用降低，易引起氮质血症。

二、用药禁忌

应该尽量减少肾脏代谢药物的使用，比如抗生素中的庆大霉素、链霉素、卡那霉素等。这些药物主要经肾脏排泄，会加重肾脏负担，同时排泄速度降低，使药物容易聚集在体内导致中毒。目前有研究指出，中药木通大剂量使用会导致肾衰竭，马兜铃会引起肾脏间质炎症和纤维化，因此肾脏病患者应慎用此类药物。肾脏病患者在患有其他疾病时要咨询医生合理用药。

三、活动禁忌

剧烈活动会促进血液流动，对于慢性肾小球肾炎患者则会加重红细胞的流失，使疾病反复缠绵难愈。应注意休息，做短时间缓慢活动，如散步。

四、精神调护

大多患者在患病过程中会出现情绪异常的现象。精神负担重，意志消沉，不利于疾病的康复，肝气郁结，心火上亢，火热内蕴，出现气血逆乱之证，容易加重疾病。长期的精神抑郁也使得外邪容易入侵，使疾病反复难愈。因此在治疗过程中要与患者家属联手帮患者树立战胜疾病的信心，不时地鼓励患者积极治疗，家人多与患者交流开心的事情，尽力了解患者心里所想。这样再配合正确的辨证治疗，疾病会有不同程度的改善。

五、疾病预防

现代医学认为，肾小球肾炎是一种由免疫功能下降导致的疾病，健康人应注意生活保健，保持良好的心态和卫生习惯，减少不利因素的接触，如腐蚀性化学品，强辐射等。经常做适当体育锻炼，不吸烟、不酗酒。积极预防感冒，避免过劳，尽量避免剧烈的活动。排尿障碍且保留导尿管的患者，应保持导尿管的通畅与清洁，定期更换导尿管；排尿不畅，未插导尿管的患者，要训练定时饮水和定时排尿，养成规律，事先可以在下腹部用热水袋热敷，或者进行艾灸。肾小球肾炎患者应注意适当休息，减少体力劳动和运动，保持心态平衡，在病情平稳期应当注意保暖，保持室内通风，呼吸新鲜空气，尽量避免到人群聚集的地方，流行性感冒易发季节注意室内消毒、戴口罩等，降低疾病复发的概率，稳定病情。治疗肾小球肾炎血尿，重在正确辨证，精确用药，适时调药，精心调护，保持健康的生活作风和良好的心态，树立战胜疾病的信心。

六、食疗方

1. 白雪粥

配方：白茅根 30g，大米 100g，白糖适量。

制法：将白茅根择净，放入锅中，加入清水适量，浸泡 5～10 分钟，水煎取汁，加大米煮粥，待粥熟时下白糖，再煮一二沸即成。每日 1 剂，连服 3～5 天。

功效：凉血止血，清热利尿。

适应证：血热妄行所致的咯血、吐血、尿血及热淋、小便不利、水肿、湿热黄疸等。

注意事项：煮粥时以鲜品为佳。

2. 莲藕粥

配方：莲子肉 12g，莲子心 6g，旱莲草 6g，藕节 15g，生黄芪 15g，山药 20g，枸杞子 10g，麦冬 10g。

制法：糯米或粳米适量，与上药熬粥服用，每日 1 次。

适应证：肾炎单纯血尿或者伴蛋白尿。

第五节　少尿、无尿患者的饮食调护

医学上把患者尿量在 24 小时内少于 400ml 谓之少尿；全日尿量少于 100ml 或在 12 小时内完全无尿者称为无尿；少尿常是无尿的前驱症状。超过 1 天的少尿或无尿往往可造成严重后果，必须及时找出病因，加以处理。不少人常常将尿量比以前少，或小便的次数减少，统称为少尿，这是不科学的。况且，人的尿量与许多外界因素有关，如出汗、腹泻、呕吐、胸腔积液及腹水渗出、发热，还有长途旅行未喝水或长时间开会、看节目未及时排尿等均可影响尿量。因此，我们在判定一个患者是否少尿时不要忽视上述因素，这样才能对症下药，取得理想的治疗效果。

一、饮食调护

消除各种外邪入侵及湿热内生的有关因素，如忍尿、过食肥甘辛辣、饮酒、纵欲、过劳等。饮食治疗原则：

（1）少尿已引起明显水肿者，应严格限制水及钠盐的进入量。有时盐限制在 0.5～1g/d。

（2）少尿水肿较重时，应限制体力活动，因休息时，可减少能量消耗，增加肾血流量，从而增加尿量。

（3）忌吃生冷瓜果，戒烟酒，忌食肥腻油炸硬固食物。

（4）多吃清淡祛湿蔬菜，如冬瓜、萝卜、芹菜、糖醋大蒜、姜片等。

（5）如伴有肾功能损害时，应减少蛋白质的进量。

二、活动禁忌

应注意休息，做短时间缓慢活动，如散步。避免中等强度以上的体力劳动，如果临床表现较重，如水肿、肉眼血尿发作、心力衰竭、肾衰终末期的患者，应遵医嘱，卧床休息，限制活动，以利于病情的缓解与稳定。

三、精神调护

（一）情志与康复

中医学十分强调情志与脏腑功能生理上密切相关，病理上相互影响。人身气血常需充盛，贵在调通，情志舒畅、肝气条达对于气血的通调起重要的作用，正如《素问·上古天真论》所说："精神内守，病安从来？"《儒门事亲》亦说："喜者少病，百脉舒和故也。"反之，情志抑郁，忧郁重重，则可导致肝气郁结，脾气壅滞，郁久化火伤阴或气滞血瘀等变证，因而中医的病因学将七情所伤列入其中，诚如《黄帝内经》强调："百病皆生于气。"现代医学亦认为，长期的情志不畅可以使机体的免疫功能下降，容易发生疾病。可见，情志与健康是密切相关的，所以肾脏病患者在药物治疗的同时，应注意调养情志，这对于提高疗效、改善预后至关重要，切不可等闲视之。

（二）情志调养

肾脏病患者的精神心理状态表现主要为思想紧张、忧虑重重、情绪急躁、悲观失望四个方面。

思想紧张主要见于肾脏病初发阶段，蛋白尿或血尿的检查结果反复，发现自己肾功能不全的患者；忧虑重重是指患者担忧及考虑的问题较多，诸如学业的完成、恋爱婚姻可否、妊娠可否、工作事业的前途等，这主要见于青少年及中年的肾脏病患者；情绪急躁主要见于病程缠绵、取效较慢、病情易反复的患者；悲观失望主要见于慢性肾衰的患者，认为自己没有出路，对治疗失去信心，对生活缺乏勇气，情绪极低落，这类患者的心理素质最差。

由于肾脏病病程迁延，易反复，治疗有一定的难度，患者预后不佳出现上述的精神状态是可以理解的。然而长期的情志刺激，持续的不良心境，不仅会影响疗效，同时会加重病情。应对患者进行健康教育，使其正确认识疾病，减轻心理压力。

肾脏病患者之所以心理压力较大，其中最主要的原因是不了解肾脏病的特点，许多患者初发病时是害怕会发展到尿毒症。其实肾脏病有多种，预后相差很大，有的预后较好，并不是都会发展到肾衰竭。肾脏病患者要读一些医学科普书籍，配合医生进行积极治疗，不要盲目背上思想包袱。即使有的患者出现肾功能不全，也不必惊慌失措，首先应该分清疾病，了解肾功能不全已经到了哪个阶段。如果是肾功能不全代偿期，则是早期，仍属轻症；如果是肾功能不全失代偿期或肾衰竭期的患者要积极治疗，中医药治疗对处于这一阶段的患者，多数可以控制病情，改善肾功能，取得良好效果。反之，悲观消极，坐以待毙是无济于事的。发展到尿毒症期，可以根据具体情况，采用中西医结合的方法治疗。由于肾脏病病程较长，而且易于反复，部分患者不能坚持治疗，这对于提高疗效是不利的，凡事都有一个由量变到质变的过程，治疗疾病也不例外，体质的增强，正气的恢复，需要一定的时间，欲速则不达，临床上凡是能坚持治疗的患者一般多能取得良效。反之治治停停，频繁更换医生，或听信所谓包治百病的虚假广告，结果往往事与愿违。

四、食疗方

食疗方1：葫芦壳50g，冬瓜皮50g，西瓜皮30g，大枣10枚，加水400ml，煮至150ml

后，去渣服汤。

食疗方2：竹笋100g，陈皮100g，冬瓜皮150g，水煎服。本方适用于小便不利。

食疗方3：3年以上老鸭一只，去毛去内脏，填入大蒜头4～5个，煮至烂熟，不加盐，加少量糖，喝汤、吃鸭蒜。本方3天服完，对少尿、水肿、腹水等有效。

因少尿与水肿往往是联系在一起的，上述食疗方可参考使用。另外，鲤鱼煨赤豆、黄芪鲫鱼汤、鲫鱼赤豆汤、冬瓜鲫鱼汤及大蒜、菠菜、苋菜、马齿苋、黄花菜、黄瓜、大麦、小麦、玉米、高粱、马蹄粉、黑豆、赤豆、绿豆等，均有利尿作用。

第六节　运用膏方治疗慢性肾脏病

一、膏方概述

（一）概念

膏方又称膏滋、煎膏，是一种将中药饮片加水反复煎煮，去渣浓缩后，加炼蜜或炼糖等及胶类药制成的半固体剂型，属于中药丸、散、膏、丹、酒、露、汤、锭八种剂型之一。膏方在药材、药物配伍、制作、存储、服用方法等方面都很考究，尤其是中药饮片质量，会直接影响膏方的质量，因此临床采用制作膏方的中药饮片都主要以优质药材为主，如甘肃的当归、宁夏的枸杞子、青海的大黄等。需要指出的是，"药材越贵越补"的想法是不可取的。很多人认为，加了各种名贵药材的膏方滋补效果最好。其实，许多名贵药材在膏方中的药效其实可以用普通中药替代。如熟地黄、麦冬等也能起到冬虫夏草"补肺、补肾"的功效。

（二）膏方治病

既可使用一味单方，又可使用复方。现实中，许多患者的病证错综复杂，存在诸多内、外因素的影响，仅用一味单方往往无法达到理想的效果，而复方药宏效广，对较复杂的疾病证候全面照顾，因此，临床上多采用复方。

（三）膏方的制作

需经过浸泡、煎煮、浓缩、收膏、存放等多道工序。由于膏方的治疗、滋补效果与其制作的"完成度"有很大的联系，因此，制作过程中对时间的把握、火候的掌控、卫生的要求以及温度、湿度等外部条件的要求都十分严格，只有经过精细加工的膏方最终才能成为上品。制作完成的膏方在服用前可以储存一段时间，但应放在阴凉通风处，避免受热受潮，且要避光。南方天气比较暖和，膏药容易变质，所以最好放在冰箱里冷藏。取药服用时最好使用匙取，正确操作是先将匙洗净，干燥、消毒，取膏，放置密封，服用。

（四）膏方的用途

膏方作为中医八种剂型之一，具有扶正祛邪、防病治病的作用。凡气血不足、五脏亏损、产后以及大病、重病、慢性虚损性疾病恢复期出现各种虚弱症状的患者，都可以通过中医辨证服用膏方的方法来增强患者机体抵抗力，扶正祛邪，从而改善生活质量。此外，通过中医辨证施治开具的膏方也可以防病治病，尤其适用于易反复感冒、哮喘、腹泻的免疫力低下的儿童。在平日服食膏方可以提高机体免疫功能，预防疾病复发，是夏病冬治理念的很好体现。现代膏汤的发展如火如荼。这种因人、因地、因时制宜治未病的养生方式深受百姓欢迎。现代研究发现，冬令进补膏方，可起到调节免疫、加强人体免疫功能、增强人体抗氧自由基等作用。随着中医养生保健热潮的悄然兴起，中医"膏方北进"渐成趋势。近年来为发挥中医药特色优势，推广膏方广泛发展，中华中医药学会等拉开了"膏方北进"的序幕。目前膏方已广泛应用于慢性疾病的治疗及调养，尤其慢性肾脏病服用中药疗效可靠，且需要长期服用，高继宁教授根据患者病情"量身定制"膏方调治慢性肾脏病取得了满意的效果。

（五）膏方的特点与功效

1. 辨证施治，整体调理

人体体质虚弱，易受病邪侵袭，是疾病得以产生的主要原因，也是最根本的原因，而体质会因为年龄、性别、生活境遇、先天禀赋、后天调养等多种原因的不同而各有差异，所以选方用药方面也因人而异。老年人脏器衰退，气血运行迟缓，多虚多弱，膏方中除滋补以外，多辅以行气活血的中药；小儿为纯阳之体，不能过早服用补品，如果确实需要，大多应用甘淡的中药调养，如四君子汤等；女子最重要的脏器是肝，并且容易肝气郁滞，因此应该辅以疏肝解郁的中药；中年人压力负担过重，易被七情劳役所伤，治疗时多需补泻兼施。除此以外，又有诸多个体差异，都需要详细分析，根据每个人的具体情况，拟订不同的治疗计划。医生通过对患者病情与体质进行详细诊察，望、闻、问、切四诊合参，从整体出发，全方位辨证施治，立法处方，君、臣、佐、使合理配伍，注重对患者气血阴阳的综合调理，使得阴阳达到新的平衡，从而避免和减慢疾病的发生、进展。因此，与一般汤剂不同的是，膏方更注重整体调治，多为大型复方，药味相对较多，兼顾面广，适合治疗比较复杂、病程较长的疾病，临床制定的膏方，一人一方，针对性强，疗效稳定。

2. 扶正补虚，攻补兼施

为达到阴平阳秘，精神乃治的状态，就要利用药物的特性，来纠正人体气血阴阳某方面的偏盛偏衰，这是中医养生和治病的基础思想。中老年人脏器衰退，常常出现虚实夹杂的复杂病理状态，如果对此忽略不见，一味投补，往往会适得其反。所以膏方运用，要活血、化瘀、化痰等方法多管齐下，达到阴阳平衡。膏方药性和缓持久，对于各种虚证有独特的疗效。

3. 善治未病

圣人不治已病治未病，不治已乱治未乱，治未病的观点是中医学的重要思想，是中医预防医学的实践和总结，是医学的最高境界。《淮南子•说山训》亦云："良医者，常治无病之病，故无病。圣人者，常治无患之患，故无患。"中医历来防病重于治病。春生夏长、秋收冬藏，冬季万物潜藏，人体的阳气也趋于潜藏，此时应用膏方调补，能使体质得到全面增强，可真正起到扶正固本、治未病的作用。

（六）膏方服法

膏方服法需考虑患者的体质、应时的季节、气候、地理条件等因素，根据患者的病情决定，做到因人、因时、因地制宜。由于膏方口味较为甜美，易为小儿接受，所以也可以用于常患呼吸系统疾病、脾胃虚弱、形体瘦小、遗尿等患儿。儿童通常采用的是冲服方法，取适量膏滋，放在杯中，将白开水冲入搅匀，使之溶化，然后服下。也可以调服或者嚼化，根据医生指导选择。冬季是一年四季中进补的最好季节，一般来说，服用膏方多由冬至即"一九"开始，至"九九"结束。滋腻补益药宜空腹服，如空腹时服用肠胃有不适感，可以改在半饥半饱时服用。如果是其他祛邪或者安神类的药物，应根据医生指导选择时间。膏方经提取浓缩而成，对于慢性病患者来说，无须花费更多时间和精力熬煮，服用时只需按时取出适量，温开水冲服，即冲即饮，易于吸收。定制的膏方中，有些添加了糖类，使膏方口感较好。中医膏方是在辨证论治及整体调理的理论指导下，根据人体脏腑阴阳、气血虚实之变化制成的，可增强机体的抵抗力，改善体内环境，平衡阴阳。

二、高继宁教授应用膏方经验

（一）膏方与慢性肾脏病

慢性肾脏病病程长，病机复杂，病情缠绵难愈，需中西医结合长期治疗。在治疗过程中，许多患者认为喝中药汤剂能治本，防治肾病，综合调理体质，却很苦恼于中药携带不便，味苦难咽。高继宁教授结合临床诊治情况，认为膏方有体积小、药味众多、药物含量高、服用方便、口味宜人的特点，可弥补西药及中药汤剂治疗慢性肾脏病的缺陷，既可辅助西药，间断替代汤药，又方便患者出院后继续服用，有效延缓、逆转肾功能损伤的进展。结合中医"肾气与冬气相通应"、"春夏养阳，秋冬养阴"理论，膏剂作为冬季特色补法，借助万物冬藏宜养的时机，利用膏方的缓调特性，或运脾，或益肾，或软坚，或泻浊等，达到机体整体阴阳的平衡。

（二）膏方治肾辨证思路

中医膏方作为中医药的一种重要剂型，最大的特点在于辨证施治及因人、因时制宜的个体化治疗，注重整体调理，可寓攻于补、攻补兼施，针对性很强，即"量身定制"。高继宁教授认为各种慢性肾病，虽然其临床表现和病理改变不尽相同，但从中医学角度分析，它们的发生不外乎内、外二因。正气不足，脾肾亏虚是发病的内因，正如《黄帝内经》所云"正气存内，邪不可干"、"邪之所凑，其气必虚"。外邪侵袭是诱发、加重本病的重要因素。本病病理属性为本虚标实、虚实夹杂。脾肾亏虚为本，湿热、浊邪、瘀血为标，而湿热、浊邪、瘀血既为慢性肾脏病的病理产物，又是引起肾功能损害的致病因素。因此，高继宁教授应用膏方治疗慢性肾脏病时，在调补脾肾的基础上同时加入理气活血、化湿清热等药配合调治。严重者暂宜先从标治，通常在遣膏方前，高继宁教授先给患者服用"开路方"，根据患者服后的整体反应进行精准辨证后，再进行膏方治疗。

1. 量体裁衣辨证施膏

膏方之制定，应遵辨证之法度，循理、法、方、药之程序，不仅能养生保健，更能治病防变。因此，利用药物的偏盛之性，来纠正人体阴阳气血的不平衡，达到"阴平阳秘，精神乃至"，是中医养生和治未病的基本思想，也是制定膏方的主要原则。

膏方一般由 30 味左右的中药组成，属大方、复方范畴，且服用时间较长，因此，制定膏方更应注意针对性。所谓针对性，是指应该针对患者的疾病性质和体质类型，经辨证后配方制膏，一人一方，辨体用药，方能达到增强体质、祛病延年的目的。另外，膏方中多含补益气血阴阳的药物，其性多黏腻难化，补阳之品多温燥，若不顾实际情况，一味纯补峻补，每每会妨碍气血，于健康无益。故精究配伍，恰当用药，达到补而不滞、补而不腻的效果。

2. 先行开路，打好基础

一般情况患者服用膏方之前需先服"开路方"，以汤剂为多。调理好肠胃，药物才能被吸收起作用。"开路方"的另一作用是通过试探性调补，观察服药后的反应，为医生开好调补对证的膏方做好准备，通常提前 1~2 周服用。对于脾胃功能正常的人，或者已服过汤剂有良好效果的患者，可以直接服用膏方，做到及时进补，冀求期效。

3. 循序渐进，缓图起效

膏方，是一种具有营养滋补和治疗预防等综合作用的中药内服制剂，药物选择和组方有别于丸剂、汤剂、散剂等，也有别于一般"补品"。名医秦伯未在《膏方大全》指出："膏方者，盖煎熬药汁成脂液，而所以营养五脏六腑之枯燥虚弱者。"膏方因人施治，处方在"辨病"与"辨证"的结合下，根据个体差异进行立法组方，实现疗疾（多为慢性疾病）与养生并举，用膏调理不能急于求成，要缓图起效。

另在"调治"上下功夫，实现"固本清源，攻守适宜"。重视膏方中扶正药与祛邪药之间的比例和轻重。

4. 大病大方，与时俱进

清代医家喻嘉言曾说"大病需用大（大方大药）药"。上海裘沛然老中医对大方研究认为"兼备法（大方）并不是一个杂凑的方法，其处方既富有巧思，而配伍又极其精密，这是中医处方学上一个造诣很深的境界"。

现代社会瞬息多变，现代人生活节奏快，压力大，又因自然环境受到破坏、污染，道地药材的减少，药材质量的下降，药物的滥用造成致病微生物的耐药性、抗药性，产生新的致病微生物等，直接导致现代人疾病的多样化、综合化。在一个复杂疑难疾病的发生、发展中，矛盾无处不在，无时不有，而且其中的矛盾是多方面或多元化的，辨证使用大方，进行多环节、多靶点的整合调节作用，正是解决这种矛盾行之有效的方法。

慢性肾脏病常出现气虚、血瘀、水聚、热毒、积滞等错综复杂的病机，靠以往的用药特点，往往出现病重药轻，收效甚微的尴尬。高继宁教授采古方、取今理，病、症、证相结合，清热解毒、滋阴养血、利水消肿、温补肾阳、培补脾气等法结合应用，收到桴鼓之效。高继宁教授认为，疗效才是硬道理，才是医学之本，单治一证，往往顾此失彼，难以力挽狂澜，而多证兼顾，数法并进，则能协同增效，顾全大局。在治疗肾病中用大方大量正是临床工作的需要，患者病情的需要，只要辨证准确，用药得当，常取得显著疗效。

（三）膏方特色临证原则

1. 顾护脾胃

顾护脾胃是高继宁教授临证治病的一条重要原则。《脾胃论》云："脾胃之气既伤，而元气亦不能充，而诸病之所由生也。"《景岳全书·脾胃》亦强调："凡欲察病者，必须先察胃气，凡欲治病者，必须常顾胃气。"临床上高继宁教授常把"保胃气"作为判断和治疗疾病的重要原则，每逢遣方治慢性病，尤其是慢性肾脏病用药均酌加顾护脾胃之药，这样既利于滋补药发挥作用，又防闭门留寇之弊。膏方中常佐焦山楂、焦麦芽、焦神曲、砂仁以醒脾开胃，茯苓、白术、豆蔻以健脾利湿，半夏、陈皮以理气健脾和胃。服用开路方时要尽可能祛除湿浊，调整好胃肠功能，也可以在膏方中佐加一些消化护胃之品。

2. 活血化瘀

高继宁教授遣膏方时继承了名老中医孙郁芝、于家菊教授的学术思想，擅长应用活血化瘀疗法治疗慢性肾脏病。慢性肾脏病持续发展的最终结果是慢性肾衰竭，其过程是肾小球血流动力学的改变和脂质代谢异常致肾实质纤维化，其本质属中医"久病入络"学说，长期的脾肾亏虚和湿浊、水饮、瘀血等病理产物在体内积蓄致气机逆乱、络脉阻滞。因此对肾络瘀阻的干预，是延缓肾衰竭的重要措施。在临床膏方应用中，对血瘀证，当以活血法为主，佐以化瘀，其病主要在经；而对于瘀血证，当以化瘀法为主，佐以软坚散结，其病则主要在络。在用药方面则强调使用虫类搜剔药及软坚散结药，如炮甲珠（代）、地龙、积雪草、桃仁等，瘀血重者适当加三棱、莪术。

3. 和法平调

高继宁教授认为慢性肾脏病均有本虚标实、虚实夹杂的特质，常出现气虚、血瘀、水聚、热毒等错综复杂的病机，故治疗慢性肾病只可缓图，不得骤取，膏方用药强调平和。处方时既要理、法、方、药前后一致，君、臣、佐、使亦需配伍得当，还要做到虚实兼顾、气血同治、寒温得宜，从而达到阴阳平衡，"以平为期"，"以和为贵"的目的。临床治疗中，本虚以脾肾气虚为主，"健脾益肾"为基本治疗原则，常用健脾益气养血药物有黄芪、太子参、党参、白术、当归等；补益肝肾药物高继宁教授常用灵芝、何首乌、杜仲、川续断、桑寄生等。标实以湿热、浊邪、瘀血为主，脾肾两虚、水饮内停常用猪苓、茯苓、车前子、大腹皮等；化湿泄浊常用半夏、藿香、砂仁、豆蔻等；通腑泄浊常用大黄等；活血化瘀常用川芎、桃仁、红花、丹参、当归等。

第四辑 高氏肾病学术流派名家医案荟萃

第十一章　高学圣医案

注：由于高老生前医案大多散失，现留的手稿中对医案的记录甚为简略，好多也没有复诊及疗效的记载，我们这里也保留其原貌，仅对其辨病辨证、用药机制进行一般性的分析。高老一生，用药剂量处于"钱、两"和"克"变革的时代，由于其手稿用量均为钱，故我们未作改动。通常换算比例为三钱相当于一克。

一、淋证

（一）血淋

主方：当归五钱，白芍四钱，生地黄五钱，元参四钱，连翘四钱，萹蓄四钱，瞿麦四钱，炒栀子三钱，黄柏二钱，白茅根一两，黑地榆五钱，甘草二钱。

加减：大便干燥加大黄二钱，肿痛较重的加金银花、蒲公英、地丁草、土茯苓、败酱草。小便血止不住时，再加血见愁、汉三七。仙鹤草、炒槐花、椿根皮这些药物都可选用，药量三钱、五钱到一两。

按：本方即四物汤去熟地黄易生地黄、去川芎加味方。高老认为，四物汤方治疗范围十分广泛，随证加减，可用于多种血分疾病的治疗。本方去川芎，因其辛温动血，故血淋下焦热盛者不宜；去熟地黄之甘温而取生地黄之甘寒以增强凉血止血之功也。加元参，以本品配生地黄能入血分而清热凉血。元参苦咸，性微寒，无毒，正禀北方水气，兼得春阳之和以生，可升可降也。《本草备要》载："元参补水，泻无根之火……色黑入肾。能壮水以制火，散无根浮游之火（肾水受寒，真阴失守，孤阳无根，发为火病），益精明目，利咽喉，通二便。"加连翘，以其味苦辛无毒，感清凉之气，得金水之性以生。《名医别录》载："通利五淋小便不通，除心家客热。"可见，该药是治疗淋证的要药。元素曰："连翘之用有三，泻心经客热，一也；去上焦诸热，二也；为疮家圣药，三也。"栀子泻三焦之火，清胃脘之血，使邪易伏而病易退也。二药合用，清心、三焦之热，使热不移于小肠而血淋易愈。黄柏清下焦之湿热，《本经逢原》载："黄柏味厚而降，入肾经血分。凡肾水膀胱不足，诸痿厥无力……使两足膝中气力涌出，痿弱即愈……凡下焦湿热肿痛，并膀胱火邪，小便不利及黄涩者并宜。"可见，本药不单能治热淋，且为坚阴之妙品。在滋阴清热基础上，本方加二味通淋之品，即萹蓄和瞿麦。萹蓄，《滇南本草》载："利小便，治五淋白浊，热淋，瘀精涩闭关窍。"瞿麦，《本草备要》说："降心火，利小肠，逐膀胱邪热，为治淋要药。"二药合用，重在治淋浊之标。白茅根、黑地榆、甘草三味，则主要用于凉血止血。统观全方，以滋阴清热为主以治阴虚有火之本，佐以凉血止血、利尿通淋之品以治血淋之标，为标本兼治之方也。由上观之，高老治疗血淋的主要思想，即重在滋阴清热。

（二）热淋

主症：腰背酸痛，头晕，手足心热，尿频，尿急，尿灼痛，大便干等。舌红苔白，脉沉细数（尿路感染）。

治法：滋阴清热，利尿通淋。

主方：当归三钱，生地黄三钱，元参三钱，黄柏三钱，瞿麦三钱，萹蓄二钱，土茯苓三钱，木通二钱，竹叶二钱，连翘二钱，金银花三钱，甘草二钱。

按：热淋包括现代医学的急慢性前列腺炎、前列腺增生、急慢性肾盂肾炎、膀胱炎、尿道炎等疾病。多因恣食辛热、肥甘；或酗酒太过，酿成湿热；或感受暑邪未及时清解，而导致湿热注于下焦；或下阴不洁，秽浊之邪侵入下焦，酿成湿热；或风热风寒之邪乘虚袭表，太阳经气先病，引动膀胱湿热之邪，邪气充斥于足太阳经；或因心火亢盛，下移小肠。以上诸因皆可导致湿热蕴结下焦，膀胱气化不利，发生热淋。《诸病源候论》谓："热淋者三焦有热，气搏于肾，流入于胞而成淋也，其状小便赤涩。"典型症状为小便频数短涩，灼热刺痛，溺色黄赤；亦见有少腹拘急胀痛，口苦，或有腰痛拒按，或有大便秘结，苔黄腻，脉滑数等症状。

本方以清热通淋为治，当归、生地养血而去血分之热，以当归能引诸药入血分也。《续医说》称："当归血中主药也，通肝经。头身梢分三治，全用则活血。若气血昏迷者服之即定，能使气血各有所归也，故名之曰当归。其功用但从人参、黄芪则能补血，从大黄、牵牛则能破血，从官桂、附子、茱萸则热，从大黄、芒硝则寒。"可见，当归的作用在于引其余诸药而入血分发挥作用。以元参、黄柏清肾经之虚火，则《诸病源候论》言之"肾虚而膀胱热"得愈。瞿麦、萹蓄利尿而通淋，连翘、金银花、土茯苓解毒而通淋，木通、竹叶、甘草清小肠、心脏之热而导之从小便而出。本方分别从清肾、心、小肠、膀胱之火的角度治疗热淋，可谓独具匠心。

（三）淋证伴浮肿

主症：尿频、尿急，兼有浮肿，口干舌燥、五心烦热、腰膝酸软，乏力倦怠，小便淋漓不舒。

治法：滋阴通淋消肿。

主方：二地黄二钱，首乌二钱，石斛二钱，女贞子二钱，枸杞子三钱，怀牛膝二钱，白芍二钱，泽泻三钱，黄柏三钱，二花二钱，土茯苓三钱，甘草二钱。

按：本证以淋证日久，慢性肾盂肾炎者多见。慢性肾盂肾炎多由急性肾盂肾炎发展而来，一般说来，初起或在急性发作阶段属实，以膀胱湿热、沙石结聚、气滞不利为主；久病多虚，以阴虚及气阴两虚为主。或热淋经过治疗，湿热尚未去尽，又出现肾阴不足或气阴两伤等虚实并见的证候，甚至日久而为劳淋。劳淋则以正虚为本，热淋以邪实为标。一般肾虚水肿多由肾阳亏虚，气化不利而来，阴虚水肿较难理解。但淋证的病理过程有其特殊性，本病由急性热淋发展到慢性劳淋的过程中，往往始终贯穿阴虚的过程，那么，阴虚水肿到底是如何发生的呢？本方重在滋肾，以二地黄补肾填精，滋阴清热。枸杞子、首乌、白芍补益肝肾，养血柔肝。石斛滋胃阴，女贞子滋肾阴而清热。怀牛膝活血化瘀，通淋利尿，且有引血下行之功。泽泻利水而消肿，黄柏清肾、膀胱之虚热而坚阴，二花、土茯苓、甘草清热解毒，对前阴之热毒尤为有效。此方中，白芍人皆以为收敛之品，其实有利尿之能，且利尿而不伤阴。《神农本草经》载芍药"主治邪气腹痛，除血痹，破坚积，寒热疝瘕，止痛，利小便，益气"，明言其利小便。《名医别录》载芍药"通顺血脉，缓中，散恶血，逐贼血，去水气，利膀胱、大小肠，消痈肿，（治）时行寒热，中恶腹痛，腰痛"，其也明确指明本品去水气，利膀胱。可见，本药有明确的利小便作用，其妙者，尤其在利小便的同时柔肝敛阴，如治疗阳虚水肿的方剂真武汤，即使用本品以养阴而利小便。欲养阴同时利小便者，本药乃无二之妙品。土茯苓清热解毒，妙在治淋浊而不败胃。《本草便读》载土茯苓"利湿分消，皆谓邪留下部，舒筋定痛，多因毒伏经中。以能制轻粉之留邪，入胃通肝及肾，故为治下疳之良剂。性平味淡而甘，可助土以强脾，藉遗粮而当谷……土茯苓之味甘淡，甘能解毒，淡可分消。又能益脾胃，使土旺湿除，肌肉自愈之意。非土茯苓可以治疮也。"可见，土茯苓虽为解毒之品，然亦为甘淡之剂，能清热解毒而兼益脾胃者，亦一奇药也。甘草善解下部毒。《本草便读》载："甘草味甘性平，和中解毒……节医肿毒成疮，痈疽有验，梢止阴茎作痛，淋浊无忧。"人皆以甘草不过调和诸药而等闲视之，不知用于种种毒热，甘草正是主药，不过有中满水肿者，量不可大，水肿甚毒热轻者，也可去之。

（四）劳淋

主症：腰痛，尿频尿痛，口干不欲饮，纳呆，脉沉细，苔白，稍紫红。

治法：补益肝肾，利尿通淋。

主方：桑寄生三钱，二地黄三钱，元参二钱，功劳叶三钱，怀牛膝三钱，白芍二钱，白茅根二钱，旱莲草二钱，刘寄奴二钱，黄柏二钱，泽泻二钱，甘草二钱。

加减：兼有血尿者加黑地榆五钱，炒栀子三钱，大小蓟一两；并浮肿者，加茯苓皮一两，冬瓜皮一两，防己一两。

按：《诸病源候论》曰："劳淋者，谓劳伤肾气，而生热成淋也。肾气通于阴。其状：尿留茎内，数起不出，引小腹痛，小便不利，劳倦即发也。"劳淋因淋证日久不愈，遇劳即发而名。此证多因淋证经久失治，或调治失宜，致脾肾两虚而起。若面色㿠白，少气懒言的，为脾气虚；形虚肢冷，脉虚弱的，为肾阳虚；手足心热，舌红，脉细数的，为肾阴虚。本方所治者，为偏肾阴虚者。

本方以桑寄生、二地黄、功劳叶、怀牛膝补益肝肾之阴而治疗肾虚治本。桑寄生为桑寄生科植物桑寄生的带叶茎枝。《神农本草经疏》记载："桑寄生，其味苦甘，其气平和，不寒不热，固应无毒。详其主治，一本于桑，抽其精英，故功用比桑尤胜。腰痛及小儿背强，皆血不足之候，痈肿多由于营气热。肌肤不充，由于血虚。齿者，骨之余也，发者，血之余也，益血则发华，肾气足则齿坚而发眉长。血盛则胎自安。女子崩中及内伤不足，皆血虚内热之故。产后余疾，皆由血分，乳汁不下，亦由血虚。金疮则全伤于血。上来种种疾病，莫不悉由血虚有热所发，此药性能益血，故并主之也。兼能祛湿，故亦疗痹。"可见，本品为肾虚腰痛的要药，具有祛风除湿之功，故本方用于治疗劳淋之肾虚腰痛。功劳叶是冬青科植物枸骨的叶，具有清虚热、益肝肾、祛风湿等效用，主要用于阴虚劳热、咳嗽咯血、头晕目眩、腰膝酸软、风湿痹痛等。本药多用于结核病虚弱者，故对劳淋而属于膀胱结核者甚为适合。此五药合用，强壮补肾而兼有清虚热之功。旱莲草《本草便读》载："甘酸化阴。凉血有功于肾脏。沉寒色黑。乌须兼固夫齿牙（旱莲草甘酸而寒。折之中有汁出。其色黑。故入肾）。

能凉血补阴。敛营止血。"本品之长，在于补肾而凉血止血。元参滋阴清热、白芍养阴柔肝，黄柏清虚热坚阴，此四味为滋阴清热之品。再以白茅根凉血止血，泽泻利水消肿，刘寄奴活血通经，全方合用，取扶正祛邪之意，并考虑到久病入络，故采用了活血通络之品。《本草便读》载刘寄奴"破血行瘀兼逐水。辛苦微温。和伤消肿并调经。肝脾两达。入肝脾二经。专主破血下气。以及血化为水而成肿胀者。皆可服之"。可见，本药用于久淋小便不利，偏虚，而逐渐有因淋而致肿之势者是不二妙品。兼有血尿者加黑地榆五钱，炒栀子三钱，大小蓟一两者，是凉血而止血也；并浮肿者，加茯苓皮一两，冬瓜皮一两，防己一两者，是以皮走皮，治疗小便不利而渐成水肿也。

二、前列腺炎

主症：男人小便以后有白浊，淋痛不甚，梦遗，早泄，滑精。

治法：补益肝肾。

主方：生山药一两，芡实五钱，白术五钱，莲须四钱，龙骨五钱，牡蛎五钱，沙苑蒺藜四钱，莲子四钱，黄柏二钱，肉桂二钱，益智仁四钱，炙甘草二钱。

按：前列腺炎是指前列腺细菌感染或非细菌感染所致的急慢性炎症，可有尿路刺激征，尿频、尿急、尿道灼痛，清晨尿道口有黏液、黏丝或脓性分泌物，尿浑浊或大便后尿道口有白色液体流出，后尿道、会阴及肛门不适，有时阴茎、睾丸及腹股沟部疼痛，伴有射精痛、血精、早泄、阳痿以及乏力、头晕、失眠和忧郁等自主神经功能紊乱的症状。本方所治者，为前列腺炎日久不愈，心、脾、肾亏虚，湿浊下注，精关不固，而出现小便白浊、梦遗、早泄等症状。

本方以金锁固精丸为底方加减而成。金锁固精丸由沙苑蒺藜、芡实、莲须、龙骨、牡蛎、莲子粉等组成，主潜阳纳气，火不动则精宫自固。《医方集解》曰："治精滑不禁（精滑者，火炎上而水趋下，心肾不交也）。……此足少阴药也。蒺藜补肾益精，莲子交通心肾，牡蛎清热补水，芡实固肾补脾，合之莲须、龙骨，皆涩精秘气之品，以止滑脱也。"人皆以为此纯为收敛固涩之品，毫无深意，如陈修园曰："此方汇集药品，毫无意义，即市中摇铃辈、店上买药辈，亦能制造，张景岳新方，亦多类此，若辈喜为平稳而说之，修园不阿好也。"但实际上，龙骨、牡蛎合用，与潜藏固摄中大有宣通之性，如张锡纯认为："龙骨味淡，微辛，性平，收敛之中兼具开通之力。牡蛎味咸而涩，性微凉，其性善收敛，因能软坚化痰，善消瘰疬，故亦具有开通之力，二药合用，则其敛中有通之性加强。"《本经逢原》中说："龙骨入肝敛魂……收敛浮越之气……其性虽涩而能入肝破结……"亦说明了该药开通之性。龙骨、牡蛎之开通之性，有助于其软坚散结，而治疗前列腺发炎之肿大。本方重用山药为君，为仿无比山药丸补虚以治劳淋之意，山药滋肺、脾、肾之阴而有强壮作用。黄柏苦寒微辛，泻膀胱相火，补肾水不足，入肾经血分；肉桂辛热，假以反佐，为少阴引经，寒因热用也。黄柏、肉桂合用，即古方滋肾通关丸之意。益智仁、白术温脾补肾，诸药合用，以补脾肾固摄为主，佐以黄柏寒凉之味以祛久伏之湿热，故可用于治疗前列腺炎久治不愈，寒热虚实错杂者。

三、水肿

患者，男性，59岁，既往有慢性支气管炎，肺气肿，肺心病病史10余年，现浮肿，小便不利，心慌气短，失眠，头晕咳嗽，精神欠佳，眠可，大便正常，舌质淡胖，苔白，脉沉细。

主方：黄芪五钱，当归五钱，党参五钱，茯苓五钱，白术四钱，桂枝三钱，陈皮五钱，桑白皮四钱，枳壳三钱，瓜蒌五钱，苏子四钱，白芥子三钱，甘草二钱，生姜皮二钱。

按： 高老认为，水肿之为病，与肺、脾、肾三脏密切相关，脾属土，肺属金，母子相生。脾为肺母，两者常互相影响。本案患者既往有慢性支气管炎、肺心病、肺气肿病史，病情迁延不愈，致肺气虚衰，宣降失职，水液代谢不利，以致湿停中焦，困损脾阳，出现水肿等症。另外，肾对水液代谢的开阖作用依赖于脾气的制约。经云："肾者，胃之关也，关门不利……上下溢于肌肤，故为浮肿。"脾失健运，肾失开阖，膀胱气化失常，导致体内水液潴留，泛溢肌肤，亦可见水肿。

因此，在治疗水肿病上，高老认为不应拘泥于古人所讲的开鬼门和洁净府，还应注重补脾土，万物从土中生，中土健运，则精气四达，气机畅通，阳气输布，水湿之邪不能留恋于体内。另外，患者患病日久，久则必虚，虚致其瘀，故高老在此加黄芪、当归益气补血；用党参、白术、茯苓健脾化湿；桂枝温阳通脉；陈皮、桑白皮、生姜皮利水消肿；苏子、白芥子降气平喘；瓜蒌宽胸散结化痰。诸药合用，寓通于补，寓补于通，亦标本同治之意耳。

第十二章 孙郁芝医案

医案一

王某，男性，76岁，2007年7月1日初诊。患者3个月前因大量泡沫尿，高度浮肿，在某省人民医院住院治疗，化验尿蛋白（++++），24小时尿蛋白定量16g，血白蛋白19g/L，血脂显著高于正常，诊断为肾病综合征。经糖皮质激素治疗，病情无缓解且有日渐加重之势，并表现为激素不能耐受，遂求孙老师纯中医治疗。患者来诊时高度浮肿，乏力，纳差，腰膝酸痛，小便不利，大便溏薄，舌淡胖质暗，苔白腻，脉沉细。

中医诊断：水肿（阴水），证属脾肾两虚，湿浊内蕴，瘀血阻络。治宜健脾益肾，利水消肿，活血化瘀。

处方：黄芪20g，党参15g，当归12g，白术10g，茯苓15g，丹参30g，赤芍12g，冬瓜皮30g，土茯苓30g，萹蓄12g，乌药9g，杜仲15g，藿香10g，砂仁6g，陈皮12g，石韦30g，薏苡仁30g，白茅根30g。水煎服，每日1剂。

2007年7月8日二诊：服上方7剂，小便稍利，浮肿、乏力稍减，仍纳差，腰酸，大便溏，自汗，舌淡胖，苔白腻，脉细弦。气化已行，而脾肾仍虚，上方黄芪改为30g以加强益气固表之效，加苍术10g，炒三仙各10g以健脾消食和胃，加川芎12g以行气活血兼升清，生龙牡各30g以收敛固涩，去赤芍，因其性凉于便溏不利。

2007年8月5日三诊：患者经门诊数次治疗，浮肿继续减轻。近日感肛门灼痛，皮肤瘙痒。食纳可，大便正常，舌红苔黄腻，脉细弦。实验室检查：血清白蛋白22.4g/L，血尿素氮7.4mmol/L，血肌酐90.1μmol/L，总胆固醇12mmol/L，三酰甘油2.14mmol/L。24小时尿蛋白定量8.21g，尿隐血（+），蛋白（+++）。二诊方加车前子、黄芩以清热利湿，炮山甲（代）活血通络、软坚散结，女贞子滋阴清热，炒二芽和胃消食，生龙牡收敛固涩，去萹蓄、乌药。水煎服，每日1剂。

2007年12月31日四诊：患者门诊继续坚持治疗近4个月，现下肢浮肿消失，睡眠好转，偶感纳差，大便稀溏，舌质红苔黄腻，脉弦细。实验室检查：24小时蛋白定量6.32g，肾功能正常，血总胆固醇6.9mmol/L，三酰甘油2.27mmol/L，白蛋白30g/L。三诊方黄芪改为40g，加炒枣仁15g，去当归、赤芍、冬瓜皮。水煎服，每日1剂。

2008年6月2日五诊：患者以上方随证加减服用，病情一直较平稳，纳、眠佳，肿消。实验室检查：尿蛋白(+)，24小时尿蛋白定量3.88g，血清白蛋白34.9g/L，总胆固醇6.30mmol/L，三酰甘油1.62mmol/L，肾功正常。以四诊方稍作加减，继续服用。

2009年2月8日六诊：患者近来病情平稳，上方加减服用，无浮肿，纳、眠好，大便2次/日，舌淡红苔薄黄，脉弦细。实验室检查：肝肾功能正常，尿蛋白（±），24小时尿蛋白定量0.61g，予初诊方加山萸肉15g继续服用。

患者此后仍坚持中药治疗，约1个月复诊1次，用药及加减思路基本同前。患者病情日渐好转，临床症状完全缓解，血脂、血清白蛋白、尿蛋白均已恢复正常，随访至2010年5月仍病情稳定。

按：该患者治疗历时2年余，复诊达30余次，终于依靠纯中药治疗使病情得到控制。肾功恢复正常，血清白蛋白、血脂均达到正常范围，尿蛋白微量。浮肿等不适症状消失。对该例患者的治疗总结如下几点。

（一）治疗大病、难病必有方有守

岳美中教授说过，"治急病需有胆有识，治大病需有方有守"，就是这个道理。尤其是肾脏病，如该例患者的肾病综合征，出现功能改变的同时伴随着病理改变，症状的缓解并不同时意味着辅助检查结果的正常，虽然临床症状复杂多变，其背后的基本病机却具有相对稳定性。这就决定了临床治疗决不能朝方夕改，胸无定见，而是既要做到谨守病机，随证加减，又要做到方向稳定，目标明确，有方有守。在该病例中，孙老师巧妙地做到了这一点，故取得了良好的效果。其采用一相对固定的基本方，复诊时则根据病情变化，随证加减。基本方如下：黄芪20g，党参15g，当归12g，白术10g，茯苓15g，丹参30g，赤芍12g，冬瓜皮30g，土茯苓30g，萹蓄12g，乌药9g，杜仲15g，藿香10g，砂仁6g，陈皮12g，石韦30g，薏苡仁30g，白茅根30g。

方中运用参、术、苓有四君子汤之意，去甘草因其味甘助壅，与水肿中满者不宜。加黄芪以增加益气之力，其益气利水消肿之功与病机颇为合拍，且黄芪消除蛋白尿的功能目前已经得到证实。当归、丹参、赤芍补血活血，与益气药合用，有气血并补、益气行血之意，且活血药已经证实有调节免疫、消除免疫复合物、减少尿蛋白的作用。黄芪当归合用为当归补血汤，经研究证实有升高低蛋白血症患者血白蛋白的作用。肾为先天之本，脾为后天之本，脾肾有相互资生的关系，且该病患者多有腰痛的表现，故加用杜仲补肾、强腰膝。该病总属本虚标实，利水消肿，亦为治疗肾病综合征的主要要素之一。故予冬瓜皮、土茯苓、萹蓄、石韦、薏苡仁、白茅根利水消肿，治疗肾病综合征之标实。这几味药中，孙老师经长期临床观察证实萹蓄、石韦、薏苡仁、白茅根在利水消肿的同时，有显著降低尿蛋白的作用。气滞则血瘀，气停则水停，祛湿药、活血药、利水药中伍用行气药，可明显加强其临床疗效，并可顾护胃气，令补而不滞，本方中加用乌药、藿香、砂仁、陈皮即是此意。尤其砂仁一味，孙老最喜用其行气醒脾，防补药滋腻碍胃，增进食欲。综观全方，扶正祛邪兼备，扶正方面脾肾兼顾而以健脾益气为主，尤重胃气。祛邪方面，根据气、血、水的关系，令气行则血行，血行则水行，融行气、活血、利水化湿于一炉。全方虽补泻兼施然皆平和中正，并无险峻之药，乃王道之治法，故尤适合于老人。

（二）随症加减，以顾胃气调神为本

本病例复诊20余次，然每次随症加减，进退皆有规矩可循。每诊必问二便、食欲，便溏纳减则酌加醒脾和胃化湿之药并稍佐分利，并减方中寒凉之品，如黄芩等。若便秘口干则酌加清滋之味，方中温燥之品酌减。必令脾胃升降纳运和调，则生生之气不绝，何愁病不愈哉。人身三宝，曰精、气、神，而尤以神为统驭，五脏六腑，以心神为主，主明则脏腑皆得其正，主不明则十二官危。故临诊必问睡眠如何，若眠差则酌加养心安神之品，如生龙牡、炒枣仁等。临床症状变化多端，然以顾胃气、调心神执简御繁，非大医岂能为哉。

（三）医患配合，坚持治疗，是取得疗效的重要因素

本病例前后坚持治疗 2 年余，服药数百剂，家属购药，对药材质量、炮制甚为讲究，医患双方，不急不躁，长期服药，坚持不懈，这是取得疗效的决定因素。倘若患者及家属信医不笃，求一医服药数日不效即另请高明，或医者信心不坚，急功近利，朝方夕改，则断不能获如此之效。

医案二

张某，女性，28 岁，1998 年 12 月 11 日初诊。患者感冒后出现全身浮肿，以颜面、眼睑尤甚，手指憋胀、食后腹胀，口干苦，喜冷饮，咽痛、牙痛、咳嗽、尿黄有沫。舌红体胖，边有齿痕，脉沉细。尿常规：蛋白（++++），24 小时尿蛋白定量 5.9g，血浆总蛋白 44g/L，白蛋白 20g/L，总胆固醇 14.8mmol/L，三酰甘油 3.4mmol/L。

中医诊断：水肿。西医诊断：肾病综合征。辨证属脾虚湿热。

治法：健脾利水消肿。

处方：黄芪 30g，白术 15g，防己 12g，猪苓、茯苓各 15g，丹参 30g，益母草 30g，陈皮 10g，半夏 10g，连翘 15g，金银花 30g，黄芩 10g，麦冬 15g，石韦 30g，大腹皮 30g，厚朴 10g，车前子（包）30g。水煎服，每日 1 剂。同时予口服泼尼松 50mg/d。

1998 年 12 月 17 日二诊：精神一般，浮肿减轻，纳食欠佳，食后腹胀，二便正常，舌脉同前。查尿常规：蛋白（++），仍守上方加焦三仙各 15g。

1999 年 1 月 20 日三诊：患者经门诊数次治疗，病情稳定，尿蛋白逐渐下降。精神纳食一般，脸部痤疮明显，舌质红苔黄腻，脉弦细。辨证为湿热互结，治以清热利湿，活血化瘀。处方：连翘 15g，蒲公英 30g，石韦 30g，萆薢 10g，车前子（包）30g，猪苓、茯苓各 15g，苍术 10g，陈皮 10g，丹参 30g，桃红各 12g，益母草 30g，泽兰叶 15g，芡实 15g，地龙 9g，炒枣仁 30g，甘草 6g。水煎服，每日 1 剂。

1999 年 3 月 14 日四诊：患者又经门诊数次治疗，病情平稳，精神、食纳均可，下肢无浮肿，尿微浑浊，无尿路刺激征。近日咽干痒，无咳嗽、咯痰，舌红苔白腻，脉弦细。查尿常规：蛋白（-）。辨证：风邪入里化热，湿瘀互结。治法：疏风清热，利湿活血。处方：金银花 15g，连翘 15g，蒲公英 30g，桔梗 6g，蝉衣 9g，麦冬 15g，石韦 30g，萆薢 12g，车前子（包）15g，猪苓、茯苓各 15g，陈皮 10g，丹参 12g，桃红各 12g，益母草 30g，泽兰叶 15g。水煎服，每日 1 剂，泼尼松开始减量。

患者坚持门诊治疗半年后，激素减至维持量，尿蛋白始终为阴性。

按：该患者初起即脾虚湿热并重，故予防己黄芪汤健脾利水消肿，予金银花、连翘、黄芩清热解毒，猪苓、茯苓、石韦、车前子利尿消肿，陈皮、半夏、厚朴、大腹皮理气消胀，丹参、益母草活血化瘀兼有利水之功。从立方思路看，本方融健脾、利水、理气、化湿、活血于一炉，有标本兼治之功。患者运用激素治疗过程中，出现明显皮肤痤疮，舌质红，苔黄腻，为明显的湿热证，也是激素的副作用之一。针对这种情况，孙老适时地使用了连翘、蒲公英、石韦、萆薢等清热利湿化浊之品，并加用桃仁、红花等活血作用较强的药物，最终获得了理想的疗效。

医案三

周某，女性，47岁，2009年9月17日初诊。患者发现2型糖尿病8年，目前采用胰岛素降糖治疗，血糖控制尚可，空腹血糖6.5mmol/L。高血压病史3年，口服尼群地平片10mg，每日2次。血压控制尚可。2004年开始发现尿蛋白（++～+++），同时发现血肌酐升高。现症：鼻塞，咽中有痰，晨起恶心，眠好，腰酸，大便3～4次/日。无浮肿，血压120/80mmHg，舌淡红，苔白腻，脉沉细。血肌酐398μmol/L，血尿素氮22.mmol/L，尿蛋白（+++），隐血（+++）。脉证合参，属消渴，下消，脾肾两虚，复感外邪。

西医诊断：糖尿病肾病4期。治宜健脾益肾，利湿活血，清肺化痰。

处方：黄芪15g，白术10g，茯苓15g，桔梗9g，浙贝10g，太子参15g，鱼腥草30g，石韦30g，薏苡仁30g，丹参30g，杜仲15g，狗脊15g，生龙牡30g，白茅根30g，砂仁6g。水煎服，每日1剂。

2009年9月27日二诊：诸症均有好转，舌淡红，脉细弦。照上方加小蓟30g，枸杞15g，黄芪改为20g。

2009年10月15日三诊：症状好转，略感畏寒，脉细弦。复查血尿素氮23.2mmol/L，血肌酐380μmol/L，二氧化碳结合力16.8mmol/L，尿酸665.1μmol/L，尿隐血（++），蛋白（++），镜检红细胞11/HP，白细胞3/HP，B超示双肾萎缩，呈弥漫性损害。血压120/85mmHg。9月17日方黄芪改为20g，加枸杞15g，女贞子15g，旱莲草15g，去浙贝。

2009年10月22日四诊：症状好转，经潮二日，无不适。脉细弦。9月17日方黄芪改为20g，加川连5g，女贞子15g，旱莲草15g，川续断15g，去浙贝、鱼腥草。

2009年11月19日五诊：偶有头痛，腰酸，经潮三日，无不适，脉细弦。血尿素氮22.5mmol/L，血肌酐378μmol/L，总胆固醇6.65mmol/L。照9月17日方黄芪改为20g，加川续断15g，陈皮12g，女贞子15g，旱莲草15g，香附12g，去浙贝。

2009年12月3日六诊：腰酸痛减轻，口鼻干燥，纳可，脉沉细。尿潜血（++），蛋白（+++），红细胞25/HP，白细胞20/HP。9月17日方黄芪改为20g，加土茯苓20g，女贞子15g，旱莲草15g，黄柏10g，苍术10g，生姜3片，去浙贝。

2009年12月24日七诊：食欲、精神好，仍感口鼻干燥，睡眠略差，感尿频，脉沉细。9月17日方加菊花15g，女贞子15g，旱莲草15g，土茯苓30g，蒲公英30g，车前子15g，去浙贝、狗脊，黄芪改为20g。

2010年1月14日八诊：诸症减轻，略感腰膝酸软。舌红苔薄黄，脉细弦。复查血尿素氮19.1mmol/L，肌酐334μmol/L，尿酸694μmol/L，尿隐血（++），蛋白（++），上方加秦艽10g，川续断15g，去车前子，7剂。

按：该例为糖尿病肾病、慢性肾功能不全患者，根据临床表现及辅助检查，浮肿，临床蛋白尿，肾功能明显下降，血肌酐、尿素氮水平显著升高，超声示肾萎缩，当属糖尿病肾病Ⅳ～Ⅴ期。由于糖尿病肾病患者与其他原因肾功能不全者相比，少尿、浮肿等症状出现较早，往往血肌酐、尿素氮水平尚未达到传统的尿毒症水平时，既因为水钠潴留导致左心功能不全而不得不进行透析治疗，又由于大量蛋白尿无法纠正，纵然经过透析能清除部分尿毒症毒素，减轻水钠潴留，却仍无法纠正低蛋白血症。有学者指出，通过血液透析使肾脏提前萎缩并彻底失去功能从而阻止白蛋白经尿丧失，但由于残余肾功能对慢性肾衰竭患者的预后和生活质量至关重要，故该做法的最终利弊目前仍存在较大争议。因此目前虽然主张糖尿病肾病患者较早开始血液透析，但血液透析的具体开始时间仍不适宜一概而论，而必须根据患者的具体情况。中医治疗Ⅳ、Ⅴ期糖尿病肾病，其重点应当是延缓肾小球滤过率下降，减轻或消除水肿，预防心功能不全发生，改善氮质血症症状，减少蛋白尿。若能全部实现上述目标则可延缓血液透析指征的出现，从而推迟血液透析开始时间，改善患者生活质量并减轻其经济负担。该病例初诊方由黄芪、白术、茯苓、桔梗、浙贝、太子参、鱼腥草、石韦、薏苡仁、丹参、杜仲、狗脊、生龙牡、白茅根、砂仁等组成。黄芪、太子参、白术、茯苓补益心脾之气，可调整血糖、利水消肿，并能补益心气以预防心力衰竭。生龙牡收敛苦涩可减少蛋白尿，收敛心气可预防心力衰竭，并有安神之功。糖尿病患者其并发症的发生多与微血管病变有关，而活血化瘀法经实践证明为有效的防治血管病变的手段，且对糖尿病肾病患者的肾间质纤维化有改善作用。从中医学角度讲，久病入络，久病必瘀，活血化瘀法在消渴治疗的各个阶段均有应用。对水肿患者，血行则水行，活血化瘀可提高利水消肿的疗效，方中丹参养血活血安神，自古有"一味丹参，功同四物"的说法，在方中使用正是此意。杜仲、狗脊为补肾之品，消渴日久及肾而发为下消，用此可鼓舞肾中元气，肾阴肾阳为五脏阴阳的根本，此二药接近平补之品，扶助肾中元气则五脏阴阳俱得资助，与《黄帝内经》提出的消渴易感体质"五脏皆柔弱者"颇为适合。且脾、肾并补，则后天与先天可互相资助，疗效方著。湿浊内蕴与蛋白尿有密切的关系，利湿化浊法历来为治疗蛋白尿的正法，本方运用石韦、薏苡仁、白茅根即为利湿浊、消蛋白而设。消渴以阴虚为本，燥热为标，阴虚燥热，每易发疮痈，从现代医学角度来讲，即是糖尿病易并发感染。该患者经常出现咳嗽、咽中有痰不易咳出，或尿蛋白阳性，即提示可能存在感染，本方中，鱼腥草、桔梗、浙贝等清热解毒，化痰利咽，即为此而设。综观全方，标本兼治，治疗预防并重，扶正祛邪兼施，宿疾新病灵活辨治为其特点。该患者治疗半年余，从各项化验指标看病情无明显进展，部分指标甚至有所改善，患者临床症状好转，水肿已消退，精神、食欲均可，无心力衰竭发生，提示中医治疗中、晚期糖尿病肾病具有可行性与有效性。然中医素有未病先防，既病防变的说法，故消渴患者若能及早接受中医治疗，则有可能获得更好的预后。

医案四

齐某，女性，61岁，2010年1月18日初诊。患者于10年前出现血糖升高，现服降糖药控制。现尿频，夜尿4～5次。腰背酸，口干，颜面，双下肢浮肿，尿蛋白（++），隐血（-），白细胞（-），纳、眠好，大便如常。舌质红苔薄黄，脉细弦。

西医诊断：糖尿病肾病。中医诊断：消渴（下消）脾肾两虚。治宜益气健脾，滋阴补肾。

处方：党参15g，白术10g，茯苓15g，杜仲15g，土茯苓30g，蒲公英30g，石韦30g，薏苡仁30g，秦艽10g，萸肉10g，萹蓄10g，乌药9g，狗脊15g，枸杞15g，砂仁6g。水煎服，每日1剂。

2010年1月25日二诊：尿频、腰酸好转，仍有颜面及双下肢浮肿，精神差，怕冷，舌质淡，苔薄黄，脉细弦。上方加黄芪15g，菊花15g，冬瓜皮30g，生龙骨30g，生牡蛎30g。

2010年2月8日三诊：腰酸，尿频好转，双下肢不肿，精神尚可，纳、寐可，大便正常。舌质红苔薄黄，脉细弦。1月18日方加黄芪15g，黄柏10g，女贞子15g，生龙牡各30g，苍术 10g，去秦艽。

2010 年 3 月 15 日四诊：就诊时所述诸症均减，偶感胃脘不适，或胀，尿蛋白（±）。纳、寐可，舌红苔薄白，脉细。1 月 18 日方加太子参 15g，黄芪 15g，生龙骨 30g，生牡蛎 30g，麦冬 12g，香附 10g，去秦艽、党参。

2010 年 3 月 29 日五诊：诸症悉减，病情稳定，纳、寐可，舌红苔薄白，脉细。尿蛋白（±）。继续门诊巩固治疗。

按：该患者属消渴日久及肾，阴损及阳，肾之蒸腾气化功能减退同时影响到膀胱气化，而在畏寒、腰酸的同时出现尿频、夜尿增多。治宜健脾益肾，方中党参、白术、茯苓、砂仁益气健脾温中，萸肉、杜仲、枸杞、狗脊补肾固精，助肾之封藏。萹蓄、乌药、石韦、蒲公英、薏苡仁清热解毒、利尿通淋、宣畅气机，重在祛膀胱标实之邪而恢复气化功能。

在孙老的大量医案中我们可以看出，对肾脏病的诊治有一个共同的原则就是标本同治，扶正祛邪兼施，健脾益肾的同时往往佐以清热、利湿、活血之品，这也说明肾脏病的复杂性。在随孙老出诊的过程中，单纯的虚证或实证在临床中非常少见。糖尿病肾病是糖尿病的严重并发症，故在病证初期可参照糖尿病以阴虚辨证施治。随着糖尿病肾病的病情加重，阳虚症状凸显，故治疗时当重辨阴虚、阳虚的主次。即便阳虚，治疗时也不可过用温补之药，以防伤津致阴更虚。另外，阴虚血液黏稠，易致阴虚血瘀。这与现代医学的肾小球动脉硬化血液黏稠度增高之病理改变有相似之处，为中医采用活血化瘀治法提供了科学依据，故治疗时在养阴的基础佐以活血化瘀之品以提高疗效。

医案五

彭某，女性，14 岁，1999 年 3 月 10 日初诊。四肢出血性皮疹、腹痛、颜面及下肢浮肿、尿如茶色反复发作 40 余日。四肢散在红色皮疹，对称分布，压之不褪色，尿色深黄，颜面轻度浮肿，口干，咽痒，腰酸，舌红、苔薄黄微腻，舌底脉络暗红，脉滑数。尿常规：蛋白（++），隐血（+++）。平素易感冒。

中医诊断：血证（肌衄、尿血）。西医诊断：过敏性紫癜性肾炎。辨证属湿热内蕴，迫血妄行，脉络瘀阻。

治法：清热解毒利湿，凉血活血止血。

处方：生地黄 8g，牡丹皮 8g，赤芍 8g，女贞子 12g，旱莲草 12g，丹参 20g，小蓟 20g，白茅根 20g，石韦 20g，薏苡仁 20g，杜仲 10g，砂仁（后下）5g，陈皮 8g，金银花 20g，黄芩 8g，车前子（包煎）20g，每日 1 剂，水煎服，嘱忌食鱼、虾，预防感冒。

1999 年 3 月 16 日二诊：四肢皮疹消退，颜面部浮肿消失，尿色仍深黄，余症悉减，舌脉同前。尿常规：蛋白（+），隐血（++）。宗前法，上方加藕节炭 12g。

1999 年 3 月 22 日三诊：尿色淡黄，咽干痒不适。复查尿常规：蛋白（-），隐血（+）。继进上方，去杜仲、车前子，加桔梗 8g，麦冬 10g。

1999 年 4 月 12 日四诊：服上方 20 剂，病情稳定。舌淡红，苔薄黄，脉滑数。守法以上方略作加减，服药 30 余剂，诸症消除，尿检持续阴性而告愈，随访 1 年无复发。

按：紫癜性肾炎多由外邪入侵，热毒内蕴，迫血妄行，损伤脉络，血溢脉外而致，日久可耗伤气血，损伤脾肾，脏腑功能失调，脉络瘀阻，形成热瘀互阻的证候。该患者皮疹色红，尿色深黄，口干，咽痒，苔薄黄微腻，脉滑数，为湿热内蕴、迫血妄行之象。久病必瘀，该患病久入络，脉络瘀阻而舌底脉络暗红，故以清热养阴、凉血活血为治疗大法。初诊方中金银花、黄芩清热解毒，生地黄、丹皮、赤芍、女贞子、旱莲草、丹参清热凉血活血，小蓟、白茅根、石韦凉血止血。由于病程较久，正气受损，故予薏苡仁、车前子、杜仲、砂仁、陈皮利湿化浊、健脾益肾、顾护胃气而立于不败之地。方证相应，故效如桴鼓。复诊则皆宗清热解毒、凉血活血止血之法而随证加减，若有阴虚之象则减利湿药而酌加养阴之品，故能步步向愈而终收全功。

医案六

刘某，女性，6岁，2010年4月5日初诊。患者2010年1月出现双下肢出血性皮疹，在本院血液科诊治，查尿隐血（+++）、蛋白（++），诊断为过敏性紫癜性肾炎并予口服甲泼尼龙治疗，皮疹逐渐消退而尿常规无明显改善。患者于住院9天后转石家庄某医院，加服雷公藤总苷治疗月余，病情仍无明显好转，故来求诊。目前患者口干，乏力，腰酸，食纳、夜寐可，小便黄，大便稍干，舌红苔薄黄，脉细数，尿隐血（++）、蛋白（++），现口服泼尼松片，每日30mg。

中医诊断：血证（肌衄、尿血），证属肝肾阴虚，湿热夹瘀。西医诊断：过敏性紫癜性肾炎。

治法：清热凉血、利湿化浊、滋阴补肾。

处方：生地黄6g，丹皮6g，白术6g，茯苓8g，石韦10g，薏苡仁10g，白茅根12g，女贞子6g，旱莲草6g，山萸肉5g，生龙牡12g，砂仁4g，黄芩6g。水煎服，每日1剂。

2010年4月18日二诊：服上方7剂，患者口干、乏力、腰酸减轻，小便黄，大便正常，纳、眠可，舌红苔薄黄，脉细弦，查尿隐血（++），蛋白（+）。上方加藕节炭10g，乌梅炭10g以加强止血之功。

2010年5月2日三诊：服上方14剂，患者自觉无不适，纳、眠可，二便正常，舌淡红，苔薄白，脉弦细。予上方继服并嘱其忌食鱼、虾，预防感冒。

按： 孙老认为，过敏性紫癜性肾炎是在素体虚弱的基础上，感受风热湿毒之邪而发病。热毒内蕴，久郁生湿化热，热入营血，血热互结，迫血妄行，而为肌衄、尿血。日久热毒耗气伤津致气阴两伤，络阻血瘀是紫癜性肾炎迁延不愈、反复发作的重要原因。来孙老处求治的患者，大多已四处求医后才辗转来诊，好多处于疾病的中后期，故临床最多见为热毒未清，气阴已伤之证，也有长期服药而致脾胃损伤者。故治疗当分清主次，偏虚多者，则以调补气阴耗伤为主，同时兼顾凉血活血；偏实多者，则以凉血活血为主，加用顾护胃气之品。血尿多者，以凉血活血为要；蛋白尿多者，则必须配合清热利湿之法。至于用药，凉血活血药孙老最喜用者为生地黄、牡丹皮，清热利湿则以石韦、薏苡仁、茯苓等为主，顾护胃气，则多用白术、砂仁。日久伤阴致血尿，孙老又最喜用女贞子、旱莲草，即古方二至丸，本方滋补肝肾之阴的同时有凉血止血之功，与山萸肉合用则滋补肝肾之功增强而同时有收敛之效以治尿血。本案例之立法处方，体现了孙老鲜明的学术特色。

现代医学认为本病的病因尚未明确，可能与感染及变态反应有关。感染因素包括细菌（溶血性链球菌、金黄色葡萄球菌、肺炎球菌、结核分枝杆菌等）、病毒（风疹、水痘、麻疹、流行性感冒）和肠道寄生虫等。食物因素主要为机体对鱼、虾、蟹、蛋、牛奶等异性蛋白发生过敏。此外，某些药物及昆虫咬伤也可引起。大量资料表明，本病系一免疫复合物性疾病。

患者血清中可测得循环免疫复合物，皮肤小血管及肾小球、肠系膜血管可测得IgA、补体C3颗粒状沉着，移植后的正常肾脏亦可发生同样病变，上述均支持本病的免疫复合物学说。对免疫复合物的分析表明：所有患者均具有IgA成分的免疫复合物，仅当紫癜肾脏受累时具有IgA及IgG两种成分的免疫复合物。免疫复合物通过旁路系统激活补体，引起炎症反应。肾小球毛细血管腔内发现血小板和纤维蛋白及血栓形成，提示有微血管内凝血问题，这对于导致肾损伤和细胞增殖有一定作用。本病一般病理学的特征是细小动脉的血管炎症，即血管内皮细胞肿大、增殖以及血管周围的多形核白细胞、单核细胞及少数嗜酸性粒细胞浸润，常常伴有血管坏死、血栓形成，病变严重者血管周围可见出血。

西医对本病的治疗首先强调如有明确的致病因素，应尽力避免。可应用一般的抗过敏药物，如苯海拉明、马来酸氯苯那敏等口服，预防性的抗菌药物（如青霉素）应尽量避免使用。对关节症状可用解热镇痛药。如有水肿、高血压等其他肾脏病的表现，处理同慢性肾炎。症状严重者可采用肾上腺皮质激素、免疫抑制剂，如环磷酰胺、硫唑嘌呤、苯丁酸氮芥等，需在严密观察下使用。

孙老对该病的治疗，并非一味排斥西医，而是主张在规范采用现代医学治疗下结合中医中药来提高疗效，缩短疗程，防止复发。而对于部分西医激素及免疫抑制剂效果较差、副作用较大的患者，则采用纯中医治疗，也可获得较好疗效。

在紫癜性肾炎的治疗中，孙老最突出的贡献是在国内首创性地提出了活血化瘀、清热解毒法治疗出血的学术思想。现代医学认为，肾小球毛细血管内发现血小板和纤维蛋白及血栓形成，提示有微血管凝血问题，并由此导致肾损害。活血化瘀正是针对这种病理机制，这与西医用抗凝剂及抗血小板聚集治疗本病不谋而合。血液流变学证实过敏性紫癜患者血液的黏聚性增加，从而为诊断血瘀证提供了直接依据。该类患者毛细血管脆性增加，也与血热、血瘀有着一定联系，经活血凉血治疗，毛细血管脆性试验相应改善，从而说明了活血凉血中药有增强毛细血管张力、减低毛细血管脆性的作用。孙老能取得这方面的贡献，可以说与其深厚的中西医结合功底是分不开的。

孙老对该病认识的形成，受现代医学的影响较大。孙老认为，免疫复合物激活补体从而产生的一系列全身及肾脏微炎症反应，是疾病发生、发展的核心环节，从传统中医的治疗理法中寻求干预方法是研究的重点。孙老通过临床实践发现，活血化瘀法和清热解毒法均有助于减轻机体的免疫性炎症，从而能获得预期的疗效。但是，重视顾护胃气的思想，强调本病发展过程中最易出现的气阴两虚和肝肾阴虚，并积极采取相应的措施，则完全是传统中医运用的典范，与孙老对中医温病学说的深入研究是分不开的。

医案七

赵某，女性，30岁，1998年2月16日初诊。患者去年12月发现下肢浮肿，高血压，尿蛋白(++～+++)，服贝那普利、硝苯地平、雷公藤总苷、肾康宁等治疗。现血压130/90mmHg，尿蛋白（++～+++），肾功能正常，乙肝表面抗原阳性。现症：偶有下肢轻度浮肿，乏力，腰酸，纳差，大便如常，咽干不适。舌红苔薄黄，脉细弦。

西医诊断：乙肝病毒相关性肾炎不除外。中医诊断：水肿，脾肾两虚。治宜健脾益肾，利湿化浊，活血化瘀，清热利咽。

处方：党参 15g，白术 10g，茯苓 15g，陈皮 12g，石韦 30g，薏苡仁 30g，丹参 30g，赤芍 12g，杜仲 15g，金银花 30g，桔梗 10g，黄芩 10g，砂仁 6g，白茅根 30g，炒三仙各 10g。水煎服，每日 1 剂。

1998 年 2 月 23 日二诊：腰酸、咽干不适好转，食欲改善。现服贝那普利 1 片/日。尿蛋白（+）。舌红苔薄黄，脉沉细。上方去黄芩，加蒲公英 30g，甘草 5g，女贞子 15g。

1998 年 3 月 2 日三诊：大便溏，3～4 次/日，咽痛，尿痛，小便灼热。舌质红苔薄黄，脉沉细，尿蛋白（+）。2 月 16 日方去赤芍，加川续断 15g，甘草 5g，藿香 10g，苍术 10g。

1998 年 3 月 9 日四诊：咽干苦，咽痛，小便灼热，大便不爽，舌质红苔薄黄，脉沉细。尿蛋白（±）。2 月 16 日方加土茯苓 30g，苍术 10g，鱼腥草 30g，枸杞 15g。

1998 年 6 月 15 日五诊：患者近 3 个月来门诊治疗 4 次，均以上方随证加减，病情相对稳定。近日劳累，感牙痛，腰酸，恶心，乏力，舌质红苔薄黄，脉沉细。初诊方加川连 6g，蔻仁 10g，藿香 10g，川续断 15g，去黄芩。

1998 年 9 月 1 日六诊：便溏，腹冷或痛，余无不适，舌质红苔薄黄，脉沉细，尿蛋白（-）。初诊方减黄芩、金银花，加藿香 10g，苍术 10g，蔻仁 10g，延胡索 10g，香附 12g。

经随访一年余，病情稳定。

按： 乙肝病毒相关性肾炎，其临床特征可表现为郁证、瘀证、虚劳等，饮食不洁，或劳累过度，或情志内伤，湿热邪毒乘虚而入，内蕴肝脏。肝肾同源，肝肾互传，一脏有病，累及他脏，或多脏同病，致肝失疏泄，气机不利而发病。该患者初诊时既有脾肾两虚的表现，又有外感和湿热的见证，故健脾益肾，解表分利兼顾。由于肝主疏泄，对脾胃功能的正常发挥有巨大作用，疏泄不及则可出现腹胀、纳呆等脾胃升降失常的病理表现，且易酿湿生热。复诊中屡屡使用藿香、蔻仁、苍术、香附等芳香化湿行气之品，也说明了这个问题。

乙型肝炎病毒相关性肾炎因临床表现类型不同而治疗各异，但多以对症治疗为主，以肾病综合征表现者对肾上腺皮质激素或免疫抑制剂多不敏感，不论治与不治，最后均发展为慢性肾衰竭或终获痊愈，故判断药物疗效较困难。但有文献报道本病长期小量给予泼尼松，隔日清晨每次 1.5～2.0mg/kg，于 5～32 个月后逐渐减量，病程中可有一段时间的自行缓解。其他抗病毒制剂阿糖胞苷及阿昔洛韦可使乙型肝炎病毒复制转阴。血尿、高血压、浮肿仍以扩张血管降压止血法治疗。乙型肝炎病毒目前西药无特殊、公认的疗效，其转阴率为 30%。中医药配合西药治疗乙型肝炎病毒相关性肾炎在我国是一大优势，为此，中医药治疗乙型肝炎已经积累了丰富的临床经验。

乙型肝炎病毒相关性肾炎属于中医学"水肿"、"尿血"、"瘀证"、"胁痛"、"腰痛"、"虚劳"等范畴。究其病因系正气不足，外感湿热病毒，饮食不洁，劳累过度或情志所伤。从表入里，内阻中焦，脾胃运化失常，日久湿热交蒸于肝胆；肝的气血失调，阻遏气机，疏泄失常，日久气病及血，累及其他脏腑，常出现胁痛、腹胀、恶心等症。肝肾同居下焦，生理相关，病理相连，精血互生，阴液互用。精藏于肾，疏泄于肝，精失疏泄则成水湿。肝肾同寄相火，若肝肾阴亏，虚火扰动，灼伤血络，则下渗而为尿血；若肾气不固，精微下泄，则出现蛋白尿。当肝失疏泄，脾不运化，气机不畅，出现肝脾不和之病变，则见胸胁满闷，腹胀，食少便溏，体倦乏力，甚则下肢肿胀，脾之摄纳无权，精微下泄则为蛋白尿。肝脾不调，藏血、统血失司，气血运行不畅，气滞血瘀，络脉瘀滞，血不循常道，则出现肝脾大、齿龈渗血、小便尿血、口唇紫暗、舌有瘀点等瘀血证。

湿热毒邪壅滞于肝，肝失疏泄，脾失健运，肾虚精亏，肝体失养致肝阴虚，瘀血阻滞，其病理变化特点概括为毒侵、正虚、气郁、血阻，经用清热解毒、疏肝解郁、健脾益气、温补肾阳、滋阴柔肝、活血化瘀等法有一定的疗效。乙型肝炎病毒相关性肾炎的中医药辨证治疗多以祛邪扶正、标本兼治为其原则，祛邪重点在于清热解毒利湿，扶正以补肾为主兼以益气，配合精神调养和食疗，以达到药物疗效和机体自身调节的协调统一。

第十三章 高继宁医案

高继宁教授是卫生部国家中医药管理局首批全国名老中医孙郁芝教授的学术经验继承人，在秉承其父（山西中医内科学泰斗）高学圣家传的基础上，系统继承和发扬了两位前辈的学术思想，成为山西中医肾病学派承前启后的关键人物。现将其在肾病领域的经验方剂分享如下。

一、慢性肾炎

患者，陈某，男性，32岁，2016年4月30日初诊。主诉：尿检异常1个月。病史：患者1个月前体检发现尿蛋白（++），尿隐血（+），镜检红细胞20/HP，未系统诊治。刻下症：腰酸，口干，纳、眠可，小便泡沫多，大便可，易疲劳。舌质暗，苔黄腻，脉滑。尿常规：尿蛋白（++），尿隐血（+），镜检红细胞25/HP，24小时尿蛋白定量1.2g。血常规正常。血生化：血尿素氮8.09mmol/L，血肌酐53μmol/L，血尿酸345.5μmol/L，β_2微球蛋白3.03mmol/L，白蛋白37.9g/L。

中医诊断：慢肾风，辨证属脾肾气虚，湿瘀互阻证。治宜益肾活血，利湿清热，凉血止血。

方药：高氏蛋白尿方。

处方：黄芪30g，当归15g，水牛角10g，生地炭15g，杜仲15g，丹参30g，川芎15g，水蛭6g，地龙12g，石韦30g，金樱子15g，青风藤15g，穿山龙15g，白茅根30g，苍术12g，薏苡仁30g，茜草15g，小蓟15g，砂仁6g。7剂，水煎服，每日1剂，早、晚分服。

2016年5月7日二诊：服上方后口干、腰酸较前略减，小便有泡沫，大便日1~2次，舌暗红，苔黄腻，脉滑。辅助检查：尿蛋白（+），尿隐血（±），镜检红细胞18/HP；24小时尿蛋白定量0.62g。效不更方，继服14剂。

2016年5月21日三诊：经治疗后，患者感腰酸较诊疗前明显减轻，口干缓解，小便少量泡沫，大便日1次，舌红，苔黄腻，脉数。尿常规：尿蛋白（±），尿隐血（±），镜检红细胞5~6/HP。24小时尿蛋白定量0.29g。血生化：血尿素氮5.11mmol/L，血肌酐48μmol/L，血尿酸321.3μmol/L，β_2微球蛋白2.87mmol/L，白蛋白41.7g/L。治宜补肾活血，健脾祛湿，方药：高氏蛋白尿方减穿山龙、小蓟、茜草、水牛角。14剂，水煎服，每日1剂，早、晚分服。

按： 此例慢性肾炎表现以血尿、蛋白尿为主，属于中医学"慢肾风"的范畴，病机为脾肾气虚，兼有肝风挟相火下冲，更损肾络。肾失封藏而致精微外泄，肾不主水则水湿泛溢。精微外泄，则小便有泡沫，腰府失养而生腰酸，咽喉失滋则有口干，舌暗苔黄腻、脉滑乃湿瘀互结之象。强肾蛋白尿血尿方由当归补血汤合犀角地黄汤佐加清热活血利湿之品组成。方中黄芪配伍水蛭，黄芪补脾益肾以固精微外泄，水蛭辛窜以活血，两药合用共消蛋白，此为妙用。茜草、小蓟、水牛角凉血止血以治血尿。诸药合用，共奏益气活血、清热利湿之效。

三诊后，血尿、蛋白尿得到明显控制，嘱其后续中药巩固治疗，避风寒，畅情志，防劳复。

二、肾病综合征

案一

聂某，男性，49岁，2021年5月30日初诊。自诉：间断双下肢水肿1个月余，加重3天。病史：患者于4月21日无明显诱因出现双下肢浮肿，后就诊于当地医院，尿常规：尿蛋白（+++），隐血（+++）。后前往太原某医院住院治疗，经肾穿刺活检诊断为膜性肾病Ⅱ期，口服坎地沙坦等行对症治疗，口服激素加免疫抑制剂治疗，症状未明显改善，遂求高继宁教授中医治疗。刻下症：小便泡沫多，乏力，动则及醒后汗出，双下肢水肿伴双腿沉重，腰酸，精神一般，纳可，眠一般。大便每日1～2次，成形，舌质暗红，苔黄腻，脉沉数。

中医诊断：水肿，辨证属脾肾气阴两虚，湿瘀化热。治宜益气养阴，活血利湿。

方药：高氏利水方。

处方：黄芪30g，鳖甲20g，地骨皮30g，秦艽15g，生地黄15g，浮小麦30g，麻黄根10g，煅牡蛎30g，苍术15g，生薏苡仁30g，川牛膝10g，石韦30g，金樱子15g，青风藤15g，玉米须30g，白茅根30g，车前子（包煎）30g，水蛭9g，地龙12g。7剂，每日1剂，早、晚饭后水煎温服。

2021年6月7日二诊：服药后小便泡沫较前减少，自汗、盗汗均有明显改善，双下肢水肿略有好转，双腿仍有沉重感，乏力，睡眠一般，精神较前好转，舌质红，苔黄，脉沉数。予初诊高氏利水方去鳖甲、地骨皮、秦艽、玉米须、麻黄根，加防己12g，猪苓15g，茯苓皮30g，冬瓜皮30g，白花蛇舌草30g。10剂，每日1剂，水煎服，早、晚温服。

2021年6月17日三诊：服药后下肢水肿较前好转，双腿沉重感明显缓解，小便有少量泡沫，乏力消失，无汗出、腰酸，舌质淡红，苔腻，脉沉濡。复查尿常规：尿蛋白（++），隐血（±），镜检红细胞3/HP。予二诊方去防己、猪苓、茯苓皮，加川芎15g，桃仁15g，红花15g，赤白芍各15g，决明子15g，绞股蓝15g。14剂，水煎服，每日1剂，早、晚温服。

1个月后复查尿常规：尿蛋白（±），隐血（-），镜检红细胞0/HP。反馈双下肢水肿消失、小便泡沫尿消失，诸症皆愈。

按：此例肾病综合征表现以水肿、蛋白尿为主，属于中医学"水肿"的范畴，此患者首诊辨为脾肾气阴两虚，湿热瘀阻证。中医历来有"有是证，用是方"之说，不可拘泥于病，此同病异治之理，故治宜益气养阴，活血利湿。针对自汗、盗汗，高师用黄芪鳖甲汤合牡蛎散，7剂过后，自汗、盗汗消失。二诊则抓水肿为主症，高师认为此乃脾肾气虚，水液输布失调，浊邪闭塞三焦，脾气不运，水精不能四布，以防己黄芪汤合五皮饮、五苓散，利水消肿。三诊秉"血行则水行"之理，用活血药以利水，诚为妙用，疗效显著。

案二

桑某，男性，38岁，2010年4月1日初诊。患者2007年6月时发现双下肢浮肿，尿中有大量泡沫，就诊于山西省某医院，尿常规：尿蛋白（+++）、尿隐血（+），同时行肾穿刺治疗，诊断"肾病综合征，膜性肾病Ⅱ～Ⅲ期"，口服激素加免疫抑制剂治疗。后为求中西医结合治疗，就诊于我科门诊，门诊尿常规尿蛋白（++）、尿隐血（+）。刻下症：双眼睑及下肢浮肿，活动后加重，乏力明显，精神欠佳，食欲可，睡眠欠佳，易醒，腰酸，口干口苦，尿中泡沫增多，大便正常，舌暗红，舌体胖，有齿痕，苔薄白，脉浮滑。中医诊断：水肿-阳水（脾肾亏虚、湿瘀互阻证）。治宜补肾益气，健脾祛湿。处方：黄芪45g，炒白术15g，防己12g，猪茯苓各15g，车前子（包煎）30g，生地黄15g，杜仲15g，麦冬15g，石韦30g，水蛭6g，穿山龙15g，青风藤15g，白茅根30g，薏苡仁30g，砂仁6g，甘草6g。14剂，水煎服，每日1剂，早、晚分服。

2010年4月15日二诊：服药后患者双眼睑及下肢浮肿消失，腰酸减轻，口干口苦基本消失，精神一般，眠差，易醒，小便有泡沫，大便稍干，舌质暗，苔薄白，脉弦数。尿常规：尿蛋白（±）、尿潜血（−）。24小时尿蛋白定量0.51g。治宜健脾益肾，清热利湿，活血安神。首诊方去防己、车前子、猪苓，加桑寄生15g，秦艽15g。7剂，水煎服，每日1剂，早、晚分服。

2010年4月22日三诊：患者腰酸、双眼睑及双下肢水肿消失，大便稍干，舌质暗，体略胖，有齿痕，苔微腻，脉沉数。尿常规：尿蛋白（−），隐血（−）。24小时尿蛋白定量0.07g。方药：守上方。使用上方后，患者诸症均明显减轻，故守上方而治，继续巩固治疗。

按：本例肾病综合征属于中医学"水肿"的范畴，激素乃阳刚之品，易伤阴液，阴虚则内热，故本例之口干、口苦、失眠等阴虚内热之象与激素的使用有关，中西医结合可优势互补，中药可滋阴降火，降低激素的毒副作用，增强疗效，预防复发。经过中西医结合治疗，患者双眼睑及下肢浮肿消失、腰酸消失、尿蛋白从（＋＋）降为（−），隐血从（＋）降为（−），疗效确切。

三、紫癜性肾炎

刘某，女性，7岁，2016年5月3日初诊。主诉：发现过敏性紫癜半个月余。现病史：患儿因进食海鲜后，双下肢出现散在出血点，就诊于省级儿童医院。尿常规：尿蛋白（＋），尿隐血（＋＋），镜检红细胞41/HP。诊断为过敏性紫癜，紫癜性肾炎。住院予西替利嗪口服液、酮替芬、醋酸泼尼松龙片（每日10mg）治疗。治疗10天后患儿双下肢出血点消失。出院时尿常规：尿蛋白（−），尿隐血（±），镜检红细胞6/HP。2天前，患儿无明显诱因再次出现双下肢出血点，为求进一步中西医结合诊治，就诊于我科门诊。刻下症：精神欠佳，膝关节、双下肢散在出血点，纳食可，夜眠可，大小便正常，余无不适，舌红，苔薄黄，脉数。

中医诊断：紫斑（血热妄行证）。治宜健脾益气，清热解毒，凉血止血。

方药：高氏紫癜方。

处方：黄芪12g，太子参10g，白术6g，茯苓6g，生地炭10g，乌梅炭6g，丹皮6g，茜草10g，水牛角10g，三七粉6g，连翘6g，金银花10g，板蓝根10g，砂仁3g，甘草6g。7剂，水煎服，每日1剂，早、晚分服。

2016年5月10日二诊：双下肢出血点逐渐消退，食纳可，眠可。小便可，大便调，1~2日一行，舌尖红，苔黄厚腻，脉弦细数，右侧滑，沉取有力。治宜益气健脾，祛湿清热。效不更方，守上方14剂，水煎服，每日1剂，早、晚分服。

2016年5月24日三诊：患儿无明显不适，纳、眠可，小便可，大便调，每日1次。尿常规：尿蛋白（−），尿隐血（−），镜检红细胞5/HP。治宜益气健脾。上方加灵芝15g，白花蛇舌草15g，7剂，水煎服，每日1剂，早、晚分服。

按：此例过敏性紫癜性肾炎表现以血尿为主，镜检红细胞41/HP，尿蛋白（＋），属于中医学"紫斑"的范畴，病机为热毒炽盛，灼伤脉络，需以清热解毒、凉血止血为治法；如《血证论》云："凡物有根者，逢时必发，失血何根，瘀血即其根也，故凡复发者，其中多伏瘀血。"高继宁教授认为，过敏性紫癜性肾炎，在外表现为斑疹，内则血渗成瘀，即所谓"瘀血不去，新血不生"，其提出"活血化瘀"的治疗之法。故在治疗中加用丹皮、茜草等药，取丹皮、茜草凉血祛瘀之功，体现高继宁教授继承孙郁芝、于家菊老师益肾汤治疗肾病的经验，即"瘀血去、新血生，百脉通、血归经、紫癜除"的治疗思想。

四、泌尿系感染

王某，女性，55岁，2017年11月5日初诊。主诉：间断尿频、尿急、尿痛1年余。病史：1年前患者无明显诱因出现尿痛、尿频，口服阿莫西林，输液（具体不详）后好转，之后每遇劳累则出现尿频、尿急、尿痛，易急易怒。于某中医院诊治，自述行尿常规、彩超检查均正常，口服中药治疗，效果欠佳。刻下症：精神欠佳，尿路刺激症状明显，脚后跟疼，活动后减轻，口稍干，口苦，纳、眠可，大便1次/日，成形，舌红，苔黄腻，脉沉滑。尿常规：尿蛋白（＋），隐血（＋），白细胞（＋＋＋），镜检白细胞35～40/HP。

中医诊断：淋证-劳淋。治宜补益肝肾，清热利湿。

方药：高氏滋阴通淋方。

处方：黄芪45g，沙参15g，麦冬15g，当归15g，枸杞12g，黄柏10g，苦参10g，蒲公英15g，滑石30g，车前子30g，白茅根30g，龙葵15g，生地黄15g，柴胡12g，川续断12g，杜仲15g。7剂，水煎服，每日1剂，早、晚分服。

2017年11月12日二诊：药后患者尿频、尿急、尿痛减轻，未再有脚后跟疼，口干、口苦好转，纳呆，舌淡红，苔薄白，脉沉滑。尿常规：尿蛋白（－），隐血（－），白细胞（＋），镜检白细胞15/HP。处方：初诊方去黄柏、苦参、龙葵、白茅根，加焦三仙各15g，砂仁6g，7剂，水煎服，每日1剂，早、晚分服。

2017年11月19日三诊：患者尿频、尿急、尿痛症状消失，纳可，大便正常，舌淡红，苔薄白，脉滑。尿常规示阴性。上方改焦三仙各10g，继服7剂后，诸症皆除。随诊3个月，未再复发。

按：此例慢性反复发作性尿路感染属于中医学"劳淋"的范畴，每遇劳累、肝郁上火、津液亏损易导致反复发作。病机为肝肾阴虚夹湿热之证，一贯煎出自《续名医类案》，为现代治疗肝肾阴虚证之主方。本案治疗以"一贯煎"为主方，减去苦寒之川楝子，酌加柴胡以疏利气机，减少郁而化火，黄柏、白茅根、龙葵等以清热解毒、通利水道，增强了原方"泻下焦之热"的功能。"劳则气耗"，故劳淋重用黄芪，培补脾肾，以壮两本，增强机体免疫力，杜绝复发。诸药合用，共奏滋肾疏肝、清热利湿之效。经过治疗，收效满意，随访一年未发。

五、慢性肾衰竭

案一

董某，男性，66岁，于2017年5月16日初诊。患者5年前劳累后出现疲乏无力，腰酸腿软，泡沫尿，就诊于当地医院，查血肌酐为143.6μmol/L，诊断为慢性肾衰竭，后间断口服中药，复查血肌酐波动于 140~160μmol/L。近 1 周来患者出现双下肢轻度浮肿，疲乏无力、腰酸腿软加重，尿中泡沫增多。于当地医院复查肾功能：血尿素氮 10.2mmol/L，血肌酐 186.6μmol/L。为求进一步诊治，就诊于我科门诊。刻下症：精神差，疲乏无力，腰酸腿软，纳差，恶心，泡沫尿，大便干，隔日 1 次，双下肢轻度浮肿。舌质暗，舌体胖，苔白腻，脉沉弱兼有涩象。

中医诊断：慢性肾衰（脾肾气虚、湿瘀互阻证），治宜健脾补肾，祛湿活血。

方 1 高氏肾衰方：黄芪 45g，当归 15g，桃仁 10g，红花 15g，川芎 15g，制何首乌 15g，落得打 30g，金蝉花 15g，鳖甲 20g，大黄炭 10g，猪苓 15g，车前子（包煎）30g，续断 15g，杜仲 15g，砂仁 6g，甘草 6g，7 剂。水煎服，每日 1 剂，早、晚分服。

方 2 高氏结透方：黄芪 30g，大黄 30g，煅牡蛎 30g，蒲公英 30g，藕节炭 30g，附子（先煎）15g，桃仁 15g，红花 15g，甘草 10g。水煎服，每日 1 剂，早、晚分服。

2017 年 5 月 23 日二诊：患者服药后，精神好转，纳差，腰酸好转，乏力，尿中少量泡沫，大便稀，3~5 次/日。舌质暗，舌体胖，苔白腻，脉沉弱稍兼有涩象。辅助检查：血尿素氮 10.57mmol/L，血肌酐 171.3μmol/L，尿隐血（-），尿蛋白（-），镜检红细胞（-）。中药守上法加焦三仙各 15g，7 剂，健脾和胃治疗。

2017 年 5 月 30 日三诊：患者精神佳，食纳可，稍有乏力、腰酸，无泡沫尿，大便每日 3~4 次。舌质暗，苔薄白，脉沉稍兼有涩象。辅助检查：血尿素氮 9.08mmol/L，血肌酐 155.0μmol/L，尿隐血（-），尿蛋白（-），镜检红细胞（-）。经治疗，患者临床症状已缓解，肾功能较前明显好转，守初诊原方继续坚持治疗，并随症加减，治疗 2 个月后复查肾功能：血尿素氮 9.87mmol/L，血肌酐 104.8μmol/L。患者肾功能已经基本恢复，嘱其继续巩固治疗，并调摄饮食，防止复发。

按：此例慢性肾衰竭属于中医学"虚劳病"的范畴，辨证为脾肾气虚证，此时脾肾功能受损尚属轻浅，高继宁教授强调此时是慢性肾衰的最佳治疗时期，提倡早诊断、早治疗，治疗容易起效，能控制延缓肾衰竭进程。针对本虚标实之病机，治以益气活血、清热利湿、软坚散结、通腑泄浊为要，治疗上初诊方予以薯蓣丸与桃核承气汤合方加减，诸药合用，可五脏同调，内外同治；共奏益气活血、利湿泻浊之效。守方治疗 2 个月后，患者血肌酐由 186.6μmol/L 降至 104.8μmol/L，肾功能已经基本恢复，疗效确切。

案二

姚某，男，59 岁，2021 年 8 月 25 日初诊。主诉：发现血肌酐升高 3 个月，加重伴双下肢浮肿 3 天。病史：患者 2021 年 4 月因急性脑梗死于某医院住院行介入检查双下肢及双肾动脉血管，提示双肾动脉狭窄，双侧股浅动脉闭塞、右侧股总动脉闭塞，出院时复查肾功能示血肌酐 90μmol/L，较入院时升高，未予重视。5 月份门诊复查血肌酐 161μmol/L，未予进一步诊治；患者 2021 年 6 月因急性心肌梗死至某医院行冠状动脉造影心脏支架介入治疗，出院时血肌酐高，具体值不详，7 月 15 日门诊查血肌酐升高至 334μmol/L，2021 年 8 月 3 日门诊复查血肌酐 379μmol/L，遂至某医院住院治疗，查血肌酐升高至 416μmol/L。刻下症：双下肢浮肿，伴腰酸、乏力，间歇性跛行，行走百米双下肢酸痛，休息后减轻，偶有头晕、胸闷，尿中有泡沫，精神欠佳，食欲一般，大便正常，小便排尿等待，夜眠一般，舌质红，苔白腻，脉沉细。化验肾功能：血尿素氮 15.02mmol/L，血肌酐 409.48μmol/L，24 小时尿蛋白定量 1.78g。

中医诊断：慢性肾衰（脾肾两虚，湿瘀互阻证）。治宜健脾益肾，清热活血化湿。西医诊断：慢性肾衰竭、造影剂肾病。

方 1 高氏肾衰方：黄芪 45g，当归 15g，桃仁 10g，红花 15g，川芎 15g，制何首乌 15g，落得打 30g，金蝉花 15g，鳖甲 20g，大黄炭 10g，猪苓 15g，车前子（包煎）30g，续断 15g，杜仲 15g，砂仁 6g，甘草 6g。7 剂，水煎服，每日 1 剂，早、晚分服。

方 2 高氏结透方：黄芪 30g，大黄 30g，煅牡蛎 30g，蒲公英 30g，藕节炭 30g，附子（先煎）15g，桃仁 15g，红花 15g，甘草 10g。7 剂，水煎服，每日 1 剂，早、晚分服。

2021 年 9 月 1 日二诊：患者服药后，精神好转，纳差、腰酸好转，乏力减轻，水肿好转，尿中泡沫减少，小便仍尿等待，舌质暗，舌体胖，苔腻，脉沉细。辅助检查：血尿素氮 10.23mmol/L，血肌酐 318.3μmol/L。守上方，加乌药 10g，荔枝核 15g。14 剂，水煎服，每日 1 剂，早、晚分服。

2021 年 9 月 15 日三诊：患者精神可，尿中泡沫大为减少，小便尿等待好转。舌质暗，苔微腻，脉沉细。辅助检查：血尿素氮 6.08mmol/L，血肌酐 265.2μmol/L，二诊方去车前子、猪苓。14 剂，水煎服，每日 1 剂，早、晚分服。1 个月后复查化验肾功能：血尿素氮 5.71mmol/L，血肌酐 186.3μmol/L。24 小时尿蛋白定量 1.28g。继续治疗，争取肾功能最大可能恢复。

按： 该患者出现肾衰竭，究其原因，考虑为造影剂引起的肾损害，在肾脏尚未缩小的情况下，加用激素，中西药协同治疗，优势互补，血肌酐得以明显下降。中药以益肾活血、软坚散结、通腑泄浊之法，既可以补肾健脾，又可养阴生津，改善症状，可五脏同调，内外同治，提高疗效，减轻激素带来的副作用；肾疾的治疗关键在于"早"，早发现，早治疗，本病例患者在 4 月份时血肌酐已有升高的趋势，好在积极采取干预措施，肾功能才能得到有效控制。患者有肾动脉狭窄，在 4 月份和 6 月份两次介入检查治疗中使用造影剂，间隔时间太短，发生肾损害概率增加，且有研究数据显示，如果肾功能不全患者应用造影剂，肾损伤的发生率可高达 50%，通过本病例，提示广大医务人员要注意预防和积极纠正造影剂引起的肾损害。

案三

任某，女性，64 岁，2021 年 8 月 6 日初诊。主诉：发现血肌酐升高 10 个月余，乏力、腰酸 1 周。病史：患者 2020 年 10 月在某医院体检时发现血肌酐升高，达 122μmol/L，无双下肢浮肿；予门诊口服中成药降浊解毒胶囊治疗，血肌酐无明显下降，1 个月后就诊于寿阳某私人医院，口服中药汤剂治疗，自诉 2021 年 5 月 11 日在某中心医院复查，血肌酐降至 109μmol/L，之后停药。2021 年 7 月 9 日在当地复查，血肌酐再次升高至 141μmol/L，为求进一步诊治，就诊于我院，门诊以"慢性肾衰竭-代偿期"收住入院。刻下症：患者自发病以来，精神一般、间断感乏力、腰酸、双下肢怕冷、麻木，一过性头晕，眼前黑矇，夜间偶感盗汗、心慌、胸闷、小便泡沫增多，偶感尿急、憋尿困难，大便正常，食欲一般，偶感食后腹胀，睡眠欠佳，入睡困难伴睡眠轻浅。辅助检查：血肌酐 133μmol/L，血尿素氮 9.92mmol/L。腹部彩超：双肾皮质回声略增高，右肾长径 9.3cm，左肾长径 10cm。

中医诊断：慢性肾衰（脾肾两虚、湿瘀互阻证），治宜健脾益肾，活血祛瘀。西医诊断：慢性肾衰竭、原发性干燥综合征。

方1 高氏肾衰方加减：黄芪45g，当归15g，桃仁10g，红花15g，生地黄15g，制何首乌15g，落得打30g，金蝉花15g，鳖甲20g，大黄炭10g，车前子（包煎）30g，续断15g，杜仲15g，砂仁6g，甘草6g。7剂，水煎服，每日1剂，早、晚分服。

方2 高氏结透方：黄芪30g，大黄30g，煅牡蛎30g，蒲公英30g，藕节炭30g，附子（先煎）15g，桃仁15g，红花15g，甘草10g。

2021年8月13日二诊：患者服药后乏力、腰酸好转，盗汗、心慌消失，纳、眠好转，双下肢仍怕冷、麻木。化验肾功能：血肌酐110.1μmol/L，血尿素氮7.28mmol/L。守上方加巴戟天15g，威灵仙15g。14剂，水煎服，每日1剂，早、晚分服。

2021年8月28日三诊：患者服药后双下肢怕冷、麻木缓解，小便泡沫较前减少，但仍有泡沫。化验肾功能：血肌酐99.5μmol/L，血尿素氮9.43mmol/L。守方14剂，水煎服，每日1剂，早、晚分服。

2021年9月12日化验肾功能：血肌酐、血尿素氮在正常范围内。

按：该患者早期肾功能损伤，多次化验尿常规及24小时尿蛋白均为阴性，究其原因，考虑干燥综合征引起肾损害的可能性大，在肾脏尚未缩小的情况下，积极加用激素治疗，中西药协同治疗，使肾功能恢复至正常范围。中药以益肾活血、软坚散结、通腑泄浊之法，既可以补肾健脾，又可五脏同调，内外同治；提高疗效，减轻激素带来的副作用。该患者的病情能够得到良好的控制、恢复，离不开患者对医生的信任及医患之间的相互配合。

六、糖尿病肾病

管某，男性，80岁，2016年5月21日初诊。患者17年前因口干多饮就诊于当地医院，诊断为2型糖尿病，一直皮下注射甘精胰岛素，血糖控制欠佳。1个月前因双下肢浮肿，于社区医院化验尿常规示尿蛋白（+++），尿隐血（-）。遂来我院就诊，望明确诊断，给予综合治疗。刻下症：双下肢浮肿明显，午后双腿憋胀，精神佳，口干，口苦，纳尚可，眠可，大便正常，每日1次，小便正常，舌暗，苔黄腻少津，左脉濡，右脉弦滑。辅助检查：血肌酐146.2μmol/L；尿蛋白（+++），尿糖（+++），空腹血糖12.5mmol/L。

中医诊断：消渴病肾病，辨证属脾肾气阴两虚、湿瘀互阻证。治宜健脾补肾，利水消肿，活血化瘀。

高氏通利方：黄芪30g，炒白术15g，防己12g，猪苓15g，茯苓15g，冬瓜皮30g，陈皮10g，大腹皮30g，水蛭6g，地龙12g，车前子（包煎）30g，生地黄15g，麦冬15g，五味子15g，石斛30g，大黄炭10g，石韦30g，玉米须30g，青风藤15g，白茅根30g。7剂，水煎服，每日1剂，早、晚分服。

2016年5月28日二诊：患者偶头疼，头晕，双下肢浮肿减轻，口干，口苦，纳差，眠一般，小便稍有泡沫，大便不成形，每日2次，舌暗，苔黄腻，脉濡数。尿常规：尿蛋白（++），尿糖（+++）。肾功能：血尿酸497μmol/L，血肌酐133.6μmol/L。首诊方去防己、猪苓、茯苓、冬瓜皮、大腹皮，加怀牛膝12g，川续断12g，寄生15g，秦艽12g，半夏10g，天麻12g。14剂，水煎服，每日1剂，早、晚分服。

2016年6月11日三诊：头痛、头晕缓解，双下肢浮肿（+），下午肿甚，无口干、口苦，纳差，睡眠一般，大便稀，每日4~5次，小便正常，舌暗，苔黄腻，脉弦滑。尿常规：尿潜血（±），尿蛋白（+），尿糖（+）。血生化：血尿素氮5.69mmol/L，血肌酐106.7μmol/L，血尿酸 537μmol/L，β₂ 微球蛋白 3.95mg/L，半胱氨酸蛋白酶抑制剂（胱抑素）C 1.78mg/L，三酰甘油 2.36mg/L，总蛋白 60.8g/L。方药：高氏糖肾方加减。处方：黄芪 45g，党参 15g，白术 15g，茯苓 15g，车前子（包煎）30g，山药 30g，补骨脂 12g，当归 15g，赤白芍各 15g，金樱子 15g，川芎 15g，生地黄 15g，地龙 15g，水蛭 6g，青风藤 15g，知母 10g，麦冬 15g，五味子 15g，葛根 30g，丹参 30g，穿山龙 15g，石韦 30g，白茅根 30g，天花粉 30g。14 剂，水煎服，每日 1 剂，早、晚分服。复查尿常规：尿隐血（−），尿蛋白（+），尿糖（+），空腹血糖 8.5mmol/L。

按： 此例糖尿病肾病属于中医学"消渴病肾病"的范畴，辨证乃脾肾气阴两虚。患者病之初，以"水肿病"为主，故用防己黄芪汤为底，宗"以皮治皮"之论，故加冬瓜皮、陈皮、大腹皮以治皮水，此急则治其标之法。然此病本于脾气不升则阴液亦无力上承，此"阳生阴长"之理，缓则用玉液汤治疗。玉液汤出自张锡纯的《医学衷中参西录》，黄芪、山药益气升阳则精微有源，头晕自止，知母、天花粉二药合用，既可以有效地滋补肾阴，又可以清除体内的燥热之邪，口干、口苦可消。佐以葛根解热生津，兼升举清阳。诸药合用，共奏益气升阳、利湿活血消肿之效，诸症皆除。化验尿常规，尿蛋白（++）、尿糖（+++）分别降至尿蛋白（+）、尿糖（+），肌酐由 146.2μmol/L 降至 106.7μmol/L，空腹血糖从 12.5mmol/L 降至 8.5mmol/L，嘱其出院，门诊治疗。

七、维持性血液透析

黄某，女性，67 岁，2021 年 6 月 26 日初诊。主诉：间断口干多饮 20 余年，行血液透析 1 个月余。病史：20 余年前无明显诱因出现口干、消瘦，于社区诊所测血糖为 20.1mmol/L，转诊至某市中心医院，明确诊断为"2 型糖尿病"，目前皮下注射谷赖胰岛素注射液、重组甘精胰岛素注射液联合口服阿卡波糖控制血糖，平素未监测血糖。2008 年发现尿中泡沫增多，于某市中心医院化验尿常规示蛋白（++），予以降尿蛋白等对症治疗。未监测尿蛋白及肾功能。2021 年 5 月 19 日出现咽痛，伴乏力、纳差、咳嗽、咳白色黏痰，不易咳出，于 5 月 23 日因恶心、呕吐（呕吐物为胃内容物）就诊于某大学第二附属医院，行胸部 CT 示双肺间质性肺炎合并感染，化验示血肌酐 136.00μmol/L，入住呼吸重症科，予以抗感染、化痰、改善心功能及对症治疗后入住肾内科，因少尿，血肌酐逐渐升高至 718μmol/L，合并急性心力衰竭，行右侧股内静脉置管，开始血液透析治疗。后于 2021 年 6 月 15 日在山西某大医院行左前臂动静脉内瘘成形术。现患者偶感胸闷、气短，偶有咳嗽、咳痰，腰酸、乏力，间断感下腹痛，双下肢轻度水肿，右下肢明显，为求进一步中西医结合诊治就诊于我科，门诊以"糖尿病肾病合慢性肾衰急性加重肺部感染"之诊断收住入院。刻下症：精神一般，偶感胸闷、气短，偶有咳嗽、咳痰，乏力，双下肢轻度水肿，右下肢明显，小便每日 1200～1300ml，大便日 1 次，偏干，纳可，眠差，舌质暗，苔黄腻，脉弦滑。

中医诊断：慢性肾衰（脾肾两虚，湿瘀互结证）。西医诊断：慢性肾衰竭——急性加重、肺部感染。

方 1 高氏肾衰方加减：黄芪 45g，当归 15g，桃仁 10g，红花 15g，生地黄 15g，制何首乌 15g，落得打 30g，金蝉花 15g，鳖甲 20g，大黄炭 10g，陈皮 10g，半夏 10g，茯苓 20g，金银花 30g，鱼腥草 30g，车前子（包煎）30g，白茅根 30g，砂仁 6g，甘草 6g。7 剂，水煎服，每日 1 剂，早、晚分服。

方2高氏结透方：黄芪30g，大黄30g，煅牡蛎30g，蒲公英30g，藕节炭30g，附子（先煎）15g，桃仁15g，红花15g，甘草10g。

2021年7月3日二诊：患者服药后精神好转，咳嗽、咳痰、胸闷消失，浮肿好转，腰酸，舌质暗，苔黄腻，脉滑。守上方去车前子、金银花、鱼腥草，加川续断15g，杜仲15g。14剂，水煎服，每日1剂，早、晚分服。

2021年7月17日三诊：患者服药后浮肿消失，腰酸好转，舌质暗，苔黄腻，脉濡。守二诊方14剂，水煎服，每日1剂，早、晚分服。20天后化验肾功能示血肌酐85.4μmol/L。

按：此例患者因肺部感染，先在某大学第二附属医院治疗，因少尿，肌酐逐渐升高至718μmol/L，合并急性心力衰竭，行右侧股内静脉置管，开始血液透析治疗及对症治疗，后转山西某医院做造瘘，准备长期透析。为求中西医结合治疗，故来我院继续采用透析一周两次，积极纠正导致肾衰竭的加重因素，运用中西医四联疗法，五脏同调，20天后血肌酐由259.3μmol/L降至85.4μmol/L，达到基本正常，故停止血液透析，保守治疗，定期复查肾功能。

第十四章 李红医案

一、慢性肾炎

范某，男性，37岁。患者12年来间断出现双下肢浮肿，尿中泡沫增加，查尿蛋白（++），后复查阴性，未引起重视，未予正规诊治。2012年8月于我院行肾脏活检术示局灶增生性IgA肾病Ⅲ期，于我院经降蛋白尿等对症治疗后好转出院，24小时尿蛋白定量波动在0.5～0.8g，近1周来劳累后出现双下肢浮肿明显，伴有腰酸痛，尿中泡沫增多，无肉眼血尿，感乏力。就诊于我院查尿蛋白（+++），尿隐血（+++），镜检白细胞22/HP，镜检红细胞11/HP，血肌酐83.3μmol/L，24小时尿蛋白定量3.64g，刻下症见患者精神欠佳，感腰酸痛，乏力明显，纳、眠可，双下肢浮肿，尿中泡沫增多，大便日1次，舌质暗，苔薄黄，脉沉细。

西医诊断：慢性肾炎。中医诊断：水肿病，证属脾肾两虚证。治宜健脾补肾，利水消肿。

处方：黄芪15g，生地黄15g，丹参30g，薏苡仁30g，虎杖15g，玉米须15g，石韦30g，全蝎12g，青风藤15g，地龙12g，鬼箭羽15g，六月雪15g，白茅根30g，白花蛇舌草15g，砂仁6g，甘草6g。

二诊：服上方14剂后，患者双下肢浮肿明显改善，腰酸痛、乏力好转，小便泡沫不明显，大小便正常，夜眠可，舌淡红，苔薄黄，脉沉滑。尿常规：尿蛋白（++），尿隐血（++）。红细胞10/HP，24小时尿蛋白定量3.19g，继服上方。

三诊：继服上方14剂后，患者精神改善，双下肢水肿减轻，未述腰酸、乏力，尿中泡沫较前减少，大便正常，夜间睡眠可，舌尖红，苔薄黄，脉沉细。尿常规：尿隐血（+），尿蛋白（++），红细胞8/HP，24小时尿蛋白定量2.85g，予上方加酸枣仁30g，生龙牡30g，狗脊15g，养心安神、补肾以养先天之本。

按：本病患者辨证当属中医学之水肿脾肾两虚证，患者先天不足，后天失养，日久导致脾肾两虚。脾虚，水液运化失常，泛溢肌肤，肾虚，肾气内伐，不能化气行水，遂使膀胱气化失常，开阖不利，水液内停，故见浮肿。脾虚，气血生化乏源，不能濡养周身，故见乏力。腰为肾之府，肾虚腰失所养，故见腰痛。肾虚精微不固，故见泡沫尿。舌、脉均为脾肾两虚之象。治宜健脾补肾，利水消肿。黄芪、生地黄、丹参补肾益气活血；玉米须、薏苡仁利水消肿，渗湿健脾；虎杖利湿散瘀，清热解毒；全蝎、青风藤、地龙活血化瘀；鬼箭羽、六月雪疏肝活血通络；白茅根、白花蛇舌草凉血止血，清热解毒；配以砂仁化湿行气、温中止呕；酸枣仁、生龙牡、狗脊养心安神。诸药合用，健脾补肾助正气，清热解毒、活血化瘀祛邪气，病情向愈。

二、肾病综合征

案1

赵某，男性，42岁，2020年11月27日就诊。患者1年前劳累后自觉双下肢浮肿明显，伴有尿中泡沫增多，间断感腰酸痛，乏力，就诊于我院查尿常规：尿蛋白（+++），24 小时尿蛋白定量最高为 8.8g。行肾穿刺活检术示Ⅱ期膜性肾病，予消蛋白治疗后效果不明显，近来上述症状加重，故前来寻找中医治疗。刻下症：精神欠佳，纳差、夜眠可，腰酸痛，间断感胸闷，气短，乏力，泡沫尿，双下肢浮肿。大便日 1 次，舌质暗红，苔薄黄，脉沉滑。有高血压病史 1 年，目前控制良好。尿常规：尿蛋白（+++），尿隐血（±），红细胞、白细胞均阴性，血清总胆固醇 6.34mmol/L，三酰甘油 3.35mmol/L，肾功能正常。

脉证合参中医诊断为水肿，辨证属脾肾两虚之证，治宜以益气健脾、补肾强腰为主，兼以活血化瘀，清热祛湿。

处方：黄芪 20g，防风 15g，炒白术 15g，小蓟 15g，茜草 15g，鬼箭羽 15g，水蛭 6g，半边莲 15g，萆薢 15g，续断 15g，山药 15g，焦山楂 15g，焦麦芽 15g，焦神曲 15g，狗脊 15g，豆蔻 15g，砂仁 15g，猪苓 15g，山茱萸 15g，地骨皮 15g，知母 15g，墨旱莲 15g，菟丝子 15g，覆盆子 15g，益智仁 15g，生地黄 15g，炙甘草 8g，三七粉 12g，白花蛇舌草 15g，发酵虫草菌粉 12g。7 剂，水煎服，每日 1 剂。

二诊：患者服上方 7 剂后，双下肢浮肿减轻，泡沫尿减少，腰酸痛缓解，无胸闷、气短，乏力缓解，偶有咳嗽，少痰，舌质红，苔薄黄，脉沉滑。守上方继服。7 剂，水煎服，每日 1 剂。

三诊：水肿基本消失，泡沫尿减少，腰酸痛缓解，无胸闷、气短，乏力缓解，舌淡苔薄白。守上方继服。7 剂，水煎服，每日 1 剂。患者服药后诸症均好转，继续随访治疗。

按：本案证属脾肾两虚之水肿。患者因劳累后出现双下肢浮肿，大量蛋白尿，血脂升高，肾穿刺术示Ⅱ期膜性肾病，符合肾病综合征的临床诊断。结合临床证候及舌脉，中医辨证属脾肾两虚之证，治宜以益气健脾、补肾强腰为主，兼以活血化瘀，清热祛湿。患者中年男性，患病日久，损及脾肾，致水液运化失常，不能化气行水，遂使膀胱气化失常，开阖不利，水液内停，故见浮肿；纳差，脾虚乏源，不能濡养周身，故见乏力；腰为肾之府，肾虚，腰失所养，故见腰酸痛；肾虚不固，故见泡沫尿；瘀阻胸胁，故见胸闷、气短；舌、脉均为脾肾两虚、湿瘀互阻之象。方中以黄芪益气固表，辅以炒白术、山药健脾益气，三者配伍，加强益气之功；佐以防风祛风解表，黄芪得防风，固表不留邪，防风得黄芪，祛邪不伤正；续断、墨旱莲、菟丝子补益脾肾；山茱萸、覆盆子补益肝肾；益智仁温脾暖肾；发酵虫草菌粉补肺肾，益精气；砂仁、豆蔻化湿开胃；焦山楂、焦神曲、焦麦芽健运脾胃消食；狗脊强筋骨；鬼箭羽、水蛭、小蓟、茜草、三七粉化瘀；半边莲清热解毒，利尿消肿；萆薢、猪苓利湿去浊，祛风除痹；生地黄、地骨皮、知母清热；白花蛇舌草清热解毒，利湿通淋；炙甘草调和诸药。

案 2

郭某，男性，60 岁。患者 2 年前无明显诱因间断出现双下肢浮肿，伴颜面浮肿，晨轻暮重，来我院行肾穿刺术示肾病综合征（膜性肾病Ⅱ期）。予抑制肾小球免疫反应，消除尿蛋白治疗。2017 年发现血肌酐升高，最高为 120μmol/L，近一周上述症状加重，故前来寻中医治疗。刻下症：患者精神，饮食可，双下肢浮肿，腰酸痛，间断反酸胃灼烧，乏力，泡沫尿，大便每日 1 次，睡眠差，舌质暗红，苔薄黄，脉沉滑。尿常规：尿蛋白（++），红细胞、白细胞均阴性。

脉证合参，中医诊断为水肿，辨证属脾肾两虚证，治宜补肾填精，养阴清心。

处方：盐益智仁 10g，莲子心 6g，麸炒芡实 10g，酒萸肉 6g，茯苓 10g，泽泻 6g，炒酸枣仁 10g，合欢皮 15g，首乌藤 15g，刺五加 10g，蒲公英 10g，百合 10g，炒鸡内金 10g，炒麦芽 10g，山药 10g。7 剂，水煎服，每日 1 剂。

二诊：患者服上方 7 剂后，浮肿基本消失，间断感腰酸痛，偶感反酸胃灼烧，舌红苔薄白腻。处方：前方加石韦 30g，白茅根 30g，川牛膝 10g。7 剂，水煎服，每日 1 剂。

三诊：双下肢未见水肿，偶尔觉腰痛，少量泡沫尿，大便日 1 次，睡眠可，间断伴咳嗽，无咳痰，舌淡苔薄白，脉弦数。尿常规：尿蛋白（+）。患者病情趋于稳定。

按：本案属脾肾两虚之水肿，行肾穿刺术示肾病综合征。患者病程长，患病日久，损伤脾肾，导致脾肾两虚，气血、水液运化失常，酿湿生瘀，导致湿瘀互阻。脾虚不能运化水液，水液溢于肌肤，故见双下肢浮肿；脾主运化，精微下泄不能濡养四肢百骸则出现泡沫尿、乏力；腰为肾之府，肾虚则腰酸痛不适；脾虚，脾不升清、胃失和降，故见反酸，胃灼烧；舌、脉均为佐证。方中盐益智仁、麸炒芡实、酒萸肉、刺五加益肾填精；莲子心、炒酸枣仁、合欢皮、首乌藤养心安神；茯苓、泽泻利尿；炒鸡内金、炒麦芽消食导滞；蒲公英清热解毒利湿；山药补肾摄精，补脾养胃。二诊时，患者病情得到了较好的控制，为巩固疗效，在守方的基础上加入了石韦、白茅根、川牛膝等清热利湿药。经过 14 剂药物治疗，浮肿全消，收到了很好的临床疗效。

三、糖尿病肾病

王某，女性，55 岁。患者 2 年前无明显诱因出现口干、多饮，不伴有消瘦等，体检发现血糖升高，空腹血糖 7.0mmol/L，未服药，糖尿病饮食控制血糖，间断监测血糖，血糖控制可，2020 年 7 月体检发现空腹静脉血糖 10.0mmol/L，明确诊断为 2 型糖尿病，目前规律口服二甲双胍，血糖控制欠佳。近一周出现乏力，腰背酸痛，双下肢浮肿，泡沫尿，遂来就诊。刻下症：患者精神一般，口干，多饮，饮食尚可。夜眠欠佳，腰酸痛，乏力，双下肢浮肿，小便有泡沫，间断感头晕，大便每日 1 次，舌暗淡，苔薄腻，脉细滑。查血肌酐 263μmol/L，尿素氮 25.4mmol/L，尿蛋白（++）。

西医诊断：糖尿病肾病，2 型糖尿病。中医诊断：消渴病肾病（气阴两虚、湿瘀互阻证）。治宜益气养血，健脾益肾，泻浊排毒。

处方：黄芪 30g，当归 15g，桃仁 15g，红花 10g，地龙 10g，熟地黄 24g，山萸肉 12g，山药 30g，茯苓 30g，丹皮 10g，泽泻 12g，猪苓 15g，车前子（包煎）30g。每日 1 剂。

二诊：服上方 14 剂后，腰酸痛，乏力较前减轻，双下肢浮肿渐消，小便仍有泡沫，精神、食欲尚可，睡眠欠佳，大便每日 1 次，黄色软便。复查血肌酐 231μmol/L，尿素氮 21.4mmol/L，患者虚实夹杂仍以虚为主，继续扶助正气，养气血。后以祛邪，患者睡眠欠佳，原方加百合 12g，炒酸枣仁 30g。

三诊：服上方 14 剂后，患者精神较前好转，口干，多饮，饮食尚可，腰酸痛，乏力较前缓解，双下肢略浮肿，小便仍有泡沫，舌质暗淡，苔黄，脉沉滑。辅助检查：血肌酐 187μmol/L，尿素氮 16.4mmol/L。病情稳定，继续随诊治疗。

按：糖尿病肾病初期可参照糖尿病辨证施治。随着糖尿病肾病的进展，治疗时当重视阴虚、阳虚的辨证主次。阳虚为主时，亦不可峻补，以防伤津致阴竭。另外，气阴虚血液稠滞，易致阴虚血瘀。本病患者辨证为气阴两虚、湿瘀互阻证。治宜益气养血，健脾益肾，泻浊排毒。在中医学界对糖尿病肾病病机认识逐渐统一，多主张久病及肾，以肾虚为本，气虚、阴虚、血瘀是疾病变化过程的重要因素。治疗上则主张以补肾益气、化瘀通络为主。本案中益肾活血方由补气活血为主的补阳还五汤和以滋补肝肾为主的六味地黄汤合方化裁而来。补阳还五汤方中以黄芪大补元气，使气旺血行，瘀去络通；以当归活血，佐以桃仁、红花共奏活血祛瘀之效，因当归既能活血又能养血，使本方活血化瘀的同时而不伤血；地龙通经活络，周行全身，以加强全方补气活血作用。六味地黄丸方中熟地黄滋肾填精，辅以山药补脾固精，山萸肉养肝涩精，此为三补。使用茯苓淡渗脾湿，以助山药之健运，泽泻清泻肾火，并防熟地黄之滋腻；丹皮清泻肝火，并制山萸肉之温，共为经使药，此为三泻。六药合用，补中有泻，寓泻于补，相辅相成，补大于泻，共奏滋补肝肾之效。猪苓、车前子利水渗湿，炒酸枣仁、百合安神。

四、肿瘤肾病

元某，女性，19 岁。2020 年 2 月无明显诱因出现左腰酸不适，无低热，盗汗、乏力等症状，未重视。2020 年 3 月左下腹不适感明显加重，在晋某医院行腹部彩超提示左侧腹部低回声包块，不除外来源于腹膜后，后于 2020 年 4 月 30 日在全身麻醉下行腹膜后巨大肿物切除术+双"J"管置入术，术后病理回报骨外尤因肉瘤，术后规律化疗，2020 年 6 月 10 日复查时发现腹膜后多发转移灶，左侧腰大肌及腰方肌受侵，更改化疗方案为吉西他滨联合多西他赛，1 个月前准备再次化疗前复查血、尿常规、生化提示肾功能异常，尿蛋白阳性，间断出现少尿现象，无法继续化疗，为求进一步诊治，由门诊以急性肾衰竭收入院。入院后查尿常规：尿隐血（+++），尿蛋白（-），血肌酐 446.1μmol/L，血尿素氮 18.85mmol/L。刻下症：精神差，乏力，腰酸痛，少尿，纳差，心慌，双下肢水肿。

西医诊断：急性肾衰竭，肿瘤相关性肾病，贫血，腹膜后尤因肉瘤（术后），腹膜后及腹膜腹腔多发转移，左侧腰大肌及腰后肌受损。中医诊断：水肿病（脾肾两虚证），治宜益气健脾补肾，清热祛湿，软坚散结。

处方：太子参 15g，黄芪 40g，当归 15g，生地黄 15g，麦冬 15g，鳖甲 10g，山药 30g，山茱萸 15g，知母 10g，牡丹皮 15g，生姜 6g，大枣 10 枚，姜半夏 10g，苦参 10g，乌梅 10g，美洲大蠊 6g，砂仁 6g，甘草 6g。水冲服，每日 1 剂。嘱忌辛辣、油腻食物，预防感冒，卧床休息；加强中西医结合治疗，积极给予西药、血液透析等对症处理。

二诊：精神略振，乏力较前减轻，仍觉腰酸痛，双下肢水肿，程度较前减轻，食欲下降，夜眠欠佳，尿量较前减少，配合深静脉置管术行血液透析以脱水排毒治疗，透析后尿素氮测定 14.89mmol/L，肌酐测定 644.7μmol/L，尿酸 606μmol/L，湿浊内蕴，聚湿成痰，上扰心神则失眠多梦，下溢肌肤则水肿。仍宗前法略做加减，上方加山药 30g，酸枣仁 30g 以养心安神。

三诊：精神较前好转，间断入眠，腰酸痛有减轻，全身水肿较前减轻，继续当前治疗。行血液透析后尿素氮降至 6.55mmol/L，肌酐降至 353.3μmol/L，尿酸降至 172μmol/L，患者目前病情稳定，嘱患者继续治疗以巩固疗效，并加强生活调摄。

按：水肿的发生，主要是全身气化功能障碍的表现，就脏腑而言，主要与肺、脾、肾有关，但与脾、肾的关系更为密切。土不制水，气不化水，是以水湿泛滥；脾虚不摄，肾气不固，精微物质从小便渗漏，见蛋白尿、隐血。患者脾胃运化功能失调，津液输布不畅，湿浊内生，聚湿生痰，痰湿内阻于肾，发为水肿，湿瘀日久脉络不通，不通则痛，故见腰痛；舌淡红苔薄白，脉沉，乃脾肾两虚之象。给予汤剂以益气健脾补肾，清热祛湿，软坚散结。方中黄芪、太子参、山药、生姜、大枣益气健脾和胃，生地黄、山茱萸补肾，鳖甲软坚散结，知母、麦冬、牡丹皮、乌梅滋阴生津，苦参清热祛湿，活血通脉，利尿消肿，砂仁和胃，甘草调和诸药。

五、腹膜透析

李某，男性，57岁。既往有糖尿病病史19年，高血压病史7年，有脑梗死、冠状动脉粥样硬化性心脏病、稳定型心绞痛病史1年。2019年11月查血肌酐707.4μmol/L，至肾内科就诊，诊断为慢性肾衰竭尿毒症期，并予腹膜透析置管术后规律行腹膜透析治疗，术后未规律行腹膜透析治疗。首诊，刻下症见精神差，饮食、睡眠差，口干，多饮，乏力明显，泡沫尿，颜面及双下肢浮肿，间断感胸闷、气短，活动时加重，咳嗽、咳痰，痰白量多，易于咳出，头晕明显，腰酸痛，大便2～3日1次。舌质暗红，苔薄黄，脉沉滑。辨证属脾肾两虚、湿瘀互阻证。给予规律腹膜透析以脱水排毒治疗。

二诊：患者经过对症治疗，腹膜透析后查血肌酐675.7μmol/L，较上次血肌酐值明显下降。

三诊：精神尚可，饮食睡眠尚可，口干，多饮，乏力缓解，泡沫尿减少，无胸闷、气短，无咳嗽咳痰，无头晕头痛，无恶心呕吐，无发热畏寒，腰酸痛缓解，诸症均好转，继续随访治疗。

按： 腹膜透析是终末期肾病三大替代治疗（血液透析、腹膜透析、肾移植）方法之一。它是利用人体自身腹膜作为半透膜，通过腹膜透析导管，向腹腔内注入透析液，借助腹膜两侧毛细血管内血浆和腹膜内透析液的溶质浓度和渗透梯度，清除机体代谢废物、毒物和多余水分，维持体内酸碱电解质平衡。本案患者尿毒症症状明显，血肌酐达707μmol/L以上，可采取透析治疗。经过多次的腹膜透析，患者血肌酐下降至675.7μmol/L，临床症状得到了有效改善。

（一）透析相关营养不良性肾病

王某，男性，57岁。维持性血液透析17年余，间断恶心、纳差、乏力1年，加重1周来医院就诊。17年前突发昏迷就诊时发现血肌酐1063μmol/L，血钾6.3mmol/L，碳酸氢根18.7mmol/L，白细胞10.4×10^9/L，血红蛋白87g/L，血细胞比容0.30，血小板112×10^9/L；尿量减少，尿中有泡沫，双下肢水肿，予紧急行血液透析治疗，透析后患者症状好转，血肌酐复查829μmol/L，血钾4.6mmol/L，碳酸氢根21.3mmol/L，住院期间规律血液透析治疗且行纠正贫血、电解质紊乱等对症治疗。近1年间断感恶心，纳差，乏力，患者未重视，1周前上述症状加重，患者自发病以来，恶心，无呕吐，纳差，腹胀，体重减轻5kg左右，乏力，小便、大便异常，睡眠差。既往高血压病史17年余，最高180/100mmHg，现口服硝苯地平控释片，血压控制在150/90mmHg。否认糖尿病、冠心病病史，否认结核、肝炎等传染病史，无外伤及手术史。体格检查：体温36.2℃，脉搏72次/分，呼吸16次/分，血压150/100mmHg，神志清楚，消瘦，轻度贫血貌，全身浅表淋巴结未及肿大，双睑结膜苍白，心、肺、腹（-），双下肢轻度凹陷性水肿。辅助检查结果：便常规正常；凝血指标：血浆凝血酶原时间测定10.9

秒，活化部分凝血酶时间测定 33.6 秒，凝血酶原国际标准化比值 1.0，血浆纤维蛋白原 3.6g/L；肾功能：尿素氮 14.5mmol/L，肌酐 350μmol/L；MDRD 公式计算肾小球滤过率（GFR）18ml/（min•1.73m^2）；电解质：钾 5.6mmol/L，钠 139.2mmol/L，碳酸氢根 17.9mmol/L，钙 2.1mmol/L，磷 1.94mmol/L；肝功能：谷丙转氨酶 32U/L，谷草转氨酶 15.9U/L，总蛋白 56.4g/L，白蛋白 31g/L，球蛋白 23.10g/L，血脂正常；乙肝病毒标志物、丙肝抗体、梅毒、HIV 血清学检测均阴性；肿瘤标志物均为阴性；心电图窦性心律，ST-T 段异常，左心室肥大；腹部 B 超：双肾缩小，皮髓质界限不清，肝、胆、胰、脾未见异常。胸部 X 线片心影增大，余未见异常。

中医诊断：慢性肾衰。西医诊断：慢性肾衰竭-尿毒症期，维持性血液透析营养不良性肾病，肾性贫血，高血压 3 级（极高危组），代谢性酸中毒，高钾血症，低蛋白血症。患者入院后纠正低蛋白血症、贫血，控制血压，改善代谢性酸中毒症状，行规律血液透析清除体内多余的水分及毒素等治疗，同时口服中药。

处方：黄芪 30g，白术 10g，茯苓 15g，砂仁 6g，党参 15g，当归 12g，杜仲 15g，川续断 15g，车前子（包煎）15g，石韦 30g，焦山楂 15g，焦神曲 15g，焦麦芽 15g，厚朴 10g，炒酸枣仁 30g。

二诊：口服 7 剂后，患者纳差改善，睡眠稍改善，腹胀减轻，以上方剂中炒酸枣仁改为 15g，加生龙骨 30g，生牡蛎 30g。

三诊：口服上方一周后上述症状好转。嘱患者院外控制饮水量，均衡营养同时也要增加热量的摄入，每日蛋白摄入 1.2g/（kg•d），正常成人每日 100g 左右蛋白摄入量；热量摄入为 30~35kcal/（kg•d），正常成人一天热量为 2000~2500kcal；积极控制干体重，适当增加血液透析滤过及血流灌流的次数以提高血液透析的充分性。

按：李红主任认为透析相关营养不良性肾病在透析患者中还是比较常见的。维持性血液透析本就是慢性肾脏病患病日久的一种维持性替代肾脏功能的治疗方法，在长期肾功能不全的机制下，脾肾之气衰败，运化无力，水谷精微不归正化，气血生化乏源，营、卫二气俱衰，全身脏腑、经络、四肢肌肉皆失于充养而呈现全面的虚损状态。在上方中采用以健脾益气为主的治疗方案，可增强患者体质，提高免疫力，恢复受损机体气化功能，黄芪益气摄血，升阳举陷。党参益气补血，用于治疗肾性贫血。茯苓、白术渗湿健脾，从而运化津液。砂仁、焦三仙醒脾开胃，改善纳差症状。杜仲、川续断调补脾肾，生龙骨、生牡蛎、炒酸枣仁重镇安神改善睡眠。事实上，各药之间有相通之处，若配伍则多有相须为用之妙，故临床使用亦不可拘泥。

（二）痛风性肾病

患者，男性，48 岁。主因反复发作双足关节肿痛 10 年，泡沫尿 1 年，双手及足关节红肿、痛急发作 1 周来院门诊。患者 10 年前进食海鲜后出现双足关节红、肿、痛，以右第 1 趾关节为著。无皮疹、腰痛、血尿等症。在当地医院查血尿酸升高（具体不详），诊断为痛风，予别嘌醇（0.1g，3 次/天）及双氯芬酸二乙胺止痛膏外用后缓解。后反复出现高嘌呤饮食或饮酒后足关节红、肿、痛，2~3 次/年，自行服用别嘌醇（0.1g，3 次/天）及外用止痛膏后可缓解。一年前患者出现泡沫尿，夜尿增多，在当地医院查尿常规示蛋白尿（+），无血尿，24 小时尿蛋白定量 0.56g；检查肾功能示血肌酐 89μmol/L。1 周前患者会餐后又出现双手及足关节红、肿、痛，以第 1 趾关节为著。无心慌胸闷、畏寒发热、腰痛血尿，无皮疹。自行口服别嘌醇（0.1g，3 次/天）外用双氯芬酸二乙胺止痛膏效果欠佳，来我院进一步诊治。自发病以来，精神睡眠及食欲均可，小便如前述，大便正常，体重无下降。既往高血压病史 2 年，血压最高 180/110mmHg，服用氯沙坦钾片（50mg，1 次/天）治疗，平素血压在 160/80mmHg。否认糖尿病、冠心病及脑血管疾病。无烟酒嗜好。无特殊用药史，无特殊毒物及疫水接触史。否认家族遗传病史。入院后查体：体温 36.2℃，脉搏 72 次/分，呼吸 22 次/分，血压 160/85mmHg。发育正常，神清语利，查体合作。全身皮肤黏膜无黄染、皮疹，浅表淋巴结未及肿大。头颅无畸形，眼睑无水肿，咽部无红肿，扁桃体无肿大。双侧耳郭处可扪及痛风石，有压痛，无红肿。颈软，无抵抗，未见颈静脉充盈；气管居中，甲状腺不大。胸廓对称无畸形，双肺呼吸音清，未闻及干湿啰音。心音有力，律齐，各瓣膜区未闻及病理性杂音。腹软，肝脾肋下未触及，肠鸣音正常。脊柱无畸形；双侧手指及足关节红肿、皮温升高，有触痛。双下肢无水肿。辅助检查：便常规正常；血常规：血红蛋白 130g/L，红细胞、白细胞、血小板正常；24 小时尿蛋白定量 0.6g；24 小时尿酸 420mg。免疫学指标抗核抗体（－），抗 dDNA 抗体（－），抗可溶性抗原抗体（－），抗中性粒细胞胞质抗体（－），抗 GBM 抗体（－）；免疫球蛋白为正常范围；血沉、抗"O"为正常范围；尿本周蛋白、乙肝五项及丙肝抗体均阴性；肿瘤标志物均正常。空腹血糖 4.6mmol/L；总胆固醇 5.8mmol/L，三酰甘油 2.1mmol/L；心电图：Ⅱ、Ⅲ、AVF 导联 T 波倒置。胸部 X 线片：两肺纹理增多。腹部 B 超：肝、胆、胰、脾未见异常，肾脏 B 超同前。X 线片见足部跖趾关节软骨缘有不整齐穿凿样透亮缺损。

中医诊断：痛风。西医诊断：痛风性肾病，高血压，痛风，冠心病。嘱患者卧床休息，低嘌呤饮食、低盐低蛋白低磷饮食，多饮水；予口服苯溴马隆片促进尿酸排泄，双氯芬酸钠片缓解疼痛，口服氯沙坦钾片控制血压，阿托伐他汀钙片调脂稳斑，冠心丹参滴丸活血化瘀、理气止痛，同时辅以口服中药。

处方：独活 8g，桑寄生 20g，秦艽 15g，防风 12g，细辛 3g，川芎 8g，当归 12g，山茱萸 12g，熟地黄 15g，生地黄 12g，白芍 12g，茯苓 15g，杜仲 12g，川续断 12g，怀牛膝 12g，川牛膝 10g，木瓜 12g，甘草 6g，鳖甲 20g。

二诊：感足关节处红、肿、痛症状缓解，继续口服上述方剂 7 剂。本病在急性期应卧床休息，对症处理；慢性期应加强排除尿酸，辨证治疗。做到早发现，早治疗。

按：李红主任认为，痛风者，大率因血受热已自沸腾，其后或涉水或立湿地，寒凉外搏，热血得寒，汗浊凝滞，所以作痛，夜则痛甚，行于阳也。本病以先天禀赋不足、后天调摄失养，造成脏腑功能失调为发病基础，以外感邪气、跌打损伤为发病外因，湿热、痰浊、瘀血互结为发病特点，辨证应注意辨其虚实，初则属于实证，久则正虚邪实，或虚实夹杂。痰瘀阻滞是造成痛风的主要原因。症状早期表现在肢体、关节经络，继则侵蚀筋骨，内损脏腑。凡属风邪偏盛者为行痹，关节疼痛，游走不定；寒邪偏盛者为痛痹，关节僵硬，痛有定处；湿邪偏盛者为着痹，关节肌肉麻木，重着肿胀；热邪偏盛者为热痹，关节红肿灼热，疼痛拒按；而过多的尿酸则属湿浊，因脾失健运使湿浊内生，肾分清泌浊功能失调致湿浊排泄障碍，加之酗酒暴食，劳倦过度等，则湿浊流注于关节、肌肉，导致气血运行不畅而发病。治疗在急性期以祛邪为主，用祛风除湿、清热利湿等法；慢性期以扶正为主，用健脾益气、补益肝肾等法。

第五辑　高氏肾病与国家"中医肾病学"重点学科建设

第十五章 学科建设

一、学术水平

（一）学科研究

1. 内涵与外延的界定

中医肾病学的内涵：整理古今文献资料，运用传统医学理论及临床实践，结合现代医学知识和现代科研方法，研究肾病的发生、发展、转归及其防治规律，在保持中医药特色的前提下，对当前本学科前沿及存在的疑难问题，积极进行研究及探讨，建立中医肾病学科独具特色的基础理论体系。

学科外延：中医肾病学是一门不断发展的学科，在其临床实践和理论研究中，与多种学科发生横向及纵向的交叉，从而不断扩大其学科外延：①在基础医学方面，与现代病理生理学、免疫学及分子生物学技术、现代医学统计学联系尤为密切；②在临床医学方面，与心血管病学、内分泌学、免疫学、神经精神病学、泌尿外科学等有着密切的联系，甚至可彼此作为并发症存在；③在中药学方面，与中药制剂学、中药化学、中药药理学等有密切联系。

2. 文献的整理与研究

建设期间，围绕学科主要研究方向进行古代和现代文献资料整理，内容包括慢性肾衰竭的病名、隶属范畴、病因病机、辨证论治、中药疗法（包括专方专药、单味中药、中药复方制剂）、其他疗法（包括中药高位结肠透析法、督灸、穴位敷贴、中药离子导入法）等；中医对劳淋发病机制的认识、劳淋中医药治疗的特色优势研究；消渴病肾病的病因病机、辨证分型、分期的发展，中医药防治的特色优势研究。对孙郁芝教授学术思想研究，高继宁教授学术思想及实践经验研究，对其典型医案进行采集、整理、分析，总结其辨证思维方法，探讨其治法治则、遣方用药特点等。在文献整理与研究工作中，共发表论文 14 篇，论著 2 部。

本学科在学科建设中制定了四个稳定的研究方向：①中医药内外同治延缓慢性肾衰竭的研究；②中医药防治糖尿病肾病的研究；③中医药在原发性肾小球疾病中作用机制及疗效研究；④关于高继宁教授学术思想的研究。5 年来，在学科带头人的带领下，围绕这四个主要研究方向进行了大量相关的临床和科研工作，取得了可喜的成就。

（二）学术创新

1. 新观点、新理论、新学说的提出

学科建设期间，在古今文献挖掘与整理的基础上，进行了中医基础理论和临床实践研究，并对其理论创新，提出了新观点、新理论，其内容主要包括如下。

（1）在健脾补肾，活血利湿内治法的基础上，提出"内外同治"治疗慢性肾衰的学术思想，并经过临床观察，疗效显著。中医药治疗慢性肾衰研究包括内治法和外治法两大部分，

涵盖慢性肾衰内治法研究、慢性肾脏病"内病外治"理论研究。脾肾气虚、湿浊瘀阻证已成为慢性肾脏病早中期常见证型。在此研究基础上，总结出科室经验方5首，并进行了相关课题研究——中药高位结肠透析治疗早中期慢性肾衰竭的临床研究，发表相关论文5篇。

（2）提出以补肾益气、化瘀通络为主治疗糖尿病肾病的新观点，糖尿病久病及肾，以肾精亏虚，气阴不足，瘀血阻络为其基本病机。糖尿病肾病患者因代谢紊乱，抗氧化物质丢失，使机体长期处于炎症状态。随着糖尿病肾病研究的不断深入，肾间质纤维化在糖尿病肾病进展中发挥着重要作用，肾虚瘀血是肾纤维化形成的根本，贯穿于肾纤维化疾病的始终。基于此，确立了以补肾益气、化瘀通络为主治疗糖尿病肾病的新观点，并进行了相关课题研究，发表论文8篇。

（3）提出"以肾为主，五脏同调"的肾脏病辨治思路，确立"守方、圆机、活法"的中医治肾理念。高继宁教授认为，"守方"所守者乃慢性肾脏病的核心病机，遵守全程治疗所守之方；"圆机活法"则是根据不同个体的病机灵活辨证施治，随证而治，而不拘泥于一方。高继宁教授强调，慢性肾脏病病位在肾，病机根于肾，但与五脏相关，与咽、肺、心、肝、脾胃关系密切，论治当"以肾为主，五脏同调"；在肾病发生、发展的过程中，湿、瘀、毒等促进或加重因素呈聚集的特点，表现出肾之证候内涵相对稳定基础上的差异性，可见单纯的"守方"难以奏效，遂在"守方务本"的基础上完善了"圆机活法"治疗体系，以期保护残余肾功能，延缓病情进展。

2. 探索本学科研究的方法学

应用中医理论，以辨证论治为核心，采用中药治疗肾脏病疗效确切。但限于中医学发展过程中人体解剖学和细胞生物学发展滞后导致概念的局限，肾脏的病症往往被混同在全身性疾病的范围中。过于综合的方法不能完全阐明和明确治疗的确切部位和作用机制。为了发挥中医学在肾脏病中的优势，肾脏病的临床与科研显得十分重要。科研要真正创造出实际成果，切实为解决肾脏病若干临床难题而努力。结合当前中医药学界与肾脏病相关研究课题，确立正确的科研思路与方法，必须确定以下几个方面的内容和方法为研究的指导原则与核心。

（1）重视中医经典文献的学习和应用中医学整体方法，结合现代临床需要寻找研究思路和科研课题。从科研工作中不但能够进一步理解和学习先贤的治疗思路及经验，还可以结合当今社会疾病发病和病变的具体情况，使中医理论得到进一步的发展。中医学的主体研究方法是，中医学选定自己特定的研究对象——自然条件下整体状态的人，运用自己特定的研究方法——整体方法，实现了以《黄帝内经》、《伤寒杂病论》、金元四大家、温病学说等为标志的中医经典理论的不断发展。

本学科进行了大量的文献整理以及研究工作，发表相关学术思想论文8篇，论著2部，承担省级科研2项。

（2）以计算机为主要工具的数学方法特别是医学统计学知识的学习和应用：肾脏病流行病学调查是进行相关疾病研究的一种重要研究方法，通过对数据的统计分析来认识或证实某种现象及其规律，从而为科研奠定基础。调查方法在肾脏病相关中医证候研究中的应用，主要设计思路是以中医辨证理论方法为核心。对肾脏常见病、多发病（如慢性肾衰竭、复杂性尿路感染、糖尿病肾病等疾病）进行横向或纵向研究的方法。

在学科建设期间，本学科在文献整理的基础上，运用计算机系统及互联网，建立了住院患者信息资料库，建立了血液透析患者及腹膜透析患者资料网络数据库，并进行了数据库的初步建设工作，仍需进一步完善。

（3）临床研究需通过借助实验检测技术的客观性、科学性和先进设备为中医科研服务。本学科充分利用我院资源优势，运用实验室相关检测技术，对临床使用的新方法、新理论、新观念进行临床验证，揭示其作用机制，证实其临床疗效。

1）临床试验研究的应用：以肾脏病治疗、预后、病因病机和预防为主要研究内容，对本学科创新方法、理论、诊疗技术、诊疗方案进行临床验证，探索创新性理法方药的安全性及有效性，为临床提供理论基础，已发表相关论文 10 篇，科研立项 5 项。

2）分子生物学技术的应用：近年来，随着人类基因组计划的完成，蛋白芯片技术的成熟和氨基酸三维空间结构及成分的进一步明确，对于肾脏病基础科研工作有了非常明显的帮助。本学科着重将新技术应用到与中医药科研相关的肾脏病领域中，从而进一步阐明中药的作用部位、作用机制，以及从分子或基因水平阐明中医药对于肾脏病治疗的理论基础，有利于推动肾脏病的发展。

根据慢性肾脏病的病机特点，本学科运用先进的分子生物学技术、蛋白芯片技术进行了科学探索，从立法遣方用药等方面使用分子生物学技术阐明作用机制及疗效差距，为中医理论研究及临床提供了实验室科学依据，发表论文 3 篇，科研 7 项。

3）代谢组学在肾脏病机制及疗效评价中的应用：基于液相色谱-质谱联用技术，对不同辨证分型的慢性肾脏病患者尿液、血清中生物标志物进行分析，进而研究不同证型生物标志物的作用差异，代谢组学分析可为慢性肾脏病的早期临床诊断提供依据，治疗前后各组生物标志物回调趋势以及代谢通路分析结果阐释了慢性肾脏病进展的作用机制。本学科进行相关性研究，发表论文 2 篇，科研立项 4 项。

（三）学术影响

1. 对协作单位的影响

（1）山西省中西医结合医院（山西中医药大学附属中西医结合医院、太原铁路中心医院）成立于 1939 年，是山西省目前唯一一所集医疗、教学、科研、预防保健、社区服务为一体的三甲中西医结合医院，为山西中医药大学附属医院，由山西省卫生健康委员会直接管辖，属于首批国家中医药管理局中西医结合重点建设单位。山西中医药大学附属中西医结合医院肾病科于 2009 年经国家中医药管理局批准为中医肾病学重点学科，本学科自建科以来，经 30 余年的发展，目前已成为以中医治疗为特色，融临床、教学、科研为一体，内外同治相结合，集常规治疗、结肠透析、血液透析、腹膜透析于一体的国家级中医肾病学重点学科。本学科拥有高继宁国家级名老中医传承工作室、肾病实验室、山西省肾病研究室、山西中医药大学肾病创新团队、山西省住院医师规范化培训基地、国家临床医学研究中心网络单位，保证了学科科研、教学的顺利进行。数年来本学科共发表学术论文 100 余篇，出版专著 5 部，主持及参与国家及省部级课题 20 余项，研究成果达国内领先、国际先进水平。本学科作为山西省诊疗方案牵头单位，指导下级医院进行诊疗方案的培训修订，学科的综合影响力不断增强，带动本区域内相关学科协同发展。

（2）按重点学科建设的要求，我学科与专病协作组单位上海浦东中医院、江苏省中医院、湖北省中医院、陕西省中医院建立了协作关系，共同制订了"紫癜性肾炎"、"慢肾风"诊疗方案及临床路径，就其病名、中医辨证分型、疗效评价进行了规范化研究，同时对学科经验与特色临床、教学、科研等分别进行了各种形式、长期稳定的协作交流。

（3）根据《山西省重点中医专科（专病）建设管理办法》（试行）、山西省卫生厅《关于开展县级中医院重点中医专科（专病）特色强化建设项目申报工作的通知》有关规定，我省肾病科协作组工作有序开展，管理组组长为本学科带头人高继宁教授，整理制定了"慢肾风"、"慢性肾衰"、"劳淋"的诊疗方案及中医临床技术操作规范、临床常用的中医治疗操作技术，明确其适应证、禁忌证、注意事项、治疗疗程等，制订统一标准。指导各基层中医院诊疗方案、临床操作技术、临床路径的制订和实施，推动全省肾病科的整体发展。

（4）在建设期间完成山西晋中地区中医培训讲座项目，先后在平遥中医院、祁县中医院、榆次中医院、寿阳中医院进行学术讲座，推动了山西中医药的发展，提高了我学科的学术辐射及影响力。

2. 对推动中医药学术进步及实际应用的贡献

（1）我学科学术带头人作为山西省肾病协作组组长，带领全省各基层中医院肾病协作单位进行肾病各病种诊疗方案、临床操作技术、临床路径的制订和实施，并不断总结、优化、规范，对推动山西省中医肾病学术进步发挥了重要作用，并指导各基层中医院实际应用，对推动山西省中医肾病规范化、标准化做出了贡献。

（2）5年来，在学科建设期间，学科整体实力不断提高，社会效益不断增强，得到了同行的认可。科室床位从2009年的20余张增长到目前的核定床位126张，血液透析人次从2015年的3000余人次增长到目前的10 000余人次。腹膜透析人次从2010年开始突破0，至目前的60余例。

（3）近年来，本学科以科研为基础进行成果转化：①高继宁教授结合多年临床实践并进行"血尿停"为主治疗血尿的临床研究，拟成复方小蓟胶囊。其是根据中医理论并结合血尿的免疫病理机制研制而成的纯中药制剂，由生地黄、旱莲草、女贞子等药味组成，具有清热凉血、养阴活血的功效。经过长期临床应用观察，发现该药对各型肾炎及由尿路感染所致的肉眼或镜下血尿都具有显著疗效。②高继宁教授在中药中广泛筛选，结合临床经验，按君、臣、佐、使组方原则，拟成具有补脾益肾、养血活血、化浊通腑作用的肾毒灵方药，并定型提取制成中成药胶囊剂——"降浊解毒胶囊"；据"补肾益气，化瘀通络"治疗糖尿病肾病的新观点，形成科室固定方剂"益肾活血方"。随着科研技术及成果的转化，学科业务收入逐年增长，临床疗效的不断提高，效益综合评价明显。

（4）围绕四个主要研究方向，展开科技攻关，开展了临床与科研多层次、多方面的研究，提出新理论、新观点，力争在学术研究方面取得重大突破，达到国内领先水平；同时支持、带动华北地区同类学科协同发展。作为山西省中医药管理局"慢性肾炎"诊疗规范牵头单位，对口支援了山西吉县中医院、保德中医院、榆社中医院、临县中医院、天镇中医院、吕梁中医院等，带领和推动了山西中医药事业的发展，使本学科影响辐射全国势头初露端倪。

（四）学术交流

学科建设期间，本学科与北京中医药大学、广东省中医院、北京301医院、武汉市中西医结合医院开展了多方面的交流。学科带头人高继宁教授多次被邀请外出讲学，在国际学术交流会议上做"系统生物学与中医药学研究动态"的大会发言，分别在全国会议、华北地区会议主持会议，进行中医药"内外同治"法阻断慢性肾衰进展，免疫抑制剂治疗无效的膜性肾病的中医药防治等的专题讲座。学科带头人李红教授多次被邀请在山西省学术会议担任会议主持及进行学术讲座，同时，学科还积极参加国内外本专业领域的学术交流，参加国内各学术交流会议及学习班百余次。

二、学科队伍建设

（一）队伍结构

本学科队伍现有 28 人，在职称结构上高级职称 5 人，中级职称 10 人，初级职称 13 人；在年龄结构上 35 岁以下者 11 人，36～45 岁者 12 人，46 岁以上者 5 人；在学历结构上具有博士学位 3 人，硕士学位 18 人，学士学位 7 人，其中硕士博士占比达 75%。形成了一个学科梯队合理，学科队伍整体素质高，协作精神强，发展潜力大，在医、教、研方面有较强能力的学科团队。

（二）学科带头人

高继宁，国家中医药管理局首批名老中医孙郁芝教授学术经验继承人之一，第五批老中医药专家学术经验继承工作指导老师，国家中医药管理局全国名老中医药专家高继宁传承工作室指导老师。详见第二辑第三章。

（三）后备学科带头人

李红，第五批老中医药专家学术经验继承工作指导老师高继宁教授的继承人。详见第二辑第四章。

（四）后备学科继承人

行延霞，女，山西省中西医结合医院肾内二科责任主治医师，长期从事中西医结合肾脏病临床、教学和科研工作技术，尤其擅长急危重症患者的抢救与治疗。现担任山西省医学会肾病专业委员会委员，山西省中医药学会肾病专业委员会委员，山西省女医师协会肾脏病及血液净化专业委员会常委，山西省医师协会肾病医师分会委员。先后在国家级及省级杂志上发表学术论文 10 余篇，参与国家级及省级科研 10 余项，参编医学专著《社区医师中西医诊疗规范丛书——肾脏及血液疾病》、《孙郁芝肾病临证经验集》、《高学圣临证经验辑要》、《高继宁肾病临证经验集》等 5 部。主要研究方向：中医药延缓慢性肾衰的研究。

李康康，男，医学硕士，主治医师，山西省"三晋英才"青年优秀人才。现任山西省医师协会中西医结合医师分会青年委员会常委、山西省医师协会中西医结合医师分会肾脏病专业委员会委员、山西省中西医结合学会肾脏病专业委员会青年委员、山西省中医药学会肾脏病分会委员、山西省针灸学会肾脏病专业委员会常务委员、山西省医院协会临床营养管理分会委员、山西省药理学会会员，山西省针灸学会会员。主持省级课题 1 项，参与国家级及省部级科研课题多项，发表医学学术论文 3 篇，参编著作 3 部。主要研究方向：本学科高继宁教授学术思想。

三、学科队伍建设措施和效果

（1）根据学科发展需要，进行了学科队伍建设，明确了研究方向的队伍建设。

方向一：中医药内外同治延缓慢性肾衰的研究。方向带头人李红。成员：贺娟、边晨晖、陈阳。

方向二：中医药防治糖尿病肾病的研究。方向带头人：赵晓燕。成员：刘丽霞、鲁瀚明、杨二琳。

方向三：中医药防治原发性肾小球疾病的作用机制及疗效研究。方向带头人：行延霞。成员：张璐、杨旸。

方向四：关于高继宁教授学术思想的研究。方向带头人：李康康。成员：郭文慧、赵彤、焦扬。

（2）根据学科建设规划，建立了人才培养和激励制度，通过对在职博士研究生、硕士研究生的培养以及第五批名老中医学术经验继承人、全省中青年中医临床领军人才的培养，外出进修、人才引进、外聘专家、跟师学徒等多种形式，改善学科队伍结构，提高了学科队伍整体素质，增强了学科的临床、科研、教学水平。

四、人才培养

（一）高层次人才培养

为了大力加强优秀人才和各类高层次专门人才的培养，我学科确立了以带头人为首，核心成员为骨干，相关交叉学科人为支撑，研究生为基础研究力量的梯队模式，制定了人才培养和激励制度。

（1）根据本学科发展要求，制订人才需求计划，积极引进和培养团队发展急需的人才。医院及学科在岗位设置、人事调动、发展机遇、工作待遇等方面对学科人才给予政策倾斜及支持。开展科研项目者优先给予一定科研启动经费，并给予其人力、物力方面的支持。积极鼓励学科成员攻读博士、硕士学位，解决其后顾之忧，鼓励中青年学科成员提出假说并申报课题进行深入研究，鼓励从不同角度及学科交叉的方式展开科研，为中青年学科成员提供迅速发展的机遇，从而发挥学科成员的积极性。

（2）培养后备学科带头人的专业技能，管理、沟通能力，通过学习、进修、跟师及攻读博士、硕士等途径，要求其对本专业知识达到深、广、博的基础上，着重在某一具体领域实现脱颖而出，通过交流、学习，积极培养他们的领导能力，沟通能力，为学科储备人才。

（3）积极创造良好的学术环境，吸引高层次人才加盟。

（4）定期选派科研骨干外出学习，参加科研培训，提高学科整体科研水平。通过外出进修、师承学习提高现有人员业务水平，通过多途径培养后备学术带头人、学术骨干，学科成员团结协作，形成一支整体素质高，医、教、研全面发展的合理人才梯队，实现学科建设的可持续发展。

在培养层次与方式方面，通过多种途径提高团队水平：博士研究生、硕士研究生培养及人才引进、进修、短期培训、跟师学习等；学科现有硕士研究生导师5名。高层次人才培养方面：培养博士生2名，硕士研究生40余名，2名第五批名中医学术继承人，1名山西省首批中医临床领军人才。

（二）教学建设水平与成效

1. 教学研究与改革

本学科 2005 年起承担了山西中医药大学本科生的教学工作，2009 年起承担硕士研究生的教学工作，2012 年起承担本学科研究生培养工作，目前共培养本学科研究生 40 余名，2012 年承担第五批名中医学术继承带教工作。本学科积极开展教育教学研究与课程体系改革，中医学本身是实践性很强的学科，随着中医现代化的发展，多年来单纯教师授课，学生听课、记笔记的教学方式已不能适应今天的教学需求，也难以培养出具有独立思考、提高社会工作能力和创新精神的社会需要的毕业生。重视培养临床技能和开拓科研思路在中医内科学及肾病学教学中意义重大。

在教学研究与改革中，提出了新的要求：①实行研究生学员、学院（医院）、教研室（科室）导师负责制；②继承和发扬中医专家的经验，要求跟师学习，写出跟师笔记、心得，并进行定期考核；③在临床技术上努力达到高年资住院医师的临床工作水平；④临床型研究生及科研型研究生教学制定了分类培养的要求与目标，进行定期考核。

2. 分层次教学和特色体现

根据不同层次、不同类别的人才培养目标制订特色突出的教学方法及目标，提出案例教学法。体现在临床带教、实验室带教、进修生带教、研究生带教以及继续教育等方面，案例教学法有以下 3 个显著特点。

（1）高度的拟真性、客观性：教学案例是在实地调查的基础上编写出来的实际案例，这种实际案例具有典型性、代表性、非偶发性，这是案例的关键特征。案例通过模拟临床医学中纷繁复杂的"迷宫"，目的是训练学生通过对信息的搜集、加工、整理，最终获得符合实际的临床诊断与治疗。

（2）灵活的启发性、答案多元化和最佳化：教学案例必须设计一定的问题，即思考题。其中有的问题比较外露，有的比较含蓄，而通常是显而不露，留待学生去挖掘，关键是能启发学生的思考。案例提供的情况越是有虚有实，越能够诱人深入，从而给学生留下充分的思维空间，达到最佳的学习效果。

（3）鲜明的针对性：教学案例的选材要针对教学目标的需要。教学目标总的来说是要提高学生诊断疾病与治疗疾病的能力。这些能力有广泛的内涵，它可以通过学生在复杂的案例分析与决策实践中，经过不断地思考、归纳、领悟，而形成一套独特的适合于自己的思维方式和工作体系。因此，可以说案例教学不是单纯地去寻找正确答案的教学，而是重视得出诊断与治疗方案的思考过程，这个思考过程正是实现教学目标的重要手段。从某种意义上说，通过这种有针对性的案例教学，可以提高学生分析问题、解决问题的能力。

3. 更新教学方法和手段

在更新教学方法和手段方面，提出"读经典、跟名师、多临床"的指导原则。

重温中医四大经典的精华，探索经典处方在临床中的应用及应用现代技术研究经典处方治疗疾病有效性的机制。

名中医的经验传承在中医药教学改革中独具特色，我学科承担了第五批名老中医学术经验继承人的培养工作，山西中医学院本科、研究生培养工作及首批中青年中医临床领军人才拜师国医大师培养任务等，并有严格的考核制度。

让学生早到临床，多到临床去实践，注重临床实际能力的培养。有计划地不断改革教学方法，充实教学内容及条件，注重典型病例融入理论授课过程中，也是中医内科及肾病教学不容忽视的方法。加入典型病例，授课时将患者的语言，甚至表情、动作直接传达给学生，给学生一种生动形象的感觉，再让学生分析，可活跃课堂气氛，使枯燥的理论学习增添生动的内容，这样使学生的学习兴趣更加浓厚，激发了他们的学习热情。

临床带教过程中，又要重视临床技能与理论知识传授相结合。可开展以临床问题为引导的多种形式的教学活动，结合典型病例组织小讲座、小讨论等。教学查房时，面对床边患者引发的问题，同学不能当时回答则以作业形式回去完成，并制订系统、规范的临床技能考核办法，引导学生重视理论和临床相结合，不断提高中医临床教学质量。

在教学过程中，为培养高年级学生的科研能力、培养学术研究意识、扩大知识信息量，应根据教学与科研相结合的原则，在继承的同时，介绍近些年来有关中医内科各个系统中的理论、临床、实验研究新成果、新进展、新动态，对开拓科研思路、培养科研能力是有益的。

（三）案例教学法运用体会

（1）以学生为主体的案例教学法，强调学生的主动学习。我们改变了既往在临床见习中以老师讲授为主的见习方式，而是让学生去采集病例资料，解答相关问题，提出诊疗方案。学生为解决这些问题，必须复习相关基础学科知识（解剖学、病理学、病理生理学、中医基础理论、中医诊断学等），查阅有关教科书、参考书和文献，熟悉基本临床体格检查技术，并且充分讨论，互相分享交流获得的信息，达成比较一致的意见。

（2）案例教学法的讨论环节能够有效培养学生主动提出问题、分析问题并分工协作、全面考虑及解决问题等能力。在小组及全班讨论中，学生们积极讨论病例，广泛参与，课堂气氛活跃。这样的学习既锻炼了自学能力，发挥了创新精神，又培养了归纳总结和口头表达的能力，还极大地调动了学生们的学习积极性，因而大大提高了学生分析问题、解决问题的能力。

（3）案例教学法对老师的理论应用能力和课堂领导能力提出了很高的要求。首先，带教老师既要有强烈的工作责任心，又要有扎实的理论知识，有针对性地设计各种临床问题，完善病案。在教学过程中，老师要适应多个角色的转换。充当监督员，激励启发学生，监督案例分析、讨论情况；充当示范员，向学生演示、讲解、分析案例中的事实、图表、材料等；充当领导，制订下一步的工作计划，并在实施中起主导作用；充当仲裁，解决各种争端；充当交警，使讨论回到预定的轨道上来，为临床实习阶段以及今后的临床工作打下坚实的基础。

（4）对教师而言，设计案例教学问题，能促进教师不断加强学习，扩大知识面，有利于基础与临床的紧密结合；与学生互动讨论，能较好做到因材施教，密切师生关系，而且教师也可从学生讨论中得到启发，真正做到教学相长。

案例教学法仍需要规范实施方案，科学评估效果，形成可行有效的教学模式。

五、科学研究

（一）承担科研项目情况及科研经费

本学科以学科带头人李红教授为核心，围绕中医药内外同治延缓慢性肾衰竭的研究、中医药防治糖尿病肾病的研究、中医药在原发性肾小球疾病中作用机制及疗效研究、关于高继宁教授学术思想的研究这四个研究方向，近5年共承担及参与国家级科研项目2项，省级科研项目9项，厅局级科研项目8项，已结题项目中3项获省科技进步奖。

（二）获得科研成果与转化

在建设期间，学科坚持继承创新，以临床带科研，以科研促临床，注重科研成果转化，并不断应用于临床。

学科坚持科研与临床相结合，形成了经验方案到制剂的转化：①"血尿停为主治疗血尿的临床研究"，拟成具有清热凉血、养阴活血的"血尿停胶囊"；②"肾毒灵胶囊防治慢性肾功能衰竭的临床和实验研究"拟成具有补脾益肾、养血活血、化浊通腑作用的肾毒灵方药，并定型提取制成中成药胶囊剂——"肾毒灵胶囊"；③据"补肾益气，化瘀通络"治疗糖尿病肾病的新观点，形成科室固定方剂"益肾活血方"。

（三）主要论文及论著

学科建设期间，共发表学术论文近60篇，会议论文40余篇。出版专著5部，为学科的科学研究、临床实践奠定了夯实的理论基础。

（四）专利

李震宇，齐彦爽，张王宁，等.黄芪黄酮提取物在制备治疗肾病综合征药物中的应用[P].山西：CN108042603A，2018-05-18.

（五）经济、社会效益

通过以上努力，我学科形成了特色优势，部分成果达到国内领先乃至国际领先的水平，成为我院发展的中坚力量，以创造更大的社会效益和经济效益。而且在本医院内我学科已形成一种辐射力量带动一般学科，增强了医院竞争力及发展的后劲，有利于提升医院的声誉，为实现医院可持续发展尽到自己的一份微薄之力。所研究成果应用到临床，为肾病患者带来了福音，提高了他们的生活质量，切实减轻了社会和患者的家庭负担。

六、条件建设

（一）基地建设

本学科自建科以来，经30余年的发展，目前已成为以中医治疗为特色，融临床、教学、科研于一体，内外同治相结合，集常规治疗、结肠透析、血液透析、腹膜透析于一体的国家级中医重点学科。本学科目前拥有住院床位126张，血液透析机26台，血透透析滤过机2台，床旁血滤机1台，全结肠透析机4台，自动化腹膜透析机2台。为山西省重点专科，医院综合实力较强，科室设置齐全，诊疗设备完善，相关科室设备及人员能够满足学科发展的需要。

近5年来本学科承担了包括本科生、硕士研究生的教学工作，以及规范化培训学员的规范化培训基地轮转工作，充分开展医疗、教学、科研活动，做到了医、教、研紧密结合，相互促进，发挥了学科优势，形成了学科特色，与上级的学科建设总体规范相衔接，成为本院研究中心和人才培养基地。

学科建设期间建立了肾病研究室，进行了科研的确立、文献的整理、科研的转化、学术思想的继承等工作，整理病案千余份。

建设期间学科建立了中医肾病实验室，实验室建设是重点学科建设的组成部分，为重点学科的建设提供了一个较好的技术平台。学科实验室因临床及科研的需要，增加了仪器设备，购置了实时荧光定量 PCR 仪、自动组织脱水机、计算机、扫描仪等仪器设备等，学科拥有的仪器设备均运行良好。这些设备在我学科临床、教学和科研中发挥了重要作用，为学科主要研究方向工作的正常运行提供了有力的保障。学科加强了国内重点实验室之间的横向联系，派送研究人员进行学习培养和技术交流，通过对外交流，人员素质也不断提高，实验水平不断加强。统筹安排，规范实验室管理，完善和健全了实验室及设备管理的规章制度。仪器设备满足本学科建设的需要。学科目前为山西省肾病重点专科，能够提供人才培养、科学研究、医疗保健，取得显著的社会效益和经济效益，学科筹措经费能够满足学科自身建设和学科发展的需要。

（二）公共辅助体系的拥有及运行情况

本学科以山西中医药大学为依托，与山西中医药大学实行图书、信息资源共享，馆藏纸质图书 43 万册、电子图书近 32 万册，期刊数量 1500 余种，书籍内容涉及中医古代文献、各类医籍医案，现代肾脏病学相关专著、论著、教材及科普读物。电子资源拥有万方数据知识服务平台、维普期刊全文数据库、超星电子图书（远程）、中国知网数据库书生之家电子图书、中国期刊全文数据库、中医古籍电子图书、PubMed 美国国立医学图书馆（包库资料），我医院建立了与学校联网的网络系统，在重点学科建设中随时上网查阅相关资料，随着学校图书馆大力加强网络化和数字化文献资源的建设，我们可以通过图书馆的"特色资源"连接馆藏数据库，达到资源共享，可随时为本学科科学研究提供纸质和电子文献检索支持。山西中医药大学是山西省唯一一所培养高级中医、针灸推拿、中药、中西医结合临床及中医护理人才的高等学府，是山西省中医药教学、科研、医疗中心，是全国针灸临床研究中心山西分中心，学校占地面积 174 698.46m^2，建筑面积 137 996.40m^2。现有固定资产总值 1.78 亿元，其中教学科研仪器设备总值 3656 万元。图书馆建筑面积为 16 200m^2，是山西省中医药信息中心、山西省高等院校图书馆自动化建设乙级馆。学院拥有国家中医药管理局中医药科研三级实验室 2 个，分别为针灸针法实验室、中药化学实验室。中医药基因表达调节技术实验室、中医学基础实验室为国家中医药管理局认定的"国家二级实验室"，中医学基础为省级医学重点实验室，中药化学、针灸针法实验室为省级基础课示范实验室。

（三）经费筹措能力与渠道

我院领导高度重视重点学科的建设，在经费方面采取多渠道筹措方式，为重点学科建设提供了保障，包括与国家中医药管理局重点学科的配套资金以及申报相关科研课题、省创新团队等，相关部门有山西省科技厅、山西省卫生厅、山西中医药管理局、名中医工作室、肾病研究室、山西中医药大学等，并申请社会赞助，筹措经费基本能满足学科自身建设与自我发展的需要。

（四）仪器设备水平与应用

重点学科在建设期间，为满足本学科临床和科研的需要，对仪器设备进行了更新与添置，购置了 MS-100 结肠透析机、血滤机、自动化腹膜透析机，实时荧光定量 PCR 仪、肾病治疗仪、心电监护仪等仪器设备，现学科依托学院和医院的仪器设备均运行良好。这些设备在我学科临床、教学和科研中发挥了重要作用，为学科主要研究方向工作的正常运行提供了有力的保障。本单位大型精密仪器的开放和管理与运行基本满足本学科建设的需要。

第十六章 研究方向

一、中医药内外同治延缓慢性肾衰竭进展的研究

慢性肾衰竭（CRF）是由各种慢性肾脏病经久不愈造成的肾单位严重受损，使肾小球滤过率下降及与此相关的代谢紊乱和临床症状组成的综合征。中医药治疗 CRF 研究方向中包括内治法和外治法两大部分，涵盖 CRF 内治法研究、慢性肾脏病"内病外治"理论研究。内治法提出脾肾气虚、湿浊瘀阻证为慢性肾脏病早中期常见证型。而中医外治法作为一种独特有效的治疗手段，与中医内服汤药相互配合，在 CRF 的治疗过程中起到了积极有效的作用，且由于其副作用极少而弥补了内治法的某些不足。中医外治法的雏形早在汉代张仲景所著《伤寒论》中就有相关记载，用猪胆汁和醋少许，灌谷道排宿食恶物。中药直肠给药能增加肾血流量，改善肾微循环，减轻肾小管坏死程度，促使肾小管上皮细胞的再生修复。且本法保证了药物的充分吸收，也避免了肝脏的"首过效应"，从而保证了有效的血药浓度。近年来逐步采用机器法高位结肠透析来进行 CRF 的治疗，但由于处于探索阶段，其使用范围、操作流程、疗效评价等均未形成定论，有待进一步研究。

我们在健脾补肾、活血利湿的内治法基础上，提出运用中药高位结肠途径透析治疗。该治疗与以往的结肠透析有所不同，采用现代电子技术，辅以专门设计的透析探头，深达肠腔30～50cm，再将医院肾病科研制的中药"结肠透析液"注入肠腔，使结肠环腔内液体的溶质、离子、药物进行充分交换、吸收，同时将透出的毒素、毒物及时排出体外，可达到延缓或减轻慢性肾脏病症状、稳定病情的效果。本学科将通过"内外同治"机制，对该疗法的疗效进行评估。

围绕此研究方向已进行研究相关科研课题 8 项：①山西省卫生厅科研项目"中药高位结肠透析治疗早中期慢性肾功能衰竭的临床研究"，现已通过专家鉴定达国际先进水平；②山西省卫生厅科技攻关项目"益肾活血软坚泄浊法对 UUO 大鼠肾组织 TGF-β_1，HGF 及其 mRNA 表达的影响"，已结题；③山西省卫生厅科技攻关项目"益肾宁对慢性肾小球肾炎患者的尿蛋白及血清 TGF-β_1、MMP-9 的影响"，已结题；④山西省科技厅项目"基于代谢组学技术分析益肾宁延缓慢性肾衰竭进展的作用机制"，已结题；⑤山西省卫生厅科技攻关项目"通过干预炎症介质 NF-κB、MCP-1 研究益肾宁延缓大鼠肾间质纤维化的作用机制"，正在进行中；⑥山西中医药大学科技创新能力培育计划项目"通过调控 NF-κB/TGF-β_1 信号通路研究益肾宁延缓大鼠肾间质纤维化的作用机制"，正在进行中；⑦山西省科技厅项目"基于 Klotho/FGF23 轴研究益肾方对慢性肾衰竭早期大鼠的肾保护作用"，正在进行中；⑧山西省科技厅项目"基于 FGF23/Klotho 信号通路分析益肾宁改善慢性肾脏病患者钙磷代谢紊乱的作用机制"，正在进行中。发表相关论文 16 篇。

二、中医药防治糖尿病肾病的研究

糖尿病肾病在中医古代医籍中并无相同的病名，根据其临床表现，实践中多按"消渴"、"下消"进行辨证论治。近年来，中医肾病学界对本病病机的认识逐渐统一，多主张久病及肾，以肾精亏虚、气阴不足、瘀血阻络为其基本病机。基于此，李红教授确立了以补肾益气、化瘀通络为主治疗糖尿病肾病的新观点，在实践中创立了益肾活血方治疗糖尿病肾病。益肾活血方由黄芪、当归、赤芍、川芎、桃仁、红花、地龙、熟地黄、山茱萸、山药、茯苓、牡丹皮、泽泻组成，方中黄芪益气，当归、赤芍、川芎、桃仁、红花、地龙活血通络，以六味地黄汤滋补肝肾，能集中体现补肾益气、化瘀通络的治疗原则。益肾活血方在针对糖尿病肾病的临床研究中，获得了理想的临床效果。

围绕此研究方向已进行研究相关科研课题 4 项：①山西省科技厅课题"经方合用治疗糖尿病肾病水肿的临床研究"，经组织专家鉴定达国际先进水平，已结题；②山西省卫生厅青年基金项目"益肾活血方对糖尿病肾病患者血 Cys-C、尿 TGF-β_1 及尿微量白蛋白的影响"；③山西省卫生厅科技攻关计划项目"益肾活血方对糖尿病大鼠肾组织 STRT1 及非酶糖基化氧化应激的影响"；④山西中医药大学科技创新能力培育计划项目"益肾活血方对糖尿病肾病患者血 MCP-1、血 Cys-C 及尿微量白蛋白的影响"。发表相关论文 8 篇。

三、中医药防治原发性肾小球疾病的研究

原发性肾小球疾病是一种由免疫介导的、缓慢发展的肾小球疾病，临床特点为病程长，迁延不愈，呈缓慢进行性病程，临床常见有不同程度的蛋白尿、血尿、浮肿等，部分患者最终致肾衰竭，祖国医学将慢性肾炎按其水肿、蛋白尿、腰酸膝软、小便不利等临床表现分别归属于"水肿"、"虚劳"、"腰痛"、"尿血"等范畴。其病因病机多为本虚标实，本虚主要责之于肺、脾、肾，但与肾虚的关系最为密切，标实以水湿、湿热、瘀血为主，临床中又以脾肾气虚、湿热、瘀血阻滞多见。本学科经过多年研究，使用益气健脾补肾、活血利湿清热法治疗原发性肾小球疾病，具有降低患者尿蛋白、延缓肾功能进展、抗纤维化和抗炎等作用。

围绕此研究方向已进行研究相关科研课题 3 项：①山西省卫生健康委员会科技攻关项目"益肾宁对慢性肾小球肾炎患者的尿蛋白及血清 TGF-β_1、MMP-9 的影响"，已结题；②参与科技部重大创制新药项目"治疗慢性肾脏病创新药物黄葵胶囊Ⅳ期临床研究"，已结题；③参与重大创制新药项目"治疗慢性肾脏病肾炎康复片循证医学研究"，已结题。

发表相关论文 5 篇：①《益肾汤联合贝那普利治疗慢性肾小球肾炎蛋白尿临床研究》(《山西医药杂志》)；②《益肾宁汤剂对慢性肾小球肾炎患者血清 TGF-β_1、MMP-9 的影响》(《中国民间疗法》)；③《益肾宁治疗慢性肾小球肾炎有效性及安全性治疗》(《山西医药杂志》)；④《黄葵胶囊治疗慢性肾小球肾炎蛋白尿的疗效观察》(《山西医药杂志》)；⑤《肾炎康复片联合氯沙坦钾片治疗慢性肾小球肾炎蛋白尿的疗效观察》(《山西医药杂志》)。

四、关于本学科学科带头人高继宁教授学术思想的研究

高继宁教授为卫生部国家中医药管理局首批名老中医孙郁芝教授学术经验继承人之一，第五批老中医药专家学术经验继承工作指导老师，国家中医药管理局全国名老中医药专家高继宁传承工作室指导老师。从事肾内科工作 40 余年，对内科疑难杂症、亚健康状态，特别

是各种类型肾脏病有独到的见解并取得了良好的临床疗效，提出"以肾为主，五脏同调"的辨治思路，确立"守方、圆机、活法"的中医治肾理念。

在学科建设期间，进行了高继宁名中医传承工作室建设及验收工作，系统研究和传承高继宁教授的学术思想、临床经验、技术专长并推广应用于临床，对研究资料进行信息化管理，实现资源共享；探索有效方法和创新模式，培养一批高层次的中医药人才，发扬中医药传统文化，提出新观点，丰富和发展本学科理论体系。

进行研究相关科研课题 1 项：

山西省中医药管理局课题——高继宁"以肾为主、五脏同调"思想及小儿肾病的证候要素研究，2019 年 11 月 1 日至 2021 年 10 月 31 日。

发表相关论文 8 篇：①《高继宁教授治疗慢性尿路感染经验探讨》(《光明中医》)；②《高继宁教授论治健脾补肾法与慢性肾脏病》(《光明中医》)；③《高继宁教授治疗小儿肾病综合征治验举隅》(《中医临床研究》)；④《高继宁应用"内外同治五法"治疗慢性肾衰竭早期的临床经验》(《中国民间疗法》)；⑤《高继宁"以肾为主，五脏同调"法治疗慢性肾脏病临证经验》(《山西中医学院学报》)；⑥《高继宁教授经方治疗慢性肾衰竭经验总结》(《中国中医药现代远程教育》)；⑦《高继宁教授论治肾脏病思路》(《中国中西医结合肾病杂志》)；⑧《高继宁"以肾为主，五脏同调"法治疗慢性肾衰竭临证经验》(《上海中医药杂志》)。

发表论著 1 部：《高继宁肾病临证经验集》。

第十七章 优势病种

第一节 慢性肾衰

一、诊断

（一）疾病诊断

1. 中医诊断标准

参照中华人民共和国国家标准《中医临床诊疗术语 疾病部分》（GB/T16751.1—1997）。

2. 西医诊断标准

参照《肾脏病学》（王海燕主编，第 2 版，人民卫生出版社，1996 年）及美国肾脏病基金会 2002 年制订的 K/DOQI《慢性肾脏病临床实践指南》（王海燕、王梅译《慢性肾脏病及透析的临床实践指南 II》，人民卫生出版社，2005 年）。

症状：有慢性肾脏病史，出现食欲不振、恶心、呕吐、头痛、倦怠、乏力、嗜睡等。

体征：当患者某一系统损害时，就会有该系统的体征，如浮肿、贫血貌、心动过速、心包摩擦音等。不明原因的高血压、贫血等，应考虑本病的可能。

经过肾活检或检测损伤标志物证实的肾损伤或肾小球滤过率（GFR）持续＜60ml/（min·1.73m^2）≥3 个月。肾损伤的标志物包括蛋白尿、尿试纸条或尿沉渣异常或肾脏影像学检查异常。

（二）病期诊断

（1）代偿期：肾单位受损超过 50%［GFR 50～80ml/（min·1.73m^2）］，血肌酐维持在 133～177μmol/L，临床上无症状。

（2）失代偿期：肾单位受损，剩余肾单位低于正常之 50%［GFR 20～50 ml/（min·1.73m^2）］，血肌酐达 186～442μmol/L，临床出现乏力、轻度贫血、食欲减退等症状。

（3）衰竭期：血肌酐升至 451～707μmol/L，患者出现贫血、代谢性酸中毒（钙、磷代谢紊乱，水电解质紊乱等）。

（4）尿毒症期：血肌酐达 707μmol/L，肌酐清除率在 10ml/min 以下，酸中毒症状明显，全身各系统症状严重。

（三）证候诊断

本病可分为正虚证及邪实证，临床上多表现为虚实夹杂。

1. 正虚诸证

（1）脾肾气虚证

主症：倦怠乏力，气短懒言，食少纳呆，腰酸膝软。

次症：脘腹胀满，大便稀，口淡不渴，舌淡有齿痕，脉沉细。

（2）脾肾阳虚证

主症：畏寒肢冷，倦怠乏力，气短懒言，食少纳呆，腰酸膝软。

次症：腰部冷痛，脘腹胀满，大便稀，夜尿清长，舌淡有齿痕，脉沉弱。

（3）气阴两虚证

主症：倦怠乏力，腰酸膝软，口干咽燥，五心烦热。

次症：夜尿清长，舌淡有齿痕，脉沉。

（4）肝肾阴虚证

主症：头晕，头痛，腰酸膝软，口干咽燥，五心烦热。

次症：大便干结，尿少色黄，舌淡红少苔，脉弦细或细数。

（5）阴阳两虚证

主症：畏寒肢冷，五心烦热，口干咽燥，腰酸膝软。

次症：夜尿清长，大便干结，舌淡有齿痕，脉沉细。

2. 邪实诸证

（1）湿浊证

主症：恶心呕吐，肢体困重，食少纳呆。

次症：脘腹胀满，口中黏腻，舌苔厚腻。

（2）湿热证

主症：恶心呕吐，身重困倦，食少纳呆，口干，口苦。

次症：脘腹胀满，口中黏腻，舌苔黄腻。

（3）水气证

主症：全身浮肿，尿量少。

次症：心悸、气促，甚则不能平卧。

（4）血瘀证

主症：面色晦暗，腰痛。

次症：肌肤甲错，肢体麻木，舌质紫暗或有瘀点、瘀斑，脉涩或细涩。

（5）浊毒证

主症：恶心呕吐，口有氨味，纳呆，皮肤瘙痒，尿量少。

次症：身重困倦，嗜睡，气促不能平卧。

二、治疗方案

（一）辨证论治口服中药汤剂、中成药

中医辨证治疗主要针对慢性肾衰竭代偿期、失代偿期、衰竭期患者，依据中医辨证原则，一般在本虚辨证基础上，结合标实证进行药物加减，药物加减不超过 3 味。医生需根据中成药的组成，注意药物之间的相互作用，避免重复用药，并结合患者的具体情况酌量使用。

1. 正虚诸证

（1）脾肾气虚证

治法：补脾益肾。

常用方药：参苓白术散加减或者香砂六君子汤加减。党参、北芪、白术、怀山药、茯苓、山茱萸、何首乌、蚕沙（后下）、陈皮等。

中成药：金水宝、百令胶囊、海昆肾喜胶囊等。

（2）脾肾阳虚证

治法：温补脾肾。

常用方药：实脾饮合肾气丸加减。白术、茯苓、党参、草果、淫羊藿、山茱萸、熟地黄、菟丝子等。

中成药：金水宝、百令胶囊、海昆肾喜胶囊、尿毒清颗粒等。

（3）气阴两虚证

治法：益气养阴。

常用方药：参芪地黄汤加减。北芪、山茱萸、太子参、熟地黄、怀山药、茯苓、牡丹皮、何首乌、菟丝子等。

中成药：肾炎康复片、金水宝、百令胶囊等。

（4）肝肾阴虚证

治法：滋补肝肾。

常用方药：六味地黄汤合二至丸加减。山茱萸、熟地黄、怀山药、茯苓、牡丹皮、女贞子、旱莲草、白芍、泽泻、枸杞子等。

中成药：金水宝、百令胶囊等。

（5）阴阳两虚证

治法：阴阳双补。

常用方药：金匮肾气丸合二至丸加减。肉桂（另焗）、淫羊藿、山茱萸、熟地黄、茯苓、泽泻、怀山药、女贞子、旱莲草、熟附子（先煎）等。

中成药：金水宝、百令胶囊、尿毒清颗粒等。

2. 邪实诸证

（1）湿浊证

治法：祛湿化浊。

常用方药：二陈汤加减。法半夏、白术、陈皮、白蔻仁、春砂仁（后下）等。

中成药：海昆肾喜胶囊、尿毒清颗粒等。

（2）湿热证

治法：清热利湿。

常用方药：三仁汤加减。杏仁、白蔻仁、薏苡仁、滑石、大黄、枳实、竹茹等。

中成药：黄葵胶囊等。

（3）水气证

治法：行气利水。

常用方药：五苓散加减。猪苓、泽泻、茯苓皮、薏苡仁、陈皮等。

中成药：海昆肾喜胶囊、尿毒清颗粒等。

（4）血瘀证

治法：活血化瘀。

常用方药：桃红四物汤加减。丹参、桃仁、当归、红花、赤芍、泽兰、田七（冲服）等。

中成药：阿魏酸哌嗪片等。

（5）浊毒证

治法：泻浊蠲毒。

常用方药：大黄、槐米、蒲公英等。

中成药：尿毒清颗粒等。

（二）肠道给药疗法

根据病情，选用大黄、牡蛎、蒲公英等药物，水煎取液，适宜温度，保留灌肠。

（三）其他疗法

根据病情，可选择中药离子导入（中药塌渍）、蜡疗等疗法。

（四）内科基础治疗

内科基础治疗包括治疗原发病，消除可逆因素，如控制血压、抗感染、纠正电解质紊乱、纠正血容量不足、心力衰竭、解除尿路梗阻等。可参考《肾脏病学》第3版（王海燕主编，人民卫生出版社，2008年）。

（五）护理

（1）饮食护理：优质低蛋白饮食、低盐、低脂、低磷饮食。

（2）生活护理：慎起居、适劳逸、避风寒。

（3）情志护理：保持心情舒畅，避免烦躁、焦虑等不良情绪。

三、疗效评价

（一）评价标准

参考《中药新药临床研究指导原则》（中国医药科技出版社，2002年）。

1. 中医证候疗效评价

（1）显效：临床症状积分减少≥60%。

（2）有效：临床症状积分减少≥30%。

（3）稳定：临床症状有所改善，积分减少＜30%。

（4）无效：临床症状无改善或加重。

2. 疾病疗效判定标准

显效：

（1）临床症状积分减少≥60%。

（2）内生肌酐清除率或肾小球滤过率增加≥20%。

（3）血肌酐降低≥20%。

以上（1）为必备，（2）、（3）具备1项即可判定。

有效：

（1）临床症状积分减少≥30%。

（2）内生肌酐清除率或肾小球滤过率增加≥10%。

（3）血肌酐降低≥10%。

以上（1）为必备，（2）、（3）具备1项即可判定。

稳定：

（1）临床症状有所改善，积分减少<30%。

（2）内生肌酐清除率或肾小球滤过率无降低，或增加<10%。

（3）血肌酐无增加，或降低<10%。

以上（1）为必备，（2）、（3）具备1项即可判定。

无效：

（1）临床症状无改善或加重。

（2）内生肌酐清除率或肾小球滤过率降低。

（3）血肌酐增加。

以上（1）为必备，（2）、（3）具备1项即可判定。

（二）评价方法

1. 中医主要症状积分表

慢性肾衰中医主要症状积分见表17-1。

表 17-1　慢性肾衰中医主要症状积分表

症状	无（0分）	轻度（1分）	中度（2分）	重度（3分）
头晕	无	头晕轻微，偶尔发生，不影响活动及工作	头晕较重，活动时出现，休息可安	头晕重，行走欲仆，终日不缓解，影响活动及工作
倦怠乏力	无	偶感疲乏，程度轻微，不耐劳力、可坚持轻体力劳动	一般活动即感乏力，间歇出现，勉强支持日常活动	休息亦感疲乏无力，持续出现，不能坚持日常活动
腰膝酸软	无	晨起腰酸膝软，捶打可止	腰酸持续，膝软，下肢沉重	腰酸难忍，膝软不欲行走
畏寒肢冷	无	手足有时怕冷，不影响衣着，遇风出现	经常四肢怕冷，比一般人明显，夜晚出现	全身明显怕冷，衣着较常人推后一季节
纳呆	无	食欲欠佳，口味不香，食量减少不超过1/4	食欲不振，口味不香，食量减少1/4～1/2	食欲甚差，无饥饿感，食量减少1/2以上
口干	无	夜间口干	口干少津	口干欲饮
口苦	无	晨起口苦	口苦食不知味	口苦而涩
恶心	无	每日泛恶1～2次	每日泛恶3～4次	频频泛恶，每日4次以上
呕吐	无	每日呕吐1～2次	每日呕吐3～4次	频频呕吐，每日4次以上
脘腹胀满	无	脘腹稍胀，可以忍受，不影响饮食	脘腹胀满，空腹缓解，饮食减少	脘腹胀满，终日不解，难以忍受
夜尿清长	无	夜尿量多色白，每夜2次	夜尿量多色白，每夜3～4次	夜尿量多色白，每夜5次以上
大便不实	无	大便不成形，每日1次	大便不成形，每日2次	大便不成形，每日3次
大便干结	无	大便干结，每日1行	大便秘结，两日1行	大便秘结，数日1行
水肿	无	晨起眼睑水肿	眼睑及双下肢水肿	全身水肿

2.中医主要症状疗效评定标准

主要症状疗效率：（治疗前总积分－治疗后总积分）/治疗前总积分×100%。

3. 主要实验室评价指标

主要针对肾功能（血肌酐、血尿素氮、内生肌酐清除率）等主要指标进行疗效评价。

难点分析：慢性肾衰竭是由多种病因引起的具有多系统临床表现的疾病，单一药物无法取得较好疗效，必须按照整体观念和辨证论治原则进行中西医结合一体化治疗。在临床治疗过程中努力做到中西药有机结合而不是中西药混用。

四、高氏团队治疗肾衰竭经验

（一）临证经验

高继宁教授在治疗慢性肾衰竭方面形成了自己独特的学术思想，现总结如下。

1. 扶正祛邪以纠正正虚邪实之变

慢性肾衰竭病机特点：正虚邪实为该病的主要矛盾。本病病位范围广，正虚邪实，寒热错杂，是主要病机。正虚以脾肾气虚最为多见，首先肾气亏虚可引起肾的气化功能障碍，肾失开阖，不能及时疏导、转输、运化水液及毒物，因而形成湿浊、湿热、瘀血、尿毒等邪毒，因虚致实，倘若实邪久羁，可更伤正气，邪毒反过来又阻碍气血的生成，终致恶性循环；脾虚不能制水则水湿运化失权，水湿内停，蕴结生热，以致湿热内蕴。脾肾亏虚，脾失输布，不能"升清"，肾失开阖，不能"泌浊"。湿浊、尿毒等波及五脏六腑、四肢百骸而产生诸多症状：腰膝酸软、乏力、面色萎黄无华、头晕、精神萎靡、形容憔悴等肾气不足之症；恶心、呕吐、口黏纳呆、便秘或腹泻等，舌苔黄腻，或水滑，或焦黑燥裂等脾胃失司之症。

高继宁教授认为慢性肾衰竭属疑难顽疾，邪气日盛，正气渐衰，瘀毒积聚，病情复杂，故治疗立法不能纯补，更不能峻泻，为使祛邪不伤正，确立了扶正祛邪，标本兼治的治疗原则，以纠正正虚邪实之变。本虚以脾肾气虚为主，以"补脾益肾"为基本治疗原则，常用健脾益气养血药物有生黄芪、太子参、潞党参、炒白术、酒当归等；调补肝肾药，高继宁教授喜用灵芝草、制何首乌、杜仲、川续断、桑寄生等。标实以湿浊、瘀血、水湿为主，化湿泄浊常用清半夏、草果、厚朴、砂仁等；通腑泄浊常用大黄，并根据患者大便情况，分别采用制大黄或生大黄，并有同煎与后下之别；活血化瘀则采用川芎、桃仁、丹参、当归等。若患者脾肾两虚，水饮内停，则需酌加利水消肿之品，常用猪苓、茯苓、车前子、大腹皮等。

2. 软坚散结以消瘀血阻络之化

慢性肾衰竭最基本的病理表现为肾间质纤维化，肾小球系膜细胞的增生，细胞外基质增多，在细胞外堆积，纤维组织渗出，导致肾纤维化。传统中医中没有肾间质纤维化一说，但据其产生机制，与祖国医学中"癥积"相对应。《医宗必读·积聚》形容其"积之成也，正气不足而后邪气踞之"。《血证论·瘀血》指出"瘀血在经络脏腑间，则结为癥瘕"。因而"癥积"的形成与瘀血证密切相关，属于肾络瘀阻。微循环功能、血液流变学改变；凝血、纤溶等异常而导致瘀血的产生。而瘀血的形成是以虚为始发病因，在慢性肾脏病的病程中，不论是气虚、血虚，还是阴虚、阳虚，均可导致瘀血的产生。如气虚则血缓而滞，血虚则血少而涩，阴虚则血浓而黏，阳虚则血寒而凝，从而导致脉中之血凝而有止，出现病理上的瘀血证。慢性肾脏病，病程冗长，病机错综复杂，晚期形成微型癥瘕，故活血软坚法可在一定程度上缓解肾纤维化，延缓肾功能衰退。高继宁教授认为，长期的脾肾亏虚和湿浊、水饮、瘀血等病理产物在体内蓄积，致气机逆乱、络脉阻滞，是形成肾脏器质性损伤的主要机制，其本质即传统医学的"久病入络"学说。"久病入络"学术思想早在《黄帝内经》就有记载，如"久病者邪气入深……去其血脉"、"病在血，调之络"、"久痹不去身者，视其血络，尽出其血"。具体在肾脏病的诊治中，高继宁教授认为慢性肾衰竭发展过程中的"久病入络"与肾小球和肾间质纤维化具有同步发展的关系，是肾功能进行性减退的关键要素，因此对肾络瘀阻的干预，是延缓肾衰竭的重要措施。在用药方面，则强调使用活血化瘀、虫类搜剔药及软坚散结药，如地龙、川芎、积雪草、桃仁等，其中尤重用鳖甲等。此类药物可直达病灶，刁钻搜剔，祛痰通络，临床多收到良好效果。

3. 中西结合以消加重演变之因

高继宁教授认为，西医是以解剖学和生理学、病理学为基础，非常客观和直观地把人体和病因分析后，针对性地进行治疗。西医重实验，重视疾病的局部病理变化，但忽略机体整体的状况。而中医是以我国特有的阴阳学说为基础，从整体上讲求阴阳平衡，治疗方案首先讲求调理阴阳，也就是人们通常说的"治本"。重视整体观念，长于辨证施治，但对局部的变化，特别是细微的无临床表现的病理状态认识不足，两者各有所长，应当相互补充，有机结合，才能真正控制病情，促进病愈。

在临床实践中，高继宁教授不仅注重运用中医药理论知识和传统经验，而且十分重视现代研究新成果，对于某些病的诊治常常是先辨其病，再辨其证。慢性肾衰竭往往因感染、电解质紊乱、血压控制欠佳、心力衰竭或用药不当而诱发加重，从而导致肾功能迅速恶化。高继宁教授认为，对各种加重诱因的控制，应当合理运用中西医两个方面的手段，了解其各自的长处和不足，取长补短以获得最佳效果。高继宁教授根据慢性肾衰竭不同病因，不同阶段，不同临床表现，进行辨证论治，形成自己独特的遣方用药特点。如在慢性肾衰竭疾病早期，患者仅仅表现为腰酸腰痛、乏力倦怠、夜尿频多、畏寒肢冷以及原发慢性肾脏病的临床表现。此期患者主要为虚证，故治疗以"扶正"为主，当健脾补肾，再根据其他兼证或辅助检查结果，予以利湿化浊或活血化瘀辅助治疗。高继宁教授在长期临床实践中，总结出高氏肾衰方：黄芪、当归、丹参、桃仁、红花、川芎、积雪草、何首乌、杜仲、枳壳、半夏、猪苓、茯苓、车前子、大黄、陈皮、甘草、砂仁。功效：补肾益气活血，利湿化浊和胃。在临床应用，收到良好效果。随着疾病的发展，患者逐渐出现乏力加重，精神不振，腹胀纳呆，恶心，浮肿，面色无华，舌苔可逐渐厚腻，脉多沉滑。出现湿浊内蕴所致的胃肠功能紊乱表现，西医化验可见贫血、酸中毒等，治疗当采用中西医结合治疗，使用西药纠正贫血、酸中毒，使用中药扶正祛邪兼施、健脾益肾的同时，补血养血或益气生血，利湿化浊解毒，利尿通淋，并佐以活血化瘀软坚散结。

4. 内外同治以增立竿见影之效

对于慢性肾衰竭的治疗，高继宁教授认为，单纯的内服中药尚不能解决全部问题，适时地配合中医外治法，内外同治，往往可获得更好的效果。而在外治法的诸多给药途径中，高继宁教授又特别重视结肠给药法。研究表明，结肠有排泄和吸收功能，结肠黏膜与腹膜类似，具有半透膜特性，有吸收和分泌功能。在具体应用中，高继宁教授主张采用机器法高位结肠透析，在临证中采用高氏结肠透析方，由黄芪、生大黄、蒲公英、煅牡蛎、藕节炭、制附子、桃仁、红花、甘草组方而成。通过机器法结肠途径给药，其给药面积显著扩大，可作用于直肠、乙状结肠、升结肠和横结肠，其药物吸收量和体内毒素的交换量都可成倍增加，故临床疗效亦可显著加强。

（二）验案举例

温某，女性，65岁。

2019年4月14日初诊：慢性肾衰竭（尿毒症期），高血压肾损害，高血压3级（极高危组）。患者13年来头晕头痛间作，多次监测血压均大于140/90mmHg，血压最高达180/120mmHg，拟诊为高血压3级（极高危组），一直未用药物控制血压；近2个月来头晕头痛加重，伴乏力纳差，恶心频作，小便短少，尿泡沫增多，双下肢浮肿。血压175/100mmHg；查尿常规：尿蛋白（++）；肾功能：碳酸氢盐16.2mmol/L，肌酐857.4μmol/L，血尿素氮34.6mmol/L；血常规：红细胞$3.05×10^{12}$/L，血红蛋白89g/L；双肾彩超示双肾皮质回声增高，肾实质血流信号减少，考虑双肾肾实质慢性损害。现症见头晕头痛、呕恶频作，口干，腰痛膝软，面部烘热、出汗，小便短少，尿有泡沫，双下肢浮肿，舌红，苔黄腻，脉弦细。中医辨证属肝肾阴虚，肝风上扰证。治则为滋肝补肾，平肝息风。方宗一贯煎合天麻钩藤饮化裁。处方：黄芪30g，当归15g，生地黄15g，麦冬15g，枸杞子15g，川续断12g，杜仲15g，陈皮10g，半夏10g，茯苓15g，佩兰10g，黄芩12g，天麻12g，钩藤30g，牛膝10g，生龙骨30g，生牡蛎30g，大黄10g，积雪草30g，车前子30g。水煎服，每日1剂，嘱患者口服氨氯地平片联合美托洛尔以更好地控制血压。

2019年5月25日二诊：守上方加减治疗1个月后，患者血压控制平稳，血压波动在120～140/80～90mmHg，头晕头痛明显好转；仍感恶心，不思饮食，脘腹胀满，近日着凉后，咽痒不适、轻咳，排便不畅，双下肢浮肿。查肾功能：碳酸氢盐19.5mmol/L，血肌酐494μmol/L，血尿素氮13.8mmol/L。血压能够有效控制，内风平息，滋水涵木法奏效；目前患者气阴两虚、湿浊困阻，遂易法为益气健脾、和胃利湿调之；处方：黄芪45g，党参15g，炒白术15g，广木香10g，炒莱菔子15g，薏苡仁30g，黄芩10g，藿香12g，黄连6g，大黄炭15g，焦山楂15g，焦麦芽15g，焦神曲15g，车前子（包煎）30g，白蔻仁10g，陈皮10g，半夏10g，茯苓15g，鱼腥草30g，瓜蒌30g，甘草6g，苍术12g。水煎服，每日1剂，嘱患者避风寒，节饮食，畅情志。

2019年7月1日三诊：患者恶心、呕吐消失，食欲渐增，乏力、腰膝酸软等症状改善，大便日行2次，双下肢微肿，舌红，苔薄黄，脉沉细。查肾功能：碳酸氢盐20.3mmol/L，血肌酐279μmol/L，血尿素氮12.8mmol/L；血红蛋白115g/L。尿常规：尿蛋白（±）。患者又闻血肌酐下降，甚喜，恳求继续治疗以巩固疗效。遂以补肾益气活血、利湿化浊和胃为法，投高氏肾衰方（黄芪、当归、丹参、桃仁、红花、川芎、积雪草、何首乌、杜仲、枳壳、半夏、猪苓、茯苓、车前子、大黄、陈皮、甘草、砂仁）加减调之，随访至今，血肌酐波动在270～300μmol/L，病情趋于稳定。

按：慢性肾衰竭作为一组临床综合征，往往由于一些可逆因素使病情加重，如高血压、糖尿病、高脂血症、感染、尿路结石、蛋白尿、贫血以及肾毒性药物使用不当等。高继宁教授认为尽早发现这些可逆因素，多途径阻断或抑制患者肾单位的损害因素，对延缓或逆转早中期慢性肾衰竭具有重要的意义。

本例患者素有头晕头痛之症，高血压病史13年；初诊时头晕头痛、呕恶频作，面部烘热、出汗，口干，腰痛膝软，小便短少，尿有泡沫，双下肢浮肿，舌红，苔黄腻，脉弦细。辨证属肝肾阴虚，肝风上扰证，根据中医基础理论，肝木条达，肝气主动主升，易化风化火，阳亢于上则头晕头痛、面部烘热；腰为肾之府，阴不制阳，阴亏于下，故腰膝酸软、小便短少；肝阳扰动日久，易致肝阴不足、肾精亏耗，正气失养，气化失司，湿浊瘀毒内蕴，脾胃运化失常，气机逆乱则见呕恶频作、水液积聚且见下肢浮肿之症。高教授认为，此例为血压进行性升高而不予药物控制，日久导致肾脏小动脉硬化，进而继发肾实质缺血性损害，进展为慢性肾衰竭，其核心病机为本虚标实，虚实夹杂。故本例患者辨证属肝肾阴虚，肝风上扰证，治疗应通过滋补肝肾之阴，以潜制肝阳，方宗一贯煎合天麻钩藤饮化裁；并联合西药控制血压，以逆转高血压导致肾损害的趋势，为保护肾单位、恢复肾功能消除障碍。坚持中西医结合治疗是高教授临床治病的一条重要原则，是多途径阻断或抑制患者肾单位损害因素的集中体现。

肝为刚脏，体阴用阳，主升主动，易化风化火；肾为先天之本，生命之根，主收主藏，易阴阳失调；肝主藏血，肾主藏精，精血同源；若肾阴虚损，则水不涵木，肝肾阴虚，阴不制阳，阳化风动，上扰清窍，则见头目胀痛、眩晕耳鸣、面红目赤等症，《黄帝内经》云："诸风掉眩，皆属于肝。"高教授认为，高血压肾损害的核心病机是内风扰肾，肾失封藏，阴不敛阳，水不涵木；治疗时既要平肝潜阳，又要补肾填精。初诊方中高教授平抑肝阳选用天麻、钩藤、生龙骨、生牡蛎，他认为天麻为治风之要药，能入厥阴之经而治诸病，钩藤能入络通心包，生龙骨、生牡蛎为镇降之品，具有翕收之力，诸药合用，平肝潜阳；补肾填精则选用川续断、杜仲、牛膝，其中川续断、杜仲补肝肾、强腰脊，牛膝归肝、肾经，引血下行，折其上亢之阳，补益肝肾，三药相合，滋补肝肾。

本例慢性肾衰竭是由高血压病程迁延，脾肾俱虚，木失涵养，肝阳上亢，虚风内动，而成高血压肾损害之诸多表现，治疗的关键在于平抑肝阳，控制血压，减轻血流高灌注、高滤过对肾脏的损害。当血压得以有效控制，治疗当从脾肾入手，肝肾同调，健脾益肾以养肝木，活血化浊以畅肾络；后天功能强健，则中焦之枢清升浊降，肝肾得以滋养，后天健，先天足，则慢性肾衰竭可趋稳定，延长生命矣。高血压所致肾损害病机复杂，常常是几种证型兼而有之，高教授在治疗此病时，综合脉症，辨证论治，立法当以平肝补肾为先，随病情而加减治疗，肝、脾、肾同治，兼以活血化瘀，以期多层次、多因子协同作用，阻抑导致肾损害的可逆因素，调动肾脏的代偿潜力，逆转肾衰竭进程。本法运用于临床，效如桴鼓。

第二节　劳　　淋

一、诊断

（一）疾病诊断

1. 中医诊断标准

参照普通高等教育"十一五"国家级规划教材《中医内科学》（周仲瑛主编，中国中医药出版社，2007 年）和《实用中医内科学》第二版（王永炎、严世芸主编，上海科学技术出版社，2009 年）。

（1）小便频数，淋沥涩痛，小腹拘急引痛，为各种淋证的主症，是诊断淋证的主要依据。

（2）病程较长，缠绵难愈，时轻时重，遇劳加重或诱发。尿液赤涩不甚，溺痛不著，淋沥不已，余沥难尽，乏力，不耐劳累。

（3）病久或反复发作后，常伴有低热、腰痛、小腹坠胀等。

2. 西医诊断标准

参照《内科学》第七版（陆再英等主编，人民卫生出版社，2008年）和《肾脏病临床与进展》（郑法雷等主编，人民军医出版社，2006年）中尿路感染诊断标准。

尿路感染诊断标准如下。

（1）清洁中段尿（要求尿停留在膀胱中4～6小时以上）细菌定量培养，菌落数≥10^5/ml。

（2）清洁离心中段尿沉渣白细胞数＞10/HP，有尿路感染症状。

具备上述两项可以确诊。如无第二项，则应再做尿菌计数复查，如仍≥10^5/ml，且两次的细菌相同者，可以确诊。

（3）做膀胱穿刺尿培养，细菌阳性（不论菌数多少），亦可确诊。

（4）做尿菌培养计数有困难者，可用治疗前清晨清洁中段尿（尿停留于膀胱4～6小时以上）离心尿沉渣革兰氏染色查找细菌，如细菌＞1/油镜视野，结合临床症状亦可确诊。

（5）尿细菌数在10^4～10^5/ml者，应复查。如仍为10^4～10^5/ml，需结合临床表现诊断，或做膀胱穿刺尿培养确诊。

（6）当女性有明显尿频、尿急、尿痛、尿白细胞增多、清洁中段尿细菌定量培养≥10^2/ml，并为常见致病菌时，可拟诊为尿路感染。

（7）老年男性，如有尿路感染症状，清洁中段尿培养菌落计数≥10^3/ml时，可以诊断；对于存在尿路复杂情况，如前列腺增生、尿路结石或留置导尿管等，清洁中段尿培养菌落计数≥10^4/ml时，可以诊断。

再发性尿路感染是指半年内尿路感染发作2次或2次以上，或1年内尿路感染发作3次或3次以上。再发性尿路感染包括重新感染和尿路感染复发：①重新感染，治疗后症状消失，尿细菌定量培养阴性，但在停药6周后再次出现真性细菌尿，菌株与上次不同，称为重新感染。②复发，治疗后症状消失，尿细菌定量培养阴转后在6周内再出现菌尿，菌种与上次相同（菌种相同且为同一血清型），称为复发。

（二）证候诊断

1. 气阴两虚，膀胱湿热证

主症：①尿频；②倦怠乏力；③小腹不适。

次症：①尿色黄赤；②遇劳加重或复发；③手足心热；④舌质红、少津和（或）脉沉细或弦数或滑数。

具备主症三项，或主症二项兼次症二项者，即可诊断。

2. 肾阴不足，膀胱湿热证

主症：①尿频而短；②腰酸痛/手足心热；③小腹不适。

次症：①尿热；②口干舌燥；③小便涩痛；④舌红、少苔和（或）脉细数或滑数。

具备主症三项，或主症①③兼次症②①或②③，或兼次症④①或④③者，或主症②③兼次症①或③者，即可诊断。

3. 阴阳两虚，湿热下注证

主症：①尿频；②欲出不尽；③遇冷加重。

次症：①小腹凉；②腰酸痛；③夜尿频；④舌质淡苔薄白和（或）脉细弱或沉细。

具备主症三项，或主症二项兼次症二项者，即可诊断。

二、治疗方案

（一）辨证选择口服中药汤剂

1. 气阴两虚，膀胱湿热证

治法：益气养阴，清利湿热。

推荐方药：清心莲子饮加减。黄芪、党参、石莲子、茯苓、麦冬、车前子、柴胡、黄柏、地骨皮、甘草等。

2. 肾阴不足，膀胱湿热证

治法：滋补肾阴，清利湿热。

推荐方药：知柏地黄丸加减。知母、黄柏、生地黄、熟地黄、山茱萸、山药、茯苓、牡丹皮、泽泻、车前子、瞿麦、萹蓄等。

3. 阴阳两虚，湿热下注证

治法：滋阴助阳，清利湿热。

推荐方药：肾气丸加减。熟地黄、山茱萸、枸杞子、山药、巴戟天、淫羊藿、制附子、车前子、瞿麦、萹蓄、薏苡仁、败酱草等。

（二）辨证选择口服中成药

根据病情，辨证选择三金片、银花泌炎灵、热淋清、知柏地黄丸、补中益气丸、济生肾气丸等。

三、疗效评价

（一）评价标准

1. 证候评价标准

参照《中药新药临床研究指导原则》（中国医药科技出版社，2002 年）的"中药新药治疗泌尿系感染的临床研究指导原则"而制订。

（1）临床治愈：中医临床症状、体征消失或基本消失，证候积分减少≥95%。

（2）显效：中医临床症状、体征明显改善，证候积分减少≥70%。

（3）有效：中医临床症状、体征均有好转，证候积分减少≥30%。

（4）无效：中医临床症状、体征均无明显改善，甚或加重，证候积分减少不足 30%。

2. 疾病疗效评价标准

参照钱桐荪主编《肾脏病学》（第三版，华夏出版社，2001 年）和林善锬主编《当代肾脏病学》（上海科技教育出版社，2001 年）。

（1）治愈：疗程结束后症状消失，尿细菌培养阴性，并于第 2 周、第 6 周各复查尿细菌培养 1 次。如均为阴性，可诊为近期治愈；追踪 6 个月无再发者为完全治愈。

（2）有效：疗程结束后症状消失，尿细菌培养阴性。

（3）无效：①疗程结束后，尿细菌培养定性检查仍阳性，或者于 6 周复查时尿细菌培养为阳性者；②疗程结束后症状不久又再现（多在 6 周内），而且尿菌落计数$\geqslant 10^5$/ml。

（二）评价方法

参照《中药新药临床研究指导原则》（中国医药科技出版社，2002 年）的"中药新药治疗泌尿系感染的临床研究指导原则"而制订。

主要症状尿频、尿急、尿痛、小腹胀痛每周记录 1 次，轻度计 2 分，中度计 4 分，重度计 6 分，症状消失计 0 分（表 17-2）。

表 17-2 尿路感染主要症状积分

症状	无（0分）	轻度（2分）	中度（4分）	重度（6分）
尿频	无	小便次数略有增加，每天增加 2～3 次	小便次数有所增加，每天增加 4～6 次	小便次数增加，时时都有尿感
尿急	无	小便急迫，可忍耐	小便急迫，仅可忍耐片刻	小便急迫，迫不及待
小腹不适	无	小腹胀痛不适/小腹凉感轻微	小腹胀痛/小腹凉感明显	小腹胀痛/小腹凉感甚
尿痛	无	小便时尿道隐隐作痛，不影响排尿	小便时尿道痛较重，排尿不爽	小便时尿道疼痛难忍
腰酸痛	无	腰酸软，时而作痛	隐隐酸痛，须常变换体位	腰痛如折，持续不已
口干	无	轻微口干	口干饮水可缓解	口干欲饮水，饮而不解
乏力	无	劳则即乏	动则即乏	不动亦乏

四、高继宁教授治疗劳淋经验总结

以滋阴疏肝通淋为主治疗劳淋是高继宁教授的主要学术特色。首先，他认为慢性反复性尿路感染属中医学"劳淋"范畴，与现代医学所认为的免疫功能低下有关。其次，治疗采用的滋阴通淋方以一贯煎为基础，减去苦寒之川楝子，而酌加疏肝之柴胡、清热解毒之黄柏、苦参、蒲公英、白茅根等，增强了原方"泻下焦之热"功能。经反复临床验证治疗组总有效率达 86.6%，显著高于单纯西医治疗组，并经实验研究证实该法具有抗炎及免疫调节的双重作用。

（一）临证经验

1. 抓病机，首推肝肾阴虚

中医学认为，正气存内，邪不可干，邪之所凑，其气必虚。疾病发生的内在因素是正气不足。古代医家认为慢性尿路感染（劳淋）病机是肾虚而膀胱热故也，现代文献认识与此基本一致。高继宁教授认为，慢性尿路感染多属正虚邪恋、虚中夹实之证。患者或因先天不足，素体阴虚或更年期天癸将竭，或多产，或久病热病大病耗伤肾阴，遭受外邪致病，随着疾病的发展和演变，经历了由虚致实因实更虚的病理过程，最终表现为本虚标实之证。因此，肾阴虚是慢性尿路感染（劳淋）发病的内在基础。在市场经济条件下，生活节奏加快，社会竞争增强，紧张、焦虑及情志抑郁表现更为常见，导致肝气郁结成为疾病发生的常见原因。患者反复尿路感染，肝气不舒，郁结日久，气郁化火，火热伤阴，可形成肝阴不足证。肝藏血，肾藏精。血与精之间存在着相互滋生和转化的关系，肝血的化生，有赖于肾中所藏之精的作用，而肾精的充盈，亦有赖于肝血滋生，肝阴与肾阴之间息息相通，相互滋生，维持协调与充盈，所谓肝肾同源肾阴不足，水不涵木，亦可导致肝阴不足，最终导致肝肾阴虚，尿路感染反复发作。

2. 求变化，紧控湿热内结

发病之初，患者因正气不足，感受湿热之邪，或多食辛热肥甘之品，或嗜酒太过之后，酿成湿热，下注膀胱；或恼怒伤肝，气郁化火，肝郁不舒，火郁于下焦；或是他脏之热，下注膀胱，热邪注入下焦，膀胱气化不利，热与水结，酿成湿热内聚，或尿路感染反复发作，湿热留恋，而衍变成慢性过程。若湿热之邪未净，而正气已亏，则形成虚实夹杂之证。肾阴亏虚，气化不利，水道不畅，稍有诱因则湿热毒邪之气侵入，热淫蕴内与水湿互结，肾阴亏虚伴有湿者易于热化，热得湿而愈炽热，湿得热而愈横，湿热胶着，黏滞难化，日久伤肾，肾虚之体易感外邪发病，两者互为因果。高继宁教授认为，慢性尿路感染病情易反复多变，迁延日久，缠绵难愈，无不是由湿热致病的特性所决定的。

3. 论治法，明确滋肾疏肝、清热利湿

高继宁教授在长期临床实践中观察到慢性尿路感染常因过度疲劳、饮水不足及心情不畅等因素诱发，总结出慢性尿路感染的中医病理机制为阴虚湿热，认为慢性尿路感染以阴虚为本，湿热贯穿始终，其发病是在正气不足肾阴亏虚的基础上，由各种病因促进湿热等病理产物的形成，湿热进而损伤阴津，促进疾病的演变。

根据阴虚湿热的理论，确立了滋肾疏肝清热利湿的立法原则，以虚则补之，实则泻之为总体原则，以扶正固本为主，同时兼顾祛除病邪，从而达到治疗疾病并预防复发的目的，滋阴扶正以固根本，滋阴与利湿药配伍，养阴不碍利湿，利湿不伤阴液，相得益彰以滋肾疏肝、清热利湿法为治疗原则组方形成的滋阴通淋方，通过长期临床观察对慢性尿路感染显示出良好的治疗效果。药物组成：生地黄、沙参、麦冬、枸杞子、当归、柴胡、黄柏、苦参、蒲公英、白茅根、滑石、甘草等。方中重用生地黄为君，滋阴养血以补肝肾，再入麦冬、沙参、枸杞子、当归为臣，麦冬沙参养阴生津；枸杞子当归补肝血养肝体以和肝用；柴胡为疏肝解郁之要药；黄柏、苦参、蒲公英、白茅根、滑石清热燥湿、泻火解毒，甘草调和诸药。诸药合用，共奏滋肾疏肝、清热利湿之功。滋阴通淋方以滋肾疏肝、清热利湿为治法，可广泛用于慢性尿路感染患者的治疗。临床研究及实验研究表明，滋阴通淋方可以调节免疫反应，抑制炎症介质和细胞因子等的释放。该方能有效地缓解慢性尿路感染患者的临床症状，且能提高慢性尿路感染患者的 T 淋巴细胞亚群，提示本方标本兼治，疗效肯定，且使用安全，无不良反应，是治疗慢性尿路感染安全有效的中药制剂。

高继宁教授是在国内外较早提出以滋阴疏肝通淋为主治疗慢性尿路感染的学者，经 40 余年的肾病临床研究，认为慢性反复性尿路感染属中医学"劳淋"范畴，发病多由过度劳累、饮水不足、气郁化火等因素引起，与现代医学所认为的因免疫功能低下而导致感染有关。慢性尿路感染中医病理机制为阴虚湿热，以阴虚为本，湿热贯穿始终。其发病是在正气不足、肾阴亏虚的基础上，各种病因促进湿热等病理产物形成，湿热更伤阴津，促进疾病的演变。尤其人到中老年后，天癸渐竭，肾气虚衰，阴液亏虚，水不涵木是反复尿路感染患者的主要体质特点。患者正气不足，若遇劳累、紧张等因素则极易招致湿热之邪下注膀胱，而发为淋证。根据"阴虚湿热"的理论，高继宁教授确立了滋阴清热利湿的立法原则，滋阴扶正以固根本，清热利湿祛邪为辅，确立了滋阴通淋方，以奏滋肾疏肝、清热利湿之功。滋阴通淋方以一贯煎为基础，一贯煎始载于清代魏之琇《续名医类案·心胃痛门》，方由北沙参、麦冬、干地黄、当归、枸杞子、川楝子6味药组成。功能滋阴疏肝。现代药理学研究表明，一贯煎具有增加小鼠胸腺重量、提高机体免疫力的作用，对大肠埃希菌、伤寒杆菌、金黄色葡萄球菌和霉菌均表现出显著的抑制作用。

（二）验案举例

胡某，女性，56岁，2019年3月9日初诊。患者平素体质较差，近半个月来间断出现小便频数，淋漓不尽，排尿烧灼疼痛，会阴部疼痛，尿液浑浊，头晕、乏力，背痛不适，纳食、睡眠尚可，大便正常，舌质暗淡，苔黄腻，脉沉弱。

西医诊断考虑尿路感染。中医四诊合参，属淋证范畴，证属脾肾两虚，湿热内生，膀胱气化不利。治宜清热利湿，兼补脾肾。

处方：白术30g，山药30g，苍术15g，陈皮10g，黄柏12g，苦参12g，川续断12g，杜仲15g，桑枝30g，生地黄15g，菊花12g，柴胡12g，滑石30g，芡实15g，乌药10g，蒲公英30g，猪苓15g，木通10g，甘草6g，薏苡仁30g，砂仁6g，龙葵30g，泽泻10g，车前子（包煎）30g，夏枯草12g，黄芩15g。7剂，水煎服。

2019年3月17日二诊：服药7剂，诸症悉减，邪气已衰，则当以扶正为主，佐以祛邪，用健脾益肾、清热利湿通淋之法治疗。处方：川续断12g，当归15g，半夏10g，白蒺藜10g，滑石30g，杜仲12g，白术12g，赤芍12g，白芍12g，龙葵30g，寄生15g，柴胡10g，白茅根30g，天麻12g，红藤15g，砂仁6g，桑枝30g，川芎15g，钩藤30g，蒲公英30g，甘草6g，黄芪30g，葛根30g，红花15g，地龙12g。5剂，水煎服。

2019年4月2日三诊：患者服药后，尿频、尿急、尿痛感消失，现略感下腹胀痛不适，阴道有较多黄白色分泌物，仍感背部酸痛不适，感头晕、全身乏力不适，精神好，食欲如常，大便正常，尿量正常，夜间睡眠良好，舌淡红，苔白略腻，脉弦细。淋证虽愈，但下腹胀痛不适，白带量多，仍属肾虚而湿热下注，以补肾益气、活血化瘀、清热利湿降浊为治，佐以收涩止带。处方：黄芪30g，当归15g，桃仁10g，赤芍12g，白芍12g，红花15g，川芎15g，地龙12g，丹参30g，葛根30g，桑枝30g，天麻12g，枸杞子12g，菊花12g，柴胡10g，龙葵30g，炒酸枣仁30g，滑石30g，甘草6g，延胡索30g，生龙骨30g，生牡蛎30g。7剂，水煎服。

2019年4月18日四诊：患者无尿频、尿急、尿痛，无腰酸、腰痛，下腹无胀痛不适，略感头晕乏力，精神好，食欲正常，睡眠好，舌淡红，苔薄白，脉弦细。继续服用补肾疏肝、安神健脾中药以善后。处方：菊花24g，枸杞子24g，黄精24g，滑石60g，甘草12g，砂仁12g，磁石30g，生龙骨60g，生牡蛎60g，鳖甲30g，猪苓30g，薏苡仁60g，炒酸枣仁60g，肉桂10g，沉香12g，茯苓12g。7剂，水煎服。

按：高继宁教授认为本病当属"劳淋"范畴，淋证日久不愈，遇劳即发，名为劳淋。主要表现有小便淋沥，尿后下阴部隐痛，肢倦腰酸，缠绵难愈。患者中老年女性，素食肥甘厚腻，内生湿热，下注膀胱，膀胱气化不利，故见尿频、尿急、尿痛，排尿烧灼感；舌、脉均为湿热下注之征象。湿热阻滞气机，气机不畅，难以上达头目，则见头晕；热扰心神，阴不敛阳，则心神不宁，见夜寐不安。《张氏医通》曰："热淋，烦渴引饮，宜导赤散加黄芩；气淋，宜沉香、肉桂、茯苓、泽泻，佐以木通、瞿麦、冬葵子、石韦。"因此，对症施以清热利湿通淋兼理气疏导之法，意即在于此。

第三节　消渴病肾病

消渴病肾病属消渴病下消的范畴，禀赋不足、饮食不节、情志失调、劳欲过度为本病之基本病因，本虚标实为本病的基本病机，本虚是消渴日久，耗气伤阴而致气阴两虚，渐致阴阳五脏亏虚，以肝脾肾亏虚多见；标实为湿、浊、痰、瘀诸邪蕴结成毒阻于肾。初期可见倦怠乏力，腰膝酸软，随病情进展可见尿浊，夜尿频多，进而下肢、颜面甚至全身水肿，最终出现少尿或无尿，恶心呕吐、心悸气短、胸闷喘憋不能平卧等严重症状，甚至危及生命。

一、诊断

1. 疾病诊断

参照《肾脏病学》第二版（王海燕主编，人民卫生出版社，2009年）。

（1）有确切的糖尿病史。持续性蛋白尿：尿蛋白＞0.5g/24h 连续 2 次以上，并能排除其他引起尿蛋白增加的原因者，可诊断为临床期糖尿病肾病。

（2）临床上凡糖尿病患者，尿白蛋白排泄率、尿蛋白定量异常增高，或出现水肿、高血压，肾功能损害，或伴有糖尿病视网膜病变，都应考虑到糖尿病肾病。同时应注意排除尿路感染和多种原发性、继发性肾脏病以及心力衰竭、高血压引起的尿蛋白增高。

2. 疾病分期

参考丹麦学者 Mogensen 提出的糖尿病肾病分期方案。

Ⅰ期：肾小球滤过率增高，肾体积增大，尿无白蛋白，无病理组织学损害。肾血流量、肾小球毛细血管灌注及内压均增高，其初期改变为可逆性。

Ⅱ期：正常白蛋白尿期。尿白蛋白排泄率（UAE）正常。肾小球基膜增厚，系膜基质增加，肾小球滤过率多高于正常。

Ⅲ期：早期糖尿病肾病。尿白蛋白排泄率持续在 20～200μg/min 或 30～300mg/24h。肾小球基膜增厚，系膜基质增加明显，出现肾小球结节型和弥漫型病变及小动脉玻璃样变，肾小球荒废开始出现。

Ⅳ期：临床糖尿病肾病或显性糖尿病肾病。尿白蛋白排泄率持续在 200μg/min 以上或尿蛋白＞0.5g/24h 血压增高，水肿出现。肾小球荒废明显，肾小球滤过率开始下降。

Ⅴ期：终末期肾衰竭。肾小球滤过率＜10ml/（min·1.73m^2）。肾小球广泛荒废，血肌酐、尿素氮增高，伴严重高血压、低蛋白血症和水肿等。

3. 消渴病肾病临床上可划分为早、中、晚三期

早期，即西医早期糖尿病肾病，相当于 Mogensen 糖尿病肾病Ⅲ期；中期，即西医临床期糖尿病肾病，显性蛋白尿期肾功能正常者。相当于 Mogensen 糖尿病肾病Ⅳ期肾功能正常

者；晚期，即临床期糖尿病肾病存在肾功能损害者，相当于 Mogensen 糖尿病肾病Ⅳ期肾功能不全和Ⅴ期患者。

4. 证候诊断

参照 1992 年山东明水中华中医药学会糖尿病分会第三次大会通过的《消渴病（糖尿病）中医分期辨证与疗效评定标准——消渴病辨证诊断参考标准》和《糖尿病及其并发症中西医诊治学（第二版）》（吕仁和、赵进喜主编，人民卫生出版社，2009 年）。

（1）气虚证：①神疲乏力；②少气懒言；③自汗易感；④舌胖有齿痕；⑤脉弱。具备两项可以诊断。

（2）血虚证：①面色无华；②唇甲色淡；③经少色淡；④舌胖质淡；⑤脉细。具备两项可以诊断。

（3）阴虚证：①怕热汗出，或有盗汗；②咽干口渴；③大便干；④手足心热或五心烦热；⑤舌瘦红而裂；⑥脉细数。具备两项可以诊断。

（4）阳虚证：①畏寒肢冷；②腰膝怕冷；③面足浮肿；④夜尿频多；⑤舌胖苔白；⑥脉沉细缓。具备两项可以诊断。

（5）血瘀证：①定位刺痛，夜间加重；②肢体麻痛，或偏瘫；③肌肤甲错；④口唇舌紫，或紫暗、瘀斑、舌下络脉色紫怒张。具备一项可以诊断。

（6）痰湿证：①胸闷脘痞；②纳呆呕恶；③形体肥胖；④全身困倦；⑤头胀肢沉；⑥舌苔白腻。具备三项可以诊断。

（7）湿浊证：①食少纳呆，恶心呕吐；②口中黏腻，口有尿味；③神志呆钝，或烦闷不宁；④皮肤瘙痒；⑤舌苔白腻。具备三项可以诊断。

二、治疗方案

（一）辨证选择口服中药、中成药

1. 基本证候

（1）气阴虚血瘀证：气虚证、阴虚证、血瘀证同见。

治法：益气养阴，补肾化瘀。

方药：参芪地黄汤、清心莲子饮、生脉散。生黄芪、沙参、麦冬、生地黄、山茱萸、地骨皮、桑白皮、丹参、葛根、土茯苓。

中成药：六味地黄丸（水蜜丸）等。

（2）阳气虚血瘀证：气虚证、阳虚证、血瘀证同见。

治法：益气温阳，补肾化瘀。

方药：参苓白术散、胃苓汤、水陆二仙丹。炙黄芪、太子参、苍术、白术、山药、莲子、芡实、砂仁、肉桂、姜黄、川芎、炒薏苡仁、茯苓。

中成药：参苓白术丸（水丸）等。

（3）阴阳俱虚血瘀证：气虚证、阴虚证、阳虚证、血瘀证同见。

治法：滋阴助阳，补肾化瘀。

方药：玉屏风散、肾气丸、五子衍宗丸。生黄芪、太子参、山茱萸、山药、枸杞子、菟丝子、肉桂、姜黄、当归、川芎、生薏苡仁、土茯苓。

中成药：玉屏风颗粒、金匮肾气丸等。

2. 兼夹证

（1）兼气滞证：情志抑郁，胸胁脘腹胀满，嗳气，善太息，腹满痛得矢气则舒，舌暗苔起沫，脉弦。

治法：理气解郁。

方药：可酌用香附、枳壳、陈皮、荔枝核等。

中成药：逍遥丸等。

（2）兼痰阻证：形体肥胖，胸脘满闷，或呕吐痰涎，或咳嗽有痰，肢体困重，舌苔白腻，脉滑。

治法：化痰除湿。

方药：可酌用陈皮、制半夏、荷叶等。

（3）兼热结证：口渴多饮、多食、大便干结、小便频多、喜凉，舌红苔黄干，脉滑数而实。

治法：清泻结热。

方药：可酌用大黄、黄连、黄芩、知母、桑白皮、夏枯草。

中成药：新清宁等。

（4）兼郁热证：口苦、咽干、头晕目眩、心烦眠差、恶心欲呕，食欲不振，胸胁苦满、嗳气，舌略红，舌苔略黄，脉弦或数。

治法：清解郁热。

方药：可酌用柴胡、黄芩、赤芍、白芍、牡丹皮、栀子、夏枯草等。

中成药：加味逍遥丸等。

（5）兼湿热证：头晕沉重，脘腹痞闷，四肢沉重，口中黏腻，大便不爽，小便黄赤，舌偏红，舌苔黄腻，脉滑数或濡数滑、弦滑。

治法：清化湿热。

方药：可酌用苍术、薏苡仁、制半夏、地肤子、石韦、萆薢。

（6）兼水湿证：面目及肢体浮肿，或小便量少，四肢沉重，舌体胖大有齿痕，苔水滑，脉弦滑，或沉。

治法：利水渗湿。

方药：可酌用猪苓、茯苓、陈皮、大腹皮、桑白皮、冬瓜皮、石韦、土茯苓。

（7）兼饮停证：背部恶寒，咳逆倚息不得卧，或胸膺部饱满，咳嗽引痛，或心下痞坚，腹胀叩之有水声，舌苔水滑，脉沉弦或滑。

治法：通阳化饮。

方药：可酌用猪苓、茯苓、桂枝、白术、车前子（包煎）、炒葶苈子、桑白皮。

（二）辨证选择静脉滴注中药注射液

根据病情，气阴虚血瘀证者可选用黄芪注射液，有血瘀者可用丹参注射液、灯盏细辛注射液、丹红注射液、丹参川芎嗪注射液、血栓通注射液、丹参多酚酸盐等其中之一，兼痰湿者选用肾康注射液等。

（三）其他疗法

根据具体病情，可选择针灸、推拿、中药离子导入、中药穴位注射、药浴疗法等，可根据临床表现应用腿浴治疗器等。

（四）内科基础治疗

主要参考《肾脏病学》第二版（王海燕主编，人民卫生出版社出版，2009 年）拟订，主要包括控制血糖、血压，调节血脂等。

（五）护理

1. 饮食护理
优质低蛋白饮食、低盐、低脂、低磷饮食。
2. 生活护理
适当休息，劳逸结合。
3. 情志护理
保持心情舒畅，避免烦躁、焦虑等不良情绪。

三、疗效评价

（一）评价标准

1. 疾病判定标准
参照《糖尿病及其并发症中西医诊治学》第二版（吕仁和、赵进喜主编，人民卫生出版社，2009 年）。
显效：临床主要症状及体征减轻≥50%，尿微量白蛋白排泄率或尿蛋白定量减少≥50%或正常。
有效：临床主要症状及体征减轻≥30%，但不足≥50%，尿微量白蛋白排泄率或尿蛋白定量减少≥30%，但不足≥50%。
无效：未达到上述有效标准者。
2. 症状疗效判定标准
显效：症状明显好转或消失，临床主要症状积分减轻≥50%。
有效：临床主要症状积分减轻≥30%，但不足 50%。
无效：临床主要症状积分减轻<30%，症状无改善或加重。

（二）评价方法

采用中医证候学评价与实验室理化指标相结合的方法，必要时引入终点事件评价和生存质量评估。
1. 中医治疗难点分析及解决措施和思路
中医药在治疗消渴病上具有一定优势，主要体现在缓解症状、控制并发症、提高患者生活质量等方面。但临床单一中医药治疗仍然存在一定困难，主要问题如下。

（1）消渴病肾病患者血糖控制对延缓疾病进展非常重要，单靠中药力量有限，需要联合西药，达到控制目标。

（2）消渴病肾病患者一旦进入Ⅴ期，大多数患者就不再适合应用中药治疗，而需要采取西医肾脏替代治疗方法，所以如何延缓病情进展是目前治疗消渴病肾病的重点。

（3）由于缺乏中医药治疗消渴病肾病的循证医学证据，目前在消渴病肾病早中期按照中医辨证分型服中药者居多，然而效果缺乏科学统计及分析评价，尤其缺少大样本的资料进行研究，没有长期疗效的跟踪观察，难以说明疗效的稳定性及客观评估远期疗效及预后，缺乏客观评价中医治疗绝对优势的指标，使结果的可信度受到质疑。

2. 提出解决措施和思路

为了进一步发挥中医药在治疗消渴病肾病中的作用，并使其疗效优势得到认可，本专科提出如下解决措施和思路。

（1）临床研究应有全国统一的中医辨证及疗效评定标准，设计应严密，方法应先进，治疗上应集中在如何阻止消渴病肾病病情进展上。着重总结辨证论治指导下的系统方药，但不忽视在疾病某一阶段上最佳治则方药的研究，亦不偏废单味药在防治消渴病肾病中的作用。

（2）饮食治疗是消渴病肾病所有治疗的基础。重视消渴病肾病饮食疗法的研究，开发研制出适合消渴病肾病患者的食疗方。

（3）以古今防治消渴病肾病的复方、单味中药为线索，集中力量筛选提取临床常用且疗效较好的复方及单味中药的有效成分，研制疗效可靠的中药新剂。

四、高氏团队临证经验总结

（一）临证经验

1. 李红教授提出以"补肾益气，化瘀通络"为主治疗糖尿病肾病

糖尿病肾病中医称为消渴病肾病，是因为消渴日久、迁延不愈，日久及肾，以肾精亏虚、气阴不足、瘀血阻络为其基本病机；糖尿病肾病患者因代谢紊乱，抗氧化物质丢失，使机体长期处于炎症状态；随着糖尿病肾病研究的不断深入，肾间质纤维化在糖尿病肾病进展中发挥着重要作用，肾虚瘀血是肾纤维化形成的根本，贯穿于肾纤维化疾病的始终；基于此，确立了以补肾益气、化瘀通络为主治疗糖尿病肾病的新观点。

2. 水肿和蛋白尿是糖尿病肾病临床治疗难点，常成为住院治疗的主因

（1）针对蛋白尿，我们在临床实践中总结出消渴病肾病主要以脾肾两虚、湿瘀互阻为主要病机，故拟补肾益气活血、祛风利湿化浊为主要治疗原则，治以高氏蛋白尿方：黄芪、丹参、全蝎、地龙、山萸、金樱子、薏苡仁、石韦、白茅根、虎杖、六月雪、青风藤、半枝莲、鬼箭羽、玉米须、白花蛇舌草、砂仁。

（2）针对水肿，我们采用"内外同治"法治疗糖尿病肾病水肿。

内治法：我们在临床实践中总结出糖尿病肾病水肿主要以脾肾气虚，水湿壅盛兼瘀血为主要病机，故拟健脾益肾、利水化湿兼活血为主要治疗原则，治以高氏通利方：黄芪、白术、防己、猪苓、茯苓、陈皮、大腹皮、冬瓜皮、车前子、石韦、白茅根、桃仁、红花、丹参、川牛膝、泽泻、砂仁进行治疗。服法每日1剂，早、晚空腹温服。

对于糖尿病肾病水肿，我们还进行了探索性研究，我科已申报山西省卫生厅课题"经方合用治疗糖尿病肾病水肿的临床研究"。经方合用是指桂枝芍药知母汤与肾气丸合方，其药物组成有熟地黄、山芋、山药、茯苓、牡丹皮、泽泻、附子、桂枝、麻黄、白术、白芍、知母、防风、生姜、甘草。临床研究表明桂枝芍药知母汤与肾气丸合方治疗糖尿病肾病水肿，短期疗效优于西医常规治疗。此课题已结题。

外治法：采用中药熏洗疗法。根据中药从皮肤吸收的原理和内病外治法，选择能经皮肤吸收且具有活血、通络、祛风、除湿、止痒、解毒等药物组方，患者以药液热浴，以达到标本兼治，整体施治的目的。中药熏洗疗法主要适用于肾脏病合并水肿。中药药浴能收利水消肿之效，肾病综合征、急慢性肾炎、继发性肾脏病等患者药浴后能明显提高消肿疗效；中药药浴对糖尿病肾病合并糖尿病足病以及其他肾脏病引起的下肢麻木、温度觉异常者亦有效，可改善糖尿病足的局部循环，改善糖尿病足的局部神经敏感性。

温针疗法：温针疗法是在毫针针刺后，在针尾加置艾炷或艾绒，点燃后使其热力通过针身传至体内，根据不同证型，选取对应腧穴，以达到温补肾阳、散寒利湿、通络止痛等疗效的一种方法。

3. 消渴病肾病治疗要点

（1）平补缓泻立方之本：高继宁教授通过多年临床观察发现，对于糖尿病肾病，若用峻补之品，有"闭门留寇"之患，治疗应该遵循慢性病的治疗原则，以平为上，药用平和之何首乌、菟丝子等。糖尿病肾病后期，多有腑气不通、浊邪壅塞之证，通腑泄浊为其正治，但峻猛之品久泻，则恐徒伤正气，故主张缓泻为要，或峻药缓用，如大黄与牡蛎同用，或用制大黄缓其峻性，或将泻药保留灌肠。

（2）活血化瘀贯穿始终：由于糖尿病最主要的并发症是微血管病变，也是糖尿病肾病的主要病理改变，而脉络瘀阻是糖尿病肾病的重要的诱发及加重因素，故治疗上必须始终重视活血化瘀法的应用。导致瘀血的原因有寒热虚实之别，用药也要有所选择，血热血瘀选用牡丹皮、赤芍、紫草、茜草、生蒲黄、泽兰、丹参等；寒凝血瘀则选用川芎、桃仁、红花、当归等；气滞血瘀则用郁金、延胡索、木香等；气虚血瘀则用黄芪、三七等。

（3）健脾补肾夯实基础：糖尿病肾病长期迁延不愈，穷必及脾肾。高继宁教授尤其强调补脾的重要性，因脾为湿土，土湿才能滋生万物，补脾气以固下脱之阴津，养脾阴可化涸竭之津液。他注重用党参、黄芪、白术、砂仁、山药，斡旋中州，益气养阴。临床上高继宁教授常把"保胃气"作为判断和治疗疾病的重要原则，每逢遣方用药均酌加顾护脾胃之药，特别是慢性疾病需久服中药者。

（二）验案举例

文某，女性，50 岁，2018 年 12 月 6 日初诊。患者 2006 年诊断为 2 型糖尿病、高血压，一直皮下注射胰岛素、口服降压药治疗，血糖、血压均控制不佳。2017 年发现尿中有泡沫，伴腰酸、乏力，夜尿增多，查血肌酐为 205μmol/L，几个月来病情逐渐加重，遂来我院就诊。刻下症：患者腰酸，乏力，夜尿多，每晚 3~4 次，双下肢略肿，面色萎黄，精神、食欲尚可。大便调，舌淡暗，苔薄腻，脉细滑。查：血肌酐 572μmol/L，血尿素氮 26.7mmol/L，尿蛋白（+++）。西医诊断：糖尿病肾病 5 期，高血压 2 级。

中医诊断：消渴（下消）。辨证：气阴两虚、湿瘀阻滞。治法以益气养阴为主，活血化湿泻浊为要。

处方：黄芪 45g，党参 20g，当归 12g，白术 30g，猪苓 15g，茯苓 15g，陈皮 10g，半夏 10g，草果 10g，何首乌 15g，落得打 30g，炮甲珠（代）20g，鳖甲 20g，夏枯草 30g，菊花 12g，罗布麻 12g，山药 30g，补骨脂 12g，黄连 12g，车前子（包煎）30g，砂仁 6g。每日 1 剂。

2018 年 12 月 25 日二诊：服上方后，腰酸、乏力减轻，夜尿减少，每夜 1～2 次，双下肢浮肿渐消，舌淡暗，苔薄腻，脉细滑。复查：血肌酐 519μmol/L，血尿素氮 21.4mmol/L，尿蛋白（+++）。高教授认为患者气血渐复，虚实夹杂仍以虚为主，继续予扶正气，养气血，兼以祛邪，原方加减续服。

2019 年 1 月 5 日三诊：服上方 10 剂后患者精神状态良好，面色渐润，稍感腰酸，乏力不显，夜眠可。高教授认为正气渐复，但仍浊瘀阻滞，予调补肝肾，兼以活血化瘀之法。处方：黄芪 45g，党参 15g，当归 15g，何首乌 15g，落得打 30g，炮甲珠（代）40g，鳖甲 20g，桃仁 15g，红花 15g，川芎 15g，川续断 12g，杜仲 15g，巴戟天 12g，枸杞子 12g，功劳叶 12g，大黄炭 6g，砂仁 6g，甘草 6g，灵芝 15g，白花蛇舌草 15g。

2019 年 3 月 7 日四诊：按上方坚持治疗 2 个月，患者精神食欲佳，无明显腰酸乏力，双下肢无浮肿，病情稳定。查：血肌酐 518μmol/L，尿素氮 22.4mmol/L，尿蛋白（++）。病情稳定，继续随诊治疗。

按：糖尿病肾病早期治疗，积极干预极为关键，若进入大量蛋白尿期或肾小球滤过率严重下降时，临床疗效较差，预后不佳。若进入尿毒症期，治疗多难获得理想的效果。该患者初诊时已经进入尿毒症早期，伴有大量尿蛋白，虽然经过积极治疗，也仅能暂时延缓病情进展。糖尿病日久及肾，故以健脾益肾、益气养阴为治疗之大法，同时，久病入络，燥湿祛痰、化瘀通络是治疗糖尿病肾病不能忽视的原则。本例证属气阴两虚，湿瘀互阻，以黄芪、党参、白术、山药益气健脾，调养气血，以砂仁、陈皮、半夏、草果行气化湿开胃，以猪苓、茯苓、车前子利水消肿，以当归、落得打、炮甲珠（代）、鳖甲养血活血，化瘀通络，软坚散结，以何首乌、补骨脂补肾，以夏枯草、菊花、罗布麻清虚热，平肝潜阳，以黄连清热解毒，共奏标本兼治之效。

第四节 慢 肾 风

参照国家中医药管理局印发的《慢肾风（慢性肾小球肾炎）中医诊疗方案（2017 年版）》，慢性肾小球肾炎（简称慢性肾炎）中医诊断为慢肾风，慢性肾炎是最常见的肾科疾病，在我国慢性肾衰竭透析患者中约占 40%以上。西医治疗方面，激素、免疫抑制剂虽然取得了一些成绩，但其不良反应较多、高昂价格以及疗效的不确定性仍然严重地影响此类疾病的治疗。

一、诊断

（一）疾病诊断

1. 中医诊断标准

参照中华中医药学会肾病分会 2006 年 6 月在《上海中医药杂志》上发表的拟定标准进

行诊断。

（1）起病隐匿，进展缓慢，病情迁延，临床表现可轻可重，或时轻时重。随着病情发展，肾功能逐渐减退，后期可出现贫血、电解质紊乱、血尿素氮及血肌酐升高等情况。

（2）尿检查异常，常有长期持续性蛋白尿，尿蛋白定量常 <3.5g/24h，血尿（相差显微镜多见多形态改变的红细胞），可有管型尿，不同程度的水肿、高血压等表现。

（3）病程中可因呼吸道感染等原因诱发急性发作，出现类似急性肾炎的表现。

（4）排除继发性肾小球肾炎后，方可诊断为原发性肾小球肾炎。

2. 西医诊断标准

根据中华医学会肾脏病学分会编著的《临床诊疗指南·肾脏病学分册》（第 1 版，中华医学会主编，人民卫生出版社，2011 年）确定诊断。诊断要点如下：

慢性肾炎的诊断并不完全依赖病史的长短，多数慢性肾炎其病理类型决定其起病即为慢性病程。一般而言，凡有尿检异常（血尿、蛋白尿、管型尿）、水肿及高血压，病程迁延，无论有无肾功能损害均应考虑为此病，肾活检病理检查可确诊并有利于指导治疗。慢性肾炎个体间差异较大，临床表现多样，易造成误诊。特别应注意某一表现突出者，如高血压突出者而易误诊为原发性高血压，增生性肾炎（如 IgA 肾病等）感染后急性发作者易误诊为急性肾炎，应予以鉴别，同时应注意除外继发性肾小球肾炎及遗传性肾小球肾炎。

慢性肾炎主要与以下疾病相鉴别：无症状性血尿和（或）蛋白尿；感染后急性肾小球肾炎；原发性高血压肾损害；继发性肾小球肾炎；遗传性肾炎（奥尔波特综合征）。

（二）证候诊断

1. 本证

（1）脾肾气虚证：腰脊酸痛，疲倦乏力，或浮肿，纳少或脘胀。大便溏，尿频或夜尿多。舌质淡红、有齿痕，苔薄白，脉细。

（2）肺肾气虚证：颜面浮肿或肢体肿胀，疲倦乏力，少气懒言，易感冒，腰脊酸痛。面色萎黄。舌淡，苔白润、有齿痕，脉细弱。

（3）气阴两虚证：面色无华，少气乏力，或易感冒，午后低热，或手足心热，腰痛或浮肿，口干咽燥或咽部暗红、咽痛。舌质红或偏红，少苔，脉细或弱。

（4）脾肾阳虚证：全身浮肿，面色㿠白，畏寒肢冷，腰脊冷痛（腰膝酸痛），纳少或便溏（泄泻、五更泄泻），精神萎靡，性功能失常（遗精、阳痿、早泄），或月经失调。苔白，舌嫩淡胖，有齿痕，脉沉细或沉迟无力。

（5）肝肾阴虚证：目睛干涩或视物模糊，头晕耳鸣，五心烦热或手足心热或口干咽燥，腰脊酸痛。遗精、滑精，或月经失调。舌红少苔，脉弦细或细数。

2. 标证

（1）水湿证：颜面或肢体浮肿。舌苔白或白腻，脉细或细沉。

（2）湿热证：皮肤疖肿、疮疡，咽喉肿痛，小溲黄赤、灼热或涩痛不利，面目或肢体浮肿，口苦或口干、口黏，脘闷纳呆，口干不欲饮。苔黄腻，脉濡数或滑数。

（3）血瘀证：面色黧黑或晦暗，腰痛固定或呈刺痛，肌肤甲错或肢体麻木。舌色紫暗或有瘀点、瘀斑，脉细涩。

（4）湿浊证：纳呆，恶心或呕吐，口中黏腻，脘胀或腹胀，身重困倦，精神萎靡。舌苔腻，脉濡滑。

二、治疗方法

（一）辨证选择口服中药汤剂

1. 脾肾气虚证

治法：补气健脾益肾。

推荐方药：异功散加减。党参、生黄芪、生白术、茯苓、薏苡仁、杜仲、怀牛膝、泽泻、甘草等。

2. 肺肾气虚证

治法：补益肺肾。

推荐方药：益气补肾汤加减。党参、黄芪、白术、茯苓、山药、炙甘草、大枣等。

3. 气阴两虚证

治法：益气养阴。

推荐方药：参芪地黄汤加减。党参、黄芪、生地黄、山药、山茱萸、牡丹皮、泽泻、茯苓等。

4. 脾肾阳虚证

治法：温补脾肾。

推荐方药：附子理中丸或济生肾气丸加减。附子、炙桂枝、党参、白术、生黄芪、茯苓皮、车前子（包煎）、泽泻、干姜、炙甘草等。

5. 肝肾阴虚证

治法：滋养肝肾。

推荐方药：杞菊地黄丸加减。熟地黄、山茱萸、山药、泽泻、牡丹皮、茯苓、枸杞子、菊花等。

6. 水湿证

治法：利水消肿。

推荐方药：五皮饮加减。生姜皮、桑白皮、陈皮、大腹皮、茯苓皮等。

7. 湿热证

治法：清利湿热。

推荐方药：龙胆泻肝汤加减。龙胆草、柴胡、泽泻、车前子（包煎）、通草、生地黄、当归、炒栀子、炒黄芩、甘草等。

8. 血瘀证

治法：活血化瘀。

推荐方药：血府逐瘀汤加减。柴胡、当归、生地黄、川芎、赤芍、牛膝、桔梗、枳壳、甘草、桃仁、红花等。

9. 湿浊证

治法：健脾化湿泻浊。

推荐方药：胃苓汤加减。制苍术、白术、茯苓、泽泻、猪苓、车前子（包煎）、姜半夏、陈皮、制大黄、六月雪等。

（二）辨证选择口服中成药

1. 雷公藤总苷片

功效：祛风除湿，舒筋活络，清热解毒。主治：慢性肾炎。适应证：慢性肾炎各证。用法：每次 10～20mg，3 次/天，1～2 个月为 1 个疗程。使用时应注意其肝损害、白细胞减少、月经不调、可逆性影响男性生育能力等不良反应。

2. 黄葵胶囊

功效：清利湿热，解毒消肿。主治：慢性肾炎湿热证。用法：5 粒/次，3 次/天，8 周为 1 个疗程。主要不良反应：用药后出现上腹部胀满不适。

3. 肾炎康复片

功效：益气养阴，清解余毒。主治：慢性肾炎气阴两虚证。用法：4～6 片/次，3 次/天，8 周为 1 个疗程。

（三）辨证选择静脉滴注中药注射剂

根据病情可辨证选用黄芪注射液、生脉注射液、丹参注射液、红花注射液、参芎注射液等。

（四）其他疗法

1. 针刺治疗

取水分、气海、三焦俞、三阴交四穴针刺，每日 1 次，10 日为 1 个疗程，有健脾益肾、利水消肿之功。用于慢性肾炎脾肾阳虚证水肿明显者。

2. 穴位敷贴法

用附子、肉桂、川椒等打成粉，调成饼状，外敷于穴位（肾俞、腰阳关；命门或志室）。功效：温阳补肾，提高机体自身免疫力。适用于肾阳虚证患者。

3. 灸法

选穴：中脘、关元、气海；足三里、涌泉；肾俞、命门。每次 2～3 个穴位，灸 15 分钟，局部发热为止，每日一次，1 周为 1 个疗程。功效：温经散寒、防御保健。适用于慢性肾脏病免疫力低下脾肾阳虚患者。

4. 中药足浴

大黄、当归、红花、赤芍、生牡蛎、土茯苓、丹参、杜仲、川续断、地肤子、白鲜皮等纱布包裹煎汤，水温 39～40℃足浴 30 分钟，每日一次。适用于慢性肾病伴有腰膝酸软、倦怠乏力、畏寒肢冷、腰痛的患者。

5. 穴位注射

取足三里（双）或肾俞（双）穴，每日每穴注射黄芪注射液 2ml，14 日为 1 个疗程。适用于慢性肾病易于感冒患者，可提高免疫力、预防感冒。

（五）内科基础治疗

参照中华医学会肾脏病学分会编著的《临床诊疗指南·肾脏病学分册》。慢性肾小球肾炎早期应该针对其病理类型给予相应的治疗，抑制免疫介导的炎症，抑制细胞增生，减轻肾脏硬化，并应以防止或延缓肾功能进行性恶化、改善或缓解临床症状、防治并发症为主要目的。

（六）护理调摄

1. 生活起居

预防感冒，节制房事，忌食烟酒，减肥，适当锻炼。重症患者应绝对卧床休息。高度水肿而致胸闷憋气者，可取半坐卧位。下肢水肿严重者，适当抬高患肢。水肿减轻后可适当活动。

2. 饮食调护

低盐、低脂、优质蛋白质饮食。伴高血压患者应限盐<3g/d，调整饮食蛋白质与含钾食物的摄入。避免辛辣刺激之物及海鲜发物。

3. 情志调摄

鼓励患者树立与疾病做斗争的信心，消除恐惧、忧虑、急躁、悲观、失望情绪，使其采取积极态度配合治疗。

4. 皮肤护理

严密观察水肿的部位、程度、消长规律，尿量及颜色；保持皮肤清洁干燥，避免溃破感染。

三、疗效评价

（一）评价标准

参照中华中医药学会肾病分会 2006 年 6 月在《上海中医药杂志》上发表的拟定疗效评定标准。

1. 疾病疗效判定标准

（1）完全缓解：症状及阳性体征完全消失，尿蛋白及尿红细胞持续转阴，尿蛋白定量<0.2g/24h，肾功能恢复或保持正常，持续 3 个月以上。

（2）基本缓解：症状及阳性体征基本消失，尿蛋白及尿红细胞较治疗前减少≥50%，肾功能恢复或保持正常，或血清肌酐较基础值无变化或升高<50%，持续 3 个月以上。

（3）有效：症状及阳性体征明显好转，尿蛋白及（或）红细胞较治疗前减少≥25%，肾功能改善持续 3 个月以上，血清肌酐较基础值升高<100%。

（4）无效：临床表现与实验室检查无改善。

2. 证候疗效判定标准

（1）临床缓解：中医临床症状基本消失，症状积分减少≥90%。

（2）显效：中医临床症状明显改善，症状积分减少≥70%，<90%。

（3）有效：中医临床症状有所改善，症状积分减少≥30%，<70%。

（4）无效：中医临床症状无改善或加重，症状积分减少<30%。

（二）评价方法

慢肾风中医主要症状积分见表 7-1。

四、高氏团队临证经验总结

高继宁教授认为，在中医治疗慢性肾炎的临床实践中，血尿、蛋白尿、高血压、水肿是比较重视的几个辨病辨证指标，对辨证用药的侧重有较大影响。慢性肾小球肾炎根据临床表现不同，将其分为以下五个亚型：

普通型：较为常见。病程迁延，病情相对稳定，多表现为轻度至中度的水肿、高血压和肾功能损害。尿蛋白（+）～（+++），镜下血尿和管型尿等。病理改变以 IgA 肾病、非 IgA 系膜增生性肾炎、局灶系膜增生性肾炎较常见，也可见于局灶节段性肾小球硬化和（早期）膜增生性肾炎等。

肾病性大量蛋白尿：除具有普通型的表现外，部分患者可表现为肾病性大量蛋白尿，病理分型以微小病变型肾病、膜性肾病、膜增生性肾炎、局灶性肾小球硬化等为多见。

高血压型：除上述普通型表现外，以持续性中度血压增高为主要表现，特别是舒张压持续增高，常伴有眼底视网膜动脉细窄、迂曲和动静脉交叉压迫现象，少数可有絮状渗出物和（或）出血。病理以局灶性节段性肾小球硬化症和弥漫性增生为多见或晚期不能定性或多有肾小球硬化表现。

混合型：临床上既有肾病型表现又有高血压型表现，同时多伴有不同程度肾功能减退征象。病理改变可为局灶性节段性肾小球硬化症和晚期弥漫性增生性肾小球肾炎等。

急性发作型：在病情相对稳定或持续进展过程中，由于细菌或病毒等感染或过劳等因素，经较短的潜伏期（1～5 日），而出现类似急性肾炎的临床表现，经治疗和休息后可恢复至原先稳定水平或病情恶化，逐渐发生尿毒症；或是反复发作多次后，肾功能急剧减退出现尿毒症一系列临床表现。病理改变为弥漫性增生、肾小球硬化基础上出现新月体和（或）明显间质性肾炎。

在区分上述不同临床类型的基础上，结合中医证候表现辨证用药，就能有较强的针对性。

参照国家中医药管理局印发的《慢肾风（慢性肾小球肾炎）中医诊疗方案（2017 年版）》。慢性肾炎中医诊断为"慢肾风"，但具体用药施治时，仍应结合慢性肾炎的中医辨病，多根据病情发展过程中水肿、蛋白尿、血尿、腰痛、全身虚弱等表现轻重主次的不同，而分别借鉴"水肿"、"尿血"、"腰痛"、"虚劳"等的治疗理念灵活进行诊治。

（一）临证经验

高继宁教授认为，慢性肾炎是由多种病因引起的疑难肾病，病程缠绵，久治难愈，其病理改变多样，主要有膜增生性肾炎、局灶性节段性肾小球硬化症、膜毛细血管性肾炎、膜性肾病和增生硬化性肾小球肾炎五种类型。不同的病理改变使临床表现复杂多样，其共同的临床表现是起病缓慢，病情迁延，临床表现有轻有重。可有腰膝酸软，神疲乏力，纳呆少食，水肿时有时无。有的只有少量蛋白尿和（或）血尿，无明显症状；有的可表现为大量蛋白尿；有的除上述一般表现外，突出表现为不同程度的高血压。常易在感染等诱因刺激下，病情反复加重，随着病程进展数年或数十年后，肾功能有不同程度减退。

1. 衷中参西辨证求因

高继宁教授根据中西医结合、衷中参西的思路认为，肾藏精气，是人体生命活动的根本。肾所藏之精只宜封藏，不宜耗散。若因禀赋薄弱，后天失养，劳倦过度，邪毒犯肾，必使肾的精气耗损，肾气虚弱。由于慢性肾炎病程较长，肾虚日久，当肾的精、气、阴、阳不足时，便会产生多种病证。《黄帝内经》云"精气夺则虚"，慢性肾炎所表现的水肿、腰酸、蛋白尿等，都是由肾的精气阴阳不足所产生的，肾虚是慢性肾炎发病的主要原因。

肾主水，司开阖，脾主运化，若脾肾亏虚则水液运行失常而发为水肿。《丹溪心法》对此做了详尽的阐述，"夫人之所以得全其性命者，水与谷而已。水则肾主之，土则脾主之，惟肾虚不能行水，惟脾虚不能制水。胃与脾合气，胃为水谷之海，又因虚而不能传化焉，故肾水泛滥反得以浸渍脾土，于是三焦停滞，经络壅塞，水渗于肤，注于肌肉而发肿矣"。慢性肾炎基本病机为肺、脾、肾三脏功能紊乱，肺失通调，脾失转输，肾失开阖，从而导致水湿内蕴，泛溢肌肤，而发为水肿。水湿既可因气虚而发，也可因阳虚而作。脾肾阳气不足，易致水湿内停，诚如张景岳所说："水气本为同类"，"气化水自化"，"水不能化，因气之虚"。水肿是慢性肾炎的突出表现，其肾脾俱虚，由此可见一斑。肾阳为一身阳气之根，气血的运行全赖肾阳的温煦与推动。脾为气血生化之源。慢性肾炎以脾肾虚损为主，气行则血行，气虚则血瘀，因虚致瘀为慢性肾炎的又一特点。如周学海在《读医随笔·虚类补泻论》中谈及"气虚不足以推血，则血必有瘀"。《医林改错》也认为"久病入络为血瘀"。据临床观察，血瘀存在于慢性肾炎的全过程，血尿、蛋白尿、水肿、高血压等均与血瘀损伤肾络有关，血瘀是诱发和加重本病的重要因素。此外，蛋白尿虽与脾不升清、水谷之精微外泄和肾失封藏有关，但与湿浊内蕴也有密切的关系。在临床上，如有些患者蛋白尿长期不消，用调理脏腑功能、健脾固肾的方法难以取效，而加用清利湿热之品后，蛋白尿能很快消失；又如有些患者，由于体内感染灶的存在，致使蛋白尿顽固难愈，或有的患者蛋白尿一度转阴，因感染复发。外感是慢性肾炎最常见的诱因及导致病情加重的标实之证，《素问·评热病论》说："邪之所凑，其气必虚。"可见，本病所兼外感乃"因虚相加"，而外感可导致病情复发，反复迁延，加重肾虚。西医所谓的感染，其临床表现主要相当于中医的湿热或热毒，在慢性肾炎中湿热更为常见。因而在慢性肾炎蛋白尿的病理因素中，湿热占有相当重要的地位。另外，从其临床表现来看，肾炎蛋白尿，总是尿中的有形成分增多，尿液趋于浑浊，而浑浊正是湿热的明证。

2. 顾护脾肾治病之本

高继宁教授强调，肾虚是慢性肾炎发病的重要原因。《素问·刺法论》云："正气存内，邪不可干。"肾所藏之精是人体功能活动的物质基础，宜固不宜泄。肾气充足，水液正常排泄，精微固摄，不致发生水肿、蛋白尿、血尿等证。而多种外因及内因损伤肺、脾、肾三脏正常的生理功能，特别是损伤肾之精气，故可导致肾不藏精，封藏失职，开阖失节，水湿内蕴的水肿、蛋白尿、血尿等症状。"精气夺则虚"，所以肾虚的本质是精气不足，古人也认为"肾病多虚证"。从临床来看，慢性肾炎病程长，反复发展，迁延不愈，临床表现往往也以正虚症状为主。肾气不足，不仅包括了肾的气化功能不足，也包括了人体的正气、体质及免疫功能等内在因素的紊乱。从临床来看，肾炎水肿、蛋白尿以及肾衰竭的氮质潴留、肾性贫血等，无不与肾虚有关。尽管有时可主要表现为水湿、湿热、瘀血等邪实症状，可采用祛邪为主的治疗手段，但病本为虚，一旦标证缓解，仍需补肾固本。慢性肾炎虽然病变脏腑以肾为主，但可影响肺脾，出现多脏同病。其原因有二：一是脏腑传变，《素问·玉机真脏论》说"五脏相通，移皆有次，五脏有病，则各传其所胜"，如肾病及脾，脾病及肾，肺病及肾等；二是因为水液代谢主要由肺、脾、肾共同完成，肺主通调，脾主运化，肾主开阖，通利三焦，使得水津四布，五经并行。故水湿为患，多影响数脏，而表现为几脏兼病，但以肾为本。诚如《景岳全书》所指出："凡水肿等证，乃肺脾肾三脏相干之病，盖水为至阴，故其本在肾；水化于气，故其标在肺；水唯畏土，故其制在脾。"

由于慢性肾炎发病原因主要是肾气不足，因此在治疗上，应以顾护肾气，加强肾之气化功能为根本原则。损害肾脏，克伐肾气的药物，在治疗肾炎时应当避免。保护肾气的措施体现在两个方面：一方面是在用药上辨证使用益肾之品，如川续断、桑寄生、杜仲、枸杞子、地黄、虎杖、山茱萸之类，同时又要根据患者其他体虚正亏的具体表现而采用扶正的措施，间接保护肾气，如容易感冒的要注意补气固卫，如玉屏风散等；另一方面避免过用苦寒、辛凉之品，必须用时，时间宜短，剂量要小，同时要注意适当的配伍。如黄柏与苍术同用，知母、黄柏常配肉桂等。西药中损害肾功能的抗生素等药临床要慎用、少用，尽量不用。

对慢性肾炎已存在肾损害者，更应注意维护肾的气化功能，切忌一味攻伐。肾功能受损时，其病变之本是肾气虚损，而水湿、湿浊、湿热、血瘀等既是因虚致实的病理产物，同时又是加重肾衰竭发展的病理因素。治疗原则当维护肾气，治病求本。临证中权衡标本缓急，辨证施治。一般病情稳定时，以扶正维护肾气为主，佐以和络泄浊祛邪；标急危重时，以祛邪为主略加扶正，通过治标祛邪，清除可逆因素，为治本创造有利条件。对存在肾损害者可使用制何首乌、菟丝子、冬虫夏草、太子参、茯苓、泽兰、泽泻、车前子、制大黄等，其补气不滞、滋肾不腻、温阳不燥，祛邪不伤正气，平补平泻，缓缓图治，而达延缓慢性肾衰竭进展速度的目的。过用补益，易滋腻助湿，妨碍脾胃运化；过用峻猛泄浊，则可致肾元受损，雪上加霜。故宜补肾中兼以健脾，淡渗利湿中配合缓慢泄浊。

3. 清热利湿除浊之法

《素问·至真要大论》指出："水液混浊，皆属于热。"具体论述详见第三辑第三章第三节。

4. 活血化瘀贯穿始终

慢性肾炎病理因素中瘀血与水湿是不可分离的两个方面，古人已认识到"血与水本不相离"，"血不利则为水"。具体论述详见第三辑第三章第三节。

（二）验案举例

王某，女性，48岁，2018年5月18日初诊。患者半个月前无明显诱因初发双下肢浮肿，泡沫尿，在当地医院查尿隐血（++），蛋白（++）。刻下症：乏力、腰酸，小便色深有泡沫，精神食欲尚可，舌尖红，苔薄黄，脉细滑。血压135/80mmHg，24小时尿蛋白定量1.2g，尿常规：蛋白（++），隐血（++），镜检红细胞55/ul，胆固醇3.5g/L，血清白蛋白42g/L，肾功能无异常。

西医诊断为慢性肾小球肾炎，中医辨证属脾肾两虚、湿热内蕴、瘀血阻络之证，治以健脾益肾、清热利湿活血。

处方：黄芪30g，丹参30g，桃仁10g，红花15g，地龙12g，石韦30g，金樱子15g，茜草30g，小蓟30g，水牛角15g，白茅根30g，三七粉6g，青风藤15g，生地黄15g，鬼箭羽15g，穿山龙15g，冬瓜皮30g，车前子（包煎）30g，杜仲15g，川续断15g，甘草6g。水煎服，每日1剂。

2018年6月2日二诊：服上方14剂后，患者双下肢浮肿基本消退，腰酸、乏力好转，小便泡沫减少，尿色转清，大便正常，舌尖红苔薄黄，脉沉滑。尿常规：尿隐血（+），蛋白

（++），红细胞5～10/ul，24小时尿蛋白定量0.8g。守上方去车前子、冬瓜皮，加玉米须30g，大火草10g以顾护精微，减少蛋白流失。

2018年6月16日三诊：服上方14剂后，患者精神好，双下肢无浮肿，腰酸、乏力好转，小便泡沫不明显，尿色清，大便正常，夜间睡眠欠佳，舌尖红，苔薄黄，脉沉细。尿常规：尿隐血（+），蛋白（+），红细胞5～10/ul，24小时尿蛋白定量0.4g。予上方去茜草、小蓟，加酸枣仁30g，生龙骨30g，生牡蛎30g，狗脊15g以养心安神，补肾以养先天之本。

2018年6月30日四诊：服上方14剂后，患者精神好，双下肢无浮肿，腰酸、乏力好转，小便泡沫不明显，尿色清，大便正常，夜间睡眠好转，舌淡红，苔薄白，脉沉细。尿常规：尿隐血（+），蛋白（-），红细胞5～10/ul，24小时尿蛋白定量0.3g。予上方去狗脊，加女贞子10g，旱莲草15g。该患者经上方出入加减治疗，临床症状明显改善，尿蛋白、隐血也有所减少，说明以中医中药为主治疗慢性肾小球肾炎可获得较好的疗效。

按：高继宁教授认为，慢性肾炎病程较长，肾虚日久，当肾的精、气、阴、阳不足时，便会产生多种病证。《黄帝内经》云"精气夺则虚"，慢性肾炎所表现的水肿、腰酸、蛋白尿等，均由肾的精、气、阴、阳不足所致，肾虚是慢性肾炎发病的主要原因。该患者血尿、蛋白尿均较明显，病程缠绵不愈，久则耗气肾虚，故高继宁教授注重以黄芪益气升阳；消蛋白，必用利湿化浊之品，故用石韦、金樱子、青风藤、鬼箭羽、穿山龙；消隐血，必用凉血活血之药，故用白茅根、茜草、小蓟、三七粉。患者二诊时水肿减轻，故去冬瓜皮、车前子利水消肿之品，加用清热利湿的玉米须、大火草专门针对蛋白尿进行治疗。三诊时因睡眠欠佳，加用酸枣仁、生龙骨、生牡蛎等镇静安神，四诊加用女贞子、旱莲草滋肾阴，合用则有平补阴阳之效。

第五节　紫癜性肾炎

一、诊断

（一）疾病诊断

1. 中医诊断标准

参考《中医内科学》（吴勉华、王新月主编，第9版，中国中医药出版社，2012年）。
诊断要点如下：
（1）皮肤瘀点瘀斑。
（2）血尿和（或）蛋白尿，或并见腹痛、关节疼痛，甚则便血、水肿等。

2. 西医诊断标准

参考《临床诊疗指南·肾脏病学分册》（中华医学会主编，人民卫生出版社，2011年）。
（1）过敏性紫癜的皮肤紫癜等肾外表现。
（2）有肾损害的临床表现，如血尿、蛋白尿、高血压、肾功能不全等。
（3）肾活检表现为系膜增生、IgA在系膜区沉积。
（4）肾小球滤过率>30ml/（min·1.73m^2）。

（二）证候诊断

1. 热伤血络证

起病急，皮肤紫斑颜色鲜红，弥漫四肢、躯干部；肉眼血尿或镜下血尿，和（或）蛋白尿；可伴发热，口渴，咽痛，关节痛，腰痛，腹部疼痛，或见黑便。舌质红，苔黄，脉数有力。

2. 脾肾气虚证

皮肤紫癜反复，蛋白尿、血尿，倦怠乏力，气短懒言，口淡不渴，食少纳呆，脘腹胀满，大便不实，下肢浮肿。舌淡有齿痕，苔白，脉沉细。

3. 肝肾阴虚证

皮肤紫癜反复，血尿、蛋白尿，腰膝酸软，头晕耳鸣，口干咽燥，手足心热，大便干燥。舌红少苔，脉细数或沉细。

4. 脾肾阳虚证

皮肤紫癜反复，蛋白尿、血尿，畏寒肢冷，面色㿠白，神疲乏力，面浮肢肿，纳差，尿少便溏。舌体胖，边有齿痕，苔白，脉沉细或弱。

5. 兼证

（1）湿热证：口干口苦，纳差腹胀，身重困倦，大便不畅或秘结，尿短赤涩痛。舌质红，舌苔黄腻，脉濡数。

（2）瘀血证：面色黧黑，皮肤瘀斑，肢体麻木，腰痛固定，肌肤甲错。舌质紫暗或有瘀斑，脉（细）涩。

二、治疗方法

（一）辨证论治

1. 热伤血络证

治法：清热凉血。

（1）推荐方药：犀角地黄汤或清营汤加减。药物组成：水牛角（先煎）、生地黄、牡丹皮、玄参、赤芍、黄芩、黄连、竹叶心、丹参、麦冬、金银花、连翘、白茅根、小蓟、生甘草等。或具有同类功效的中成药（包括中药注射剂）。

（2）中药泡洗技术：根据患者证候特点选用清热凉血中药或随证加减，煎煮后取药汁适量倒入浴盆中，水温宜在40～42℃，将药液浸泡至双膝关节以下肢体（如臀部及大腿有紫癜可坐浴，上肢有紫癜也可将上肢泡入药水中），每次浸泡20～30分钟，每日1～2次。注意水温不宜过高，以免烫伤皮肤。

2. 脾肾气虚证

治法：健脾益肾。

（1）推荐方药：六君子汤合六味地黄汤加减。药物组成：人参、白术、茯苓、陈皮、法半夏、熟地黄、山茱萸、山药、泽泻、牡丹皮、炙甘草等。或具有同类功效的中成药（包括中药注射剂）。

（2）中药泡洗技术：根据患者证候特点选用健脾益肾中药或随证加减，操作方法同热伤血络证。

3. 肝肾阴虚证

治法：滋补肝肾。

（1）推荐方药：知柏地黄丸加减。药物组成：知母、黄柏、生地黄、熟地黄、山茱萸、山药、牡丹皮、茯苓、龟甲（先煎）、女贞子、旱莲草等。或具有同类功效的中成药（包括中药注射剂）。

（2）中药泡洗技术：根据患者证候特点选用滋补肝肾中药或随证加减，操作方法同热伤血络证。

4. 脾肾阳虚证

治法：温补脾肾。

（1）推荐方药：真武汤合补中益气汤加减。药物组成：茯苓、炒白术、白芍、制附子（先煎）、黄芪、党参、当归、陈皮、升麻、柴胡、车前子（包煎）、生姜、炙甘草等。或具有同类功效的中成药（包括中药注射剂）。

（2）中药泡洗技术：根据患者证候特点选用健脾补肾中药或随证加减，操作方法同热伤血络证。

5. 兼证

湿热证

治法：清热除湿。

（1）推荐方药：三仁汤加减。药物组成：薏苡仁、白蔻仁（后下）、杏仁、厚朴、通草、法半夏、滑石（包煎）、淡竹叶等。或具有同类功效的中成药（包括中药注射剂）。

（2）中药泡洗技术：根据患者证候特点选用清热除湿中药或随证加减，操作方法同热伤血络证。

瘀血证

治法：化瘀止血。

（1）推荐方药：桃红四物汤加减。药物组成：桃仁、红花、生地黄、川芎、当归、赤芍、牡丹皮、小蓟、生蒲黄（包煎）等。或具有同类功效的中成药（包括中药注射剂）。

（2）中药泡洗技术：根据患者证候特点选用化瘀止血中药或随证加减，操作方法同热伤血络证。

（二）其他中医特色疗法

1. 中药敷贴疗法

（1）药物：对于体质偏阴虚的患者，选用滋阴、清热、化瘀、通络方药碾末，姜汁调匀后制成药贴；对于体质偏阳虚的患者，选用温阳、益气、化瘀、通络方药碾末，姜汁调匀后制成药贴。

（2）方法：坐位，穴位局部常规消毒后，取药贴贴于相应的穴位，每次 4～6 贴，每次敷药时间为 2～6 小时，每日 1 次，7 天为 1 个疗程。常用穴位：肾俞、复溜、足三里、脾俞、气海等。

2. 中药离子导入

对腰痛明显者，可予中药辨证方离子导入患处，每日 1 次，每次 20 分钟。

3. 耳穴压豆

对失眠不寐者，可取耳穴心、肾、神门、皮质下等；对腰酸、腰痛者，可取耳穴腰骶、肾等。将王不留行子或磁珠贴压，上述耳穴（单侧）分别各贴置一块，间隔 1～2 天后撕去，贴另一耳穴，反复交替。每次揉按各穴共 20 分钟左右，以加强刺激。

4. 中药保留灌肠

对大便干结者，可予中药辨证方，浓煎取汁 100～200ml，待温度至 39～40℃时以灌肠器灌入肠道，保留 30 分钟后排出，每日 1 次。

5. 熏蒸疗法

可根据患者具体病情选择应用中药熏蒸自控治疗仪进行治疗。

（三）西药治疗

参考中华医学会编著或修订的《临床诊疗指南·肾脏病学分册》（2011 年）及《KDIGO 肾小球肾炎临床实践指南》（2012 年）。具体包括：①对紫癜性肾炎伴有持续蛋白尿＞0.5～1g/（d·1.73m^2）的患者视血压的情况应用 ACEI/ARB 治疗；②对紫癜性肾炎经 ACEI/ARB 治疗后蛋白尿持续＞1g/（d·1.73 m^2）且 GFR＞50ml/（min·1.73m^2）的患者，可给予糖皮质激素治疗 6 个月；表现为肾病综合征型新月体性紫癜性肾炎的患者，使用糖皮质激素及环磷酰胺治疗；②对贫血、感染等并发症采取相应的治疗措施。

（四）护理调摄要点

1. 饮食

以清淡为宜，忌辛辣、肥甘厚味及烟酒，避免进食诱发紫癜的食物。

2. 皮肤护理

严密观察紫癜的部位、颜色及消退时间，保持皮肤清洁干燥，避免接触诱发紫癜的异物。

3. 生活护理

起居有节，劳逸适度，预防外感。

4. 情志护理

保持心情舒畅，避免焦躁及抑郁等不良情绪。

5. 起居

合理安排休息，积极预防感冒，注意随季节变化及时增减衣被；冬季室温最好保持在 20℃ 左右，以免因室内外温差过大而引起感冒或加重病情。

三、疗效评价

参照 2002 年《中药新药临床研究指导原则》拟定。

（一）评价标准

1. 中医证候疗效评价标准

临床痊愈：中医临床症状、体征消失或基本消失，证候积分减少≥95%。

显效：中医临床症状、体征明显改善，证候积分减少≥70%，＜95%。

有效：中医临床症状、体征均有好转，证候积分减少≥30%，＜70%。

无效：中医临床症状、体征无明显改善，甚或加重，证候积分减少<30%。

2. 西医疗效评价标准

临床痊愈：皮肤紫斑、肉眼血尿、水肿、腹痛、关节疼痛等症状与体征完全消失；尿红细胞消失，尿蛋白转阴，24 小时尿蛋白定量<0.2g，肾功能恢复或保持正常，持续 3 个月以上。

显效：皮肤紫斑、肉眼血尿、水肿、腹痛、关节疼痛等症状与体征基本消失；尿红细胞减少≥50%，尿蛋白减少≥50%，肾功能恢复或保持正常，持续 3 个月以上。

有效：上述症状与体征明显好转；尿红细胞减少≥25%，尿蛋白减少≥25%，肾功能改善或维持原水平，持续 3 个月以上。

无效：未达到上述标准。

（二）评价方法

1. 中医主要症状积分表

紫癜性肾炎中医主要症状积分见表 17-3。

2. 中医证候积分疗效评定标准

中医疗效指数=［（治疗前总积分－治疗后总积分）÷治疗前总积分］×100%（尼莫地平法）。

表 17-3　紫癜性肾炎中医主要症状积分表

症状	无（0 分）	轻度（2 分）	中度（4 分）	重度（6 分）
皮肤紫癜	无	四肢皮肤散在瘀点瘀斑	四肢、躯干皮肤小片状瘀斑	四肢、躯干皮肤弥漫大片瘀斑
血尿	无	镜下血尿，尿红细胞<1+	镜下血尿，尿红细胞 1+～2+	肉眼血尿，尿红细胞≥3+
蛋白尿	无	尿中有泡沫，尿蛋白<1.0g/d	尿中有较多泡沫，尿蛋白 1.0～3.0g/d	尿蛋白≥3.0g/d
腹痛	无	轻微腹痛，不影响生活	较重腹痛，但能忍受	严重腹痛，且不能忍受，并伴见吐泻或黑便
关节疼痛	无	关节稍疼痛，不红不肿，不影响活动	关节疼痛能忍受，但稍红肿，活动不利	关节疼痛明显，伴红肿及活动受限
倦怠乏力	无	偶感疲乏，可坚持轻体力劳动	活动后即感乏力，勉强支持日常活动	休息后仍感疲乏，不能坚持日常活动
尿少浮肿	无	尿量略减少，1000～1500ml/d，晨起见眼睑浮肿	尿量减少，500～1000ml/d，眼睑及双下肢浮肿，按之凹陷	尿量减少，少于 500ml/d，水肿明显甚至波及全身，按之凹陷如泥
气短懒言	无	劳累后气短	一般活动即气短	懒言，不活动也气短
腰痛或腰酸	无	偶尔发生	每天疼痛或酸软时间少于 3 小时	持续疼痛或酸软
口干咽燥	无	口干能耐受	口干饮水后缓解	口干饮不解渴
手足心热	无	偶有手足心热	时时手足心热	手足心热明显，伴心烦不宁

3. 实验室检查指标

包括尿液分析、尿沉渣红细胞计数、24 小时尿蛋白定量、肾功能检测等。

四、高氏临证经验

数十年来，高继宁教授秉承其老师孙郁芝重视热毒、瘀血在本病发生、发展中的作用和强调清热解毒、活血化瘀法的学术思想，在临床中除重视清热解毒化瘀外，也强调要特别根据正邪盛衰在疾病不同阶段的主次不同灵活辨治，临床疗效得到进一步提高。

（一）辨病心得

高继宁教授指出，过敏性紫癜性肾炎其肾脏病理改变与 IgA 肾病非常接近，免疫荧光显示均为 IgA 或 IgA 为主的免疫球蛋白在肾小球系膜区沉积。此外，尚有其他补体成分的沉积。但过敏性紫癜性肾炎是一种全身性小血管炎改变，与血管的变态反应损伤有关，故与 IgA 肾病不同，IgA 在肾小球毛细血管袢沉积比在系膜区沉积更为常见。光镜下 IgA 肾病病理分型主要根据肾小球系膜增生和肾小球硬化的程度。过敏性紫癜性肾炎中不少患者肾小球有新月体形成，炎症细胞浸润，同时肾小球新月体发生的比率是判断预后的指标之一。根据过敏性紫癜性肾炎是以血管的变态反应损伤为主的一种全身性小血管炎改变的特点，就不难理解中医为何将其归入"发斑"、"斑疹"、"肌衄"、"葡萄疫"等范畴，热、毒、瘀是本病标实证的重要特点，至于本虚，则多与素体亏虚、禀赋不足或久病损伤正气有关。在扶正（益气养阴）基础上，强调以清热凉血、解毒活血为主的治疗，是高继宁教授治疗本病的重要特点，其微观辨证证据即是对这一疾病为全身性微血管炎病理本质的深刻认识。

高继宁教授认为，本病的诊断虽然肾活检是重要手段之一，但由于其临床表现的特殊性，在指导中医治疗时，往往依靠临床诊断即有相当把握，相反，若无确切的紫癜样皮疹病史，即使通过肾活检，也很难与 IgA 肾病准确鉴别。根据患者有紫癜的典型皮疹表现，尿检有血尿或蛋白尿，伴或不伴肾功能受损，尤其是尿检异常、腹痛或关节痛程度与皮肤紫癜呈同步变化时，临床诊断基本确立。后期往往仅有肾脏改变而皮疹消退，但结合病史仍能得出诊断。此时，虽无肾活检，无法确切鉴别病理类型，但根据中医异病同治的思想，以临床辨证为依据治疗，仍然可以获得理想的效果。

（二）临证经验

1. 重用清热解毒

热毒炽盛是紫癜性肾炎发生、发展过程中一个显著的临床特点。热毒既可以风寒或风热为先导，侵犯于肺卫，日久侵入营血，亦可因饮食不节，滋生湿热，或外感湿邪，郁而化热，蕴久成毒。热毒炽燔，灼伤血络，迫血妄行，导致皮肤紫癜、尿血等症状。故此，高继宁教授在治疗过程中注重运用清热解毒之法，但又根据形成热毒的不同原因，选用相应的清热解毒药物，如风热化毒，则选用金银花、连翘、薄荷、蝉蜕等以疏风清热；若湿热化毒，则选用黄芩、黄柏、土茯苓、白花蛇舌草等以清热燥湿，并根据本病热灼血瘀的病理特点，在清热解毒的同时，辨证加用生地黄、牡丹皮、水牛角、丹参、紫草、赤芍等以清营凉血，活血散瘀。高继宁教授认为，本病之初热毒较重，发病较急，当以清热解毒为要务，随着病情的发展由邪实逐渐伤及正气，出现虚实夹杂之证，当辅以扶正之品，做到清热解毒而不伤正。病久则热毒耗气伤阴，当以滋阴清热或益气温阳为主，然清热解毒仍不可废，恐其炉烟虽熄，灰火未灭，故当辅以清解之剂，提防死灰复燃，病情反复。

2. 切记虚实兼顾

高继宁教授认为，本病虽初期以邪实为主，后期以正虚为主，但往往虚实夹杂，临证之时对虚实兼顾甚为重视。以邪实为主者，在祛邪时应注意风、湿、热、毒等邪气易耗气伤阴的特性，在疏风清热、解毒化湿的同时当辅以益气养阴。而以正虚为主者，常常同时存在瘀毒壅阻、湿毒、热毒等邪实之象，扶正勿忘祛邪，当配以清热祛湿、化瘀解毒之品，做到扶正不助邪，祛邪不伤正，标本同治，虚实兼顾。

3. 酌加活血化瘀

《血证论·时复》中云："凡物有根者，逢时必发，失血何根，瘀血即其根也，故凡复发者，其中多伏瘀血。"高继宁教授认为：紫癜性肾炎患者，在外表现为斑疹点点，在内则同样会出现血渗久则成瘀的现象。所谓"瘀血不去，新血不生"，提出了"活血化瘀贯穿其中"的治疗思路，除常规的分型治疗方法以外，多在选方用药中加用牡丹皮、赤芍、丹参、三七等药物，所谓"瘀血去，新血生，百脉通，血归经，紫癜除"。现代药理学研究表明：丹参能够有效降低全血黏稠度，可以很好地扩张大小血管，包括肾小球血管，从而改善肾微循环，起到很好的保护肾功能作用；牡丹皮、赤芍、三七凉血活血，能行血中之瘀，同样也有增加血流量、改善微循环的作用。

高继宁教授根据多年治疗过敏性紫癜性肾炎的临床体会，创立了以清热解毒、凉血活血为主，佐以扶正的治疗过敏性紫癜性肾炎的经验方。药物组成：当归 15g，赤芍 12g，生地黄 12g，牡丹皮 12g，桃仁 10g，红花 15g，丹参 30g，连翘 10g，金银花 30g，板蓝根 30g，茜草 30g，小蓟 30g，水牛角 15g，川续断 12g，杜仲 15g，甘草 6g，砂仁 6g。功能清热解毒，凉血活血止血。对过敏性紫癜性肾炎热毒炽盛期有良好的效果。

（三）验案举例

李某，男性，58 岁，2019 年 8 月 26 日初诊。患者于 1 周前因"上火"后牙疼，自服阿莫西林+甲硝唑治疗，2 天后双下肢出现瘀点、瘀斑，并逐渐出现腹痛、腹胀，在我院门诊行尿常规示蛋白（+），尿隐血（-），24 小时尿蛋白定量 0.2356g，血常规大致正常，血黏度、血脂偏高，大便隐血强阳性。在皮肤科给予维生素 C 及钙剂、马来酸氯苯那敏等抗过敏治疗，效果欠佳，腹痛、腹胀加重，偶有腹部绞痛，四肢散在瘀点、瘀斑，不思饮食，口苦口臭，夜间睡眠欠佳，舌红，苔薄黄，脉弦数。

西医诊断为过敏性紫癜，紫癜性肾炎，消化道出血。中医诊断为紫斑，血热妄行。治宜清热解毒，凉血止血。

处方：当归 15g，生地黄 15g，牡丹皮 12g，茜草 30g，紫草 10g，连翘 15g，金银花 30g，蒲公英 20g，赤芍 10g，地龙 12g，玄参 12g，银柴胡 10g，荆芥 10g，防风 10g，白茅根 30g，甘草 6g，砂仁 9g，大黄炭 6g。7 剂。同时常规给予西药维生素 C、钙剂、马来酸氯苯那敏、泼尼松等抗过敏治疗。

2019 年 9 月 2 日二诊：服上药 7 剂，患者双下肢及双脚踝瘀点、瘀斑色渐消退，腹痛、腹胀等症状减轻。尿常规：尿蛋白（±），尿隐血阴性，便隐血（+）。继用上方去茜草，加水牛角 15g，僵蚕 20g，灵芝 15g，板蓝根 30g，白花蛇舌草 30g，红景天 15g，阿胶 15g，以增强凉血活血、调高机体免疫力。每日 1 剂，水煎服。减泼尼松用量，每周减 5mg。

2019 年 10 月 22 日三诊：服上药至今，患者双下肢散在瘀点、瘀斑色渐变淡，无腹痛、腹胀症状，尿常规示尿蛋白阴性，尿隐血阴性。病已去十之八九，为巩固疗效，仍宗上方，继续巩固治疗。

在服药期间，每2周复诊1次，基本守上方稍事出入加减，共服药60余剂，后停用激素，随访无任何不适，多次化验尿常规阴性，即以六味地黄丸巩固疗效。

按： 高继宁教授认为，本案系由药物性引起的紫癜性肾炎急性发作，血热妄行，在皮肤者为紫斑（紫癜），在肠道者为肠风（便血），在肾脏者为尿浊（蛋白尿）。患病初期以外邪为主，毒热壅盛，故治疗当以清热、解毒、凉血、透热外出为主。经过初诊治疗后，患者热毒稍解，腑气稍通，即以阿胶、红景天等养血扶正之剂加入，以防耗伤正气。当归、生地黄、牡丹皮、茜草、紫草、连翘、金银花、蒲公英、赤芍、地龙、玄参、银柴胡等，凉血活血；甘草、砂仁、灵芝、红景天、阿胶等兼顾脾胃，提高机体免疫力。西药配以胃肠道保护剂、降脂药、激素等综合治疗，效果显著。随着病情好转，激素也随之减量，直至停用，中西医结合治疗增强了疗效，并降低了激素带来的诸多不良反应。

附录 科研成果

一、科研项目

（1）益肾泄浊方通过调控 Wnt/β-catenin 信号通路干预肾纤维化的作用机制，2021/08-2023/07，山西中医药大学科技创新能力培育计划项目，2021PY-JC-02。承担单位：山西省中医药大学附属中西医结合医院。负责人：高继宁。

（2）益肾活血方对糖尿病肾病患者血 MCP-1、血 Cys-C 及尿微量白蛋白的影响，2019/07-2021/06，山西中医药大学科技创新能力培育计划项目，2019PY-061。承担单位：山西中医药大学附属中西医结合医院。负责人：赵晓燕。

（3）芍药甘草汤对维持性血液透析患者不宁腿综合征的临床观察，2019/07-2021/06，山西中医药大学课题，2019PY-090。承担单位：山西中医药大学附属中西医结合医院。负责人：贺娟。

（4）益肾活血方抗腹膜纤维化中对腹透液转化生长因子 β_1、结缔组织生长因子干预研究，2020/01-2021/12，山西省中医药管理局项目，2019ZYYC034。承担单位：山西中医药大学附属中西医结合医院。负责人：张璐。

（5）高继宁"以肾为主、五脏同调"思想及小儿肾病的证候要素研究，2019/11-2021/10，山西省中医药管理局课题，2019ZYYZ034。承担单位：山西中医药大学附属中西医结合医院。负责人：李康康。

（6）基于 Klotho/FGF23 轴研究益肾方对慢性肾衰竭早期大鼠的肾保护作用，2018/12-2020/12，山西省科技厅课题，2018PY-005。承担单位：山西中医药大学附属中西医结合医院。负责人：高继宁。

（7）通过调控 NF-κB/TGF-β_1 信号通路研究益肾宁延缓大鼠肾间质纤维化的作用机制，2018/09-2020/08，山西中医药大学科技创新能力培育计划项目；2018PY-016。承担单位：山西中医药大学附属中西医结合医院。负责人：李红。

（8）益肾活血方对糖尿病肾病患者血 Cys-C、尿 TGF-β_1 及尿微量白蛋白的影响，2019/01-2020/12，山西省卫生厅青年基金项目，2018101。承担单位：山西中医药大学附属中西医结合医院。负责人：刘丽霞。

（9）通过干预炎症介质 NF-κB、MCP-1 研究益肾宁延缓大鼠肾间质纤维化的作用机制，2018/1-2019/12，山西省卫生厅科技攻关项目，2017134。承担单位：山西中医药大学附属中西医结合医院。负责人：李红。

（10）益肾活血方对糖尿病大鼠肾组织 STRT1 及非酶糖基化氧化应激的影响，2016/1-2017/12，山西省卫生厅科技攻关计划项目，2015096。承担单位：山西中医药大学附属中西医结合医院。负责人：李跃进。

（11）基于代谢组学技术分析益肾宁延缓慢性肾衰竭进展的作用机制，2014/07-2017/05，山西省科技厅课题，20140313008-11。承担单位：山西中医药大学附属中西医结合医院。负责人：高继宁。

（12）益肾宁对慢性肾小球肾炎患者的尿蛋白及血清 TGF-β_1、MMP-9 的影响，2014/1-2015/12，山西省卫生厅课题，201301106。承担单位：山西中医药大学附属中西医结合医院。负责人：李红。

（13）益肾活血软坚泄浊法对 UUO 大鼠肾组织 TGF-β_1、HGF 及其 mRNA 的影响，2013/7-2015/12，山

西省卫生厅课题，201201087，承担单位：山西中医药大学附属中西医结合医院。负责人：高继宁。

二、科技奖励及专利

（1）骨质疏松胶囊治疗老年性骨质疏松症的再评价研究，2013 年 8 月荣获山西省科技进步奖二等奖。完成单位：山西省中医药结合医院。完成人：高继宁（排名第二）。

（2）"血尿停"为主治疗血尿的临床研究，1996 年 10 月荣获山西省科技进步奖三等奖。完成单位：山西省中医药研究院。完成人：高继宁（排名第三）。

（3）专利名称：黄芪黄酮提取物在制备治疗肾病综合征药物中的应用。申请时间：2018 年 1 月 16 日。专利号：CN108042603A。公开公告日 2018 年 5 月 18 日。申请人：山西大学。发明人：李震宇，齐彦爽，张王宁，李爱平，高继宁，李红，秦雪梅。

三、论文论著

专著

高继宁，张晋萍，赵建平.肾脏及血液疾病［M］.北京：科学出版社，2010.

高继宁，赵建平.高继宁肾病临证经验集［M］.北京：科学出版社，2016.

高继宁，赵建平.高学圣临证经验集辑要［M］.北京：科学出版社，2013.

高继宁，赵建平.孙郁芝肾病临证经验集［M］.北京：科学出版社，2011.

论文

高氏肾病学术流派传承人历年来在国内外学术期刊公开发表较多医学学术论文，现不完全统计如下：

［1］高学圣.中西医结合战胜癌症［J］.中西医结合研究资料，1976，山西省中医研究所内部刊物.

［2］高继宁.高学圣水臌（肝硬化腹水）一例治验［J］.山西中医，1985（1）：33.

［3］高学圣，高继宁.胆囊下垂一例治验［J］.山西中医，1986（3）：36.

［4］高继宁.乌头内服超量中毒报告［J］.山西中医，1990（4）：32.

［5］高继宁，庞晓颖.中药灌肠为主治疗慢性肾衰 60 例［J］.北京中医，1991（6）：19-21.

［6］高继宁，王锦元.中西医结合治疗肾病综合征伴急性肾功能衰竭 5 例报告［J］.山西中医，1992（3）：10-11.

［7］高继宁，于尔康，李宜放，等.维持性血透间期的中医药治疗［J］.山西职工医学院学报，1994（2）：32-33.

［8］于尔康，高继宁，宋跃飞，等.急性肾炎恢复期的证治体会［J］.山西中医，1995（5）：52-53.

［9］高艳霞，高继宁，韩同生.以泻为补治肾法［J］.山西中医，1996（4）：51-52.

［10］米彩云，高继宁，彭同生.慢性肾炎蛋白尿中医治疗 5 法［J］.中医药研究，1996（6）：27-28.

［11］高继宁，高艳霞，李宜放，等.血透与间断血滤的临床疗效观察［J］.山西医药杂志，1996（6）：42-43.

［12］高继宁，于尔康，李宜放，等.滋阴通淋方治疗复发性尿路感染 50 例临床观察［J］.中国中西医结合杂志，1996（12）：752-753.

［13］赵淑珍，陈香美，于家菊，等.莲慈汤对 7/8 肾切除大鼠转化生长因子β表达及肾小球硬化的影响［J］.中国中西医结合杂志，1997（S1）：96-97，286.

［14］赵淑珍，韩履祺，于家菊.益肾胶囊对慢性肾衰大鼠肾小球系膜增殖硬化的影响［J］.中国中西医结合杂志，1998（S1）：121-123，372-373.

[15] 于家菊.中西医结合研治肾病的回顾与体会 [J].山西中医，1999（2）：40-41.

[16] 高继宁，钱雅玉，李宜放，等.血液透析抢救儿童服苍耳子致急性肝肾功能衰竭一例 [J].山西医药杂志，1999（6）：467.

[17] 孙郁芝.中西结合珠联璧合——浅谈从事中西医结合工作 40 年的点滴体会 [J].山西中医，1999（1）：36-37.

[18] 于家菊，韩履祺，赵淑珍，等.肾衰胶囊治疗慢性肾衰竭的临床和实验研究 [J].中国中西医结合肾病杂志，2000（3）：146-148，156.

[19] 高继宁，李宜放，韩履祺，等.于家菊教授治疗过敏性紫癜性肾炎的经验 [J].中国中西医结合肾病杂志，2000（4）：201-202.

[20] 高艳霞，高继宁，赵志新，等.孙郁芝教授用激素配伍中药治疗肾病的经验 [J].中国中西医结合肾病杂志，2000（3）：138-139.

[21] 米彩云，高继宁.孙郁芝辨治紫癜性肾炎经验 [J].中国医药学报，2000（5）：73-74.

[22] 高继宁，李宜放，米彩云.孙郁芝治疗过敏性紫癜性肾炎思路探讨 [J].山西中医，2000（4）：41.

[23] 高继宁，高艳霞.孙郁芝教授采用中西医结合治疗肾病经验 [J].中医药研究，2000（4）：32.

[24] 李宜放，高继宁，米彩云，等.辩证治疗过敏性紫癜性肾炎 82 例临床观察 [C] // 中国中西医结合学会.第六届全国中西医结合肾脏病学术会议论文汇编.太原：第六届全国中西医结合肾脏病学术会议，2000：260.

[25] 于尔康，高继宁，李宜放，等.益气活血降浊法防治慢性肾衰竭的实验研究 [J].中国中西医结合肾病杂志，2001（12）：702-704.

[26] 庞晓英，冯继伟，高继宁.肾毒灵胶囊防治大鼠慢性肾功能衰竭的实验研究 [J].中国中医药科技，2003（5）：280-281.

[27] 贾力莉，冯玛莉，孙郁芝.血尿停胶囊的药效学观察 [J].江西中医药，2003（6）：41-42.

[28] 庞晓英，高继宁.孙郁芝教授治疗过敏性紫癜性肾炎的临证经验 [J].中国中西医结合肾病杂志，2005（8）：491-492.

[29] 庞晓英，高继宁，钱雅玉.玉液汤治疗糖尿病肾病所致慢性肾功能不全临床观察 [J].上海中医药杂志，2006（9）：43-44.

[30] 冯继伟，高继宁.滋阴疏肝通淋方对慢性尿路感染患者 TNF-a、MCP-1 的影响 [J].北京中医，2007（9）：591-593.

[31] 庞晓英，冯继伟，高继宁，等.滋阴通淋方治疗慢性尿路感染的临床观察 [J].上海中医药杂志，2007（8）：46-47.

[32] 冯继伟，高继宁.一贯煎加减组方治疗慢性尿路感染的实验研究 [J].中国中医基础医学杂志，2008（7）：516-517，521.

[33] 冯继伟，高继宁.滋阴通淋方对慢性尿路感染患者 IL-6 的影响 [J].上海中医药杂志，2009，43（7）：39-40.

[34] 高继宁，李红，刘丽霞，等.虫咬伤致急性肾衰竭合并多脏器损害治愈 1 例 [J].中国中西医结合肾病杂志，2010，11（8）：727-728.

[35] 赵建平，高继宁，赵怡蕊，等.骨质疏松胶囊对实验性大鼠骨质疏松症的药效学研究 [J].光明中医，2010，25（12）：2198-2200.

[36] 赵建平，高继宁，李跃进，等.抗骨质疏松胶囊治疗老年性骨质疏松症临床观察 [J].山西中医，

2010，26（12）：19-20，25.

[37] 高继宁，贺娟，张靖，等.参芪地黄汤加味治疗早期糖尿病肾病 24 例［J］.光明中医，2010，25（12）：2215-2216.

[38] 高继宁，李红，朱玲萍.中药联合激素治疗乙肝合并肾病综合征 4 例［J］.光明中医，2011，26（1）：65-67.

[39] 赵淑珍，高继宁，王世荣.降浊解毒胶囊治疗慢性肾衰竭 120 例临床观察［J］.中国中西医结合肾病杂志，2011，12（11）：1019-1020.

[40] 高继宁，李跃进，赵怡蕊，等.中药结肠透析治疗早中期慢性肾衰竭 80 例［J］.光明中医，2011，26（6）：1127-1129.

[41] 李跃进，刘丽霞，贺娟，等.高继宁教授治疗慢性肾衰竭学术经验［J］.中国中西医结合肾病杂志，2011，12（4）：286-287.

[42] 高继宁，贺娟，赵怡蕊.甲状腺功能减退症引起肾功能受损 1 例临床分析［J］.山西中医，2012，28（5）：41-42.

[43] 焦扬，高继宁，朱玲萍.益肾活血软坚泄浊法对 UUO 大鼠肾脏 TGF-β_1 和 HGF 蛋白的影响［J］.亚太传统医药，2014，10（7）：8-10.

[44] 李靖，李红.健脾益肾、化瘀泄浊法治疗早中期慢性肾衰竭疗效观察［J］.山西职工医学院学报，2015，25（3）：42-43.

[45] 李靖，李红.运用彩色多普勒超声对《黄帝内经》肓之原部位的研究［J］.光明中医，2015，30（10）：2095-2096.

[46] 公敏，李红.益肾宁治疗慢性肾小球肾炎有效性及安全性观察［J］.山西医药杂志，2015，44（24）：2899-2901.

[47] 李红，贺娟，刘丽霞，等.高继宁教授论治健脾补肾法与慢性肾脏病［J］.光明中医，2015，30（1）：149-150.

[48] Li Zhenyu，Li Aiping，Gao Jining，et al. Kidney Tissue Targeted Metabolic Profiling of Unilateral Ureteral Obstruction Rats by NMR. Front Pharmacol，2016（7）：307.

[49] 沈丽萍，高继宁.高继宁"以肾为主、五脏同调"法治疗慢性肾衰竭临证经验［J］.上海中医药杂志，2016，50（5）：21-23.

[50] 李娟，高继宁，秦雪梅，等.款冬花、叶配伍紫菀的肝毒性研究［J］.中草药，2016，47（24）：4379-4387.

[51] 李康康，张宇.李俊卿诊治慢性肾衰竭临证经验［J］.中国中医基础医学杂志，2016，22（7）：992-993.

[52] 公敏，李红.益肾宁汤剂对慢性肾小球肾炎患者血清 TGF-β_1、MMP-9 的影响［J］.中国民间疗法，2016，24（5）：51-52.

[53] 陈剑钢，李红，行延霞，等.黄葵胶囊治疗慢性肾小球肾炎蛋白尿的疗效观察［J］.山西医药杂志，2016，45（23）：2785-2787.

[54] 沈辛宜，高继宁.中药联合激素治疗肾病综合征临床研究［J］.山西医药杂志，2016，45（1）：69-70.

[55] 赵彤，高继宁.高继宁从湿热辨治慢性肾小球肾炎蛋白尿经验探微［J］.山西中医，2017，33（12）：4-5.

[56] 高继宁，任云城，沈丽萍，等.慢性肾衰竭早中期脾肾气虚证患者尿液代谢组学研究［J］.山西中医，2017，33（11）：42-46.

[57] 蒲冠军，高继宁.从少阳、阳明合病辨治慢性肾功能衰竭验案1则[J].山西中医，2017，33（7）：37.

[58] 李跃进，高继宁，沈辛宜，等.慢性肾功能衰竭早中期脾肾气虚证患者血清代谢组学浅析[J].中国药物与临床，2017，17（5）：733-735.

[59] 柳思源，赵彤，高继宁.高继宁从湿热辨治慢性肾小球肾炎蛋白尿经验探微[J].山西中医，2017，33（12）：4-5.

[60] 蒲冠军，高继宁.高继宁运用六经辨证治疗肾病验案1则[J].上海中医药杂志，2017，51（4）：51-52.

[61] 蒲冠军，高继宁.从少阳、阳明合病辨治慢性肾功能衰竭验案1则[J].山西中医，2017，33（7）：37.

[62] 李跃进，高继宁，沈辛宜，等.慢性肾功能衰竭早中期脾肾气虚证患者血清代谢组学浅析[J].中国药物与临床，2017，17（5）：733-735.

[63] 郭文慧，高继宁，王雷，等.高继宁"以肾为主，五脏同调"法治疗慢性肾脏病临证经验[J].山西中医学院学报，2018，19（6）：53-54.

[64] 张硕，朱玲萍，高继宁.益肾泄浊活血方治疗早中期慢性肾功能衰竭的临床观察[J].山西医药杂志，2018，47（1）：83-84.

[65] 邱健，李红，行延霞.肾炎康复片联合氯沙坦钾片治疗慢性肾小球肾炎蛋白尿的疗效观察[J].山西医药杂志，2018，47（6）：679-681.

[66] 赵彤，高继宁，柳思源.高继宁教授经方治疗慢性肾衰经验总结[J].中国中医药现代远程教育，2018，16（2）：74-75.

[67] 李康康，张宇，马鸿杰，等.活血通络方治疗IgA肾病临床观察[J].山西中医，2019，35（11）：16-19.

[68] 王齐龙，李红.自拟化浊生血方联合西药治疗中度肾性贫血的临床观察[J].中国民间疗法，2019，27（22）：70-72.

[69] 张海娟，王卓彪，李红，等.益肾活血方联合氯沙坦钾片治疗糖尿病肾病Ⅳ期的疗效分析[J].山西医药杂志，2019，48（7）：833-835.

[70] 王瑞，安熠，高继宁，等.高继宁教授治疗小儿肾病综合征治验举隅[J].中医临床研究，2019，11（18）：1-3.

[71] 贺娟，赵彤，高继宁.高继宁应用"内外同治五法"治疗慢性肾衰竭早期的临床经验[J].中国民间疗法，2019，27（7）：8+10.

[72] 王云飞，朱玲萍，高继宁.益肾汤1号治疗慢性肾性血尿血瘀证的疗效观察[J].山西医药杂志，2019，48（21）：2649-2651.

[73] 张敏继，高继宁，王洋.中医药诊疗早中期慢性肾衰竭的临床研究进展[J].中国当代医药，2019，26（31）：27-29.

[74] 朱江涛，高继宁.中药外洗治疗尿毒症皮肤瘙痒的疗效观察[J].山西中医学院学报，2019，20（1）：60-61.

[75] 贺娟，高继宁，邓妍莉，等.注射用益气复脉联合左卡尼丁治疗血液透析相关低血压的疗效观察[J].山西中医学院学报，2019，20（1）：38-39.

[76] 张俊仁，何飞，王雷，等.子宫输卵管造影动态影像学异常路径显影分析[J].中国药物与临床，2019，19（9）：1446-1447.

[77] 行延霞，张军锋.金水宝片联合肾康注射液治疗Ⅲ～Ⅳ期糖尿病肾脏疾病 48 例临床观察 [J].中国药物与临床，2020，20（14）：2335-2336.

[78] 刘丽霞.自拟保肾汤联合西药治疗慢性肾小球肾炎的临床观察 [J].中国民间疗法，2020，28（16）：78-79.

[79] 马凯玲，龚飞，李红.通过干预炎症介质核转录因子转化生长因子研究益肾宁延缓大鼠肾间质纤维化的作用机制 [J].山西医药杂志，2020，49（23）：3210-3213.

[80] 张敏继，高继宁，王洋.高继宁教授治疗慢性肾脏病 2～3 期临证经验 [J].中国医药导报，2020，17（17）：158-161.

[81] 王洋，高继宁，张敏继.益肾方治疗早期慢性肾衰竭肾虚血瘀证 [J].中医学报，2020，35（2）：403-407.

[82] 王洋，高继宁，张敏继.中医药治疗慢性肾衰竭研究进展 [J].中国民间疗法，2020，28（1）：93-95.

[83] 贺娟，段春鹏，高继宁.中药复方联合低钙透析液对维持性血液透析患者高磷血症钙、磷的影响 [J].山西中医药大学学报，2020，21（3）：199-200.

[84] 孔旭萍，高继宁，靳森贵.高继宁教授从湿热论治肾性蛋白尿经验总结 [J].世界最新医学信息文摘（连续型电子期刊），2020，20（97）：274-275.

[85] 黄赫，高继宁，靳森贵，等.基于网络药理学和分子对接技术探讨冬虫夏草防治慢性肾脏病的作用机制研究 [J].实用中医内科杂志，2021，35（10）：119-122，158-160.

[86] 马凯玲，李红.六味地黄汤合桃红四物汤治疗慢性肾脏病 3～4 期伴肾性骨病的临床观察 [J].中国民间疗法，2021，29（1）：88-91.

[87] 张敏继，高继宁，张学奇.基于 1H-NMR 技术的慢性肾衰竭代偿期气阴两虚证血清代谢分析[J].中国当代医药，2021，28（19）：8-11，277.

[88] 孔旭萍，高继宁，韩康，等.基于数据挖掘的高继宁教授治疗糖尿病肾病气阴两虚兼湿瘀证用药规律研究 [J].亚太传统医药，2021，17（7）：155-158.

[89] 韩康，高继宁，靳森贵，等.中西医结合治疗糖尿病肾病的临床效果探究[J].山西医药杂志，2021，50（10）：1617-1619.

[90] 韩康，孔旭萍，靳森贵，等.中西医结合治疗肾病综合征高凝及高脂状态临床疗效分析[J].中国药物与临床，2021，21（7）：1103-1104.

[91] 蒲冠军，高继宁.小柴胡汤合知柏地黄汤治疗慢性肾脏病 3-4 期患者的疗效观察 [J].上海中医药杂志，2021，55（3）：54-56，73.

[92] 龚飞，李红.基于数据挖掘的中医药治疗慢性肾功能不全用药规律分析 [J].浙江中西医结合杂志，2021，31（7）：668-671.

[93] 龚飞.四七汤合逍遥散治疗腹膜透析合并阈下抑郁（肝郁脾虚证）的临床研究 [D].太原：山西中医药大学，2021.

[94] 刘丽霞.益肾活血方对糖尿病肾病患者血 Cys-C、尿 TGF-β_1 及尿微量白蛋白的影响 [J].医药卫生，2021，6（4），00340-00341.

[95] 龚飞，李红.基于 NF-Кb/TGF-β_1 信号通路探讨 ACEI 类药物对延缓肾间质纤维化的作用机制 [J].世界最新医学信息文摘（连续型电子期刊），2021，21（21）：41-42.

[96] 高继宁，王洋，贺娟，等.益肾方对慢性肾衰竭早期大鼠影响的实验研究 [J].中国中西医结合肾病杂志，2021，22（11）：950-953.

［97］赵晓燕，高继宁，李红.山西高氏肾病学术流派传承特色与应用［J］.中医药临床杂志，2021，33（11）：2098-2102.

［98］赵晓燕，行延霞，高继宁，等.益气养阴活血法治疗糖尿病肾病的临床观察［J］.山西医药杂志，2021，50（20）：2928-2930.